现代儿科学

李文峰等◎编著

吉林科学技术出版社

图书在版编目（CIP）数据

现代儿科学 / 李文峰等编著. -- 长春 ：吉林科学
技术出版社，2017.6
ISBN 978-7-5578-2726-7

Ⅰ．①现⋯ Ⅱ．①李⋯ Ⅲ.①儿科学 Ⅳ．①R72

中国版本图书馆CIP数据核字(2017)第159108号

现代儿科学

XIANDAI ERKE XUE

编　　著　李文峰等
出 版 人　李　梁
责任编辑　刘建民　韩志刚
封面设计　长春创意广告图文制作有限责任公司
制　　版　长春创意广告图文制作有限责任公司
开　　本　889mm×1194mm　1/16
字　　数　290千字
印　　张　25.5
印　　数　1—1000册
版　　次　2017年6月第1版
印　　次　2018年3月第1版第2次印刷

出　　版　吉林科学技术出版社
发　　行　吉林科学技术出版社
地　　址　长春市人民大街4646号
邮　　编　130021
发行部电话/传真　0431-85635177　85651759　85651628
　　　　　　　　　85652585　85635176
储运部电话　0431-86059116
编辑部电话　0431-86037565
网　　址　www.jlstp.net
印　　刷　永清县晔盛亚胶印有限公司

书　　号　ISBN 978-7-5578-2726-7
定　　价　78.00元
如有印装质量问题　可寄出版社调换
因本书作者较多，联系未果，如作者看到此声明，请尽快来电或来函与编辑
部联系，以便商洽相应稿酬支付事宜。

编委会

主　编

李文峰　刘　宁　罗　琼　郑艳艳

丛方方　杜　香

副主编（按姓氏笔画排序）

刘文考　刘国玉　孙　波　李　丰

杨　飞　余金蓉　张海鲲

编　委（按姓氏笔画排序）

丛方方（威海市中医院）

刘　宁（山东省德州市中医院）

刘文考（河北省辛集市第一医院）

刘国玉（河北省唐山市妇幼保健院）

孙　波（山东省枣庄市妇幼保健院）

杜　香（济南军区总医院）

李　丰（新疆医科大学第二附属医院）

李文峰（湖北省黄石市爱康医院）

李彩云（山东省聊城市东昌府人民医院）

杨　飞（湖北省襄阳市襄州区人民医院）

杨延彬（河北省曲周县医院）

余金蓉（湖北省应城市人民医院）

张海鲲（山东省潍坊市妇幼保健院）

罗　琼（湖北省建始县人民医院）

郑艳艳（山东省潍坊市妇幼保健院）

主编简介

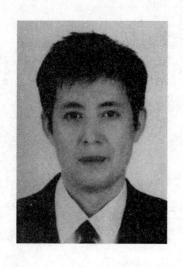

李文峰

男，副主任医师。黄石市儿科医学会副主任委员。1997年毕业于华中科技大学同济医学院儿科系儿科专业。目前在华中科技大学同济医学院教学医院黄石市爱康医院儿科工作，担任儿科副主任。目前主持市级科研项目两项，发表论文十余篇，核心期刊四篇。《儿童过敏性疾病》副主编，在儿童呼吸系统疾病、消化道疾病、心血管病方面有一定的临床经验。

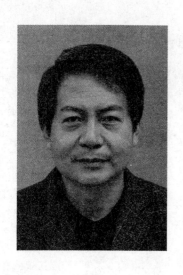

刘 宁

男，1969年12月出生，现任德州市中医院儿一科主任，本科学历，学士学位，副主任医师，从医二十余年。兼任德州市医学会儿科专业委员会委员、德州市医学会儿科呼吸专业委员会委员、山东省医师协会儿科分会委员、中国卫生产业协会医药专业委员会常务委员等。对小儿内科各系统疾病诊疗经验丰富，技术精湛。创办儿童营养发育专科，对儿童偏食、厌食、干瘦、身高不增、抵抗力低下、学习困难、多动症和抽动症等病症的治疗有独到疗效。承揽省市残联脑瘫儿童康复项目，创办德州市脑瘫儿童康复中心。参编著作六部，科研成果两项，国家级专利两项，学术论文十余篇，曾获山东省中医药大学优秀兼职教师奖，德州市防范手足口病、甲流"先进个人"称号等。

/ 前 言 /

近年来，儿科学取得了重大突破，在基础研究与临床应用方面均取得了较大进展，新技术、新方法、新药物不断涌现。小儿常见疾病如严重心律失常、感染、急性呼吸窘迫综合征等多属于危急重症，若得不到及时、正确的诊断和治疗，将会错过最佳的抢救时机，导致严重的并发症和后遗症，重者将威胁患儿的生命。因此，如何早期诊断并组织抢救处理，就成为问题的关键。为了推广目前国内儿科临床诊治领域的先进经验，提高临床疾病的诊断率与治愈率，我们编写了《现代儿科学》一书。

本书从临床实用的角度出发，在理论知识与临床实践之间架设起一座桥梁，使临床医师能在短时间内掌握诊断、治疗的基本流程，提高专业技能。本书涉及儿科临床中各种常见病、多发病，对每一种疾病的诊疗过程都进行了清晰的阐述，贴近临床。本书内容新颖，简明扼要，重点突出，同时又兼顾知识面的广度及临床实用性，旨在提高医师的临床诊疗水平，是住院医师、基层医务工作者、高等医学院校学生常备的参考书。

鉴于我们的水平和拥有的资料有限，书中疏漏和错误在所难免，祈望各位读者不吝赐教和指正。

《现代儿科学》编委会

2017 年 5 月

/ 目 录 /

第一章 儿童生长发育与疾病

第一节 儿童体格发育的基本内容与评价

儿童体格发育评价是一种以体格生长标准为依据,判断个体儿童或群体儿童生长状况的过程。通过数学的统计分析方法来反映儿童生长的生物学特征。儿童处于快速生长发育阶段,身体形态及各部分比例变化较大,同时,儿童生长发育阶段有自身的规律与特点。通过对儿童个体的体格评价,能够了解儿童既往与近期营养状况,并可预测发育趋势。对群体儿童的体格评价,不仅能了解本地区儿童的营养状况,而且可间接反映该地区的经济、文化、教育及社会文明程度的发展水平。体格发育评价需有儿童体格生长的常模数据,即具有代表性人群的体格生长测量值作为参考,其主要指标为身高(长)、体重等。此外,根据临床工作及研究内容,可选择其他生长指标,如头围、胸围、上臂围、腰围、皮褶厚度、上部量、下部量等。正确评价儿童体格生长状况,必须采用规范的测量用具及统一的测量方法。根据儿童各阶段生长发育规律,评价其生长发育状况,早期发现问题,及时给予指导与干预,以利于儿童的健康成长。

一、儿童体格发育的基本内容与规律

处于生长发育中的儿童,其身体形态变化较大,临床医生可定期对儿童进行体格测量,并对测量结果做出合理评价。

(一)体重增长

1.新生儿期(neonatal age)

出生体重与胎次、胎龄、性别及宫内营养状况有关,足月男婴的出生体重为(3.33±0.39)kg,女婴为(3.24±0.39)kg(2005,中国九市城区调查结果),与世界卫生组织(WHO)的参考值相近(男3.3 kg,女3.2 kg)。正常足月产儿出生后第一个月体重增加可达1~1.7 kg,可伴有生理性体重下降,是由于最初2~3 d摄入少,水分丧失和胎粪及小便排出,体重可减轻3%~9%,至7~10 d可恢复到出生时体重。若下降的幅度超过10%或至出生后第10日仍未回复,则为病理状态,应及时分析其原因。

2.婴儿期(infant age)

出生后立即呈现生长的第一个高峰,这是胎儿宫内生长的延续。正常情况下,婴儿期前3个月增长速度最快,以后随月龄增长而逐渐减慢。3个月时可达出生体重的2倍(约6 kg),与此后9个月期间体重的增加值几乎相等。1周岁时,约为出生体重的3倍(约9 kg)。其估算公式为:1~6个月体重(kg)=出生体重(kg)+月龄×0.7(kg);7~12个月体重(kg)=出生体重(kg)+6×0.7(kg)+(月龄-6)×0.3(kg),或者为:3~12月婴儿体重(kg)=[年龄(月)+9]/2。

3.儿童期(childhood)

1~2岁之间,体重可增长约3 kg。2~10岁间,每年增长约2 kg。其估算公式为:2岁~青春期前体重(kg)=年龄(岁)×2(kg)+8(kg),或者为:1~6岁儿童体重(kg)=年龄(岁)×2+8 kg;7~12岁儿童体重(kg)=[年龄(岁)×7-5 kg]/2,或=年龄(岁)×3+2 kg。体重增长的规律可用曲线表示,同龄儿童体重的个体差异较大,波动范围可在±10%。

4.青春期(adolescence)

进入青春期后,体重的增长呈现第二个高峰,此时体重增长明显加快,男孩每年增重约5 kg,女孩约

4 kg。由于体重的增加并非呈等速,临床应用时应以测量自身体重的增长变化为依据。

（二）身高（长）的增长

其增长规律与体重的增长相似,亦表现为婴儿期和青春期两个生长高峰,年龄越小身高增长越快。出生时,男、女婴儿平均为46～53 cm,生后第一年身长增长最快,约为25 cm;前3个月身长增长11～13 cm,约等于后9个月的增长值,1岁儿童的身长约75 cm。1～2岁时,身长增长速度减慢,为10～12 cm,即2岁时身长约87 cm。2岁以后,身高每年平均增长6～7 cm,在青春期时,生长突然加快,其估算公式为:2～12岁的身高（cm）＝年龄（岁）×7＋77（cm）。由于儿童身高的增加并非呈等速,同龄的身高波动范围可在30%以内,临床应用时应以测量自身身高的增长变化为依据。2岁以后每年身高增长若低于5 cm,可视为儿童生长速度下降。身高的增长主要受遗传、内分泌、母体营养与健康状况的影响,尤其是宫内生长水平的影响,而短期患病、营养波动一般不会影响身高的增长。

（三）头围增长

胎儿期脑的生长居全身各系统之首,出生时头围相对较大,平均可达33～34 cm。

1.头围

第一年前3个月头围的增长可达6 cm,约等于后9个月增长值之和（亦为6 cm）,1岁时头围约46 cm。生后第2年头围增长速度减慢,全年约为2 cm,2岁时头围约48 cm;2～15岁头围仅增加6～7 cm。5岁时可达50 cm,15岁时可基本接近成人水平,平均54～58 cm。头围的增长是脑发育的重要指标之一,临床中测量2岁以内头围最具诊断价值。连续追踪测量头围比一次测量更为重要,婴儿期若头围测量值小于均值减2个标准差（－2 SD）,常提示有脑发育不良;若头围增长过快常提示脑积水。

2.囟门

包括前囟门与后囟门,出生时前囟大小约为1.5～2.5 cm（对边中点连线的距离）。在生后数月随着头围的增大而稍变大,6个月以后逐渐骨化而变小,正常健康儿童前囟约在生后12～18个月闭合。后囟门是由顶骨和枕骨形成的三角形间隙,出生时已闭合或很小,一般在生后6～8周闭合。

（四）胸围增长

胸廓在婴儿期呈圆筒形,前后左右径相等;出生时胸围比头围小1～2 cm,平均32 cm。1周岁时,胸围与头围相等,大约为46 cm,形成了所谓的头胸围交叉。1～2岁时增加3 cm,大约为49 cm;3～12岁胸围平均每年增加1 cm。2岁后胸围超过头围的厘米数约等于其周岁数减1,到青春期增长又加速。头胸围交叉出现的时间常作为营养状况的优劣指标,一般营养状况好的小儿头胸围交叉出现早,反之则推迟。儿童胸廓生长除营养因素外,与各种体格锻炼的活动质量亦有关（图1-1）。

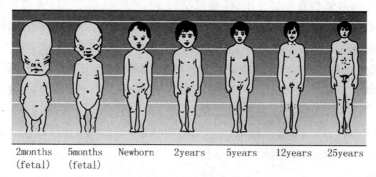

| 2months (fetal) | 5months (fetal) | Newborn | 2years | 5years | 12years | 25years |

图1-1　胎儿时期至成人时期头与躯体的比较

（五）指距的增长

反映上肢长骨的增长,正常情况下指距略小于身高（或身长）1～2 cm,若指距大于身高2 cm,对诊断长骨的异常生长有一定的参考价值。

（六）腹围的增长

代表腹部发育情况。2岁前腹围与胸围相等,2岁后则腹围小于胸围。新生儿期由于肠管相对较长,且腹壁肌肉薄弱,腹部常较饱满,以后逐渐变平,但此测量值易受各种因素的影响,正常范围伸缩性很大,因此一般不测量。若患有腹部疾病,如腹水、巨结肠时,应及时测量。若腹围过小则不利于肝脏发育。

（七）上臂围的增长

代表上臂肌肉、骨骼、皮下脂肪和皮肤的发育,可反映儿童的营养状况,特别适合于 5 岁以下儿童筛查营养状况。婴儿出生后上臂围增长较快,第一年可从 11 cm 增长至 16 cm,共增长约 5 cm。1～5 岁间增加 1～2 cm。1～5 岁小儿臂围若＞13.5 cm 则营养良好,若在 12.5～13.5 cm 之间则为营养中等,若＜12.5 cm 则是营养不良。

（八）青春期的体格生长特征

青春期的儿童受性激素的影响,其体格增长迅速,呈现生长的第二个高峰（peak of height velocity, PHV）,身高增加值约占最终身高的 15%,且有明显的性别差异。男孩的身高增长高峰约晚于女孩 2 年,且每年身高的增长值大于女孩,因此男孩比女孩高。女童以乳房发育（约9～11 岁）,男童以睾丸增大为标志（约 11～13 岁）,青春期身高突增的时间一般持续 3 年左右。男孩每年可增长 7～12 cm,平均 10 cm,整个突增期平均长高 28 cm;女孩每年可增长 6～11 cm,平均 9 cm,整个突增期平均长高 25 cm。因此,儿童生长的年龄相同,若 PHV 提前,则停止生长时间亦较早,若儿童期生长时间延长,即使 PHV 发动延缓,其最终身高生长的潜力能得到较好的增长,仍可达到正常人群的良好范围。男童骨龄为 15 岁,女童骨龄为 13 岁时,已达最终身高的 95%。直到女童 17 岁,男童 20 岁身高基本停止增长。此期儿童的体重增加与身高平行,内脏器官亦生长,体型发生了显著改变,女童耻骨与髂骨下部的生长与脂肪堆积,使臀围加大,而男童则肩部增宽,下肢较长,肌肉增强,呈现男女童不同的体型特点。

二、儿童体格发育评价的基本内容

体格生长评价内容包括生长水平、生长速度以及匀称度。

（一）生长水平

将某一年龄时点所获得的某一项体格生长指标测量值（横断面测量）与参考人群值比较,得到该儿童在同质人群中所处的位置,即此儿童该项体格生长指标在此年龄时点的生长水平,可用于个体或群体儿童的评价。其优点是简单、易掌握和应用简便。生长是一连续过程,一次测量值不能反映是属于正常范围的差异,还是生长的偏离,也不能直接估计生长的过程,仅反映目前的状况,既不能反映过去存在的问题,也不能预示该儿童的生长趋势。

（二）生长速率

对某一项体格生长指标定期连续测量（纵向观察）,又称监测,获得该项指标在某一年龄阶段的增长值,再将该增长值与参照人群值比较,得到该儿童该项体格生长指标的生长速率,结果以正常、下降、缓慢、加速等表示。通过动态纵向观察个体的生长速率可了解其生长轨迹与趋势,反映遗传、环境的影响。生长速率的评价较发育水平更能了解儿童生长状况,生长速率正常的儿童则生长基本正常。以曲线图法表示生长速度,既简单、直观,又能早期发现体格生长偏离。定期体格检查是生长速度评价的关键,儿童年龄愈小,生长愈快,发现问题后纠正恢复亦愈容易。儿童正常生长速率的参考范围是:婴儿期≥23 cm,生后第二年≥8 cm,生后第 3 年≥7 cm,3 岁至青春期前≥5 cm/年。如果生长速率低于以上水平,则应警惕可能有身高生长迟缓的危险。提倡 6 个月以内的儿童宜每月测量一次,6～12 月时应每 2 月一次,1～2 岁时则每 3 个月一次,3～6 岁时可每半年一次,6 岁以上者应每年一次,若是高危儿、体弱儿宜适当增加观察次数。

（三）身体匀称度

通过对人体的重量、长度、围度等指标进行有目的的数学组合来评价,亦称指数评价。体重和身高位于同一百分位数水平,表明体态匀称。体型匀称度可判断胖、瘦的程度和倾向,而身材匀称度可判断身体上、下肢比例。①体型匀称度,临床上常选用身高/体重来表示一定身高的相应体重增长状况,间接反映身体的密度与充实度,将实际测量值与参照人群值比较,结果常以等级表示。体质指数（BMI,体重/身高^2）则更能说明身体匀称度,分年龄和性别的 BMI 位于 P_{50},表明体型匀称,BMI≥P_{85} 为超重;BMI≥P_{97} 为肥胖。②身材匀称度,以坐高(顶臀高)/身高(长)的比值反映下肢发育状况,按实际测量值与参照人群值比较,结果以匀称、不匀称表示。

三、儿童体格发育评价的基本要求

(一)参照标准

使用不同的儿童生长常模,即生长参照值可得出不同的结论,因此正确选择和使用儿童生长常模或生长参照值非常重要。一般采用具有代表性人群的体格生长测量值作为参考,对个体儿童的评价,最好采用本国儿童的生长常模,群体儿童评价采用本国标准进行不同地区人群间的比较;采用国际生长常模以进行不同种族人群间的比较。①现状标准,样本来源于某地的整体人群,一般未作严格的选择,仅剔除曾患有各种明显的急、慢性疾病和各种畸形的儿童而得出的参考值。此标准是一个国家或一个地区在某段时间内某一特定人群(如城市、农村)正常儿童的体格生长水平。②理想标准,样本来源于营养状况较好、身体健康、居住在适宜环境中并有良好医疗保健服务的儿童人群而制定的参考值,称为理想标准。因此,目前所制订的"参考值"均不能满足理想标准的条件。WHO推荐的2006年国际生长参考值,其数据来自于1997—2003年,WHO在巴西、加纳、阿曼、印度、挪威、美国等国中多中心生长参考标准的研究,或2000年美国CDC制定的生长参考值,其数据来自于美国国家营养调查的数据。中国卫生部推荐2005年中国儿童营养生长参照标准,其数据来自2005年在中国北京、哈尔滨、西安、上海、南京、武汉、广州、福州、昆明九市的体格生长调查资料。两种标准各有特点,WHO的标准每月龄均有相应的参照值,监测图也较为细化。青春期前各年龄段身高/身长的标准低于我国儿童的生长标准,青春期后则高于我国儿童的生长标准,18岁年龄段的男童身高中位数为176.1 cm,高于我国18岁男童身高172.7 cm的中位数值。我国儿童体格生长标准更符合我国儿童生长的种族特点和长期趋势,但年龄间隔较大,2岁以上儿童的标准,间隔为半岁,使用时有所不便。采用不同的标准,对同一儿童的评价结果有所不同。

(二)界值点的选择

选择参考值的正常值范围,从统计学角度来评价时,可采用P3~P97或$\overline{X}\pm2s$作为界值点(正常范围),但在常规工作中,可根据具体情况进行选择参考值和界点,如某地区的资源有限,可选用较低的界值点来筛查。

(三)可靠的测量数据

应采用规范、准确、恒定的工具及正确的测量方法,定期进行测量,测量需由受过专业训练的人员实施。称重时,婴儿可取卧位,1~3岁幼儿可坐位,3岁以上可站立位。3岁以内儿童应仰卧位测量身长,3岁后应立位测量身高,3岁内采用软尺测量头围。准确读取所测数据。

(四)横向与纵向的比较观察

儿童在生长发育过程中获取体格测量资料,可选择各种方法推荐的合适的参照人群值(如2005年中国九城市儿童生长参照值、2006年WHO世界儿童体格参照值)进行比较,以了解个体在同龄儿童人群中的位置。而定期纵向观察可发现个体生长轨迹,了解儿童生长趋势。新生儿访视4次,<6个月龄儿童每月一次,6~12个月龄每2个月一次,1~3岁每3个月一次,3~6岁每半年一次,≥6岁每年一次进行体格测量。高危儿、体弱儿宜适当增加观察次数。在纵向观察中,最常用的是生长曲线图,其优点是简便、直观,不仅能准确、快速地了解儿童生长水平,还能通过连续追踪获得儿童生长的"轨迹",以及时发现生长偏离现象,并采取干预措施。

四、儿童体格发育评价的基本方法

依据体格发育指标,儿童体格发育的基本评价方法如下:

(一)均值离差法(deviation method)

以某一生长参考值为依据,按其均数$\overline{X}$)和标准差(SD)评价,适用于正态分布状况的现状评价。通常$\overline{X}\pm1SD$包含总体人群的68.3%,$\overline{X}\pm2SD$则包含总体人群的95.4%,而$\overline{X}\pm3SD$却包含总体人群的99.7%。根据离差范围的不同可分不同等级,如六等级法$\overline{X}+1SD$的范围而为中+,$\overline{X}-1SD$的范围为中一,

$\overline{X}+(1SD\sim2SD)$的范围为中上，$\overline{X}-(1SD\sim2SD)$为中下，$\overline{X}+2SD$为上，$\overline{X}-2SD$为下。又如五等级法，则是在六等级法中，将$+1SD$和$-1SD$合并，即中$+$和中$-$合并为中，即$\overline{X}-2SD$为下等、$\overline{X}-(1SD\sim2SD)$为中下等、$\overline{X}\pm1SD$为中等、$\overline{X}+(1SD\sim2SD)$为中上等、$\overline{X}+2SD$为上等。通过定期、连续测量某项生长指标(身高、体重等)，获得该项指标在某一年龄段增长情况，与参考人群值进行比较，多用于评价个体儿童。

（二）百分位数法(percentile)

适用于正态或非正态分布状况的现状评价。当人群调查结果呈偏态分布时，该方法更能准确的反映现况。在正态分布时，百分位数法与均值离差法相当接近。评价时，常以第3、10、25、50、75、90、97百分位(P)的数值来划分等级。P3相当于离差法的均值减2个标准差$\overline{X}-2SD)$；P97则相当于离差法的均值加2个标准差($\overline{X}+2SD)$；从P3到P97包括全部样本的95％；P50即为中位数，约与均值$\overline{X}$)相当。用该法连续观察儿童生长发育速度，方法简便，既能准确的反映儿童的发育水平，又可对儿童的某项指标的生长进行准确、连续的动态追踪观察。

（三）曲线图法(curve method)

根据体格生长参考值，在身高、体重图上连成曲线绘制，图的底端为年龄刻度，每月一格、左侧是体重或身高的数值，图中有三条参考曲线，最上端一条为第97百分位，最下端的是第3百分位，中间一条则为第50百分位。①正常增长：与参照曲线相比，儿童的自身生长曲线与参照曲线平行上升即为正常增长。②增长不良：与参照曲线相比，儿童的自身生长曲线上升缓慢，增长不足(增长值为正数，但低于参照速度标准)，持平(不增，增长值为零)或下降(增长值为负数)。③增长过速：与参照曲线相比，儿童的自身生长曲线上升过速(增长值超过参照速度标准)。通过定期、连续地体格测量和评价，可直观地反映儿童生长的水平和速度，动态地观察其生长的趋势，可早期发现生长迟缓现象。通过使用该评价方法，父母可亲自监测儿童的营养状况，及时发现问题，提高家庭自我保护能力，有利于促进儿童健康成长。

（四）标准差的离差法(standard deviation score)(Z评分或Z score,SDS)

该方法可反映个体或群体儿童的生长现况，是学龄前儿童群体营养状况评价时最常用的方法之一。Z值计算公式为：Z score＝$(\overline{X})/SD$，其中X为测得值$\overline{X}$为平均值，SD为标准差。Z值在±2以内为正常范围。个体值大于均数值时，Z值为正，反之为负，其优点在于标化了年龄，可进行跨年龄组的分析。在群体水平上，不但可以估计低于或高于某界值点的儿童比例，而且可以计算出群体Z值的均数和标准差，利用t检验、回归分析等进行统计分析，可区分营养不良的严重程度。但在使用Z值时要根据排除标准剔除不合理数据。个体正负值的变化表明体格生长状况的动态变化。

（五）指数法(index method)

主要用于身体匀称度的评价。可通过对人体的重量、长度、围度等指标进行有目的的数学组合，以评价儿童的身体匀称度。

1.Kaup指数(Kaup index)

Kaup指数表示一定的体积的重量和机体组织的密度，是国际上推荐评价2～19岁儿童和青少年肥胖的首选指标。其计算公式：婴儿为[体重(g)/身高(cm)²]×10，幼儿为[体重(g)/身高(cm)²]×10 000。Kaup指数小于15有消瘦倾向，15～18为正常，大于18则有肥胖倾向。

2.体质指数(bodymass index,BMI)

体质指数代表体型匀称性，其计算公式为：BMI＝[体重(kg)/身高(m²)]，该指数与Kaup指数仅换算单位不同，其实际意义一致。由于儿童、青少年的脂肪细胞随着年龄改变、性别的不同而不同，因此，BMI具有年龄、性别的特异性。BMI值在第85百分位与第95百分位之间为超重，超过第95百分位为肥胖。WHO制定的体重指数界限值随年龄而变化，18岁BMI在25.0～29.9为超重，BMI≥30为肥胖。

3.身高体质指数(quetelet index)

身高体质指数以相对体重来反映人体的密度和充实度，即每厘米身高的体重，计算公式为[体重(kg)/身高(cm)]×1000。

4.劳雷尔指数(Roherer index)

多用于学龄儿童,计算公式为[体重(g)/身高(cm)$^3 \times 10^7$]。表示每单位体积的体重,反映了人体的营养和充实程度。

5.身高胸围指数

反映胸围与身高之间的比例关系。与儿童的胸廓发育及皮下脂肪有关。可反映体型的粗壮或纤细。计算公式为[胸围(cm)/身高(cm)]×100。

6.维尔维克指数(Vervaeck's index)

维尔维克指数是身高体重指数与身高胸围指数的总和,反映人体的体型、营养状况,并与心、肺呼吸功能有关。其计算公式为{[体重(kg)+胸围(cm)/身高(cm)]}×100。

7.坐高/身高指数

反映了上、下身长度的比例。指上身占整个身长的比例。随着年龄增加,上身占身长的比例逐渐减少,而下身所占的比例逐渐增加。新生儿为66.57%~66.64%,6~7岁为55.91%~56.89%。约在12岁时,上、下身长度接近,即上身占身长的比例在50%左右,其计算公式为:[坐高(cm)/身高(cm)]×100。

儿童骨龄评价(child bone age assessment):通过X线检查长骨骨骺端骨化中心出现的时间、数目及干骺端融合的情况,来评价儿童生长的生物学特征。它是反映儿童真实骨发育状况的客观指标,与儿童身高生长关系极为密切。它是通过衡量骨骼发育程度来评价儿童生长的重要方法,可反映个体儿童的发育水平和成熟程度。按照儿童骨龄对应的身高进行评价,较按照儿童年龄进行身高评价更为客观和准确。手腕部是判断骨龄的常选部位,其对全身骨骼的发育具有较好的代表性。骨龄可通过腕骨的骨化中心数目、大小来粗略估算。临床上,X线摄片的放射剂量小,简单方便,以拍摄左手为佳。目前国内、外已制定的手腕部骨龄标准,其方法有图谱法、计分法和重点标志观察法。

(1)标准图谱法:将适宜人群从出生到成熟个体年龄组的X线片的中位数片按顺序排列,构成系列图谱标准。评价时将个体儿童的腕骨萌出时间、数目、大小与标准图谱进行比较,即可确定其骨龄。此法操作简单,评价结果可靠。

(2)计分法:按各骨骼成熟过程中的形态变化,人为将其划分为不同的发育阶段,对手腕部骨化中心的详细特征给予相应年龄发育分,再综合各骨骼发育分之和换算成骨龄,骨骼发育完全成熟时总分为1000分,此法应用复杂,准确使用难度大。

(3)重点标志观察法:通过观察若干继发性骨化中心出现的时间、成熟程度、数目、干骺愈合的年龄性别特征来衡量个体的成熟水平。此法较灵活,结果可靠,但操作烦琐。

(李彩云)

第二节　体格发育异常的病因学和相关机制研究进展

儿童体格发育从受精卵形成开始就受到各种生物学因素及非生物学因素的影响,各因素相互作用,决定了其最终的特异性的生长发育模式。影响儿童生长发育的因素主要包括以下几种。

一、遗传

染色体携带了父母的遗传信息,小儿生长发育的特征、潜力、趋向、限度等都受父母双方遗传信息的影响。如若在胚胎发育的过程中发生染色体畸变和(或)基因突变,将导致儿童罹患各种染色体疾病、遗传代谢病及内分泌疾病等,根据病情轻重,对儿童的生长发育造成不同程度的影响。21-三体综合征、威廉姆综合征等染色体疾病患儿可表现出生长发育落后。此外,任何影响生长激素释放激素－生长激素－胰岛素样生长因子(GHRH-GH-IGF1)内分泌轴的基因突变(生长激素受体基因、SHOX基因等)均可导致儿童生长落后。遗传对生长发育的影响主要通过多个等位基因、功能基因团等共同实现。肥胖有明显的遗传倾向,目前发现600余种基因位点与肥胖有关,包括瘦素基因、阿黑皮素(POMC)基因、促黑激素皮质素受体基因、神经肽基因、解偶联蛋白基因、增食欲素基因及 FTO 基因等，肥胖是多种基因共同作用的结果。

二、宫内环境

胎儿在子宫内的生长发育情况与母亲的营养、疾病、生活环境及情绪密切相关。如孕母身体健康、营养充足、环境舒适、心情愉悦，则胎儿发育良好。反之，如母亲怀孕早期病毒感染、用药、X 线照射、中毒或精神受创，均可阻碍胚胎发育，严重时可导致胎儿畸形。孕母如营养不良、心情压抑，容易造成胎儿早产、低出生体重等后果。孕后期营养过剩容易生出巨大儿，造成孕后期肥胖。

宫内不良环境不仅影响胎儿发育、儿童及青春期体能及智能的发育，还是成人期心血管疾病、糖尿病、恶性肿瘤的危险因素。宫内营养不良导致的宫内发育迟缓（intrauterine growth retardation，IUGR）与成年期代谢综合征（metabolic syndrome，MS）密切相关。此类儿童容易在出生后出现追赶性生长、脂肪异常堆积，在成年期更容易发生向心性肥胖、胰岛素抵抗（2 型糖尿病）、高血压、高血脂等多种代谢异常。病因可能与胎儿组织器官的"程序化"改变及内分泌轴重新调整有关，如胎儿体脂分布异常、激素水平改变及表观遗传学修饰异常（包括 DNA 甲基化、组蛋白修饰）等。

出生体重是衡量胚胎（胎儿）发育的基础指标，能反映其所得到的营养供应情况。文献报道出生体重与成年期体质系数（BMI）呈 J 或 U 型相关，即出生体重大的婴儿与成年期肥胖有关（J 型相关），或低出生体重和出生体重大的婴儿均与成年期肥胖有关（U 型相关）。尽管两类人群所经历的宫内不良环境及与成人肥胖之间联系的机制有所不同，却导致相同的健康危害，即肥胖相关胰岛素抵抗和代谢综合征。处于出生体重两分极端的婴儿，未来发生肥胖和代谢综合征的危险性均高于正常出生体重儿，科学家称为 U 型关系。许多宫内不良因素如孕期营养不足、高脂肪饮食（过度营养）、蛋白质摄入不均衡、母体肥胖、妊娠糖尿病等都可改变宫内胚胎发育，导致胚胎发生适应性反应，即使生后给予标准饮食，仍可使子代有发生肥胖和代谢综合征的倾向。宫内营养不足导致出生前代谢"调低"以耐受营养不足，增加胎儿的生存机会，形成节俭表型，此时可能伴有胰岛 β 细胞发育不良及胰岛素抵抗；若生后营养足够或过度，这种节约表型便增加了小于胎龄儿（small for gestational age，SGA）发生肥胖和代谢综合征的倾向。目前国内外研究的代谢编程机制有基因和非基因效应两种，更为常见的是非基因效应，即表观遗传学修饰，但详细机制尚不明了。宫内营养不良，不仅体格生长落后，严重时还影响脑的发育。

三、出生后营养

婴儿出生后体格增长迅速，是各器官的发育尤其是脑发育的关键时期，需要良好的营养支持。母乳是婴儿早期营养的最佳来源，不仅含有婴儿生长发育需要的各种营养素，而且含有各种生物活性因子，影响母乳喂养儿胃肠道、神经及免疫系统的发育。母乳喂养能在生命的早期营养代谢、摄食行为、膳食结构等多方面建立起预防儿童肥胖发生的屏障。传统的营养观点认为，SGA 儿（小于胎龄儿）为了加快生长发育，弥补宫内生长迟缓的不足，出生后需要高热卡饮食以实现 SGA 儿的追赶生长。而现在的研究发现，过快地追赶生长虽然有助于 SGA 儿体格发育接近正常同龄足月儿，但是可能会增加其胰岛素抵抗和发生 MS 的危险，尤其是 SGA 出生后的快速体重追赶生长。建议不采取任何特殊喂养行动，缓慢生长可能更有益。早产儿（适于胎龄儿＋小于胎龄儿）正处于脑部发育的敏感时期，出生后喂养以满足其生长发育需要，促进各组织器官的成熟及保证神经系统的发育。

合理安排儿童饮食，提供足量的热卡和比例合适的营养素，是保证儿童良好生长发育的物质基础，使生长潜力得到最大发挥。如果能量或营养素供应不足，特别是生后 2 年内的严重营养不良，将导致儿童生长发育落后，并可能阻碍其智能的发育。总之，儿童营养促进应当从孕前开始，从出生到青春期结束，贯穿儿童整个生长发育时期。

四、疾病

各种急、慢性或先天性疾病均可直接或间接影响儿童的体格发育。急性疾病常引起儿童体重减轻。慢性疾病则可影响身高与体重的增长，如慢性肾衰竭。先天性心脏病亦可导致儿童生长迟缓。若儿童患先天性甲状腺功能低下症、苯丙酮尿症、黏多糖病或糖原累积症，不仅表现出体格发育的迟缓，还可伴有认知行为发育的异常。严重食物过敏婴幼儿也会出现生长迟缓现象。疾病对体格生长发育影响在婴幼儿较为明显，当然也应从其自身体质基础、疾病的种类和严重程度、疾病发生和作用的时间以及治疗效果与康复状况综合考虑。

五、环境因素

包括自然环境与社会环境，家庭养育环境直接决定着婴幼儿的养育质量与早期发育水平。良好的居住环境与生态环境配合良好的生活习惯、科学护理、良好教育、体育锻炼、完善的医疗卫生保健服务等都是促进儿童生长发育达到最佳状态的重要因素。社会心理性身材矮小，常发生在社会结构混乱的家庭中，如父母离异、患儿与监护人关系不正常、父母有精神或心理疾病等，患儿常有食物被剥夺、严重被忽视或受虐待。患儿身高常在正常参考值的第三百分位以下，行为古怪，可有多饮、多尿、精神状态不正常、容易发脾气、不合群、抑郁、冷漠、缄默、睡眠紊乱、语言和青春发育延迟。本病是由于下丘脑功能受抑制，导致垂体分泌的生长激素减少，多为部分、暂时的可逆性生长激素缺乏。

家庭意外事件、父母分离、离婚与再婚、意外伤害、自然灾害、社会动乱等都会影响儿童心身发育。长期沉溺于电视或电子游戏、胆小、孤僻等亦使儿童肥胖发生风险增加。

（李彩云）

第三节 儿童认知发育及其评估

一、认知概念及理论

认知指获得和应用知识的心理过程，是人对客观世界的认识活动，是注意、感知觉、记忆、观察、思维和语言共同参与、交互作用的复杂过程。儿童认知的发展是与其社会性发展相辅相成的。

在儿童认知发展研究领域中有众多学术流派，其中，以皮亚杰（J.Piaget）的认知建构主义和维果茨基（Lev Vygotsky）的社会建构主义最为突出。皮亚杰认为，在人类个体发展中，认知结构背后的推动力量是"平衡"，即由生物个体驱动的认知结构与环境之间的最优化的适应程度，社会文化对发展而言是次要的、外在的。与之相反，维果茨基强调社会因素对儿童认知发展的作用，认为心理过程和外部的社会文化环境是相互渗透的。

皮亚杰是瑞士的心理学家，他通过大量的研究工作，认为儿童认知发展的实质是主体通过动作对客体的适应，从而达到平衡。认知发展结构包含格式—同化—顺应—平衡。儿童接受外界信息后就在脑中形成一系列的认知结构，这称之为格式，当以后认识新事物（或解决新问题）时，即用原有的格式给予对照，如当旧格式可用于认识解决新事物时，此过程称为同化，若不能解决，则需要改变旧格式，形成新格式以便适应新情况，此过程称为顺应。小儿通过吸收和调节这两种形式达到机体与环境的平衡，如果机体和环境失去平衡，就需要改变行为以重建平衡。这种不断调整的过程，就是适应的过程，也是儿童智力发展的实质和原因。

皮亚杰具体论证了儿童从出生到青春期认知发展大体经过四个阶段：

（一）感觉运动阶段（0～2岁）

儿童主要通过感觉和运动认识周围的事物。这一阶段是人的智力和思维的萌芽期，进行"早期教育"可促进这一时期儿童认知能力的发展。

（二）前运算阶段（2～7岁）

这一时期是儿童表象和形象思维阶段。在前一阶段基础上，各种感觉运动格式开始内化为表象或形象图式，儿童频繁地用表象符号来代替外界事物，从而进行想象。小儿凭借这种表象思维，就可以进行各种象征性活动或游戏（如"过家家"）、模仿、绘画、搭模型等，但易受外部环境的影响。"自我中心"是这个时期的特征之一。3岁时可认识到别人有内心想法，需求和情绪与自己不一样。5岁时开始理解别人在想什么,并进行简单的抽象和推理。

(三)具体运算阶段(7～12岁)

相当于学龄期,是前一阶段很多表象因式融化、协调而形成的。这一阶段的儿童已具有"运算"的知识,能在一定程度上做出推理,用逻辑处理客观事物。"运算"的含义包括。①内化,进行思维活动。②可逆性,有逆向思维。③守恒性。④系统性。儿童通过对日常生活中的实物认识,可理解抽象数字、数量及时间概念。

(四)形式运算阶段(12～15岁)

儿童的认知能力迅速发展,能对抽象和表征性材料进行逻辑运算、演绎推理、规律归纳和因素分析,具有系统解决问题的能力。形式运算是思维的高级形式。

以上各阶段都有它独特的结构,代表着一定阶段的年龄特征;各阶段的出现有一定次序,不能逾越,也不能互换;前一阶段为后一阶段作准备,后一阶段和前一阶段相比,有质的差异;两个相邻阶段之间不是截然划分的,而是有一定的交叉的;由于各种因素,如环境、教育、文化及主体的动机等的差异,阶段可以提前或推迟,但阶段的先后次序不变。

二、儿童认知发育过程及特点

儿童认知是逐步发展的过程,由近及远,由局部到整体,由认识表面现象到事物的本质,由最初的认识到完全的认识,经历多个水平和阶段(表 1-1)。

表 1-1　儿童认知与社会行为发育过程

年龄	认知与社会行为
出生至 1 个月	物理刺激能引起痛苦、厌恶或兴趣,如铃声使全身活动减少
1～2 个月	社会性微笑、有面部表情,眼睛随着物体转动
2～3 个月	两眼随物体转动 180°
3～4 个月	注意自己的手,有意识地笑和哭
4～5 个月	伸手取物,喜欢逗着玩,辨别人声
5～6 个月	认出熟悉的人和陌生人,自拉衣服,自握足玩
6～7 个月	对着镜子微笑,听懂自己的名字,出现分离焦虑
7～8 个月	看见熟人做出要抱的姿势,记忆可保持 2 周
8～9 个月	当眼前的东西掉了,做出寻找的样子
9～10 个月	叫名字有反应,有目的摇铃
10～11 个月	模仿招手表示"再见"
11～12 个月	能找到藏起的玩具,穿衣合作
12～15 个月	认识一些日常生活用品,指出自己身体的几个部位
15～18 个月	指认卡片,表示同意、不同意
18～21 个月	正确指认五官,表示大小便
21～24 个月	完成简单的命令,意识到镜中的自己
24～30 个月	认识大小、多少,再认几周前的事物
30 个月～3 岁	分辨基本颜色,再认几个月前的事物,认识男、女
4 岁	画人像,记忆力强,辨别上、下,前、后
5 岁	分辨颜色,数 10 个物体,辨别左、右
6～7 岁	简单加减

儿童认知发育具有以下几个特点:

(一)注意发育特点

婴幼儿以无意注意为主,注意时间及范围受限,容易分散,随着年龄的增长逐渐出现有意注意。5 岁以上儿童能较好控制自己的注意力。

（二）记忆发育特点

婴儿只有再认而无重现，1岁以后出现重现。幼儿以机械记忆为主，随着年龄增长，重现、理解和逻辑记忆能力增强。

（三）思维发育特点

1岁以后儿童开始产生思维，3岁以前只有初级的形象思维，3岁以后开始有初步的抽象思维，6岁以后儿童逐渐学会综合分析、分类比较等抽象思维方法。

（四）想象发育特点

新生儿没有想象，1～2岁儿童仅有想象的萌芽，且内容贫乏，往往重复生活中的经验，创造性的内容很少。3～4岁想象的内容比以前增多，以无意的自由想象为主，没有目的，内容贫乏。5～6岁儿童有意想象和创造想象迅速发展，在学龄前期最为活跃，突出的特点是喜欢夸张，易混淆想象与真实内容，常被人误认为说谎。

除了皮亚杰的认知理论，还有其他一些有关认知的假说，如萨丕尔－沃夫假说，提出语言决定论和语言相对论的概念，从语言文化的角度来阐述认知。

三、影响儿童认知发育的因素

（一）生物学因素

(1)出生缺陷与先天异常：先天性甲状腺功能低下症、苯丙酮尿症患儿如未经治疗，认知发育受到严重影响。

(2)染色体疾病：21-三体综合征、脆性X染色体综合征、13-三体综合征、18-三体综合征等患儿有不同程度认知功能损害。

(3)围生期因素：新生儿缺氧缺血性脑病、颅内出血、胆红素脑病患儿均可能在发育后期表现出认知功能障碍。值得特别关注的是，早产儿因出生时胎龄较小（胎龄大于34周通常被认为是胎儿发育成熟的里程碑），神经系统发育不完善，容易出现各种认知障碍，胎龄越小，认知发展出现障碍的风险越大。研究发现，早产儿与足月儿相比，视觉诱发电位(visual evoked potential，VEP)潜伏期显著延长，提示视觉认知功能受到影响。此外，极早早产儿的智商、语言及执行功能随胎龄减小而降低。早产儿某些认知功能障碍在远期仍持续存在。早期干预可有效改善早产儿的认知功能损伤。

(4)神经系统疾病：癫痫儿童认知功能障碍主要表现为注意力缺陷、学习能力下降、执行功能受损。脑膜炎、脑膜脑炎患儿依据病情轻重，可有不同程度认知损害。

(5)营养因素：严重营养不良、缺铁、缺锌等均可对儿童认知功能产生影响。其中，铁缺乏症是目前最常见营养缺乏症之一，在发展中国家，高达30%～60%的妊娠期妇女及20%～25%的婴儿患有缺铁性贫血，不表现为贫血的铁缺乏更加普遍。铁是人体必需而且含量最高的微量元素，不仅是合成血红蛋白所必需的，还是一种重要的酶辅助因子，是细胞增生、神经髓鞘形成、神经信号传递和细胞代谢所必需的。国内外学者研究发现，铁不仅对血液系统有影响，对神经发育和行为认知也起到极为重要的作用。婴儿期缺铁的儿童可表现出脑功能的异常，在写作、阅读、数学、运动能力、空间学习等方面与正常儿童有显著差异，缺铁性贫血症状越严重的婴儿，视觉诱发电位(visual evoked potential，VEP)的潜伏期越长，接受补铁治疗后虽可纠正贫血，但在他们4岁时仍可表现出VEP的异常。缺铁儿童同时易出现焦虑、失落、沮丧、易激惹，注意力不集中，活动力下降等，即使后期给予补铁治疗，依然存在远期认知和行为的差异。早期缺铁能引起行为认知功能障碍及不完全可逆性的现象已引起越来越多国内外学者的关注，其机制可能与脑发育期的一些重要过程（如髓鞘化的启动与维持，神经递质系统的建立，树突和突触的形成）有关。

(6)环境毒物、药物等。

（二）非生物学因素

主要包括家庭类型、父母婚姻状况、家庭功能失调、学校环境、社会灾难及动乱等。

四、评估方法

儿童神经心理发育测试可分为筛查性和诊断性两大类,对筛查结果为异常或可疑者,可进一步进行诊断性测试。

(一)发育筛查测试

1.新生儿行为评定量表(neonatal behavioral assessment scale,NBAS)

由美国儿科医师 T.B.Brazelton 制定,适用于新生儿,可评价新生儿行为发育水平,对高危新生儿的检测尤为重要。

2.丹佛发育筛查测验(Denver development screen test,DDST)

由美国儿童医生弗兰肯伯格(W.K.Frankenberg)和心理学家道兹(J.B.Dodds)制定的,于 1967 年发表。我国修订的 DDST 由 104 个项目组成,用于 0~6 岁儿童,分为四个能区,即个人-社会、精细动作-适应性、语言、大运动。检查项目中有的允许询问儿童家长报告的情况判断通过与否,有的是检查者观察儿童对项目的操作情况来判断。筛查的结果分为正常、可疑、异常及无法解释四种。对于后三种情况的儿童应在 2~3 周后复查。

3.绘人测验(human figure drawings,HFD)

1926 年美国 Goodenough 女士首先提出绘人可作为一种智力测试,此后,许多心理学家进行了各种修订,其中,日本的小林重雄的 50 分评价方法得到广泛认可和应用。该法适用于4.5~12 岁儿童,测试时给儿童一张 16 开白纸、一支铅笔和一块橡皮,要求儿童按照自己想象画出一个站立的人像(不论男女),时间 5~10 min。测毕可用小林重雄 50 分评分法记分,再换算出智商。此测验对儿童认知、自我意识乃至潜意识研究有较大价值。

4.皮博迪图片词汇测验(peabody picture vocabulary test,PPVT)

适用年龄范围为 2.5~9 岁,不需要操作或语言。这套工具共有 120 张黑白图片,每张图片上有 4 个图,其中一个图与某一词的词义相符合。被试者指对一个词得 1 分,在连续 8 个词中有 6 个词错误时,被认为是达到了顶点中止试验,顶点数减错误数为总得分,测验所得的原始分数可以转化为智龄,离差智商分数或百分位等级。整个测验则要求在 15 min 内完成。

5.瑞文标准推理测验

由英国心理学家瑞文(J.C.Raven)于 1938 年设计的非文字智力测验,编制理论依据斯皮尔曼(C.Spearman)的智力"二因素论",适用于 5 岁以上儿童及成人。瑞文测验属于渐进性矩阵图,整个测验一共有 60 张图组成,由 5 个单元的渐进矩阵构图组成,矩阵的结构越来越复杂。后来心理学家又编制了适用于更小年龄儿童和智力落后者的彩色推理测验和适用于高智力水平者的高级推理测验。我国从 1985 年 10 月由张厚璨成立的全国协作组开始修订,出版了瑞文标准型测验中国城市修订版。1989 年,李丹等完成了彩色型和标准型合并本联合型瑞文测验(combined Raven's test,CRT),并完成城市、成人和农村三个常模。

(二)发育诊断测试

1.贝利婴儿发育量表(Bayley scales of infant development,BSID)

贝利是美国的儿童心理学家,1930 年发表了"加州婴儿量表",1933 年对此量表进行修改,命名为"贝利婴儿发育量表",1969 年又进行修订,国内据此作了中国修订版,适用于 2 个月~30 个月儿童。目前已发展至第 3 版,评定智能发育水平的是智能发育指数;评定运动发育水平的是心理运动发育指数。

2.格塞尔发展量表(Gesell developmental schedules,GDDS)

在我国的修订本适用于 0~3 岁儿童,能较准确的诊断儿童神经发育水平。检查内容为五大方面:适应性行为、大运动、精细动作、语言及个人-社交行为。医生通过测查和询问家长可计算出发育商数(development quotient,DQ)来表示被测儿童的发育成熟水平。

3.韦氏学龄儿童智力量表(Wechsler intelligence scale for children,WISC)及韦克斯勒学龄前儿童智力量表(Wechsler preschool and primary scale of intelligence,WPPSI)

1986 年,我国学者完成对这两个量表的修订工作,目前是国内使用最广泛的智力量表之一。WPPSI

适用于3岁10个月～6岁9个月儿童,WISC适用于6～16岁11个月儿童。量表分为言语测验和操作测验两大部分,每部分包括六个分测验,每位被试者需分别作言语部分的五个分测验和操作测验中的五个分测验(每部分中的六个分测验可作为某种原因不能实施某个子测验时的补充)。

4.斯坦福—比奈智力量表

目前国内较广泛使用的版本是1981年的修订版,称"中国比奈量表",适用于3～18岁。量表包括51个试题,包括大量的认知作业和操作作业,由易到难排列。

5.麦卡锡儿童智能量表(M cCarthy scale of children's abilities,MSCA)

适用于2.5～8.5岁儿童,可测定儿童在言语、知觉—操作、数量、一般智能、记忆、运动诸方面的能力。

除智力测试外,还有一些量表是针对语言技能、适应功能、气质和行为模式及学业成就的测试。

(李彩云)

第四节　环境与儿童健康

一、自然环境

(一)概述

自然环境主要包括胎儿宫内环境、疾病、营养及环境污染、毒物等。出生前后良好的环境有利于儿童的健康成长。但随着工业发展、全球气候变化,与环境污染相关的疾病发生率呈现显著上升的趋势,引起人们越来越多的关注。从近年发生的奶粉"三聚氰胺"污染、"苏丹红""地沟油"、含"双酚A"塑料奶瓶、沙尘暴等事件中可以看出,我国儿童正处于无处不在的环境污染威胁中,宣传环保理念、治理环境污染刻不容缓。

儿童对环境污染的易感性是由其特殊的生理结构及行为决定的。

(1)胎儿及婴幼儿处于快速生长期,细胞增殖及分化速度非常快,如果受到环境中有害物质(如酒精、烟草、可卡因、大麻和鸦片类药物等)的干扰,将造成不可逆的后果,导致生理结构或功能缺陷,如出生缺陷或生长迟缓等。

(2)儿童特殊的行为及代谢:儿童活动量巨大,新陈代谢旺盛,每单位体重的体表面积比成人大,每单位体重摄入的空气也是成人的数倍。儿童喜舔、咬物品,手口接触次数频繁,且常坐在地上玩耍或吃东西,此外,儿童由于身高限制或坐于婴儿车内,更接近地面汽车尾气区域,因此易通过皮肤接触、消化道或呼吸道吸收环境中的毒性物质。儿童每单位体重消耗的水、鱼、蔬菜、水果及乳制品比成人多,残余农药、重金属及乳制品中的脂溶性污染物容易被儿童吸收。但是,儿童肝脏、肾脏等组织的解毒系统尚未成熟,对毒素的解毒功能不足。因此儿童容易比成人吸收更多环境毒素。

(3)神经系统:大脑各部位发育速度不均衡,2岁神经元全部形成,5岁左右突触形成结束,但髓鞘发育可持续到青春期。血—脑脊液屏障直到6个月才发育完善,脂溶性有害物仍可通过血—脑脊液屏障。许多毒素对发育中的神经系统的结构和功能会产生明显的有害影响。

(4)呼吸系统:支气管的发育、分支及肺泡形成在6岁左右才完成,初生婴儿约有2400万个肺泡,至4周岁可增加到2.57亿个肺泡,成年期可达到6亿个肺泡。儿童气道较成人狭窄,肺发育期若暴露于空气中的毒性物质,易引发呼吸道疾病,如支气管炎、肺炎、哮喘等。

(5)生殖系统:青春前期暴露于具有生殖毒性的物质或外源性激素,可引起青春发育提前或推迟及睾丸、卵巢功能异常。

(6)免疫系统:如发育早期暴露于免疫抑制剂(如紫外线、高剂量电离辐射、二噁英、杀虫剂、重金属及人工合成的免疫抑制剂等),可干扰淋巴细胞的发育,影响免疫系统的建立及成熟,甚至引发自身免疫性疾病。

（二）胎儿酒精综合征

胎儿酒精综合征是由两位美国西雅图华盛顿大学的 Kenneth Lyons Jones 及 David W.Smith 于 1973 年所命名，是指孕妇饮酒过多，引起胎儿出现以智力发育受损为主的中枢神经系统功能障碍、发育障碍、颜面发育不良等特征性的表现，还可伴有其他畸形。在美国，胎儿酒精综合征的发生率高达 0.22%。

胎儿酒精综合征的影响程度取决于摄入酒精的数量和酒精摄入的阶段。在怀孕的头三个月饮酒，对胎儿具有破坏性。同样在 3～6 个月时饮酒比 6～9 个月时饮酒对胎儿损害更大。

胎儿酒精综合征有以下临床表现。①发育不良。②面部特征：上颌骨小，短而上翻的鼻子，人中平坦，上唇扁平，眼睛小且上眼睑下垂。③关节、手、足、手指、脚趾发育异常。④协调性差。⑤学习障碍。⑥记忆障碍。⑦心脏缺陷，如房间隔、室间隔缺损。⑧注意力不集中。⑧与他人交往能力差。

孕妇戒酒是防止胎儿酒精综合征的根本措施。

（三）环境内分泌干扰物（endocrine disrupting chemicals，EDCs）

环境内分泌干扰物指广泛存在于环境中、能通过干扰激素分泌功能、引起个体或人群可逆性或不可逆性生物学效应的环境化合物。主要包括。①表面活性剂（洗涤剂）的降解物。②邻苯二甲酸酯类（广泛应用于塑料的增塑剂）。③双酚 A。④农药、杀虫剂。⑤天然或人工合成雌激素等。

长期暴露于 EDC 的孕妇容易发生流产、早产、胎儿宫内发育迟缓、出生缺陷等情况。EDC 还可导致男婴睾丸发育不全综合征。欧洲研究发现，孕妇接触多氯化联苯基（polychlorinated biphenyls，PCB）可导致婴儿出生低体重。环境激素与睾丸癌、尿道下裂及性早熟的发生率增加有一定关联。

（四）大气颗粒物污染

大气颗粒物是空气污染的主要来源，且儿童对此种污染特别敏感，是对儿童健康的巨大威胁。大气颗粒物包括大气中的固体及液体颗粒状物质。颗粒物可分为一次颗粒物和二次颗粒物。一次颗粒物是由天然污染源和人为污染源释放到大气中直接造成污染的颗粒物。自然来源则包括风扬尘土、火山灰、森林火灾、漂浮的海盐、花粉、真菌孢子、细菌。人为来源包括道路扬尘、建筑施工扬尘、工业粉尘、厨房烟气、化石燃料（煤、汽油、柴油）的燃烧、生物质（秸秆、木柴）的燃烧、垃圾焚烧等。二次颗粒物是由大气中某些污染气体组分（如二氧化硫、氮氧化物、碳氢化合物等）之间，或这些组分与大气中的正常组分（如氧气）之间通过光化学氧化反应、催化氧化反应或其他化学反应转化生成的颗粒物。

根据颗粒空气动力学直径，可分为粗颗粒、细颗粒（可吸入颗粒物）及超微颗粒。

儿童呼吸道每单位面积的颗粒沉积数量是成人的 4～5 倍，因此更易受到颗粒污染的危害。颗粒物的直径越小，进入人体呼吸道部位就越深，对人体的危害就越大。粒径 10 μm 以上的颗粒物，会被挡在人的鼻子外面；粗颗粒能够进入上呼吸道，但部分可通过痰液等排出体外，另外也会被鼻腔内部的绒毛阻挡，对人体健康危害相对较小；而粒径在 2.5 μm 以下的细颗粒物，直径相当于人类头发的 1/10 大小，不易被阻挡，能被吸入人的支气管和肺泡中并沉积下来，引起或加重呼吸系统的疾病，且不经过肝脏解毒直接进入血液循环分布到全身，会损害血红蛋白输送氧的能力，其中的有毒、有害物质、重金属等溶解在血液中，对人体健康的伤害更大。

大气中的细颗粒物可通过孕妇胎盘和脐带对胎儿产生危害。孕母暴露于严重的颗粒物污染时，可能会造成胎儿宫内发育迟缓、低出生体重、早产、死产和出生畸形等。美国纽约的研究者在新生儿脐血中检测出 200 种环境污染物（主要来自汽车尾气）。妊娠后期，PM 10 浓度每增加 10 μg/m³，新生儿出生体重就下降 11 g，且孕妇暴露于高水平 PM10 时，新生儿死亡率比暴露于低水平时增加 10%。PM 2.5 浓度每增加 10 μg/m³，新生儿死亡率增加 6.9%。

颗粒物对儿童身体的影响主要包括呼吸道疾病、肺功能和免疫功能。国外研究发现，PM2.5浓度每增加 10 μg/m³，患喘息性支气管炎的儿童增加 5%。大气颗粒物污染与儿童肺功能低下（FEV_1 降低）有关系，而改善空气质量与儿童肺功能增强有相关性。汽车尾气相关的颗粒物污染可介导过敏性疾病、增强 IgE 应答（柴油机排出的颗粒物可使机体 IgE 水平增加 50 倍）和提高机体的超敏反应，还可使儿童机体免疫功能不同程度降低，导致对其他疾病的抵抗力下降。氧化应激是大气颗粒物对人体主要的损伤机制，使用抗氧化剂(如维生素 C、维生素 E)可能有助于改善症状。

（五）中毒

儿童中毒为儿童误食、误吸或以其他方式接触毒性物质后，毒性物质进入儿童体内，导致器官和组织功能紊乱或器质性损害，产生一系列症状、体征，甚至导致死亡。儿童认知能力差、好奇心重，自我预防能力差，易发生中毒，可分为急性中毒和慢性中毒。

常见毒性物质包括农药、细菌性食物、毒素、亚硝酸盐、重金属、药物、一氧化碳等。

1.铅中毒

铅是一种有毒的重金属元素，铅对人体无任何生理功能，人体理想的铅水平应为"0"，但由于工业化与城市化的发展，人们事实上暴露在一方"铅的世界"里，儿童尤易受到伤害。

美国国家疾病控制中心（CDC）于 1991 年将儿童铅中毒的诊断标准修订为：儿童血铅水平≥100 μg/L，不论是否存在临床表现或血液生化改变。这是目前国际上公认的广义"儿童铅中毒"概念。事实上，这一"中毒"概念是基于大量群体研究的结果。仅表明达到这一血铅水平的儿童，其体内铅的浓度可能产生不良的健康效益，并不是儿童血铅水平达到这一程度就需要进行治疗，而我国许多家庭往往将"儿童铅中毒"这一概念与传统的"中毒"相混淆，从而争取不恰当的处理方式。因此，结合我国的实际情况和国际上现有铅对儿童健康危害研究成果，卫生部于 2006 年组织铅中毒防治专家组制定了《中国儿童高铅血症和铅中毒分级原则(试行)》。

当儿童血铅连续测定超过 200 μg/L 时，可诊断为临床铅中毒，在该血铅水平时，可能伴有食欲下降、胃部不适、便秘、多动、注意力缺陷、易冲动、易疲劳和失眠等非特异性临床表现，也可能仅出现其中某些表现或无任何临床症状，有时即使出现其中某些临床表现，如果没有血铅水平的支持，也不能诊断为临床铅中毒，因为其他很多疾病都有可能伴有上述症状。目前，在中国儿童血铅水平低于 100 μg/L，属于是可以接受的血铅水平。在 100～199 μg/L 时称为高铅血症，表明这一水平对处于生长发育中的儿童，尤其是0～6 岁的儿童具有潜在的健康危害，需要给予重视，并给予必要的指导，同时要随访观察，尽可能避免接触铅源。减少铅暴露，降低血铅水平。

根据 2006 年卫生部印发的《儿童高铅血症和铅中毒分级原则(试行)》，连续 2 次静脉血检测结果可作为诊断分级依据，末梢血仅能作为筛查手段。

铅污染主要来源于：①工业污染，铅开采、蓄电池厂、五金加工厂、饰品加工厂、电子回收等均为含铅行业。②含铅汽油也是儿童铅中毒的重要来源，可随汽车尾气排出，但随着无铅汽油的推广应用，很大程度上降低了儿童血铅水平。③生活铅污染，如装修污染（含铅油漆、涂料）、进食高铅食品、用锡壶加热食物、饮用地下水、使用红丹（四氧化三铅）爽身粉、使用劣质塑料制品等情况，也可导致儿童血铅水平超标。④学习用品和玩具的污染，因各类油漆及课本的彩色封面的含铅量很多均超过国家标准。

铅对机体的毒性是多方面的，其中，神经系统、血液系统和免疫系统是铅毒性的最敏感靶器官。不同的血铅含量对儿童体格发育的影响也不一致。妊娠期低水平铅暴露不仅可对胎儿的生长发育及妊娠结局产生不利影响，而且可影响婴儿出生后的生长发育、行为及认知功能。此外，母亲血铅水平与婴儿的血铅水平之间存在显著的正相关性。

儿童铅中毒重在预防，一级预防是确定和根除铅污染源，二级预防是通过一系列干预措施，使儿童铅吸收的量降低到最低的程度，尽可能少受或免受铅中毒的危害。健康教育在儿童高铅血症和各种程度临床铅中毒的干预和治疗上均起着极其重要的作用。尤其在高铅血症的干预中，健康教育尤其重要，因为此血铅水平往往难以找到确定的铅暴露源，同时由于此时机体铅负荷不是太高，对驱铅治疗往往难以达到应有的效果。

对临床铅中毒的治疗应遵守健康教育，环境干预和驱铅治疗相结合的基本原则。对轻度临床铅中毒可在健康教育、环境干预基础上，随访三个月，暂可不考虑用药物驱铅治疗。对中度以上临床铅中毒，在采取上述措施的同时，需给予驱铅治疗，可根据患者具体情况选择二巯基丁二酸（简称 DMSA）、依地酸二钠钙等药物。在治疗过程中，应定期复查血铅水平，同时也可服用某些中药辅助治疗。

2.汞中毒

汞是对中枢神经系统有毒性并为人类广泛接触的重金属元素,尽管有关汞的研究不像铅中毒的研究一样广泛与深入,但是汞和铅均被列为地球十大污染物之首。自然界的汞存在的形式主要为:中汞元素、无机汞以及有机汞。中汞元素闪闪发亮,银色,无味,温度计中的汞即是中汞元素。无机汞是由汞与无碳的物质结合在一起形成的,最常见的是汞盐。有机汞则是汞和碳连接在一起,最常见的则是甲基汞。

汞的来源主要有。①自然来源:汞是一种天然物质,地壳运动、火山爆发、地震、森林火灾等都可将汞以蒸气的形式释出,排放到大气。②环境污染:汞是燃煤火力发电厂的副产物,煤炭燃烧时,排出的汞经大气循环,降雨过程进入河道水体。在水中含有甲基化辅酶的细菌作用下,可转化为毒性极强的甲基汞。河流、湖泊中的甲基汞被水生植物链富集,浓度升高。处于食物链高端的鱼类,如金枪鱼、鲨鱼等体内含汞量相对较高。由于甲基汞是脂溶性的短链的羟基结构,很容易被消化道吸收进入血液,并可通过胎盘和血-脑脊液屏障,胎盘的汞不能再返回到母亲的血液循环,因此,胎儿体内甲基汞含量总是高于母亲甲基汞含量。胎儿对甲基汞更为敏感,所以摄入一定量的甲基汞时,母亲还没有任何症状,胎儿就可能产生明显的神经损伤。③生活中汞的来源:日常生活中低水平汞暴露普遍存在,某些药物和疫苗的制剂中含有汞,硫柳汞是疫苗防腐剂,而外用红药水(红汞)、牛皮癣药膏和某些消毒剂均含硫柳汞。补牙材料中,含汞合金作为补牙材料已经使用多年,可释放出少量汞。某些化妆品中含有大量的汞,有些甚至超标数千倍。

汞一旦进入人体,会迅速溶解堆积在人的脂肪和骨骼里,并大量聚积在神经胶质细胞中,作用于钠钾泵,增加细胞膜的通透性,导致细胞肿胀。甲基汞能迅速通过血-脑脊液屏障和胎盘,胎儿对甲基汞毒性较为敏感,产生明显的神经损伤。

当前,严重的元素汞或无机汞中毒已较少见,更多的是慢性暴露的有机汞,尤其是食物链导致的甲基汞接触。高水平的甲基汞暴露主要见于日本水俣湾和伊拉克的甲基汞污染事件。根据水俣湾甲基汞中毒流行病学调查,儿童大剂量的甲基汞中毒经过数周或数月的潜伏期呈现出迟发性神经毒性,表现为运动失调、麻痹、步态异常、视听嗅味觉的损伤、记忆丧失、进行性精神障碍甚至死亡。胎儿最易受到毒性影响,出生时表现为低体重、小头畸形、多种发育迟缓、脑瘫、耳聋、失明和癫痫等。长期低水平甲基汞暴露也可以引起儿童的神经发育障碍,包括注意力、记忆力、语言、精细动作、听力和视味觉等方面的异常。

汞是一种易于蓄积的重金属,长期低剂量暴露可导致慢性中毒,临床上,主要分急性汞中毒和慢性汞中毒。

目前汞中毒的诊断主要依据接触史、临床表现、实验室检查。急慢性汞暴露史是诊断的关键,仅依据实验室的阴性结果,不能完全排除汞中毒。机体汞负荷的指标主要如下:

(1)无机汞检测:可通过测定尿液中汞的水平进行评估,尤其是24 h尿。24 h尿汞水平>10～20 µg/L,即可认为有汞的过量暴露,而神经系统毒性症状,则要在24 h尿汞水平>100 µg/L时才会表现,如果单纯尿汞高,无临床症状,可继续观察。尿汞的检测无法评估慢性汞中毒以及汞中毒的严重程度。

(2)有机汞检测:有机汞化合物主要存在于红细胞中,可用全血汞测定进行评估。在美国,1～5岁儿童中,血汞的几何均数为0.34 µg/L,而16～49岁女性中则为1.02 µg/L。在非暴露人群中,血汞水平很少>1.5 µg/L。若血汞水平≥5 µg/L,可出现毒性症状。甲基汞可存在于生长的头发中,人群中发汞的水平常小于1 ppm。无论是测定全血,还是发汞,均需严格的无汞采集环境和严格的污染控制程序,通常在正规的实验室才能进行。

儿童汞中毒比较少见,防治汞污染的根本途径是治理环境、根除汞污染、禁止食用汞类污染的水源及食物。急性汞中毒者,应立即灌肠洗胃,将未吸收的含汞毒物洗出,可用蛋清、牛奶保护胃黏膜,亦可加活性炭吸附,注意护理,并予适当的支持疗法。儿童避免接触含汞的油漆、墙纸和家具。防止孕妇、乳母及儿童摄食被污染的贝壳、鱼类。驱汞治疗可采用二巯基丁二酸、二巯基丙醇等螯合剂。

3.砷中毒

砷具有很强的生物毒性,被国际癌症机构定为一类致癌物,主要用于杀虫剂、木材防腐剂及颜料、烟火制造、养殖业的抗生素、军事、半导体制造等。广泛存在于岩石、石油、水、空气、动植物中,最常见的是无机砷酸盐,包括三氧化二砷与五氧化二砷,极易溶于水并生成酸性化合物。

(1)砷的来源主要有:①饮用水中的砷。以地下水为主要饮水来源的国家与地区,经常会遇到区域性的砷中毒。在孟加拉、印度、越南、柬埔寨、中国、智利、阿根廷、墨西哥,甚至在德国和美国等发达国家,饮水中的砷,影响到约一亿人的健康。在中国的新疆、内蒙古、山西、吉林、青海、宁夏等省份都曾发生过区域性饮用水砷中毒事件,特别是在农村地区。②空气中的砷。煤炭中砷的含量,与煤炭的地理位置密切相关。东北和南部地区的煤含砷量较高。烧煤厨房空气中的砷含量可达到 0.46 mg/m^3。煤炭中砷引起的砷中毒是中国特殊的健康问题。另外,垃圾燃烧,采矿,熔炼,造纸,玻璃与水泥制造过程中,都可以产生砷。③食物中的砷。海水中(例如金枪鱼)和贝壳类水生物总的砷含量最高。每星期吃鱼少于一次的儿童,尿砷水平为 $5.9 \mu g/L$,而在一次以上者,则为 $10.5 \mu g/L$。

(2)毒性作用:主要表现为致畸、致突变及致癌性,砷化物(三氧化二砷)进入人体,在体内转化成亚砷酸盐,后者快速作用于细胞与组织,产生活性氧和自由基,引起氧化应激提高,影响亚铁血红蛋白的生物合成,导致细胞膜的过氧化,线粒体相关的细胞凋亡,DNA 的氧化损伤而产生基因突变。并可抑制许多功能酶类,甲基化和去甲基化的三价砷剂具有非常强的细胞毒性、基因毒性和酶抑制作用。长期砷暴露,可造成人体皮肤损伤、高血压、动脉粥样硬化等心血管疾病,增加患皮肤癌、肺癌和膀胱癌的风险。在亚急性砷中毒患者,可表现腹痛、腹泻、消化不良等胃肠道反应,以及白细胞减少、肝脏、肾脏受损的表现,继而可发生严重的周围神经系统病变。砷中毒还可导致儿童认知发育迟缓、智力发育受损伤、记忆功能低下和学习能力下降等。无机砷可穿过人体胎盘,随着饮用水或者空气中的砷水平增加,自然流产、出生缺陷或死产的风险也增加。而出生前暴露于高剂量无机砷,可导致神经管畸形、生长发育迟缓和死胎等。

目前,砷中毒诊断主要依据接触史、临床表现与实验室检查而定。砷主要经肾脏排泄,而在血液中的半衰期非常短,故不推荐进行血砷的检查,头发与指甲的砷检测也不推荐。因为头发与指甲的外部砷污染很难除去。因此,诊断砷中毒主要依靠尿液检测,尿液采集简单方便,基质干扰小。在成人是收集一次尿液,校正肌酐后得出相应值。在儿童则推荐收集 8～24 小时的尿液。此外,无机砷与有机砷的毒性差异很大,要在尿液收集前 2～5 d,记录人体的饮食,以排除食用海产品对测定结果的影响,并帮助判断尿液中的砷来源。除测定尿液之外,还可以测定尿液中砷的代谢相关的生理生化指标,提示砷中毒或更具体的何种类型损伤。

砷中毒一旦诊断,首先要查明砷的可能来源,避免砷的再暴露,同时可用螯合剂进行治疗。常用的螯合剂有二巯基丙醇、d-青霉胺以及二巯基丁二酸等。砷中毒,不仅取决于砷的暴露程度和暴露形态,而且还与环境因素、暴露主体的基因、营养等因素密切相关。硒与砷有拮抗作用,低硒的摄入,抑制了无机砷在人体内的生物甲基化,提高了砷引起的皮肤损伤风险。补充叶酸可以减轻亚砷酸盐引起的肝细胞毒性。

防治砷中毒的根本途径是治理环境。消除砷污染,重点是对水质中砷的监控。世界卫生组织推荐的水中砷含量为 10 ppb,在高度怀疑水中砷超标的地区,可使用净化水或饮用瓶装水。要根据地域差异和种族差异制定不同的砷摄入安全标准,建立和完善降低饮用水中砷的方法与技术。

(六)自然灾害

主要包括地震、台风、洪灾、山崩、泥石流、冰雹、海啸、火灾、旱灾等。儿童缺少自我保护的意识和能力,在灾害中较成人更易受到伤害。

灾难儿童可能经历身体伤害、灾后传染病流行、营养不良及心理伤害。需要临床医生、心理治疗师、老师及家长共同进行生理治疗及心理行为指导。

二、社会环境

主要包括家庭类型、父母育儿方式、父母婚姻状况、亲子关系、家庭家外条件、家庭功能和功能失调、学校环境与学校教育、电子媒介、儿童医疗保健、意外伤害、战争与社会动乱等,直接影响儿童的早期发展和健康。下面重点介绍一下儿童虐待的情况。

（一）儿童虐待的分型

儿童虐待现象是一个严重的公共卫生问题，即使在现代文明高度发达的今天，仍普遍存在。2002年世界卫生组织（WHO）出版的《世界暴力与卫生报告》一书中指出："2000年，约有57 000名儿童被杀害，其中，0～4岁儿童的危险性最高，更多的儿童遭受非致死性的暴力和忽视"。美国的研究显示，每年有200万儿童遭受虐待。其中16.9万儿童受到严重的外伤或剥削，更多的儿童遭受非致死性虐待和忽视。目前，对于儿童虐待的定义，不同种族、不同文化的国家和地区，有不同的见解。1999年，世界卫生组织对儿童虐待的定义是：儿童虐待指对儿童有义务抚养、监管及有操纵权的人，做出足以对儿童的健康、生存、生长发育及尊严造成实际的、或潜在的伤害行为，包括各种形式的躯体虐待、情感虐待、性虐待、忽视及对其进行经济性剥削。已有证据表明，各种形式的虐待都与成年后的情绪障碍、酒精和物质滥用及人格障碍有关。儿童虐待主要表现为以下四种类型：

1.躯体虐待

不同的国家对这一虐待形式有不同的定义，一般指对儿童造成身体伤害或痛苦，或不作任何预防使儿童受伤或遭受痛苦。亚洲一些国家认为儿童须服从家长，而对儿童有意地施加体罚可培养儿童忍耐力，使其变得坚强，因此体罚常常被父母和老师用作管教孩子的重要手段，以此来培养孩子的性格，而不被视为身体虐待。儿童躯体虐待可使儿童身体不同程度受伤，最常见的致死性躯体虐待是头部外伤，其次是腹内损伤。受虐儿童可能会选择离家出走逃避躯体虐待。

2.精神虐待

精神虐待往往通过羞辱、恐吓、拒绝、孤立、藐视、剥夺等方式危害儿童的情感需求，并潜在而长期地影响儿童心理发展。但精神虐待存在界定困难，主要是因为没有可观察的具体表现，细节回忆困难及难以通过实验手段检测等。

3.性虐待

对这一虐待形式，国际上有较统一的认识，即无论儿童是否同意，任何人在任何地方对儿童直接或间接做出的性利用或性侵犯都视为性虐待，它包括所有形式的性活动。例如让儿童接触淫秽书刊或利用儿童制作色情制品等。

4.忽视

儿童忽视是一种特殊形式的虐待，但是国际上也缺乏明确的定义和科学的判断标准。忽视可概括为：严重地或长期地，有意忽略儿童的基本需要，以致危害了儿童的健康或发展；或在本来可以避免的情况下使儿童面对极大的威胁。目前普遍认为忽视应包括身体、情感、医疗、教育、安全及社会等多个领域。

各种虐待形式中，一半以上是躯体虐待，两种或多种虐待形式可共存，任何形式的虐待都包含一定的精神虐待。研究发现任何形式的虐待都会增加成年后轴Ⅰ和轴Ⅱ精神类疾病的可能性。

目前国内的研究主要集中于体罚和忽视方面，由于文化的差异，对于精神虐待和性虐待的研究很少。

（二）儿童虐待的高危因素

1.社会因素

不同人种、国籍，不同文化背景、经济状况以及社会的稳定程度，均会影响教育儿童的观点，进而影响虐待的发生。

2.家庭因素

社会经济地位低下、居住环境不固定者，失业者，单亲、暴力家庭，家庭中有酗酒、吸毒、人格障碍者及有儿童虐待史的家庭发生率高。

3.儿童方面

具有身体残疾、学校表现差、智能低下的儿童容易受到虐待和忽视。学龄期儿童受到体罚的发生率最高。麻烦型气质儿童，由于固执、我行我素，经常打架、惹祸，多次说服仍不服从者，易招致虐待。另外，遗弃儿童、留守儿童情感缺失严重。

（三）儿童虐待的危害

1.身体伤害

主要表现为儿童身体受伤。由轻（如擦伤）到重（如硬膜下血肿等）。儿童被忽视常见烧伤、摔伤、溺水，甚至终生残疾或死亡。严重的儿童虐待可破坏儿童正常的生理功能，免疫力下降，可继发多种疾病。

2.精神心理伤害

包括儿童的精神、情感、认知、行为、社会能力等。与同样社会经济文化背景的正常儿童相比，经历过虐待的儿童表现出更多不利于适应的功能。受虐经历会直接或潜在地给儿童的认知、语言、情绪、社交以及精神生理等方面的发展带来后遗症。甚至使这些儿童处于一系列行为问题，精神失调以及病态人格等发展危机之中。

（四）儿童虐待的预防干预

制定保护儿童免受虐待的相关法律，大力发展教育、经济、文化事业，消除种族、性别歧视，建设稳定和谐的社会环境和家庭环境，均有利于保护和促进儿童健康，预防和减少儿童虐待的发生。

预防言语和躯体虐待应加强对成人的教育，尤其是家庭主要成员（如父母），平常注意自己的言行，禁止在家庭中使用暴力，严格侮辱儿童人格。教育儿童警惕、躲避可能的虐待，特别是性虐待。建立儿童保护机构，提供举报电话。及时发现，迅速干预使受害者尽快脱离危险环境，对情感虐待和性虐待尤其重要，以便使远期不良影响减至最低限度。

矫正性干预强调应将目标锁定在已经确认的受虐儿童。开展针对性的干预，重现心理治疗，情感关怀。预防性干预应着重于对潜在的儿童虐待问题的控制。同时，更应强调全社会特别是通过提高儿童所在家庭早期依恋关系达到减少或消除虐待现象的发生。

（李彩云）

第二章 新生儿疾病

第一节 概 述

一、概述

新生儿(Neonate,Newborn)是指出生到生后28天内的婴儿。研究新生儿保健、生理、病理和疾病防治等方面的学科称为新生儿学(Neonatology)。新生儿是人类发育的基础阶段,又是胎儿的继续,因此新生儿学属儿科学范畴,但又是围生医学的一部分。

围生期是指出生前、后的一个特定时间,国内外的定义不同,我国将围生期定为自妊娠28周至出生后7天。围生医学专门研究孕母、胎儿和新生儿在围生期的各种健康问题,涉及产科、新生儿科和有关遗传、生化、免疫、营养等领域,是一门边缘学科,它与提高人口素质和降低围生期小儿死亡率密切相关。

新生儿的分类有以下几种:

(一)根据胎龄分类

(1)足月儿:指胎龄>37周至<42足周(260～293天)的新生儿。

(2)早产儿:指胎龄>26周至<37足周(196～259天)的婴儿。

(3)过期产儿:指胎龄>42周(294天)以上的新生儿。

(二)根据体重分类

(1)低出生体重儿(LBW):指初生1小时内体重不足2 500 g者,不论是否足月或过期,其中大多数为早产儿和小于胎龄儿。凡体重不足1 500 g者又称极低体重儿(VLBW),不足1 000 g者称超低出生体重儿(VVLBW)或微小儿(Tiny baby)。

(2)正常体重儿:指体重为2 500～4 000 g的新生儿。

(3)巨大儿:指出生体重超过4 000 g的新生儿,包括正常和有疾病者。

(三)根据体重和胎龄的关系分类

(1)小于胎龄儿(SGA):指出生体重在同胎龄平均体重第10百分位数以下的婴儿,有早产、足月、过期小于胎龄儿之分。

(2)适于胎龄儿(AGA):指出生体重在同胎龄平均体重第10～90百分位数者。

(3)大于胎龄儿(LGA):指出生体重在同胎龄平均体重第90百分位数以上的婴儿。

(四)根据生后周龄分类

(1)早期新生儿:指出生后1周,围生期以内的新生儿,刚处于子宫内外环境转变阶段;体内脏器发育尚不完善,患病率与死亡率较高,需加强监护及护理。

(2)晚期新生儿:指出生后2～4周婴儿,一般情况虽已较稳定,但护理仍属重要。

(五)高危儿(High risk infant)

高危儿指已经发生或可能发生危重疾病而需要特殊监护的新生儿。以下情况可列为高危儿。①母亲有糖尿病史,孕期有阴道流血史、感染史、孕期吸烟、吸毒、酗酒史,母亲为Rh阴性血型,过去有死胎、死产史、性传播病史等。②异常分娩史,包括:母有妊高征,先兆子痫、子痫,羊膜早破,羊水胎粪污染,胎盘早剥,前置胎盘,各种难产,手术产如高位产钳、胎头吸引、臀位抽出、分娩过程中使用镇静和止痛药物史等。

③出生时异常,如 Apgar 评分<7 分,脐带绕颈,早产儿,小于胎龄儿,巨大儿,各种先天性严重畸形和疾病等。

二、胎儿生长发育及其影响因素

(一)胚胎生长发育

受精卵经过分裂和初步分化形成胚胎后,即由输卵管进入子宫、植入子宫内膜,以便获得进一步发育的环境与营养供应。通常将胚胎发育分为两个时期:

1.胚胎期(Embryonic period)

第 1~8 周,胚胎初具人形,并形成主要器官系统的雏形。此期对环境的影响十分敏感,在某些有害因素(如药物、病毒等)的作用下,较易发生先天性畸形。第 8 周末,胚胎重 9 g,身长 5 cm。

2.胎儿期(Fetal period)

第 9 周~出生。此期内,胚胎外形和各器官系统成形,是快速生长和建立功能的阶段。胎儿生长依赖两个因素。①胎儿内在生长潜力:受遗传或孕早期宫内感染影响。②宫内环境:作为胎儿生长的支持系统,提供营养物质和进行气体交换,易受母亲疾病,特别是妊高征的影响,受此系统功能所限,足月胎儿的生长速率亦受影响。

(1)体重:体重是胎儿生长最重要的指标,正常胎儿体重从 24~37 周呈线性上升,每日增加 1.5% 体重;37 周后略减少,每日增加 1% 体重。

(2)头围:头围是脑生长的指标,但增长太快则可能属异常如脑积水。和体重相似,26~28 周时增长加速,32 周达高峰,增长速率每日为 1.2 mm;40 周后降为每日 0.2 mm。

(3)身长:25 周时身长增加为 1.0 cm/周;31~34 周时 1.3 cm/周;以后逐渐下降,40 周时为 0.5 cm/周。

(二)影响胎儿生长发育因素

1.一般因素

如种族、地区(海拔高度)和经济状况等。

2.母亲因素

矮身材、第一胎、小于 16 岁母亲的胎儿体重较轻;母亲本身疾病如心脏病、肾脏病、高血压、严重先兆子痫、反复阴道出血、重症糖尿病、营养不良以及母亲吸烟、酗酒、吸毒或孕期用药等均影响胎儿生长发育。

3.胎儿因素

男、女胎儿从 36 周起生长有区别,男孩平均体重稍高,足月时差异 140 g;多胎影响生长,双胎胎儿在 30~32 周时生长速率减慢,三胞胎或四胞胎则更早出现宫内生长速率减慢。先天性和遗传性疾病易导致胎儿的生长发育异常:TORCH 综合征如弓形体病,巨细胞病毒,风疹病毒等均可使胎儿生长延缓;内分泌异常对胎儿生长具有极显著作用,如甲状腺素缺乏可致线性生长减少、骨化延迟和脑成熟受损,胰岛素过多则促进脂质合成沉着、导致大于胎龄儿,而缺乏胰岛素又可造成胎儿生长严重迟缓。

(三)胎儿监护

1.产前监护

(1)孕早期:对家族中有遗传病史者可作绒毛细胞检测,诊断明确后考虑行人工流产。

(2)孕中期:可采用羊水或羊水细胞进行遗传代谢性疾病产前诊断,B 超检查有助于先天性畸形的诊断。

(3)孕晚期:检测胎盘功能,胎心率测定确定有无宫内窘迫,羊水中磷脂酰胆碱与鞘磷脂比值可监测胎儿肺成熟度,如<2 或羊水中磷脂酰甘油<20 m²/L,则表示肺不成熟,B 超测定胎儿大小,如其双顶径>8.5 cm,表示胎儿已成熟。

2.产时监护

(1)B 超:可观察胎儿呼吸运动和胎儿活动,正常健康胎儿不活动期很少超过 10 min。

(2)胎心率监护:观察母亲子宫收缩时胎心率的异常改变。

(3)胎儿头皮血测血气及 pH：当宫颈口开至 3.0 cm 以上可使用羊膜镜采取胎儿头皮血检测，如 pH 为 7.20，需密切观察，pH＜7.15 时应立即结束产程。

三、正常足月儿和早产儿的特点与护理

正常足月儿(Normal term infant)是指出生时胎龄满 37～42 周、体重＞2 500 g、无畸形和疾病的活产婴儿。早产儿又称未成熟儿(Preterm infant；premature infant)，指胎龄不足 37 周的活产婴儿，常与母亲孕早期疾病、外伤、生殖器畸形、过度劳累有关；多胎、胎儿畸形以及胎盘异常也是引起早产的原因。胎龄可按母亲末次月经推算，此法可能不准确，因此还可用 Dubowitz 评分法和 Ballard 评分法等，根据初生婴儿外表体征和神经发育成熟度来评定。

(一)正常足月儿与早产儿外观特点

正常足月儿与早产儿在外观上各具特点，见表 2-1。

表 2-1　足月儿与早产儿外观特点鉴别表

	早产儿	足月儿
皮肤	发亮、水肿、毳毛多	肤色红润，皮下脂肪丰满，毳毛少
头发	乱如绒线头	头发分条清楚
耳壳	软、缺乏软骨，可折叠，耳舟不清楚	软骨发育良好，耳舟成形，直挺
指甲	未达指尖	达到或超过指尖
乳腺	无结节或结节＜4 mm	结节＞4 mm，平均 7 mm
跖纹	足底纹理少	足纹遍及整个足底
外生殖器	男婴睾丸未降，阴囊少皱裂；女婴大阴唇不发育，不能遮盖小阴唇	男婴睾丸已降，阴囊皱裂形成；女婴大阴唇发育，可覆盖小阴唇及阴蒂

早产儿因呼吸中枢相对不成熟，呼吸常不规则，甚至有呼吸暂停(呼吸停止在 20 秒钟以上，伴心率减慢＜100 次/分，并出现青紫)；因肺表面活性物质少，易发生肺透明膜病，气道和肺泡容易遭受气压伤和氧中毒，引起支气管肺发育不良。

(二)正常足月儿与早产儿生理特点

1.呼吸系统

胚胎 3～5 周时出现肺芽，24 周时已形成终末囊泡(以后的肺泡管)，其周围间质中的毛细血管网迅速增生，开始具有气体交换功能，一般在 26 周大多数胎儿可能在宫外存活。胎儿肺内充满液体，足月时 30～35 mL/kg，出生时经产道挤压，1/3 肺液由口、鼻排出，其余由肺间质内毛细血管和淋巴管吸收，如吸收延迟，则出现湿肺症状。肺表面活性物质(Surfaetant)由 II 型肺泡上皮产生，28 周时出现于羊水内，但量少，直至 35 周时迅速增加，其作用为减少肺泡表面张力，有利于肺泡内保存气体，使肺泡不易萎陷。胎儿娩出后在声、光、寒冷、触觉、痛觉等刺激下，开始第 1 次吸气，接着啼哭，肺泡张开。足月儿生后第 1 小时内呼吸率可达 60～80 次/分，有三凹征、周围青紫、呻吟和肺部啰音；1 小时后呼吸率降至 40 次/分，除周围青紫可存在数小时外，余皆应消失。

2.循环系统

原始心管在胚胎 4 周时形成，并开始有搏动，8～12 周基本发育完成。出生后血液循环途径和动力学发生重大改变。足月新生儿在睡眠时平均心率为 120 次/分，醒时可增至 140～160 次/分，且波动较大，范围为 90～160 次/分之间；早产儿安静时心率较快，平均为 120～140 次/分。足月儿血压平均为 9.3/6.7 kPa(70/50 mmHg)，早产儿较低。

3.消化系统

消化器官如食管、胃及肠管在胚胎 4～11 周已形成，12 周时即有吞咽动作，娩出后咽下的空气经 2 小时可达回肠，3～6 小时达结肠。出生两周内，下食管括约肌压力低，胃底发育差，呈水平位，幽门括约肌较发达，故新生儿易有溢奶，早产儿更多见。新生儿肠管壁较薄、通透性高，有利于吸收母乳中的免疫球蛋白，但也使肠腔内毒素和消化不全产物容易进入血液循环、引起中毒症状。足月儿除胰淀粉酶不足外，其

余消化酶均已可满足消化蛋白质和脂肪之用;早产儿则各种消化酶均不足,胆酸分泌较少,不能将脂肪乳化,故对脂肪的消化吸收较差,在缺氧缺血、喂养不当情况下,容易发生坏死性小肠结肠炎。

新生儿生后 24 小时内排出胎便,呈墨绿色,由肠黏膜脱落上皮细胞、羊水及消化液等组成,3～4 天内排完;早产儿由于胎粪形成较少和肠蠕动乏力,胎便排出常延迟。新生儿肝葡萄糖醛酸转移酶活力低,是新生儿生理性黄疸的主要原因;早产儿肝功能更不成熟,生理性黄疸程度亦较足月儿为重,且持续时间长,同时肝内糖原贮存少,肝合成蛋白质亦不足,常易发生低血糖或低蛋白血症。

4.泌尿系统

肾在胚胎 10～12 周即有排尿功能;14 周时肾小管有主动转运功能;35 周时肾发生完成,但内部结构仍不成熟。出生后,一般在 24 小时内排尿,一周内每日排尿可达 20 次。婴儿出生时肾小球滤过率低,浓缩功能差,不能迅速有效的处理过多的水和溶质,容易出现水肿或脱水症状。新生儿对钠的耐受限度较狭窄,高钠饮食可使细胞外液容量增加,发生钠潴留和水肿;但早产儿则由于排钠分数高,肾小管对醛固酮反应低下,如不注意补钠,即易产生低钠血症。

新生儿肾脏虽能有效维持酸碱平衡,有一定酸化尿的能力,但其碳酸氢盐的肾阈值低,肾脏处理酸负荷能力不足,故易发生代谢性酸中毒。早产儿血中碳酸氢盐浓度极低,阴离子间隙较高,肾小管排酸能力有一定限制,在用普通牛奶人工喂养时,由于其蛋白质含量和酪蛋白比例均高,使内源性氢离子产生增加、超过肾小管排泄的能力,常会发生晚期代谢性酸中毒(Late metabolic acidosis),患儿面色灰白、反应差、生长迟缓、体重不增,改用人乳或婴儿配方乳喂养,即降低蛋白质含量并改变酪蛋白和清蛋白的比例,可使症状改善。新生儿肾小管糖回吸收能力低下,早产儿尤甚,当输注葡萄糖速率过高时常有尿糖出现。

5.血液系统

新生儿出生时脐血平均血红蛋白值为 170 g/L(140～200 g/L),生后数小时由于不显性失水及排出小便等,血红蛋白值上升,于第 1 周末恢复至脐血水平,以后逐渐下降,早产儿下降幅度大而迅速。血红蛋白中胎儿血红蛋白(HbF)占 70%,成人血红蛋白(HbA)占 30%。网织红细胞分数在生后 3 天内为 0.04～0.06,4～7 天后下降至 0.005～0.015。出生时足月新生儿白细胞计数为 $15×10^9$～$20×10^9$/L,3～10 天降为 $10×10^9$～$12×10^9$/L;早产儿较低为 $6×10^9$～$8×10^9$/L;分类计数中以中性粒细胞为主,4～7 天后以淋巴细胞为主,但大多数早产儿在第 3 周末出现嗜酸性粒细胞增多,持续 2 周左右。血小板计数均在 $150×10^9$～$250×10^9$/L。足月儿血容量平均为 85 mL/kg(50～100 mL/kg),早产儿血容量范围在 89～105 mL/kg 之间。

6.神经系统

新生儿脑相对较大,重 300～400 g,占体重 10%～20%(成人仅 2%)。出生后头围生长速率每月为 1.1 cm,至生后 40 周左右逐渐减缓。脊髓末端在第三、四腰椎下缘,故腰椎穿刺应在第四、五腰椎间隙进针。

足月儿出生时已具备一些原始反射如觅食反射(Rooting reflex)、吸吮反射(Sucking reflex)、握持反射(Grasp reflex)、拥抱反射(Moro reflex),新生儿有神经系统疾病时这些反射可能消失;正常情况下,生后数月这些反射亦自然消失。早产儿神经系统成熟与胎龄有密切关系,胎龄愈小,以上原始反射愈难引出或反射不完整。

在新生儿期,年长儿的一些病理性神经反射如 Kernig 征、Babinski 征和 Chvostek 征均可呈阳性反应,而腹壁反射、提睾反射则不稳定,偶可出现阵发性踝阵挛。早产儿视网膜发育不良,生后吸入高浓度氧气或用氧时间过长,受光照射和缺乏必需脂肪酸等均可影响其视网膜组织、干扰视网膜血管发育而产生视网膜病变,严重者可致失明。

7.体温调节

新生儿体温调节功能差,皮下脂肪薄,体表面积相对较大,容易散热,早产儿尤甚;产热依靠棕色脂肪(brown fat),其分布多在中心大动脉、肾动脉周围、肩胛间区、颈和腋窝等部位。早产儿棕色脂肪少,如保暖不当即易发生低体温,有时甚至体温不升。

胎儿体温高于母体 0.5 ℃,娩出后环境温度较宫内低,产房温度为 20 ℃～25 ℃时,新生儿体核(核心)温度每分钟下降 0.1 ℃;暴露在寒冷环境中的婴儿可产生代谢性酸中毒,低氧血症,低血糖症和寒冷损伤综合征等。如环境温度适中,体温可逐渐回升。中性温度(neutral temperature)又称适中温度,是指一种适宜的环境温度(如暖箱),能保持新生儿正常体温,使机体耗氧量最少、新陈代谢率最低、蒸发散热量亦少。中性温度与体重和出生日龄有密切关系;相对湿度应保持在 50%～60%。室温过高时,早产儿因汗腺发育差,体温易升高;足月儿虽能通过皮肤蒸发、出汗散热,但如水分供给不足时即可发生脱水热。

8.能量和体液代谢

新生儿热卡需要量取决于维持基础代谢和生长的能量消耗,在适中环境温度下,基础热卡消耗为 209 kJ/kg(50 kcal/kg),加上活动、特殊动力作用、大便丢失和生长需要等,每日共需热卡量为 418～502 kJ/kg(100～120 kcal/kg)。早产儿由于吸吮力较弱,食物耐受力差,常在出生后 1 周内不能达到上述需要量。

初生婴儿液体需要量与其体重和日龄有关(见表 2-2)。足月儿每日钠需要量1～2 mmol/kg,<32 周早产儿 3～4 mmol/kg;新生儿生后 10 天内血钾水平较高,一般不需补充,以后日需要量 1～2 mmol/kg。早产儿皮质醇和降钙素分泌较高,且终末器官对甲状旁腺素反应低下,常有低钙血症。

表 2-2　不同体重新生儿液体需要量(mL/kg)

出生体重(kg)	第 1 天	第 2 天	第 3～7 天
<1.0	70～100	100～120	120～180
1.0～1.5	70～100	100～120	120～180
1.5～2.5	60～80	80～100	110～140
>2.5	60～80	80～100	100～140

9.免疫系统

新生儿的特异性和非特异性免疫功能均不够成熟。皮肤黏膜薄嫩,易被擦伤;脐部为开放伤口,细菌容易繁殖并进入血液;血清补体含量低,缺乏趋化因子,故白细胞吞噬作用差;T 细胞对特异性外来抗原应答差;免疫球蛋白 IgG 虽可能通过胎盘,但与胎龄增长有关,故早产儿体内含量低;IgA,IgM 不能通过胎盘,特别是分泌型 IgA 缺乏,使新生儿容易患感染性疾病,尤其是呼吸道和消化道感染。

10.常见的几种特殊生理状态

(1)生理性黄疸:见新生儿黄疸。

(2)上皮珠和"马牙":在新生儿上腭中线部位有散在黄白色、米粒大小颗粒隆起,系上皮细胞堆积,称上皮珠;有时在牙龈边缘亦可见黄白色米粒大小颗粒或斑块,俗称马牙,系上皮细胞堆积或黏液腺分泌物积留所致。均属正常,于生后数周或数月可自行消失,不宜挑刮,以免发生感染。

(3)乳腺肿大:男、女足月新生儿均可发生,生后 3～5 天出现,如蚕豆到鸽蛋大小,是因为母亲的孕酮和催乳素经胎盘至胎儿,出生后母体雌激素影响中断所致,多于 2～3 周后消退,不需处理,如强烈挤压,可致继发感染。

(4)假月经:部分女婴在生后 5～7 天可见阴道流出少量血液,持续 1～3 天自止,此系母亲雌激素在孕期进入胎儿体内,生后突然中断所致,一般不必处理。如同时有新生儿出血症、阴道出血量多时,则按新生儿出血症处理。

(三)足月儿及早产儿护理

目前国内外均已将促进、保护和支持母乳喂养作为妇幼卫生工作的一个重要内容。创建爱婴医院、提倡母婴同室是促进母乳喂养的最佳方式。婴儿出生后立即安置在母亲身旁,进行皮肤接触和提早吸吮有利于产妇乳汁分泌,建立母婴相依感情,促进小儿精神发育。对母婴同室病房应加强环境管理、责任制护理和消毒隔离,应加强围生期保健和卫生宣教。

1.保暖

出生后立即采取保暖措施,方式可因地制宜,如采用辐射式保暖床,暖箱,热水袋等。早产儿应根据体重、日龄选择适中温度。保暖时注意事项。①新生儿头部占体表面积20.8%,经头颅散热量大,低体温婴儿应戴绒布帽。②体温低或不稳定的婴儿不宜沐浴。③室温较低时,可在暖箱内放置隔热罩,减少辐射失热,暖箱中的湿化装置容易滋生"水生菌",故应每日换水,并加1:10000硝酸银2 mL。④使用热水袋时应注意避免烫伤。⑤放置母亲胸前保暖时,应注意避免产妇因疲劳熟睡而致新生儿口、鼻堵塞,窒息死亡。

2.喂养

正常足月儿生后半小时左右即可抱至母亲处给予吸吮,鼓励母亲按需哺乳。在无法由母亲喂养情况下则可给配方乳,首先试喂10%葡萄糖水10 mL,吸吮及吞咽功能良好者可给配方乳,每3小时1次,乳量根据所需热量和婴儿耐受情况计算,遵循由小量渐增的原则。患病婴儿不宜胃肠道进食者,应静脉滴注葡萄糖液。

早产儿可用母乳或乳库奶喂养,必要时亦可使用适合早产儿的配方乳。由于早产儿胃容量小,食管下端括约肌压力低,容易溢乳,开始先试喂10%葡萄糖液1~2 mL/kg,以后每次给奶量2~5 mL,如能耐受,则每次增加1~2 mL,直至达到每日需要热量。体重<1 500 g者哺乳间隔时间为1~2小时,>1 500 g则2~3小时一次。吸吮能力差或不会吞咽的早产儿可用鼻胃管或鼻肠管喂养,每次进食前应抽吸胃内容物,如残留奶量大于前次喂奶量1/3以上者则减量或暂停一次;如持续有较大量残留奶则可改用鼻空肠导管;仍有困难者,改用全静脉或部分静脉高营养液。

新生儿生后应立即肌内注射维生素K₁ 1 mg,早产儿连续用3天。生后4天加维生素C 50~100 mg/d;10天后加维生素A 500~1 000 IU/d和维生素D 400~1 000 IU/d,早产儿用偏大量。4周后添加铁剂,足月儿每日给元素铁2 mg/kg;出生体重<1 500 g的早产儿每日给3~4mg/kg。并应同时加用维生素E 25 U和叶酸2.5 mg,1周2次。

3.呼吸管理

保持呼吸道通畅,早产儿仰卧时可在肩下置软垫避免颈部屈曲。如有发绀则间断供氧,以维持血氧分压在6.7~10.6 kPa(50~80 mmHg)。呼吸暂停早产儿可采用拍打足底、托背呼吸、放置水囊床垫等法;无效时可给氨茶碱静脉滴注,负荷量为5 mg/kg,维持量2 mg/kg,每日1~2次,血浆浓度维持在5~10 mg/L;亦可用枸橼酸咖啡因静脉注射,负荷量为20 mg/kg,维持量5 mg/kg,每日1~2次,血浆浓度应为5~20 mg/L。严重呼吸暂停时需用面罩或机械正压通气。

4.皮肤黏膜护理

刚出生的婴儿可用消毒植物油轻拭皮肤皱褶处和臀部;24小时后去除脐带夹;体温稳定后即可沐浴,每日1次,以减少皮肤菌群聚集。每日大便后用温水洗臀部,以免发生红臀。脐部残端应保持清洁干燥,脱落后如有黏液或少量渗血,可用碘伏涂抹、明胶海绵覆盖包扎;如有肉芽组织可用硝酸银烧灼局部。口腔黏膜不宜擦洗,可喂温开水清洗口腔。

5.预防接种

出生后3天接种卡介苗;出生1天、1个月和6个月时应各注射乙肝疫苗一次,5~10μg/次。

6.新生儿筛查

有条件地区应逐步开展先天性甲状腺功能减低症、苯丙酮尿症等先天性代谢缺陷病的新生儿期筛查工作。

四、新生儿重症监护

近数十年来,随着新生儿重症监护室(neonatal intensive care unit,NICU)的普遍建立,新生儿病死率和远期发病率明显下降。新生儿重症监护的定义是:对病情不稳定的危重新生儿给予持续的护理;复杂的外科手术前、后处置;连续的呼吸支持或其他强化干预。目前,新生儿重症监护已被广泛认为是最高等级的治疗措施。

(一)监护对象

需要重症监护的新生儿包括以下几种状况。①应用辅助通气及拔管后 24 小时内的患儿。②病情不稳定的心肺疾病(包括呼吸暂停)患儿。③曾施行过大手术,尤其是在手术后 24 小时内的患儿。④胎龄小于 30 周、生后 48 小时内,或胎龄小于 28 周、出生体重小于 1 000 g 的所有新生儿。⑤重度围生期窒息儿(1 或 5 分钟 Apgar 评分<3)。⑥接受全胃肠外营养患儿。⑦惊厥患儿经处理 24 小时内不缓解者。⑧所有需要急救的有严重器官功能衰竭(如休克、DIC、肺出血、心力衰竭、肾衰竭等)的新生儿。⑨有中心性导管或需要做较大处置如换血术等的新生儿。

(二)监护内容

危重新生儿往往处于生命垂危状态或具有潜在威胁生命的因素,必须进行不间断的临床观察,同时应用监护仪器、微量快速检验和影像设备等手段对生命信息和病理生理变化实施连续不断的监测,以便早期发现病情变化和给予及时处理。

1.心脏监护

主要监测危重患儿的心电活动,观察心率、节律和波形改变,如:心率增快、减慢;各种心律紊乱和电解质紊乱的特征表现等。

2.呼吸监护

包括:①呼吸运动监测,常用阻抗法监视呼吸波形和频率改变,发出呼吸暂停警报等。②肺通气量和呼吸力学监护,应用双向流速和压力传感器连接于呼吸机,持续监测机械通气患儿的气体流速、气道压力改变,作为调节通气参数的依据。

3.血压监护

直接测压法(创伤性测压法)为经动脉(脐动脉)插入导管,由传感器将压力转变、连续显示于荧光屏,操作复杂,并发症多,临床仅在周围灌注不良时应用;间接测压法(无创性测压法),NICU 常用 Dinamap 血压测定仪,方法简便,可定时、自动显示收缩压、舒张压和平均动脉压。

4.体温监测

置婴儿于已预热的辐射热式抢救台上或暖箱内,以体温监测仪(传感器)同时监测腹壁皮肤温度和核心温度(肛门温度)或环境温度。婴儿于最佳环境温度(中性温度)下,其代偿产热量小,氧耗值最低,有利于正常体温的维持。体温监测仪通常和心脏、呼吸、血压监护仪组合,称为生命体征监护仪。

5.血气监测

呼吸衰竭患儿,尤其在应用机械通气时,应定期(2～4 小时)监测动脉血气,包括无创性经皮氧分压($TcPO_2$)和二氧化碳分压($TcPCO_2$)监测。因脉搏氧饱和度监护仪(Pulseoximeter)具有无创、连续、自动、准确、使用简便和报警可调等优点,已成为 ICU 中血氧动态监护的主要方法之一。

6.微量血液生化测定

包括血糖、电解质、钙、尿素氮、肌酐、胆红素等。

7.影像学检查

根据病情需要,选择进行床边胸(腹)部 X 线摄影,或脑、心、腹部超声检查,必要时还需进行 CT 或 MRI 等检查。虽然大部分 NICU 监护工作是借助监测仪器和化验检查来完成的,但是仔细的临床观察仍是极为重要的,必须强调医护人员守护在危重患儿床边的监护与急救的作用。危重患儿的监护除 NICU 外,尚应包括患儿发病现场的急救和转运途中的监护、处理。

五、新生儿呼吸支持治疗

(一)应用呼吸囊正压通气给氧

1.应用指征

凡新生儿经过清理呼吸道和触觉刺激等初始复苏处理仍然无自主呼吸;或虽有自主呼吸,但不充分,心率仍低于 100 次/分者,均应立即应用复苏囊和面罩、或气管插管正压通气给氧,以建立和改善呼吸。

2.操作方法

①保持气道通畅是应用复苏囊进行正压通气给氧的前提,应使新生儿处于颈部仰伸体位,利于呼吸道开放,并吸净气道分泌物。②操作者站于新生儿头侧或左侧,便于操作和观察胸廓。③选择适当大小的面罩或气管导管。④应用90%~100%的高浓度氧,送气压力随新生儿大小和肺部情况而异,通常选用15~40 cmH$_2$O(1.47~3.92 kPa)。⑤通气频率一般为40次/分。

3.效果评估

见效的指标为:①心率增加并稳定在100次/分以上,或正常。②出现自主呼吸,呼吸频率和深度达到正常。③肤色好转呈粉红色。根据上述指标改善或恶化的程度,决定进一步复苏的措施。

(二)气道持续正压(CPAP)呼吸

1.作用和应用指征

CPAP的作用是使有自主呼吸的婴儿在整个呼吸周期中(吸气和呼气)都接受高于大气压(正压)的气体;在呼气时可防止小气道和肺泡陷闭,并可使一部分萎陷的肺泡扩张,增加肺容量和功能残气量,改善通气分布,从而使进行气体交换的肺泡表面积加大,改善通气/灌注比值,减少肺内静-动脉分流,使动脉血氧分压(PaO$_2$)增加。

主要用于新生儿肺透明膜病、肺不张、肺炎、湿肺、肺水肿和胎粪吸入综合征等疾病;亦用于反复发作的呼吸暂停、准备撤离呼吸机和预防拔管后肺不张等情况。

患儿必须有自主呼吸;动脉血二氧化碳分压(PaCO$_2$)正常或接近正常,<6.7 kPa(50 mmHg);吸入氧分压(FiO$_2$)为0.3~0.5时,PaO$_2$<8.0 kPa(60 mmHg)。

2.操作方法

开始时将CPAP调到4~6 cmH$_2$O;FiO$_2$与用CPAP前相同,或0.4~0.6;供气流量一般为3~5 L/min。连接患者后10~15 min测血气,如PaO$_2$仍低,每次增加CPAP0.098~0.196 kPa(1~2 cmH$_2$O),最高限值为0.98~1.17 kPa(10~12 cmH$_2$O);FiO$_2$每次增加0.05~0.1,最高可达0.8~1.0,维持PaO$_2$在6.7~9.3 kPa(50~70 mmHg)。若PaO$_2$仍低,一般<8.0 kPa(60 mmHg)时即用呼吸机治疗。当临床症状好转,血气改善,PaO$_2$>9.3 kPa(70 mmHg)时,每次降低吸入氧浓度0.05,至降到0.04时,再降低CPAP,每次0.196 kPa(2 cmH$_2$O);当CPAP降到0.196 kPa(2 cmH$_2$O)时病情仍稳定、PaO$_2$在6.7~9.3 kPa(50~70 mmHg)范围,即可拔管、撤离CPAP,改用头罩吸氧。

(三)新生儿机械通气的应用

1.目的和指征

使用呼吸机对新生儿进行机械通气的目的是纠正各种病因引起的呼吸衰竭。由于新生儿的肺生理特点和不同疾病时的肺病理机制差异,新生儿机械通气的方法也不完全相同。使用呼吸机时,应采用尽可能低的氧浓度和吸气压力,使血气维持在正常范围内。

新生儿应用机械通气的指征包括:

(1)频繁的呼吸暂停,严重呼吸困难,呼吸节律不整。

(2)严重高碳酸血症,PaCO$_2$>9.3 kPa(70 mmHg)。

(3)严重低氧血症,在CPAP下吸入氧浓度≥60%,或压力≥0.78 kPa(8 cmH$_2$O)时,PaO$_2$仍<6.67 kPa(50 mmHg)者。

(4)有下述情况,尽早使用:①已诊断RDS的小早产儿(出生体重<1 350 g)。②肺出血的进展期。③各种原因引起的心跳、呼吸暂停经复苏后仍未建立有规则的自主呼吸者。

2.机械参数及其初调值

新生儿呼吸机应具有压力限制、时间循环和持续气流等特点,可选择CPAP、IMV、IPPV+PEEP等各种辅助通气形式。呼吸机可调定流量、FiO$_2$、PIP、PEEP、TI、TI/TE比值和呼吸频率,有的呼吸机还可显示平均气道压力(MAP)。

(1)最大吸气压力(PIP):PIP是决定潮气量的主要参数,改变PIP即可调节潮气量大小,从而影响通气状态。提高 PIP 即可增加潮气量和每分通气量改善通气,从而使 CO_2 排出增多、$PaCO_2$ 下降;反之则 CO_2 排出减少、$PaCO_2$ 增高。增加 PIP 时,还可使平均气道压力增高而改善氧合;但 PIP 值如 >4.0 kPa（30 cmH_2O），则会增加肺气压伤和支气管肺发育不良（BPD）发生的机会。PIP 的一般初调值在新生儿无呼吸道病变（如早产儿呼吸暂停）为 $1.47\sim1.76$ kPa（15~18 cmH_2O）;有肺不张病变（如 RDS）或阻塞性病变（如胎粪吸入综合征、肺炎等）为 $1.96\sim2.46$ kPa（20~25 cmH_2O）。

（2）呼气末正压（PEEP）:PEEP 可稳定呼气时的肺容量,改善肺内气体分布和通气/血流比值。提高 PEEP 可使功能残气量增加,潮气量和每分通气量减少,CO_2 排出减少,$PaCO_2$ 升高;反之,则相反。PEEP 过低时,肺顺应性降低,易发生肺不张和 CO_2 潴留;提高 PEEP 可使 MAP 增加而改善氧合作用,但 PEEP 过高也会使肺顺应性降低。PEEP 初调值在无呼吸道病变者为 $0.196\sim0.294$ kPa（2~3 cmH_2O）;在有肺不张型病变、功能残气量减少者为 $0.39\sim0.58$ kPa（4~6 cmH_2O）;在有阻塞性病变、功能残气量增加者为 $0\sim0.29$ kPa（0~3 cmH_2O）。

（3）呼吸频率（RR 或 VR）:RR 是决定每分钟（肺泡）通气量及 CO_2 排出量的另一主要因素。RR 初调值在健康肺为 20~25 次/分;有病变肺为 30~45 次/分。提高 RR 时,通气量和 CO_2 排出量增加,$PaCO_2$ 降低;反之则相反。新生儿机械通气在应用较快频率（>60 次/分）时,可用较低 PIP,有减少肺气压伤的优点。但 RR 过快则吸气时间不足,潮气量将下降,且影响气道压力波形,使 MAP 下降,导致 $PaCO_2$ 降低。RR 减慢（<20 次/分）加自主呼吸,即为间歇指令呼吸（IMV）,常用于撤离呼吸机时。

（4）吸气与呼气时间比（I/E 比值）:一般呼吸机治疗常设定吸气时间等于或短于呼气时间。提高 I/E 比值可使 MAP 增加,吸气时间较长,有利于气体分布,改善氧合作用。I/E 比值在肺不张型病变应为 $1:1\sim1:1.2$;在阻塞性病变宜为 $1:1.2\sim1:1.5$;在健康肺吸气时间（TI）宜为 0.5~0.75 秒。

（5）流量（FR）及气道压力波形;流量是达到一定高度 PIP 及气道压力波形（方形波）的决定因素。一般至少应为每分通气量的两倍（正常新生儿每分通气量为 200~260 mL/kg）,4~10 L/min。

（6）吸入氧气浓度（FiO_2）:呼吸机的可调氧浓度为 0.21~1.0。提高 FiO_2 可使 PaO_2 增加。由于 FiO_2 和 MAP 均可改善氧合作用,一般欲提高 PaO_2 时,首先增加 FiO_2 至 0.6~0.7 后再增加 MAP;撤离呼吸机时,首先降低 FiO_2（在 0.4~0.7 之间）,然后降低 MAP。因为保持适宜的 MAP 可明显降低 FiO_2 的需要。但如 MAP 已很高时,则应先降 MAP,后降 FiO_2。常用的 FiO_2 初调值在无呼吸道病变时为 <0.4,在有肺部病变时为 0.4~0.8。

3.根据血气调节呼吸机参数的方法

在机械通气过程中应密切注意临床反应,如观察胸廓运动和肺呼吸音以了解肺内进气情况;观察血压、心率以了解心肺功能;观察皮肤和面色以了解血氧情况等。血气分析是判定呼吸机参数调定是否适宜的唯一指标,每次调节参数后 10~20 min,或病情突变时均应进行血气分析,作为是否需要继续调节参数的依据。

（1）新生儿血气分析参考值:pH7.35~7.45;PaO_2 9.31 kPa（70 mmHg）;$PaCO_2$ 4.655~5.85 kPa（35~45 mmHg）。

（2）影响血气的呼吸机参数和每次调整范围:调整的原则是采用尽量低的氧浓度和吸气峰压,维持 PaO_2 在 8~12 kPa（60~90 mmHg）之间。一般每次调整一个或两个参数（其中之一常是 FiO_2）。调整范围。①RR2~10 次/分。②PIP0.196~0.294 kPa（2~3 cmH_2O）。③PEEP0.098~0.196 kPa（1~2 cmH_2O）。④TI 或 TE0.25~0.5 秒。⑤FiO_2 为 0.05,当 PaO_2 接近正常时为 0.02~0.03,当 >13.3 kPa（100 mmHg）时为 0.10。

（3）调节方法。①提高 PaO_2 可采用:增加 FiO_2、增加 PIP、增加呼吸频率、增加 PEEP（功能残气量不足时）;延长吸气时间;延长吸气平台等方法。②降低 $PaCO_2$ 可采用:增加 PIP;增加 RR;降低 PEEP（功能残气量增多时）等方法。③调整参数后,根据临床表现和复查的血气值再确定如何进一步调节。

4.准备撤离呼吸机

当患儿病情好转时可逐渐减少呼吸机支持,直至撤离呼吸机。此过程可短于 24 小时或长达数日至数周(如支气管肺发育不良,BPD)。可根据病种、严重程度、恢复快慢、并发症、日龄和体重等综合考虑。

(1)停用呼吸机的指征:①自主呼吸有力,呼吸机的支持已明显小于自主呼吸的作用。②$FiO_2 \leq 0.4$,$PIP \leq 1.96$ kPa(20 cmH_2O),血气正常。③呼吸道分泌物不多,能耐受每2小时1次的吸痰操作,无全身情况恶化。④RDS患儿日龄>3天。

(2)撤机步骤:①撤机过程中要密切监测临床表现,如自主呼吸、循环和全身情况等,每次调整呼吸机参数后均应检测血气,维持血气在正常范围,如发现异常,即应回复至原来参数。②当PIP降到$1.47 \sim 2.16$ kPa($15 \sim 22$ cmH_2O)、$PEEP \leq 0.49$ kPa(5 cmH_2O)、$FiO_2 < 0.5$时考虑转入准备撤离呼吸机;对控制呼吸和应用肌松剂及吗啡的患儿,首先停用两药,待自主呼吸出现,使呼吸机与患儿自主呼吸同步。③自主呼吸良好,血气正常,改用IMV,并逐渐降低PIP、PEEP、FiO_2及RR,吸气时间TI维持在$0.5 \sim 1.0$秒,锻炼自主呼吸,减少呼吸机支持。④待PIP降到$1.176 \sim 1.76$ kPa($12 \sim 18$ cmH_2O)、PEEP $0.196 \sim 0.392$ kPa($2 \sim 4$ cmH_2O)、$FiO_2 \leq 0.4$,RR 6次/分,血气正常时,即改用CPAP,此时应提高FiO_2 $0.05 \sim 0.1$以补偿停用IMV后呼吸功增加,预防缺氧;如果耐受良好,逐渐降低FiO_2 0.05/次、CPAP 0.098 kPa(1 cmH_2O)/次。⑤待FiO_2为$0.25 \sim 0.40$、CPAP为0.19 kPa(2 cmH_2O)时,于患儿最大吸气时拔管。拔管后用面罩吸氧,或用鼻塞CPAP,并逐渐降低FiO_2 0.05/次,直至改为空气吸入。

(郑艳艳)

第二节　新生儿窒息与复苏

新生儿窒息是指婴儿出生后1分钟内未起动自主呼吸或未建立有效通气的呼吸动作,呈现外周性(四肢肢端)及(或)中央性(面部、躯干和黏膜)发绀甚至肤色苍白,肌张力不同程度的降低(严重时四肢松软),心率可能下降至<100次/分甚至<60次/分,血压正常或下降,最严重者甚至无心跳。主要是由于产前或产程中胎儿与母体间的血液循环和气体交换受到影响,致使胎儿发生进行性缺氧、血液灌流降低,称胎儿窒息或宫内窘迫。少数是出生后的因素引致的。产前、产时或产后因素导致的窒息可统称为围生期窒息。

几十年来,为降低围产新生儿窒息的发生率、病死率和致残率,我国围产新生儿学工作者进行了十分艰苦的努力。近年来在卫计委和中华医学会的领导和组织下,参照国外成功的经验,成立了"中国新生儿复苏专项专家组",制订了新生儿窒息复苏指南,广泛开展复苏的人员培训,同时大力推动复苏所需设备、用品的国产化,我国新生儿窒息复苏工作揭开了崭新的一页,各地纷纷报道执行复苏指南取得的成效。然而,在许多地区新生儿窒息仍是新生儿死亡和导致智力障碍的主要因素之一。如何做到凡有婴儿出生的地方,都有经过复苏培训的人员,都具备合适的复苏场所和应有的设备、用品,还需要我们继续进行十分艰苦的努力。

一、病因

产前或产程中,常见的因素如下。

(1)母亲因素:任何导致母体血氧含量降低的因素都会引致胎儿缺氧,如急性失血、贫血($Hb < 100$ g/L)、一氧化碳中毒、低血压、妊娠期高血压疾病、慢性高血压或心、肾、肺疾患、糖尿病等。另外要注意医源性因素。①孕妇体位:仰卧位时子宫可压迫下腔静脉和腹主动脉,前者降低回心血量,后者降低子宫动脉血流。②孕妇用药:保胎用吲哚美辛可致胎儿动脉导管早闭,妊娠期高血压疾病用心痛定可降低胎盘血流,孕妇用麻醉药,特别是腰麻和硬膜外麻可致血压下降。

(2)脐带因素:脐带>75 cm(正常$30 \sim 70$ cm)时易发生打结、扭转、绕颈、脱垂等而致脐血流受阻或中断。

(3)胎盘因素:胎盘功能不全,胎盘早剥,前置胎盘等。

(4)胎儿因素:宫内发育迟缓,早产,过期产,宫内感染。

(5)生产和分娩因素:常见的因素是滞产,现代妇产科学将第一产程分潜伏期和活跃期,初产妇潜伏期正常约需 8 h,超过 16 h 称潜伏期延长,初产妇活跃期正常需 4 h,超过 8 h 称活跃期延长,或进入活跃期后宫口不再扩张达 2 h 以上称活跃期停滞;而第二产程达 1 h 胎头下降无进展称第二产程停滞。以上情况均可导致胎儿窘迫。其他因素有急产、胎位异常、多胎、头盘不称、产力异常等。

少数婴儿出生后不能启动自主呼吸,常见的原因是:中枢神经受药物抑制(母亲分娩前 30 min 至 2 h 接受镇静剂或麻醉药),早产儿,颅内出血,先天性中枢神经系统疾患,先天性肌肉疾患,肺发育不良等。

二、病理生理

(一)生化改变

由于缺氧,糖原进入无氧酵解,导致大量乳酸堆积,即代谢性酸中毒。同时二氧化碳潴留致高碳酸血症,即呼吸性酸中毒。故婴儿出现严重混合性酸中毒和低氧血症,血气分析可见 $PaO_2\downarrow$、$SaO_2\downarrow$、$PaCO_2\downarrow$、$pH\downarrow$、$BE\downarrow$。此外,很快出现低血糖(由于糖原耗竭)、低血钙和高血钾,并见氧自由基、心钠素等释放,以及血清肌酸激酶同工酶(CPK-MB)和乳酸脱氢酶增高。

(二)血流动力学改变

新生儿窒息后,回复到胎儿型循环,此时肺血管收缩,阻力增加,肺血流量减少,故左心房血流量亦减少,压力降低,通过卵圆孔右向左分流增加,新生儿即出现青紫。如此状态持续则可诊断为"持续胎儿循环"或"肺动脉高压"。另外,窒息初期,血液重新分配,肠、肾、皮肤、肌肉、肺血管收缩,心排出量和血压基本正常,保持了脑、心、肾上腺的血液供应。但这种代偿时间短暂,随着窒息持续,缺氧、酸中毒和低血糖等代谢紊乱造成脑和心等重要脏器损伤,血压、心率下降,加重缺氧、酸中毒和器官损伤,形成恶性循环。

(三)再灌注损伤

近年来研究发现,窒息过程的缺氧、缺血、酸中毒等对重要脏器(如脑)的损伤只是初步的,更重要的损伤往往发生在经过复苏、血液再灌注之后,由于一些有害的兴奋氨基酸的释放、钙内流以及大量氧自由基产生,造成重要脏器更多细胞凋亡和坏死。

(四)重要脏器损伤

(1)脑:对缺氧最敏感。动物实验发现,窒息 8 min,部分动物出现脑损伤;窒息 12.5 min,全部动物发生脑损伤。主要改变是脑水肿、出血、脑实质坏死和白质软化。

(2)心脏:缺氧、酸中毒、ATP 减少、钙离子内流,以及心肌糖原耗竭均可致心肌受损,使心排出量、血压和心率下降。有报道缺氧可致心脏乳头肌坏死,导致房室瓣反流而发生心力衰竭。

(3)肾脏:窒息后不少新生儿出现尿少[尿量<1 mL/(kg·h)]、血尿、蛋白尿和管型尿,少数因重度窒息致肾皮质及(或)肾小管坏死而致肾衰竭,监测尿 α_1 及 β_2 微球蛋白有助早期发现肾功能减退。

(4)胃肠道:可发生应激性溃疡并出血,早产儿窒息可诱发坏死性小肠结肠炎。

(5)肝脏:缺氧可全面影响肝脏功能,包括转氨酶升高、黄疸加重、凝血因子生成障碍而引起出血等。

(6)肺脏:缺氧、酸中毒可引起肺血管收缩及血管活性介质释放,而导致持续肺动脉高压;又由于肺泡上皮细胞坏死、脱落,形成透明膜,而发生肺透明膜病;同时肺毛细血管亦受损伤,如凝血因子减少(肝脏受损所致),加上医源性因素(如心功能受损情况下,仍大量输入碳酸氢钠、全血、清蛋白等),可发生肺出血;如窒息同时有胎粪吸入,则可发生肺不张、张力性气胸等严重并发症。

三、临床表现

正常分娩过程,胎儿要经历短暂缺氧,这是由于子宫阵阵收缩,子宫、胎盘和脐带受到挤压而使血流间歇性减少甚或中断,致胎儿间歇性缺氧即窒息。但时间短暂,每次宫缩平均历时 50~75 s,宫缩停止,血流便恢复。90% 的胎儿可以耐受此过程,娩出后 2~5 s 内便发出第一声哭声,起动自主呼吸,1 min 内出现规律呼吸。约 10% 的胎儿受到一些病理因素的影响,出生后起动自主呼吸有困难,表现为轻或中度窒息:发绀,心率 100 次/分左右,肌张力尚可或稍差,需简单复苏支持。其中约 1% 则因缺氧严重,表现为重度窒息:中央性发绀,甚或肤色苍白,肌张力低,心率<100 次/分甚至<60 次/分,需强有力的复苏措施。90% 的新生儿窒息发生在产前或产时,前者称孕期胎儿窘迫,多为慢性缺氧,后者称产时胎儿窘迫,多为急性缺氧或慢性缺氧急性加重。

(一)慢性缺氧或慢性窒息

较多见。由于上述各种致病因素影响,使胎儿间歇发生缺氧缺血。开始通过血液重新分配进行代偿,如病因不去除,胎儿由于缺氧和酸中毒逐渐加重,出现胎动异常,胎心率不规则(<120 或>160 次/分),排出胎粪。如生物物理学监测(biophysicalprofile,BPP,生物物理学监测包括胎儿呼吸、胎动、肌张力、胎儿心率反应、羊水量等)、心音图(cardiotocograph,CTG)异常或胎儿头皮血 pH<7.2(正常 7.25~7.35),如接近足月,应考虑结束妊娠。此时婴儿娩出,多为轻度窒息,发绀可能主要是外周性(四肢肢端),呼吸轻度抑制,对复苏反应良好,少有后遗症。如胎儿窘迫持续,发展为严重酸中毒和低血压,必然导致重要脏器损伤。此时婴儿娩出,虽经积极复苏抢救,难免发生并发症和后遗症。可见,早期检出胎儿窘迫并密切观察十分重要,这有待产科、儿科医师密切合作,共同研究,必要时提早分娩,即宁要一健康的、接近足月的早产儿,而不应等发生了脑损伤才让婴儿娩出,此时娩出的可能是一个足月儿,但将来可能是个智残儿,这是我们一定要避免发生的。

(二)急性缺氧或急性窒息

临床上并不少见,如产程中突然发现持续的脐血流受阻或中断。急性窒息的典型过程,根据在猕猴所做的实验(正常、足月猕猴胎儿剖宫产娩出,未开始呼吸便将其头放入一袋盐水内),分为 4 个期:

(1)原发性呼吸增快:约 1~2 分钟,一阵阵喘气,肢体挣扎,皮色红,反应良好、活跃。

(2)原发性呼吸停止:约 1 分钟,发绀,心率下降,约 100 次/分,肌张力及对刺激反应尚可,刺激它可恢复自主呼吸。

(3)继发性呼吸增快:约 5~6 分钟,深而不规则的连续喘气,发绀加重,血压开始下降。

(4)继发性(终末性)呼吸停止:约在窒息开始后 8 分钟出现,呼吸动作完全停止,刺激不能诱发自主呼吸,肌张力进行性降低,显著苍白,心率和血压进一步下降。如不复苏抢救,于数分钟内死亡。

在实验性窒息过程中,PaO_2 在 3 分钟内从 25 mmHg(3.33 kPa)降至 0,$PaCO_2$ 按 10 mmHg(1.33 kPa)/min 速度升高,即在 10 分钟内从 45 mmHg(6 kPa)升至 150 mmHg(20 kPa),血中乳酸含量从 15 mmol/L 升至 10 mmol/L,pH 在 10 分钟内从 7.3 降至 6.8~6.5。终末期并出现高钾血症,血钾高达 15 mmol/L。

临床上很难准确判定一名窒息婴儿是处在原发性呼吸停止或继发性(终末性)呼吸停止。凡婴儿出生后无呼吸或只阵发性喘气(无效的呼吸动作),说明婴儿极需辅助通气,故均应认真进行复苏抢救。有条件者,可测血中 pH,如 pH>7.25,则多属原发性呼吸停止,即轻或中度窒息,经处理很快出现自主呼吸;如 pH 在 7.0~7.10,可能是原发性也可能是继发性呼吸停止,经刺激,可能出现微弱自主呼吸,但不足以建立肺泡通气,需短时间的复苏支持;如 pH<7.0,多为严重窒息,肌肉松弛,心率<60 次/分,肯定是处在继发性(终末性)呼吸停止阶段,如仍得不到正确的复苏抢救,婴儿最终死亡,全过程在足月儿约 20 min。

四、诊断

主要根据临床表现做出诊断,并决定是否需要进行复苏。

新生儿窒息的诊断标准至今尚未统一。1953 年美国麻醉科医师 Virginia Apgar 提出 Apgar 评分(表 2-3),包括 5 个项目,每一项目分 0、1 和 2 分 3 个分度。婴儿娩出后 1、5 分钟各进行一次评分,1 分钟评分在 4~7 分为轻度窒息,0~3 分为重度窒息;如 1 分钟评分正常(8 分及以上),但 5 min 评分在 7 分或以下,仍应诊断为窒息。必要时在 10、15 和 20 分钟再行评分。Apgar 评分提出后在国外继而在国内广为应用,对及时发现和处理窒息以及不良预后的判断起了很好的作用。但现在人们认识到,婴儿出生后第一秒钟便要进行初步评估,以确定该婴儿是正常分娩或需要复苏支持;一名窒息婴儿生后 1 分钟已经经历了至少两次甚至三次评估以及一系列的处理,故 1 分钟 Apgar 评分已不可能反映婴儿出生时状况,但是 5、10、15 和 20 分钟的 Apgar 评分,对估计婴儿对复苏的反应以及对不良预后的判断仍有参考价值。在实际工作中,除使用 Apgar 评分,将当时的复苏情况予以详细记录也十分重要。

表 2-3　Apgar 评分表

体征	评分		
	0	1	2
心率(次/分)	0	<100	>100
呼吸	无	不规则,喘气	规则,哭声响亮
肌张力	松软	降低或正常,但无活动	正常伴活跃动作
对咽插管反应	无	面部有少许反应	反应好,咳嗽
躯干颜色	苍白	紫蓝	红润

由于 Apgar 评分存在局限性,美国儿科学会(AAP)和美国妇产科学会(ACOG)1996 年共同制订了新生儿窒息诊断标准。①脐动脉血显示严重代谢性或混合性酸中毒,pH<7.0。②Apgar 评分 0~3 分,并且持续时间>5 分钟。③有神经系统表现,如惊厥、昏迷或肌张力低。④多脏器损伤。我国也有学者在探讨新生儿窒息的诊断标准,这有待大家展开讨论,最后由有关学会共同商定。制订统一的新生儿窒息诊断标准十分必要。

五、新生儿窒息的复苏术

美国心脏协会(AHA)和美国儿科学会(AAP)于 2006 年发表他们 2005 年修订的"新生儿复苏指南"[以下简称"美国指南(05)"]。我国参照美国的方案,于 2007 年发表由"中国新生儿复苏项目专家组"修订的"新生儿窒息复苏指南"[以下简称"指南(07)"],这是我国实施新生儿窒息复苏的指导性文件。以下简要介绍"指南(07)"的一些特点及一些参考意见。

(1)首先强调 3 个 30 s:第 1 个 30 s 决定是否要复苏,不要等待 1 分钟进行 Apgar 评分后认为"有窒息"再开始复苏,而是生后立即用几秒钟时间进行快速评估四项指标(是否足月? 羊水是否清? 是否呼吸或哭? 肌张力好否?),如全为"是",不必进行复苏,但只要四项中有一项为"否",则进行初步复苏(进入 A 即通畅的气道:包括保暖、头轻度仰伸体位、清理气道、擦干全身、触觉刺激诱发自主呼吸)。以上快速评估及初步复苏共需时 30 s。第 2 个 30 s 根据评估三项生命体征:呼吸、心率和肤色,决定是否需要进入 B(B 即人工正压通气)。第 3 个 30 s 再次评估三项生命体征,特别是心率(可听诊心脏或触摸脐带根部脐动脉搏动)。心率>100 次/分说明病情稳定,心率<60 次/分需进入 C(C 即胸外心脏按压)和 D[D 即应用肾上腺素及(或)扩容剂]。

(2)羊水胎粪污染的处理问题:国内、外对是否早期插管吸引或用表面活性物质冲洗等存在不同意见。指南(07)和美国指南(05)都明确规定:羊水胎粪污染不论稀或稠,不再推荐头娩出后肩娩出前插管吸引,只要婴儿有活力(呼吸规则或哭声响亮,肌张力好,心率>100 次/分),则继续初步复苏而不插管,如无活力(上述三项中有一项不好者),立即插管吸引。

(3)用氧或空气复苏问题:国内、外近年来都有用空气(含 21% 的氧)进行新生儿窒息复苏的成功经验,主要是用于足月儿,至于对早产儿,其安全性及效果尚不清楚。总之,对用空气进行复苏尚需进行更深入的研究。指南(07)及美国指南(05)仍首先推荐用纯氧进行复苏,也可用 21%~100% 的氧,但如 90 s 病情无改善,应将吸氧浓度(FiO$_2$)提高至 100%(即纯氧)。至于早产儿,动脉血氧过高有伤害性,用氧浓度要特别小心[详见指南(07)第五部分]。

(4)用药问题:复苏一般不再推荐使用碳酸氢钠,但经加压通气及心脏按压改善通气和循环以后,如确定存在代谢性酸中毒,特别是较重的酸中毒,可以适当使用碳酸氢钠。纳洛酮一般也不再推荐使用,除非指征明确。①正压人工呼吸使心率和肤色恢复正常后,出现严重的呼吸抑制。②母亲分娩前 4 小时有注射麻醉药史;则推荐静脉内给药。若母亲是吸毒者,则一定不能使用纳洛酮,否则会使病情加重。肾上腺素要静脉内给药,药量是 1:10 000 每次 0.1~0.3 mL/kg。

(5)专项强调早产儿[特别是出生体重<1 500 g 的极低出生体重(VLBW)儿和<1 000 g 的超低出生体重(ELBW)儿],复苏需关注的 6 个方面,如保暖特别重要。初步复苏中的擦干身只适用于足月儿,对早

产儿(特别是 VLBW 儿和 ELBW 儿)则不应费时去擦身,而是除头颅外,全身立即放入聚乙烯塑料袋(保鲜袋)内并放在辐射保暖台上。但无论是早产儿或足月儿都要避免高体温,缺血后高体温可加重脑损伤。

(6)人工正压通气问题:新生儿窒息复苏首先是要让肺泡有良好的通气和换气,建立稳定的功能残气量,避免肺内分流。要达此目标就要正确进行人工正压通气,正确应用 PEEP 和 CPAP,特别是早产儿及早应用 CPAP 可减少插管和正压通气的并发症。指南(07)在这方面作了十分详尽的介绍。

(7)强调每次高危分娩都有一名熟悉新生儿复苏的人员参加,要达此目标,①要有计划广泛开展理论与实践相结合的人员培训,让各级医疗机构凡有分娩的地方都要有人熟悉进行新生儿复苏;人员掌握的技术可分两个层次:多数人掌握保持气道通畅和让肺膨胀的技术(如用面罩气囊加压通气),少数人掌握较全面的复苏技术如气管插管、正压通气、胸外按压以及用药等。②要建立良好的产儿合作机制,提高预见性,及早发现高危分娩。③国外用复苏现场录影带作回顾研究,发现即使是高年资的顾问医师在复苏时都有不规范的动作,因此强调复训的重要性。

(8)强调事前做好准备,包括场所(保暖、抢救台、光照、电源等)、设备、药物及各种用品等

(9)强调各级政府和医疗机构的有力领导和支持,才有可能保证上述各项的实现。

(10)总之,新生儿窒息复苏成功的关键在于。①预见性。根据存在的高危因素预测婴儿出生时需要复苏。②足够的准备,包括熟悉复苏的人员、场所、设备、药品和用品等。③正确的评估。④迅速开始各项支持措施。

(11)还特别强调复苏后继续监护,包括体温、生命体征、血液生化及血气,以及各重要脏器的功能,并积极防止感染。

(余金蓉)

第三节　新生儿黄疸

新生儿期黄疸较常见,引起的因素较多,且可导致胆红素脑病,是个重要的临床问题。

一、新生儿胆红素代谢特点

新生儿胆红素代谢与成人及其他年龄阶段的小儿比较,有其一定的特点。①按每千克体重计算胆红素生成相对较多,据计算成人每天生成胆红素量 3.8 mg/kg,而新生儿是8.5 mg/kg。②肝细胞对胆红素的摄取能力不足,因其肝细胞内 Y、Z 蛋白含量低。③形成结合胆红素的功能低,与 UDPG 脱氢酶、UDPGT 的量或活性不足有关。④肠壁吸收胆红素增加,因刚出生的新生儿肠内无细菌,不能将胆红素转化为尿胆素原和尿胆素,而进入肠道的结合胆红素经 β-葡萄糖醛酸苷酶的作用脱去葡萄糖醛酸基而成未结合胆红素,又被肠壁吸收到血循环中。

概括地说,新生儿胆红素代谢特点是肝细胞胆红素负荷大,而肝脏清除胆红素能力不足。

二、新生儿生理性黄疸

新生儿生理性黄疸是指单纯因其胆红素代谢特点而引起的暂时性黄疸。这类黄疸一般在出生后第2～3天发生,第 5～7 天达高峰,血清胆红素峰值足月儿一般 $<205\ \mu mol/L$(12 mg/dL),早产儿 $<256.5\ \mu mol/L$(15 mg/dL),继而黄疸逐渐减轻,足月儿在生后10～14 d消退,早产儿可再迟些。在此期间小儿一般情况良好,不伴有其他临床症状,血清结合胆红素 $<25.7\ \mu mol/L$(1.5 mg/dL)。绝大多数新生儿生理性黄疸并不会产生不良后果,但少数极低出生体重儿及其他高危新生儿虽然其胆红素值在生理性黄疸范围却可引起胆红素脑病。故生理性黄疸的临床重要性在于。①应与病理性黄疸相鉴别。②防止因其他病理因素而导致胆红素脑病。

不同种族的新生儿生理性黄疸胆红素水平不同,我国汉族胆红素水平高,上述的标准参考国际上通用的标准。

三、病理性黄疸

当新生儿有下列表现之一时应考虑为病理性黄疸。①出生后 24 h 内肉眼已观察到黄疸。②血清胆红素值每天上升超过 85.5 μmol/L(5 mg/dL)。③足月儿血清胆红素>205.2 μmol/L(12 mg/dL),早产儿>256.5 μmol/L(15 mg/dL)。④血清结合胆红素>25.7~34.2 μmol/L(1.5~2.0 mg/dL)。⑤黄疸迟迟不退。

引起新生儿黄疸的原因很多,未结合胆红素升高与结合胆红素升高的原因不同(表 2-4)。

表 2-4　新生儿病理性黄疸的病因

未结合胆红素升高
1.胆红素形成过多
(1)溶血性同族免疫性(母婴 Rh、ABO 等血型不合)G6PD 缺陷,遗传性球形红细胞增多症,感染性疾病
(2)血肿或内出血引起红细胞破坏增多
(3)红细胞增多症引起红细胞破坏相对增多
(4)低血糖
2.葡萄糖醛酸转移酶活性不足
(1)活性低下:早产儿、甲状腺功能低下
(2)酶缺乏:Crigler－Najjar 综合征(Ⅰ,Ⅱ型)
(3)酶活性受抑制:暂时性家族性高胆红素血症(Lucey－Driscoll 综合征),药物(新生霉素),感染性疾病,半乳糖血症(早期)
3.胆红素经"肠－肝"循环重吸收增加
(1)胎粪延迟排出
(2)肠梗阻
(3)母乳性黄疸
结合胆红素升高
1.感染性疾病:TORCH 综合征,败血症
2.代谢性疾病:半乳糖血症,果糖不耐受症,α_1 抗胰蛋白酶缺乏
3.胆管畸形:胆管闭锁,胆总管囊肿

(一)溶血

在溶血性疾病中以母婴血型不合引起的新生儿溶血病为多见。因红细胞 G6PD 缺陷而发生溶血可引起新生儿病理性黄疸,樟脑丸、维生素 K$_3$、维生素 K$_4$ 等能促使 G6PD 缺陷者溶血,但在新生儿期未使用该类化学药物亦会发生溶血,该病在我国广东、广西、四川等地较多见。

(二)红细胞破坏增多

头颅血肿、脑室内出血或肝包膜下血肿等均使红细胞破坏增加而引起病理性黄疸。

(三)红细胞增多症

当新生儿静脉血的红细胞压积>0.65 或血红蛋白>220 g/L(22 g/dL)时称细胞增多症,可因出生时夹脐带较晚、宫内慢性缺氧、母血输入胎儿、孪生胎儿之间输血等因素引起。

(四)低血糖

新生儿低血糖时体内高血糖素及肾上腺素分泌增加,这两种激素使血红蛋白加氧酶活性增加,胆红素形成因而增多。

(五)感染

感染是新生儿病理性黄疸的一个重要原因,感染引起黄疸的环节有多方面。①因细菌毒素使红细胞破坏加速。②葡萄糖醛酸转移酶的活性受抑制。③感染导致食欲差、低血糖而加重黄疸。上述各环节均可导致未结合胆红素升高。感染亦可损害肝细胞,甚至引起巨细胞样变性,导致结合胆红素升高。

（六）母乳性黄疸

占母乳喂养者的 0.5%～2%，其发生机制尚不明确，目前认为是由于未结合胆红素自肠壁吸收增加。母乳性黄疸（Breast milk jaundice）常紧接"生理性黄疸"而发生，黄疸高峰在出生后 2 周左右，胆红素峰值大多在 170～340 $\mu mol/L$（10～20 mg/dL）（个别＞420 $\mu mol/L$），其中结合胆红素很少＞17 $\mu mol/L$（1 mg/dL），暂停母乳喂养 3～4 d 后黄疸会有较明显减轻，在继续母乳喂养情况下，黄疸往往历时1～2个月自然消退。

（七）胎粪延迟排出

正常新生儿胎粪 150～200 g，而每克胎粪中含胆红素 1 mg，故胎粪中所含胆红素的总量为新生儿体内每天生成的胆红素量的 5～10 倍，当胎粪排出延迟则胆红素自肠道重吸收的量增加，导致黄疸加重。

（八）结合胆红素升高

结合胆红素升高是指血清胆红素升高中结合胆红素占 15% 以上，有的小儿粪便颜色甚至呈陶土色，又名为"新生儿肝炎综合征"。结合胆红素升高的病因有多种，对它们的处理方针亦不同，应注意鉴别。对那些可以治疗的疾病应尽力做到及时诊断与治疗，以改善预后。

四、胆红素脑病

胆红素脑病（Bilirubin encephalopathy）是指胆红素引起脑组织的病理性损害，又称核黄疸（Kernicterus）。受累部位包括脑基底核、视丘下核、苍白球、壳核、尾状核、小脑、大脑半球的白质和灰质。

（一）发病机制

主要有以下两种学说。

1.游离胆红素致病论

没有和清蛋白联结的未结合胆红素称游离胆红素，它可通过血脑屏障引起脑组织损害。游离胆红素升高见于：①血清未结合胆红素浓度过高。②血清清蛋白含量低。③存在与胆红素竞争清蛋白联结位点的夺位物质（如游离脂肪酸、磺胺异噁唑、苯甲酸钠、水杨酸等）。

2.血脑屏障暂时性开放

某些病理情况（脑膜炎或脑病、脱水、血渗透压高、缺氧、高碳酸血症）下血脑屏障可暂时性开放，此时与清蛋白联结的结合胆红素亦可通过血脑屏障进入脑组织。

胆红素损伤脑细胞的确切机制尚未完全阐明，在体外实验中发现胆红素能抑制神经细胞膜生物功能，使细胞内核酸与蛋白质合成障碍，并影响线粒体的能量代谢。

（二）典型临床表现

较多在生后 3～7d 发生，包括警告期、痉挛期、恢复期及后遗症期（表 2-5）。

表 2-5　胆红素脑病典型表现

分期	表现	时间
警告期	肌张力下降，吸吮力弱	0.5～1.5d
痉挛期	肌张力增高，发热，抽搐，呼吸不规则	0.5～1.5d 或死亡
恢复期	肌张力正常	不一定
后遗症期	听力下降，抬头乏力，手足徐动症，牙釉质发育不全，智力落后	

低出生体重儿发生胆红素脑病常缺乏上述典型症状而表现为呼吸暂停、心动过缓、循环呼吸功能急骤恶化等。

五、新生儿黄疸的诊断

先要区分其黄疸是生理性还是病理性。这主要从黄疸出现的时间、黄疸程度及持续时间及有无伴随症状等方面加以鉴别。

（一）非结合胆红素升高

（1）以溶血性与感染性较多见，应结合临床表现选择相应的实验室检查，以明确是否存在上述疾病。

（2）因血肿、胎粪延迟排出、肠梗阻等引起高胆红素血症并不少见，通过体检及了解胎粪排出情况对诊断很有帮助。

（3）甲状腺功能低下、半乳糖血症虽不多见，但应高度警惕，以期及早发现并处理，能改善预后。

（4）母乳性黄疸的小儿一般情况好，无其他异常。要除外其他原因的黄疸，必要时暂停或减少母乳3～4 d，黄疸即见减轻，但不要终止母乳喂养。

（5）黄疸出现的日期有一定参考意义。①生后第1～2天迅速发展的黄疸应首先考虑为母婴血型不合引起的溶血病，其次考虑为先天性感染。②出生2 d后迅速发展的黄疸，感染性疾病要着重考虑，在我国广东、广西等地G-6-PD缺陷发病率较高，要警惕该病。头颅血肿、胎粪延迟排出等导致的黄疸加深在出生后第4～5天较明显。③持续2周以上非结合胆红素升高，感染性仍要考虑，一般情况良好的母乳喂养者在除外其他原因的基础上可考虑为母乳性黄疸。半乳糖血症、甲状腺功能低下所致黄疸亦在此阶段明显。

（二）结合胆红素升高

病因不少，血特异抗体检查（如巨细胞病毒、风疹病毒、弓形虫感染），生化检查（如半乳糖血症、α_1 抗胰蛋白酶缺乏），尿液检查等诊断感染性或代谢性疾病有一定价值。B超对诊断胆管畸形有一定帮助。^{99m}Tc标记IDA衍生物闪烁显像对鉴别胆管闭锁与非外科疾患引起的"新生儿肝炎症候群"很有价值，必要时作肝穿刺胆管造影来鉴别结合胆红素升高是否为外科性。

六、新生儿黄疸的处理

新生儿病理性黄疸的治疗是综合性的，并应根据患儿的不同情况，个体化处理。要治疗引起黄疸的基础疾病，并应从降低血清胆红素及保持机体内环境的稳定等方面进行综合治疗。

（一）减少血清胆红素

光疗波长（420～470 nm）使胆红素形成构形异构体（Ⅸ aZZ 型转变成Ⅸ aZE 或 EE 型）或结构异构体（Lumirubin，光红素），利于胆红素排出；酶诱导剂（鲁米那、尼可刹米）加速胆红素代谢，但呈现效果较慢，对早产儿效果尤差，不能作为主要治疗方法；交换输血以换出胆红素；提早开乳、胎粪延迟排出者灌肠均可减少胆红素经肠壁再吸收；锡－原卟啉或锡－中卟啉可竞争性抑制血红素加氧酶，减少胆红素形成。

（二）减少溶血

通过交换输血换出抗体和被致敏的红细胞；控制感染；G-6-PD缺陷者应避免用具有氧化作用的药物；红细胞增多症者作部分换血。这些均能减少红细胞的破坏。

（三）保护肝脏酶活性

控制感染，纠正缺氧。甲状腺功能低下者服甲状腺片，避免使用对肝酶活性有抑制的药物（如新生霉素）。

（四）增加清蛋白与胆红素的联结

适当输血浆或清蛋白，禁用有夺位作用的药物（如 SIZ、苯甲酸钠），应避免寒冷损伤及饥饿以防止体内游离脂肪酸过多起夺位剂作用。

（五）防止血脑屏障暂时性开放

及时纠正呼吸性酸中毒及缺氧，避免高渗性药物快速注入。

交换输血与光疗指征应根据小儿出生体重、有无并发症（呼吸窘迫、缺氧、低体温）及血清胆红素水平等因素综合考虑。

（余金蓉）

第四节　早产儿呼吸暂停

早产儿呼吸暂停为呼吸停止20 s以上伴心动过缓(心率<100次/分)及发绀。心动过缓及发绀常在呼吸停止20 s后出现,当呼吸停止30~40 s后出现苍白、肌张力低下,此时婴儿对刺激反应可消失。

胎龄越小呼吸暂停的发作越多,发作持续时间并不一致,但到达37周时即停止发作,严重反复发作的呼吸暂停如处理不当可因脑缺氧损害造成脑室周围白质软化及耳蜗背侧神经核受损导致脑性瘫痪及高频性耳聋,故呼吸暂停必须及时发现迅速纠正。

一、病因及发病机制

早产儿呼吸暂停可分为特发性及继发性两类。

（一）特发性呼吸暂停

指无任何原发疾病而发生的呼吸暂停,发病机制可能与下列因素有关。

（1）与脑干神经元的功能有关:早产儿脑干神经细胞间树状突少,神经元细胞间突触少,呼吸控制不稳定,当神经元传入冲动少时,呼吸中枢传出冲动亦少,即引起呼吸暂停,胎龄越小,中枢越不成熟,脑干听觉诱发反应示传导时间延长,随着胎龄增加传导时间缩短,呼吸暂停发作亦随之减少。

（2）与胎龄大小及对CO_2的敏感性有关:胎龄越小中枢越不成熟,对CO_2升高的反应敏感性低,尤其低氧时化学感受器对CO_2的刺激反应更低易使呼吸抑制。

（3）与快速眼动相睡眠期有关:早产儿快速眼动相睡眠期占优势,此期内呼吸不规则,肋骨下陷,肋间肌抑制,潮气量降低,肺容量降低30%,PaO_2下降后呼吸功增加,早产儿膈肌的氧化纤维数量少易疲劳而产生呼吸暂停。

（4）与上气道呼吸肌张力有关:上气道呼吸肌,如颏舌肌,能起着吸气时保持咽部开放的作用,早产儿颏舌肌张力低下,快速眼动相期常可引起梗阻性呼吸暂停发作。

（5）与神经递质有关:早产儿神经递质儿茶酚胺量低,致使化学感受器敏感性差,易造成低通气及呼吸暂停。

（二）继发性呼吸暂停

（1）低氧血症:早产儿肺透明膜病当肺广泛萎陷时,动脉导管开放左向右分流肺血流增加肺顺应性降低时,感染性肺炎时的低氧血症均可导致呼吸暂停发作,当上述疾病出现呼吸暂停发作时常为疾病恶化的象征。

（2）中枢疾病:早产儿易发生脑室及脑室周围出血,严重时可发生呼吸暂停。严重的中枢缺氧性损害及中枢感染时均易导致呼吸暂停发作。

（3）异常高反射:由于贲门、食管反流或其他因素所致的咽部分泌物积聚,通过喉上神经可反射性抑制呼吸,吮奶时奶汁刺激迷走神经,<32周龄者吞咽常不协调及放置胃管刺激咽部时均可引起呼吸暂停。

（4）早产儿贫血:医源性失血,超过总血容量的10%时,因中枢灌注压降低可引起呼吸暂停发作,早产儿晚期贫血亦可导致严重呼吸暂停发作。

（5）感染:如败血症时。

（6）代谢紊乱:早产儿易倾向发生低血糖、低血钙、代谢性酸中毒等均易导致呼吸暂停发作。

（7）环境温度:相对高的控制环境温度可诱发呼吸暂停发作。

（8）体位不当:颈部过度屈曲或延伸时因上气道梗阻可引起呼吸暂停。

（9）药物抑制:镇静剂用量太大,速度太快时可引起呼吸暂停。

继发于上述病因呼吸暂停发作时又分三种类型:第一类称中枢性呼吸暂停,发作时无吸气动作;第二类为梗阻性呼吸暂停,发作时有呼吸动作但因气道阻塞无气流进入;第三类为混合性呼吸暂停,先为气流阻塞性呼吸暂停继之发生中枢性呼吸暂停。

二、监护

所有小于 34 周龄的婴儿生后的第 1 周内,条件许可时必须以呼吸暂停监护仪监护,或以心、肺监护仪监护心率及呼吸,并设置好心率的呼吸暂停时间报警值,当心率小于 100 次/分出现报警时应检查患儿有无呼吸运动,及有呼吸运动而无气流进入,每个有呼吸暂停发作的婴儿均应详细记录呼吸暂停发作的时间、发作时的严重情况及经过处理等。

三、诊断

根据上述定义即可诊断。

早产儿特发性呼吸暂停往往在生后第 2～6 d 发生,生后第一天或一周后出现呼吸暂停发作者常有原因可以找到,在做出早产儿特发性呼吸暂停诊断时必须排除可能存在的继发因素,应从病史、体检着手考虑,出生第一天发生呼吸暂停常示肺炎、败血症或中枢缺氧缺血性损害;根据不同情况考虑行动脉血气、血糖、血钙、血电解质、血细胞比容、胸片、血培养及头颅 B 超检查以明确病因诊断。

四、治疗

早产儿频繁发作的呼吸暂停(指每小时发作 2～3 次以上者)当无继发因素可查得时可按下列步骤进行治疗。

(一)增加传入神经冲动,防止触发因素

(1)给予刺激增加传入冲动:发作时可先用物理刺激如弹拍足底,摇动肩胸部等,并可置振荡水袋于患儿背部,定时加以振荡刺激(给予前庭及本体感受刺激)以减少呼吸暂停发作。

(2)防止触发因素:置于低限的中性环境温度中,保持皮肤温度于 36.2 ℃可减少发作,避免寒冷刺激面部,面罩或头罩吸氧均需加温湿化,避免咽喉部用力吸引,摆好头位勿屈颈及过度延伸头颈部,以免引起气道梗阻。

(二)给氧

反复发作有低氧倾向者在监测 PaO_2 情况下(可用经皮测氧分压、脉搏血氧饱和度仪及血气)可给低浓度氧,一般吸入氧浓度不超过 25%,将 PaO_2 保持在 6.65～9.31 kPa。SpO_2 保持在 85%～95% 之间,轻度低氧引起呼吸暂停发作者给氧可减少呼吸功及(或)可减少中枢因低氧所致的抑制反应。

(三)俯卧位

俯卧位可改善肺的通气功能,可减少呼吸暂停发作。

(四)皮囊加压手控通气

上述治疗无效,发作严重时需以面罩皮囊加压手控通气,使呼吸立刻恢复,并可同时加用药物治疗。

(五)药物治疗

可用甲基黄嘌呤类药物(茶碱、氨茶碱、咖啡因)。

1.茶碱或氨茶碱(含茶碱量 85%)

国内常用氨茶碱,可静脉注射或口服,剂量随妊娠周龄、生后年龄而异,推荐负荷量为 4～6 mg/kg,隔 6～8 h 后用维持量每次 1.4～2 mg/kg,作用机制包括:①增加延髓化学感受器对 CO_2 的敏感性,使呼吸规则,潮气量增加。②抑制磷酸二酯酶,增加环磷酸腺苷水平,作用于多种神经介质。③增加呼吸的驱动作用。④增加膈肌收缩减少膈肌疲劳。⑤增加儿茶酚胺的作用,从而增加心脏搏出,改善组织氧合。应用茶碱或氨茶碱时如条件许可应行血浓度监测,血清浓度应保持在 6～12 μg/mL 间,峰浓度应在用维持量 3 剂后测定,静脉给药者在给药后 0.5～1 h 采血测定,口服者在用药后 2 小时测定,药物平均半衰期为 30 h,生后 3～4 周后半衰期可缩短至 20 h。茶碱在体内的代谢可受某些同时应用的药物影响,并与体内某些脏器的功能有关,如红霉素可使茶碱在体内的代谢率减慢,充血性心力衰竭、严重肝脏疾病时代谢率亦可减慢,如有上述情况可延长给药间隔时间,茶碱的毒性与血浆浓度有关,新生儿期当血浓度为 20 μg/mL 时可发生心动过速(心率可大于 180 次/分),继之出现激惹、不安及胃肠道症状如呕吐、腹胀及(或)喂养不耐受等;当与洋地黄类药物一起应用时可出现心动过缓,血浓度如大于 50 μg/mL 时可出现抽

搐,茶碱又可增加肾小球滤过率引起利尿、利钠,在应用过程中因对糖皮质激素及儿茶酚胺的刺激会导致高血糖及游离脂肪酸增加,茶碱亦可使脑血管收缩,增加脑血管阻力,减少脑血流,但对中枢功能的影响不大。

2.咖啡因

常用枸橼酸咖啡因(10 mg 枸橼酸咖啡因中含咖啡因基质 5 mg),此药对中枢刺激作用较茶碱强,但不良反应较茶碱弱。治疗量与中毒量间的范围较大,较为安全。负荷量为枸橼酸咖啡因20 mg/kg,口服或静脉注射,负荷量应用 24 小时后用维持量 5～10 mg/kg,一日一次(或可分为一日二次),口服能完全吸收。作用机制与茶碱同,能增加中枢对呼吸的驱动作用及增加对 CO_2 的敏感性,有条件时应做血浓度监测,将浓度维持在 10～20 $\mu g/mL$,血液平均半衰期为 100 小时,毒性小无心血管、胃肠道不良反应,降低药物代谢的因素与茶碱相同。血浓度大于 50 $\mu g/mL$ 时有激惹不安,静脉给药时亦可产生高血糖及游离脂肪酸增加。

(六)持续气道正压(CPAP)

可用鼻塞或气管插管进行,压力可置于 0.196～0.392 kPa,由于用 CPAP 后能将气体阻滞于肺内,增加功能残气量可改变肺的牵张感受器,达到稳定胸壁顺应性,消除吸气时对肋间反射的抑制,使呼吸暂停发作的次数减少。

(七)机械通气

上述治疗无效者,严重反复发作持续较长时间者可用机械通气,无肺部疾病者呼吸机初调值:吸气峰压 1.47～1.76 kPa,吸气时间 0.75～1 s,呼吸率 20～25 次/分吸入氧浓度 0.25 左右(一般与应用呼吸机前一致)。

(八)病因治疗

如短期内医源性失血量达总血液 10% 时应及时输血。

生后 1 个月左右一般情况良好的早产产儿吸暂停曾缓解后再次出现时,必须检查血红蛋白或细胞比容以排除贫血引起的呼吸暂停,有贫血时输血治疗可使呼吸暂停迅速停止。

(九)警惕婴儿猝死综合征

对于一般情况良好体重已达 2 kg 左右待出院早产儿如再次出现呼吸暂停又无病因可查得时可重新应用氨茶碱治疗,条件许可对于这类患儿应作脑干听觉诱发反应测定,如脑干功能异常除继续应用氨茶碱外,应警惕婴儿猝死综合征的发生,出院时应教会其父母亲或家属作正确的心肺复苏。

(余金蓉)

第五节　胎粪吸入综合征

胎粪吸入综合征(Meconium aspiration syndrome,MAS)是由胎儿在宫内或产时吸入混有胎粪的羊水而导致,以呼吸道机械性阻塞及化学性炎症为主要病理特征,以生后出现呼吸窘迫为主要表现的临床综合征。多见于足月儿或过期产儿。

一、病因和病理生理

(一)胎粪吸入

若胎儿在宫内或分娩过程中缺氧,使肠道及皮肤血流量减少,继之迷走神经兴奋,最终导致肠壁缺血痉挛,肠蠕动增加,肛门括约肌松弛而排出胎粪。同时缺氧使胎儿产生呼吸运动(喘息),将胎粪吸入气管内或肺内,或在胎儿娩出建立有效呼吸后,使其吸入肺内。也有学者根据早产儿很少发生羊水混有胎粪,而过期产儿发生率则高于 35% 这一现象,推断羊水混有胎粪也可能是胎儿成熟的标志之一。

(二)不均匀气道阻塞和化学性炎症

MAS 的主要病理变化是由于胎粪的机械性阻塞所致。

1.肺不张

部分肺泡因其小气道被较大胎粪颗粒完全阻塞,其远端肺泡内气体吸收,引起肺不张,使肺泡通气/血流降低,导致肺内分流增加,从而发生低氧血症。

2.肺气肿

黏稠胎粪颗粒不完全阻塞部分肺泡的小气道,则形成"活瓣",吸气时小气道扩张,使气体能进入肺泡,呼气时因小气道阻塞,气体不能完全呼出,导致肺气肿,致使肺泡通气量下降,发生 CO_2 潴留;若气肿的肺泡破裂则发生肺气漏,如间质气肿、纵隔气肿或气胸等。

3.正常肺泡

部分肺泡的小气道可无胎粪,但该部分肺泡的通换气功能均可代偿性增强。由此可见,MAS 的病理特征为不均匀气道阻塞,即肺不张、肺气肿和正常肺泡同时存在,其各自所占的比例决定患儿临床表现的轻重。

因胆盐是胎粪组成之一,故胎粪吸入除引起呼吸道的机械性阻塞外,也可刺激局部引起化学性炎症,进一步加重通换气功能障碍。胎粪尚有利于细菌生长,故 MAS 也可继发细菌感染。此外,近年来有文献报道,MAS 时 Ⅱ 型肺泡上皮细胞受损和肺表面活性物质减少,但其结论尚需进一步研究证实。

(三)肺动脉高压

严重缺氧和混合性酸中毒使肺小动脉痉挛,甚至血管平滑肌肥厚(长期低氧血症),导致肺动脉阻力增加,右心压力升高,发生卵圆孔水平的右向左分流;肺血管阻力的持续增加,使肺动脉压超过体循环动脉压,从而导致已功能性关闭或尚未关闭的动脉导管发生导管水平的右向左分流,即新生儿持续肺动脉高压(Persistent pulmonary hypertension of newborn,PPHN)。上述变化将进一步加重低氧血症及混合性酸中毒,并形成恶性循环。

二、临床表现

(一)吸入混有胎粪的羊水

吸入混有胎粪的羊水是诊断 MAS 的前提。①分娩时可见羊水混有胎粪。②患儿皮肤、脐带和指、趾甲床留有胎粪污染的痕迹。③口、鼻腔吸引物中含有胎粪。④气管插管时声门处或气管内吸引物可见胎粪(即可确诊)。

(二)呼吸系统表现

患儿症状轻重与吸入羊水的性质(混悬液或块状胎粪等)和量的多少密切相关。若吸入少量或混合均匀的羊水,可无症状或症状轻微;若吸入大量或黏稠胎粪者,可致死亡或生后不久即死亡。常于生后开始出现呼吸急促(>60 次/分)、发绀、鼻翼翕动和吸气性三凹征等呼吸窘迫表现,少数患儿也可出现呼气性呻吟。体格检查可见胸廓前后径增加,早期两肺有鼾音或粗湿啰音,以后出现中、细湿啰音。如呼吸窘迫突然加重,并伴有呼吸音明显减弱,应怀疑气胸的发生。

(三)PPHN

多发生于足月儿,在有文献报道的 PPHN 患儿中,75%其原发病是 MAS。重症 MAS 患儿多伴有PPHN,主要表现为持续而严重的发绀,其特点为:当 $FiO_2>0.6$,发绀仍不能缓解;哭闹、哺乳或躁动时发绀加重;发绀程度与肺部体征不平行(发绀重,体征轻)。部分患儿胸骨左缘第 2 肋间可闻及收缩期杂音,严重者可出现休克和心力衰竭。

尽管发绀是 PPHN 的主要临床表现,但常需与青紫型先天性心脏病或严重肺部疾病所导致的发绀相鉴别,故应作如下实验。①高氧试验(Hyperoxia test):吸入纯氧 15 min,如动脉氧分压(PaO_2)或经皮血氧饱和度($TcSO_2$)较前明显增加,提示为肺实质病变;PPHN 和青紫型先心病则无明显增加。②动脉导管前、后血氧差异试验:比较动脉导管前(右桡或颞动脉)和动脉导管后(左桡、脐或下肢动脉)的 PaO_2 或 $TcSO_2$,若动脉导管前、后 PaO_2 差值>15 mmHg(2 kPa)或 $TcSO_2$ 差值>4%,表明动脉导管水平有右至左分流;若无差值也不能除外 PPHN,因为也可有卵圆孔水平的右至左分流。③高氧-高通气试验(Hyperoxic hyperventilation test):应用气管插管纯氧复苏囊通气,频率60~80 次/分,通气 10~15 min,使动脉二氧化碳分压($PaCO_2$)下降和血 pH 上升,若 PaO_2 较通气前升高>30 mmHg(4 kPa)或 $TcSO_2$>8%,则提示 PPHN 存在。

严重 MAS 可并发红细胞增多症、低血糖、低钙血症、HIE、多器官功能障碍及肺出血等。

三、辅助检查

(一)实验室检查

血气分析:pH 及 PaO_2 降低,$PaCO_2$ 增高;血常规、血糖、血钙和相应血生化检查;气管内吸引物及血液的培养。

(二)X 线检查

两肺透过度增强伴有节段性或小叶性肺不张,也可仅有弥漫性浸润影或并发纵隔气肿、气胸等(见图 2-1,图 2-2)。临床统计尚发现部分 MAS 患儿胸片改变不与临床表现成正比,即胸片严重异常者症状却很轻,胸片轻度异常甚或基本正常,症状反而很重。

(三)超声波检查

彩色 Doppler 有助于 PPHN 的诊断。

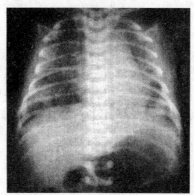

图 2-1　MAS 的 X 线胸片
双肺纹理增强、模糊,见模糊小斑片影,双肺野透过度增高,右侧水平叶间胸膜增厚

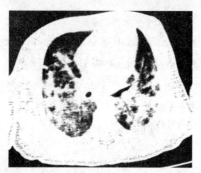

图 2-2　MAS 的肺 CT(肺窗)
双肺纹理增强、模糊,双肺见沿纹理走行散在斑片状模糊高密度影,以双肺下叶明显

四、治疗

(一)促进气管内胎粪排出

为促进气管内胎粪排出,可采用体位引流、拍叩和震动胸部等方法。对病情较重且生后不久的 MAS 患儿,可气管插管后进行吸引,胎粪黏稠者也可气管内注入 0.5 mL 氯化钠溶液后再行吸引,以减轻 MAS 的病变程度及预防 PPHN 发生。此外,动物实验结果表明,即使胎粪进入气道 4 小时后,仍可将部分胎粪吸出。

(二)对症治疗

1.氧疗

当 PaO_2<60 mmHg(8.0 kPa)或 $TcSO_2$<90%时,应依据患儿缺氧程度选用鼻导管、面罩或氧气涵

等吸氧方式,以维持 PaO_2 60~80 mmHg(8.0~10.6 kPa)或 $TcSO_2$ 90%~95%为宜。若患儿已符合上机标准,应尽早机械通气治疗。

2.纠正酸中毒

(1)纠正呼吸性酸中毒:可经口、鼻或气管插管吸引,保持气道通畅,必要时进行正压通气。

(2)预防和纠正代谢性酸中毒:纠正缺氧,改善循环,当血气结果中碱剩余为-6~-10时,应在保证通气的前提下予以碱性药物。

3.维持正常循环

出现低体温、苍白和低血压等休克表现者,应用血浆、全血、5%清蛋白或氯化钠溶液等进行扩容,同时静脉点滴多巴胺和(或)多巴酚丁胺等。

4.其他

(1)限制液体入量:严重者常伴有脑水肿、肺水肿或心力衰竭,应适当限制液体入量。

(2)抗生素:不主张预防性应用抗生素,但对有继发细菌感染者,根据血、气管内吸引物细菌培养及药敏结果应用抗生素。

(3)肺表面活性物质:目前有应用其治疗 MAS 的临床报道,但病例数较少,确切疗效尚有待证实。

(4)预防肺气漏:需机械通气病例,PIP 和 PEEP 不宜过高,以免引起气胸等。

(5)气胸治疗:应紧急胸腔穿刺抽气,可立即改善症状,然后根据胸腔内气体的多少,可反复胸腔穿刺抽气或行胸腔闭式引流。

(6)其他:保温、镇静,满足热量需要,维持血糖和血钙正常等。

(三)PPHN 治疗

去除病因至关重要。

1.碱化血液

碱化血液是治疗 PPHN 经典且有效地方法之一。采用人工呼吸机进行高通气,以维持动脉血气:pH 7.45~7.55,$PaCO_2$ 25~35 mmHg(3.3~4.7 kPa),PaO_2 80~100 mmHg(10.6~13.3 kPa)或 $TcSO_2$ 96%~98%,从而降低肺动脉压力。

但应注意,低碳酸血症可减少心搏量和脑血流量,特别是早产儿增加了脑室周围白质软化的发生机会,故 PPHN 治疗中应避免造成过度的低 $PaCO_2$。此外,静脉应用碱性药物如碳酸氢钠,对降低肺动脉压也有一定疗效。

2.血管扩张剂

静脉注射妥拉唑林虽能降低肺动脉压,但也引起体循环压相应或更严重下降,鉴于妥拉唑林可使肺动脉和体循环压同时下降,其压力差较前无改变甚或加大,故非但不能减少反而可能增加右向左分流,目前临床已很少应用。近年来,磷酸二酯酶抑制剂如西地那非(Silaenafil)等,可选择性扩张肺血管,被试用于新生儿 PPHN,也取得一定疗效。

3.一氧化氮吸入(inhaled nitric oxide,iNO)

NO 是血管舒张因子,由于 iNO 的局部作用,使肺动脉压力下降,而动脉血压不受影响,故不乏是 PPHN 治疗的选择之一。近年来的临床试验也表明,iNO 对部分病例有较好疗效。

4.其他

在 PPHN 的治疗中,有报道肺表面活性物质能使肺泡均匀扩张,降低肺血管阻力;关于是否应用糖皮质激素及 CPAP 治疗尚存在争议;液体通气尚在试验中;高频振荡通气取得一定效果;体外膜肺(ECMO)对严重 MAS(并发 PPHN)疗效较好,但价格昂贵,人员及设备要求高。

(四)预防

积极防治胎儿宫内窘迫和产时窒息;尽量避免过期产;及时纠正低氧血症和混合性酸中毒对预防 PPHN 至关重要。

(余金蓉)

第六节 新生儿感染性肺炎

新生儿感染性肺炎是新生儿期的常见病,也是引起新生儿死亡的重要病因。据统计,其病死率为5%～20%。新生儿肺炎可由细菌、病毒、支原体或原虫等不同病原体感染引起,可发生在宫内、分娩过程中和产后,分别称为产前、产时和产后感染性肺炎。

一、病因和感染途径

由于新生儿呼吸道黏膜清除功能不成熟,气道窄,免疫力低下,易罹患肺部感染。新生儿肺炎常通过宫内感染、分娩过程中感染和出生后感染 3 种途径引起。

(一)宫内感染

宫内感染主要是通过胎盘传播,主要的病原体为病毒,如巨细胞病毒、单纯疱疹病毒、肠道病毒等,常由母亲妊娠期间原发感染或潜伏感染复燃,病原体经血行通过胎盘感染胎儿,引起胎儿肺、肝、脑等多系统感染。因此,肺炎通常为宫内全身感染的一部分,疾病严重程度与宫内感染时间有关。孕母细菌(大肠埃希菌、克雷伯菌)、原虫(弓形虫)或支原体等感染也可经胎盘感染胎儿,但较少见。近年来,国内梅毒螺旋体感染呈上升趋势,主要发生在妊娠 20～24 周后经胎盘感染胎儿;其次,孕母阴道内细菌或病毒上行感染羊膜,引起羊膜绒毛膜炎,污染了羊水,胎儿吸入污染的羊水,发生感染性肺炎,据报道羊膜早破超过 72 h,羊膜炎发生率高达 50% 以上。

(二)分娩过程中感染

分娩时胎儿通过产道吸入污染的羊水或母亲宫颈分泌物感染肺炎。常见病原体为大肠埃希菌、肺炎链球菌、克雷伯菌、李斯特菌、B 族溶血性链球菌(美国多见)等,也有病毒、解脲支原体或沙眼衣原体。早产、滞产、产道检查过多更易诱发感染。

(三)出生后感染

远较上述两种途径发生率高,主要感染途径有以下几种。

1.呼吸道途径

与呼吸道感染患者接触,病原体经飞沫传给新生儿,先发生上呼吸道感染,继之向下呼吸道蔓延导致肺炎。病原体常为病毒,以呼吸道合胞病毒、流行性感冒病毒、腺病毒多见。

2.血行感染

病原体随血液进入肺而致肺炎,常为败血症的一部分。

3.医源性途径

由于医用器械如吸痰器、雾化器、供氧面罩、气管插管等消毒不严,或呼吸机使用时间过长,或通过医务人员手传播等引起感染性肺炎。病原体以金黄色葡萄球菌、大肠埃希菌多见。近年来随着气管插管、导管等普遍使用及极低出生体重儿抢救成活率提高,机会致病菌如克雷伯菌、表皮葡萄球菌、铜绿假单胞菌、枸橼酸杆菌等感染日益增多。广谱抗生素使用过久易发生假丝酵母菌肺炎。

二、临床表现

(一)宫内感染性肺炎

宫内感染性肺炎发病较早,多在生后 3 日内发病。临床表现差异很大,出生时常有窒息史,复苏后可有气促、呻吟、青紫、呼吸困难。肺部体征出现较晚,部分患者可有呼吸音粗糙、减低或湿性啰音。严重者可出现呼吸衰竭、心力衰竭、DIC、休克或持续肺动脉高压。经胎盘感染者常缺乏肺部体征,而表现为黄疸、肝大、脾大、视网膜炎和脑膜脑炎等多系统受累。也有生后数月进展为慢性肺炎者。

(二)分娩过程中感染性肺炎

分娩过程中感染性肺炎常经过一定的潜伏期后才发病。发病时间因不同病原体而异,一般在出生数日至数周后发病,如细菌性感染在生后 3～5h 发病,Ⅱ 型疱疹病毒感染多在生后 5～10 日。而衣原体感染潜伏期长,生后3~5日出现衣原体结合膜炎,3~12周发生衣原体肺炎,先出现上呼吸道感染症状,随之出现呼吸急促、窘迫、肺部哮鸣音、湿性啰音,病程可达数周或1个月以上。

(三)出生后感染性肺炎

出生后感染性肺炎主要症状有呼吸困难、口吐泡沫、口周青紫、反应低下、吸气三凹征、发热或体温不升等,少数患者有咳嗽。肺部体征在发病早期常不典型,可有呼吸音粗糙或减低,逐步出现肺部啰音,严重病例可出现呼吸衰竭、心力衰竭等并发症。血行感染者中毒症状重,以黄疸、肝大、脾大、脑膜炎等多系统受累为主。金黄色葡萄球菌肺炎患者常并发化脓性脑膜炎、脓气胸、肺脓疡、肺大泡、骨髓炎等。呼吸道合胞病毒性肺炎可表现为喘息,肺部听诊可闻哮鸣音。早产儿肺炎表现不典型,常表现为呼吸暂停、不吃、不哭、体温不升等。

三、辅助检查

(一)影像学检查

影像学检查对肺炎的诊断具有重要价值,并且有助于与其他引起呼吸窘迫的疾病鉴别。宫内感染性肺炎影像学表现为双肺弥漫性毛玻璃样、网状等间质性改变;吸入性肺炎表现为双肺沿支气管分布小片状模糊影、支气管壁增厚影、肺气肿、肋间肺膨出等,少数可见阶段性肺不张、胸腔积液。细菌感染性肺炎主要为肺泡炎症,表现为肺纹理增粗、边缘模糊、小斑片状密度增高影,病情进展时病灶可融合成片;金黄色葡萄球菌肺炎常并发脓气胸、肺大泡。病毒性肺炎以间质性肺炎为主.表现为支气管、血管周围的纤维条状密度增高影,肺间质呈网状影,可伴有肺气肿。部分患者生后第1日胸片无改变,应动态观察肺部X射线变化,可发现相应病变。CT分辨率高,采用薄层扫描可提高图像分辨率,显示早期病变,对于肺部其他疾病的鉴别诊断也有极大的帮助。

(二)实验室及其他辅助检查

宫内感染性肺炎患者周围血象白细胞数可正常、减低或增高;部分巨细胞病毒、弓形虫或梅毒螺旋体感染者红细胞、血小板计数降低;脐血或外周血IgM大于200~300 mg/L提示宫内感染;血清特异性IgM抗体增高对病原学诊断有价值。生后立即进行胃液涂片可发现胃液中有白细胞和有与孕母产道相同的病原体;或取患者血标本、气管分泌物等进行涂片、培养和对流免疫电泳等检测有助于病原学诊断。血C-反应蛋白增高为感染性肺炎的敏感指标;支气管肺泡灌洗液中细胞总数及中性粒细胞增高、灌洗液上清中白介素-1、白介素-6、白介素-8、肿瘤坏死因子-α升高,有助于感染性肺炎的诊断。细菌感染性肺炎常伴败血症,血培养和药敏试验有助于明确致病菌。对怀疑病毒感染患者可进行病毒分离、免疫学检查或PCR检查。另外,应动态监测血气变化,有条件者可作肺功能检查,以协助判断肺炎的严重程度。

四、鉴别诊断

应与新生儿湿肺、新生儿肺透明膜病、胎粪吸入综合征、新生儿颅内出血等相鉴别。

五、治疗

(一)呼吸管理

反复吸净口、鼻、咽分泌物,必要时雾化吸入,确保呼吸道通畅。痰多者积极加强肺部物理治疗,定期翻身拍背,以利分泌物排出,改善肺不张。

(二)供氧

根据病情选择鼻导管、面罩、头罩或鼻塞持续气道正压给氧。呼吸衰竭时可采用气管插管和机械通气治疗,维持动脉血氧分压在6.65~10.7 kPa。同时注意呼吸机应用可能存在的并发症。

(三)抗病原体治疗

应针对病原选用药物。细菌性肺炎者可参照败血症选用抗菌药。医院内感染者耐药菌发生率较高,应根据当地病原菌特点选择抗菌药,并结合药敏试验结果调整药物。B族溶血性链球菌可选用青霉素200 000~400 000 U/(kg·d)、氨苄西林100~200 mg/(kg·d),疗程10~14天;李斯特菌肺炎可用氨苄西林;解脲支原体或衣原体肺炎可选用红霉素30~50 mg/(kg·d),疗程2~3周;巨细胞病毒性肺炎可用更昔洛韦,单纯疱疹病毒性肺炎可用阿昔洛韦 10 mg/(kg·d),呼吸道合胞病毒可选用利巴韦林雾化吸入3～7 天。因氨基糖苷类抗菌药对母体和胎儿均有毒性作用,故应避免使用氨基糖苷类抗菌药。

(四)肺泡表面活性物质的应用

肺部炎症可使肺泡表面活性物质大量灭活,致使表面活性物质不足,肺泡塌陷,补充肺泡表面活性物质可有效改善肺功能,减少机械通气及用氧时间。

(五)对症及支持疗法

注意保暖,使患者皮肤温度达 36.5 ℃,湿度在 50% 以上。及时纠正酸中毒、电解质紊乱,保证充足的能量和营养供给,喂养以少量多次为宜,热量不足时可给予静脉营养。每日输液总量60～100 mL/kg,输液速度应慢,以免发生心力衰竭及肺水肿。烦躁不安及惊厥时可给予镇静药如苯巴比妥。酌情静脉输注血浆、清蛋白和免疫球蛋白,以提高机体免疫功能。

(六)并发症治疗

合并心力衰竭时应用洋地黄或毛花苷 C 纠正心力衰竭,合并脓胸或脓气胸时及时行胸腔穿刺或胸腔闭式引流。

(余金蓉)

第七节　新生儿呼吸窘迫综合征

新生儿呼吸窘迫综合征(NRDS)多见于早产儿,肺发育不成熟,产生或释放肺泡表面活性物质(PS)不足,引起广泛的肺泡癥陷和肺顺应性降低,临床表现为生后不久即出现呼吸窘迫并进行性加重。

一、诊断程序

(一)是不是呼吸窘迫综合征

重要疑诊线索:

(1)多见于早产儿,糖尿病母亲的婴儿,剖宫产婴儿,双胎的第二婴,男婴。

(2)生后 2～6 h 后出现进行性呼吸困难,呼吸窘迫呈进行性加重。表现为呼吸加快,青紫,胸廓吸气性凹陷和呼气性呻吟,早期听诊双肺呼吸音减弱,可闻及细湿啰音。

(二)会不会不是呼吸窘迫综合征引起的呼吸困难

排除线索:

1.湿肺

(1)多见于足月剖宫产儿,症状轻,病程短,不易和轻型新生儿呼吸窘迫综合征区别。但重症湿肺较难与新生儿呼吸窘迫综合征区别。

(2)生后数小时内出现呼吸加快、发绀、呻吟,呼吸音减弱,甚至有湿啰音,但症状多在 24～48 小时内进行性改善,也有个别持续较长时间。

(3)X 线胸片显示如下征象:①肺门血管影增加,肺血增多、肺纹理增粗,由肺门放射向外延伸。②肺泡积液,肺野可见斑片状毛玻璃样或云雾状密度增高影。③叶间积液,可见网状条纹状影。④叶间胸膜积液和胸腔积液.叶间胸膜积液常发生于右肺上叶、中叶闻,胸腔积液量少。

2.宫内感染性肺炎

尤其 B 组溶血性链球菌肺炎不易与新生儿呼吸窘迫综合征区别,如孕妇有羊膜早破或妊娠晚期感染史需考虑患儿有发生 B 组溶血性链球菌感染的可能,可结合辅助检查、胃液培养、细菌培养、呼吸机参数及抗生素治疗效果来鉴别。

3.膈疝

腹部凹陷,患侧胸部呼吸音减弱甚至消失,可闻及肠鸣音,X 线胸片见患侧胸部有充气的肠曲或胃泡影及肺不张,纵隔向对侧移位。

4.成人呼吸窘迫综合征(ARDS)

目前认为新生儿期亦可发生 ARDS,临床表现似 NRDS。这类患儿在生后最初几天尚未发生 NRDS,而是在缺氧、肺炎或重症感染后发生继发性肺表面物质缺乏,病情常因原发病的控制而缓解。

(三)确诊的重要依据

X 线胸片典型改变早期为细颗粒状及网状阴影,分布于两肺野,肺充气不足;重则全肺透亮度消失呈毛玻璃样,可见支气管充气征;最重时可呈"白肺"改变,心影看不清,支气管充气征不明显。

确诊的其他依据:

(1)泡沫实验:取患儿胃液 1 mL 加 95%酒精 1 mL 振荡 15 s,静置 15 min 沿管壁有多层泡沫可排除 NRDS,反之则考虑为 NRDS。

(2)肺泡表面活性物质(PS)测定:卵磷脂/鞘磷脂比值(L/S)在 1.5~2 之间可疑,<1.5 提示肺未成熟。

(3)血气分析:pH 值和动脉氧分压降低,动脉二氧化碳分压升高,碳酸氢根减低是 NRDS 的常见改变。

(4)确诊新生儿呼吸窘迫综合。

(四)临床评估

(1)呼吸急促为增加肺泡通气量,代偿潮气量的减少。

(2)鼻翼扇动增加气道横截面积,减少气道阻力。

(3)呼气呻吟呼气时声门不完全开放,使肺内气体潴留,防止肺泡瘘陷。

(4)吸气性三凹征呼吸辅助肌参与呼吸的结果。

(5)发绀提示氧合不足的表现。

(6)支气管肺发育不良长期应用高浓度、高吸气峰压,对氧产生依赖,胸片可证实。

二、治疗程序

(一)一般治疗

保温,保证液体和营养供应,纠正酸中毒,关闭动脉导管,根据肺内继发感染的病原菌(细菌培养和药敏试验)应用相应抗生素治疗。

(二)供氧和机械呼吸

氧疗和辅助通气。

(1)根据发绀程度选用鼻导管、面罩或头罩给氧,如无缓解,可选择持续气道正压通气(CPAP)。

(2)如吸入氧分数(FiO_2)已达 0.8,而动脉血氧分压(PaO_2)仍在 6.65 kPa(50 mmHg)以下则需作气管插管,使用人工呼吸机,吸气峰压不超过 2.9 kPa(30 cmH_2O),平均气道压<0.98 kPa(<10 cmH_2O),呼吸频率 35~45 次/分,吸气时间(I):呼气时间(E)=1:(1~2)。FiO_2 开始时高,以后逐减至 0.4。依病情和血气监测结果来调整呼吸机参数。

(3)除人工呼吸外也可采用高频呼吸,用较小潮气量和较高通气频率进行通气,由于吸气时间短,故吸气峰压和平均气道压均低,胸腔内压亦低,有利于静脉回流,常用的方法是高频振荡通气(HFOV)。因早产儿易发生氧中毒,故以维持 PaO_2 50~70 mmHg(6.7~9.3 kPa)和经皮血氧饱和度($TcSO_2$)87%~92%为宜。

(三)PS 替代疗法

(1)PS 目前已常规用于预防或治疗 NRDS,一旦确诊,力争生后 24 h 内经气管插管注入肺内,视病情轻重,可给予 2~4 次。

(2)吸入一氧化氮治疗与 PS 合用可提高疗效,剂量(5~20)×10^{-6}(质量分数)。

三、注意事项

(1)严密观察有发生 NRDS 可能性的新生儿,尤其是胎龄较小的早产儿,一旦生后 12 h 内出现无诱因的呼吸困难应考虑发生 NRDS 的可能。

（2）胸部 X 线片是 NRDS 最客观的诊断依据。NRDS 与重症湿肺在临床上有时很难鉴别，需借助 X 线片。

（3）NRDS 一旦确诊，应尽早予以 CPAP 或机械通气治疗，目的在于防止正常肺泡发生痿陷，使已痿陷的肺泡重新膨胀。

（4）因 PS 的黏滞可发生气道阻塞，故在 PS 从呼吸道扩散到肺泡内之前，应适当增加机械通气的压力，应用 PS 之后，2 h 内尽量不吸痰，当潮气量迅速增加时，应及时下调吸气峰值压（PIP）、FiO_2 以免发生肺气漏及氧中毒。

（5）预防性应用 PS 时，应尽量避免因气管插管时间过长而发生低氧血症，甚至导致早产儿脑损伤。

（6）重视预防，应强调产科和儿科的协作预防，产前或分娩过程中采集羊水检测卵磷脂、鞘磷脂，产妇应用类固醇，对预防 NRDS 的发生有重要意义。

（孙　波）

第八节　新生儿缺氧缺血性脑病

一、概述

新生儿缺氧缺血性脑病（hypoxic ischemic encephalopathy，HIE）是指由各种围生期因素引起的部分或完全缺氧、脑血流减少或暂停而导致胎儿和新生儿脑的缺氧缺血性损害而表现中枢神经系统异常的一种疾病。早产儿发生率明显高于足月儿，但由于足月儿在活产新生儿中占绝大多数，所以仍以足月儿多见，是导致小儿神经系统后遗症的常见病之一。

二、临床表现

（一）一般表现

（1）宫内窘迫史或出生后窒息史。

（2）出生后 24h 内出现神经系统症状。

（二）临床表现

生后 12～24h 内出现以下异常神经系统症状，并根据临床表现，将本病分为轻、中、重三度。

1.轻度

兴奋，拥抱反射稍活跃。

2.中度

嗜睡、迟钝，肌张力减低，拥抱、吸吮反射减弱，常伴惊厥，可有轻度中枢性呼吸衰竭，瞳孔缩小，前囟紧张或稍膨隆。

3.重度

昏迷，松软，拥抱反射、吸吮反射消失，惊厥常见或持续性，常有中枢性呼吸衰竭，瞳孔不对称扩大，对光反应消失，前囟膨隆、紧张。

三、辅助检查

（一）血清酶学检查

（1）神经元特异性烯醇化酶（NSE）：HIE 时血浆中 NSE 活性升高。

（2）血清磷酸肌酸激酶（CPK）：同工酶 CK-BB 升高可作为早期诊断，估计病情（分度），判断预后较特异的指标。

（3）血清乳酸脱氢酶（LDH），天门冬氨酸转氨酶（AST，即谷草转氨酶 GOT）：即 3 日后活性明显增高，则示预后不良，但不能作为诊断 HIE 和分类的依据。

（二）B 超

可见缺氧性病变（如脑水肿，基底神经节和丘脑损伤）及缺血性病变（如脑动脉梗死，脑室周围白质软化）。

（三）CT

脑室周围呈弥漫性或不对称性低密度区，与 B 超相比，CT 对近颅骨部位的病变诊断率较高，对脑软化的显示较明显。

四、诊断

（一）诊断依据

同时具备以下 4 条者可确诊，第 4 条暂时不能确定者可作为拟诊病例。

（1）有明确的可导致胎儿宫内窒息的异常产科病史，以及严重的胎儿宫内窘迫表现[胎心<100 次，持续 5min 以上；和（或）羊水Ⅲ度污染]。

（2）出生时有重度窒息，指 Apgar 评分 1min≤3 分，并延续至 5min 时仍≤5 分；或者出生时脐动脉血气 pH≤7.00。

（3）出生后 24h 内出现神经系统表现，如意识改变（过度兴奋、嗜睡、昏迷），肌张力改变（增高或减弱），原始反射异常（吸吮、拥抱反射减弱或消失），惊厥，脑干症状、体征（呼吸节律改变、瞳孔改变、对光反应迟钝或消失）和前囟张力增高。

（4）排除低钙血症、低血糖症、感染、产伤和颅内出血等为主要原因引起的抽搐，以及遗传代谢性疾病和其他先天性疾病所引起的神经系统疾患。

（二）鉴别诊断

1.先天性病毒感染

新生儿巨细胞病毒、弓形虫等感染可出现惊厥、病理性黄疸、肝脾肿大、特异性抗原、抗体等阳性，头颅 CT 及 B 超常显示脑钙化灶或脑水肿。

2.中枢神经系统感染

常有感染病史或感染灶，并有发热、抽搐、全身中毒症状及脑膜刺激征、血 C 反应蛋白升高，脑脊液异常。

3.其他疾病

先天性脑发育异常、低钙血症、产伤、母产前使用麻醉剂、镇静剂等，有相应病史与实验室检查特点。

五、治疗

维持良好通气，稳定内环境，改善脑血流及促进神经细胞代谢，积极对症处理，早期进行干预和康复训练，力争恢复受损神经细胞的功能，减少或减轻后遗症的发生。

（一）一般治疗

加强护理、保暖。根据病情尽早开始喂奶或喂糖水。监测血气、血生化指标，动态观察头颅 B 超等，根据各项指标分析病情，指导治疗，维持生命体征稳定。

（二）用药治疗

1.生后 3 日内的治疗

其可归纳为"三维持"和"三对症"治疗。

（1）维持良好的呼吸功能和稳定的内环境：窒息复苏后吸氧，遇呼吸困难、缺氧明显者，适当加大氧浓度和延长吸氧时间，使血氧分压（PaO_2）维持在 6.7～9.3kPa（50～70mmHg）；重度呼吸性酸中毒者，可行呼吸机辅助呼吸并拍摄胸片了解肺部病变性质；小剂量碳酸氢钠纠正酸中毒，保持正常 pH 值。

（2）维持良好的循环，保持心率和血压在正常范围：当心率<120/min，心音低钝，或皮肤苍白、肢端发凉（上肢达肘关节，下肢达膝关节），前臂内侧皮肤毛细血管充盈时间延长≥3s 时，应考虑缺氧缺血性心肌损害存在，可给予小至中剂量多巴胺 2.5～5.0μg/（kg·min）静滴，根据病情还可加用多巴酚丁胺和果糖。

（3）维持血糖的适当水平：为保证神经细胞代谢水平，降低脑损伤程度，HIE 患儿的血糖应控制在正常值的高限 5.0mmol/L，可通过调整葡萄糖输入调节血糖，速度以 6～8mg/（kg·min）为宜。若患儿一般症状尚可，无明显颅压增高、呕吐、腹胀和频繁惊厥等表现，应尽早经口或鼻饲糖水或奶，以防白天血糖过高,夜间血糖过低。

(4)限制液量和降低颅内压:生后 3d 内,新生儿脑水肿较明显,静脉输液量应限制在 60～80mL/(kg·d),速度控制在 3mL/(kg·h)左右,并保证所有液体在 24h 内匀速滴入;颅压增高多于生后 4h 出现,在 24h 左右表现最明显,若患儿生后第 1 日即表现前囟张力增加,可应用小剂量 20%甘露醇 0.25～0.5g/kg,每 4～6h 可重复给药 1 次,必要时还可加用呋塞米 0.5～1mg/kg 静注,力争使颅压在 2～3d 内明显降低。甘露醇应在症状改善后逐渐延长用药间隔时间,逐渐停药。对有肾功能损害者,甘露醇应慎用。

(5)控制惊厥:HIE 惊厥常在 12h 内发生,止痉药首选苯巴比妥钠,负荷量为 15～20mg/kg 缓慢静推或肌注,12h 后改为 5mg/(kg·d)维持量,分 2 次应用。若惊厥未能控制,也可在首次给药间隔 15～20min 后追加用药,每次 5mg/kg,直至最大负荷量达 30mg/kg;反复出现惊厥时可加用短效镇静剂,如水合氯醛 50mg/kg 灌肠;必要时也可缓慢静推地西泮,每次 0.1～0.3mg/kg。对呈现兴奋、易激惹的重度窒息患儿,也可早期即应用苯巴比妥钠,每次 10～20mg/kg。

(6)消除脑干症状:重度 HIE 患儿可出现深度昏迷,呼吸节律不齐或呼吸暂停等呼吸中枢受抑制表现;皮肤苍白、肢端发凉、心音低钝,皮肤毛细血管充盈时间延长;瞳孔缩小或扩大,对光反射消失;眼球固定或有震颤;或频繁发作惊厥且用药物难以控制等症状,此时可考虑应用纳洛酮,剂量为 0.05～0.10mg/kg 静脉注射,随后改为 0.03～0.05mg/(kg·h)静点,持续 4～6h,连用 2～3d 或直至症状明显好转。

(7)其他:生后 24h 后即可开始应用促进神经细胞代谢的药物;合并颅内出血者,可静注或肌注维生素 K_1 5mg/d,连用 2～3d;为有效清除氧自由基,可静滴维生素 C0.5g/d 或口服维生素 E 10～50mg/d。

2.生后 4～10d 的治疗

(1)促进神经细胞代谢的药物:生后 24h 即可开始应用胞二磷胆碱 100～125mg/d,或丽珠赛乐(国产脑活素)2～5mL/d,加入 50mL 液体内静点,10～14d 为 1 个疗程,上述二药可任选一种或合用。

(2)复方丹参注射液:复方丹参注射液每日 6～10mL,分 2 次静点,能有效调节微循环,改善脑缺血区血液的供应,生后 24h 即可开始应用,连用 10～14d 为 1 个疗程。

(3)判定治疗效果。①经以上治疗后,中度和部分重度患大多从第 4～5d 病情即开始出现好转,表现惊厥停止、颅压增高消失、肌张力逐渐恢复、会哭和吮乳,至第 7d,最多至第 9d 病情会明显好转,此类患儿继续治疗至 10～14d 便可出院。②部分重度 HIE 患儿,经治疗 10d 左右后病情可仍无明显好转,意识淡漠或消失,肌张力低下,原始反射引不出,或仍有惊厥和颅压增高,提示预后不良,此时需要延长治疗时间和进行强化治疗,同时应注意供给足够的奶量和热量,以防低血糖。

3.出生 10d 后的治疗

其主要是针对重度 HIE 患儿并经上述治疗效果不满意者,需继续治疗以防止或减轻神经系统后遗症。

(1)促进神经细胞代谢药物强化治疗:尚存在争议,有待进一步深入研究,常用丽珠赛乐、复方丹参注射液、神经节苷酯(GM-1),可反复应用 2～3 个疗程,以强化治疗效果。有条件者还可加用碱性成纤维细胞生长因子(bFGF)治疗。

(2)新生儿期的干预。①视觉刺激法:逗引患儿让其看人脸,或将色彩鲜艳的气球挂在患儿床头,反复引起其注意。②听觉刺激法:每日播放音调悠扬而低沉的优美乐曲,每次 15min,每日 3 次,乐曲不宜频繁更换。③触觉刺激法:在音乐背景下柔和地抚摩和按摩患儿,被动屈曲其肢体,以及不断变换体位等。④前庭刺激法:拥抱患儿时给予适当的摇晃和震荡。

(3)动态监测:注意感官、智力和运动功能等方面的动态监测,遇有异常者,应尽早地在专业医师指导下进行康复训练。

(三)其他治疗

目前,谷氨酸受体拮抗剂、NO 合成抑制剂、钙通道阻滞剂、氧自由基清除剂、促红细胞生成素、亚低温、大剂量苯巴比妥等新疗法尚在研究中,且多仅用于动物实验。亚低温疗法(降低脑温或体温2 ℃～4℃)逐渐受到关注,现已进入临床研究阶段。

六、护理

(一)一般护理

保持室内空气新鲜,定时通风,室内每天消毒。各项护理和治疗集中进行,动作轻柔,尽量减少对患儿的刺激,并加强口腔、皮肤、脐部、眼睛护理,防止合并症的发生。

(二)饮食护理

由于患儿常有呕吐及拒乳,吸吮能力差,甚至有的患儿吸吮反射及吞咽反射消失,使得摄入量减少,热量供给不足。因此要观察患儿热量及液体摄入情况,以保证机体生理需要。如果不能吸吮,可采用鼻饲管喂养,也可采用从胃管持续点滴,以保证充足的热量供给。同时应严密观察患儿的面色、呼吸、有无呕吐,防止窒息的发生。

(三)症状护理

1.惊厥

HIE常引起惊厥,惊厥可增加脑组织氧耗,加重脑缺氧及脑损伤。新生儿抽搐症状不典型,持续时间短,有时数秒,如不仔细观察,不易发现。因此应密切观察患儿有无双眼凝视、面肌抽动、面色发绀、呼吸暂停及前囟饱满等抽搐表现,及时发现并采取相应措施控制惊厥。①保持呼吸道通畅,及时清除口、鼻分泌物,防止乳汁及口鼻分泌物吸入引起的窒息。②保持环境安静,减少探视。治疗、护理集中进行,动作轻柔,尽量减少刺激。③遵医嘱予镇静、脱水药及改善脑代谢的药物,以减少神经系统的损害。

2.颅内高压

密切观察患儿神志、呼吸、前囟张力、瞳孔的改变,出现颅内高压症状时,及时采取相应措施,防止颅内压进一步增高。尽可能减少神经系统后遗症。

3.呼吸衰竭

(1)密切观察患儿呼吸节律、频率的变化及有无呼吸暂停等,呼吸不规则是本病恶化的主要表现。

(2)新生儿HIE患儿首先要清除呼吸道分泌物,用吸管吸净鼻、口腔及咽喉中黏液和异物,保持呼吸道畅通。

(3)轻度HIE呼吸变化不明显,重症HIE可出现中枢性呼吸衰竭,在观察中如出现呼吸不规则、呼吸暂停。应立即给予氧气吸入,同时给予呼吸兴奋药,并通知医师抢救,建立有效呼吸和完善循环功能,尽量减少缺氧对脑细胞的损伤。

(4)脑组织对缺氧极为敏感,及早合理给氧是提高血氧浓度、减轻脑损伤的关键。因此,应根据病情变化选择适当的给氧方式。轻度HIE可面罩给氧,重度HIE则用呼吸机辅助通气,待出现规则的自主呼吸,皮肤转红后改用面罩供氧。吸氧过程中应注意防止因用氧过度引起肺不张及晶体后纤维增生等不良反应。

4.低(高)体温

HIE患儿窒息后机体各器官功能均可有损害,要维持机体内环境稳定和各器官的正常功能,在观察过程中应注意保持体温在正常范围内。体温过高,脑细胞代谢增加,使其对缺氧更不能耐受;体温过低,脑血流减少,不利于脑细胞代谢的恢复。因此HIE患儿常规4小时测体温1次,体温不升、四肢冰冷的患儿给予热水袋保温,有条件者将患儿置于暖箱中,注意调整温湿度,保持肛温在36.5 ℃～37 ℃为宜。体温高者,即松包或减少盖被,并给予温水擦浴,或予以枕冰袋降温。

(四)亚低温治疗的护理

亚低温治疗采用人工诱导的方法将体温下降2 ℃～4 ℃,减少脑组织的基础代谢,保护神经细胞;改善血管通透性,减轻脑水肿;提高血中氧含量,促进有氧代谢。降温的方式可以采用全身性或选择性头部降温,前者能迅速、稳定的将脑部温度降到预期的温度,但易并发新生儿硬肿症。而后者既能避免其缺点,又能发挥脑保护作用。目前亚低温治疗新生儿HIE,仅适用于足月儿,对早产儿尚不宜采用。

1.降温

亚低温治疗时采用循环水冷却法进行选择性头部降温,起始水温保持 10 ℃～15 ℃,直至体温将至 35.5 ℃时开启体部保暖,头部采用覆盖铝箔的塑料板放射热量。脑温下降至 34 ℃时间应控制在 30～90 分钟,观察温度传感器有无脱落,机器运转是否正常,及时调整颅脑降温仪设定温度,掌握降温幅度,降温过大易引起寒战,而降温过少则达不到治疗目的。

2.维持亚低温治疗

维持亚低温治疗是使头颅温度维持在 34 ℃～35 ℃,由于头部的降温,体温亦会相应的下降,易引起新生儿硬肿症等并发症,因此治疗期间应注意保暖,维持室温恒定和机温稳定,避免体温过低。可给予远红外或热水袋保暖。远红外保暖时,肤温控制在 35 ℃～35.5 ℃,肤温探头放置于腹部。热水袋保暖时,使热水袋水温维持在 50 ℃,冷却后及时更换,注意防止烫伤。在保暖的同时要保证亚低温的温度要求。患儿给予持续的肛温监测,以了解患儿体温波动情况,维持体温在 35.5 ℃左右。

3.复温

亚低温治疗结束后,必须给予缓慢复温。采用自然复温方法,时间大于 5 小时,保证体温上升速度不高于每小时 0.5 ℃,以避免复温过快而出现并发症,如低血容量性休克,反跳性高血钾,凝血功能障碍等。因此复温的过程中仍需肛温监测。若体温不能自行恢复,可采用加盖被子、温水袋等方法协助复温。体温恢复正常后,需每 4 小时测体温 1 次。

4.监测

在进行亚低温治疗的过程中,应给予持续心电监护、肛温、血氧饱和度、呼吸及血压监测。

(1)体温监测是亚低温治疗中的一个重点项目,亚低温治疗是否有效,是否有并发症发生,在一定程度上与体温的控制情况密切相关。

(2)神经系统症状和体征是观察 HIE 病情发展和转归的重要指标。因此应注意观察患儿意识、反应、四肢肌张力情况及有无抽搐,做好详细记录和对症处理。

(3)低温可使新生儿的心率减慢、血压降低,温度降低过深易引起心血管功能紊乱,出现心律失常,严重者可因心室颤动而死亡,因此应注意心率的变化,发现异常及时告知医师是否停止亚低温治疗。

(4)低温致呼吸减慢,换气量和潮气量下降,咳嗽反射,吞咽反射减弱。需监测呼吸频率、节律的变化,及时清除呼吸道分泌物,预防肺部感染。

(5)窒息后体内血流重新分布,易引起消化道缺血缺氧,故亚低温治疗患儿应延迟哺乳,给予静脉营养,24 小时均匀输入。观察腹部体征和消化道症状变化。

(6)详细记录 24 小时出入液量。

(五)用药护理

新生儿心肺发育不完善,需在保证患儿对液体及能量需要的前提下严格控制输液速度和量,特别是在应用血管活性药时。要精确控制输液量和速度;观察输液通路是否通畅、有无局部液体外渗,一旦发生外漏,立即更换输液部位。应用多巴胺维持循环时应定时测量血压,检查有无血压升高、心率增快等不良反应。应用脱水药、利尿药时应密切观察患儿精神状态、前囟、皮肤弹性、尿量及色泽的变化,以防脱水过度导致水电解质平衡失调。

(郑艳艳)

第九节　新生儿溶血症

新生儿溶血症(Hemolytic disease of the newborn,HDN)是母婴血型不合,母亲的血型抗体通过胎盘引起胎儿、新生儿红细胞破坏的同族免疫性溶血性疾病。

胎儿从父亲方面遗传来的显性抗原恰为母亲所缺少,当此抗原进入母体后,产生免疫抗体,通过胎盘绒毛膜进入胎儿血循环,与胎儿红细胞发生凝集,使之破坏,出现溶血,继而引起贫血、水肿、肝脾大。在胎内溶血产生的胆红素通过胎盘由母亲代谢,故娩出时黄疸不明显,生后胆红素由新生儿自身代谢,由于生理因素致胆红素代谢不足,生后短时间内出现进行性重度黄疸,甚至胆红素脑病。

人类血型系统有 26 个,虽然多个系统可发生新生儿溶血病,但以 ABO 血型不合溶血病(下称 ABO HDN)最常见,趾血型不合溶血病(下称 Rh HDN)次之。据上海报道,国人前者占 HDN 的 85.3%,后者占 HDN 的 14.6%,其他如 MN、Kell、DuRy 系统 HDN 少见。

多数 ABO HDN 母亲为 O 型,胎儿为 A 或 B 型(占 45.1%),是因为隐性无抗原,后者显性成为抗原所致;母为 A 或 B 型杂合子,胎儿为 A、B 或 AB 型也有少数发病(8.2%),是由于后者的显性抗原进入缺少该显性抗原杂合子的母体,与 O 基因的卵子结合所致。以后几胎的发病与否,取决于胎儿抗原基因属纯合子或杂合子。因自然界广泛存在类似 A 或 B 型抗原,可刺激母体产生 IgG 抗 A、抗 B 抗体(α 或 β 凝集素),因此,ABO HDN 也可发生在第 1 胎。

Rh 血型系统中有 6 种抗原,分 3 组:Cc、Dd、Ee,每组任意 1 个抗原,共 3 个抗原组成一个基因复合体。每个人有二组基因复合体,各来自父母,均无 D 抗原者称 Rh 阴性,有 D 抗原者称 Rh 阳性。纯合子有 2 个 D 抗原,杂合子仅 1 个 D 抗原。Rh 抗原性依 D→E→C→c→e 顺序依次减弱,D 抗原至今尚未发现。我国汉族 Rh 阳性者占 90.66%,故 Rh HDN 发病率低,Rh HDN 以 D 因子不合产生的溶血最重,一般发生在第一胎以后,母亲 Rh 阴性、子 Rh 阳性者,但母子均 Rh 阳性,仍可发生由 E、e、C、c 等母子血型不合溶血病,以抗 E 较多见。Rh 抗体多由后天获得,无天然抗体,故溶血程度依胎次增加而加重,甚至流产、死胎、死产,除非母亲有输血史或流产史,否则第 1 胎不发病。Rh 系统抗体只能由人类的红细胞引起,若母亲有接受 Rh 阳性输血史,且 Rh 血型又不合;或母亲 Rh 阴性出生时被 Rh 阳性的外祖母 D 抗原致敏,第 1 胎也可发病,即:"外祖母学说"。

本病轻型患者需补充葡萄糖或光疗,不作特殊处理即能很快痊愈。重型病例死亡率极高,生后及时治疗,也能很快好转,若早期胆红素脑病换血后仍有痊愈的可能;晚期胆红素脑病幸存者有"胆红素脑病四联征",即手足徐动、听觉障碍、眼球运动障碍、牙釉质发育不全等后遗症。

一、诊断依据

(一)病史

新生儿生后 24 小时内出现黄疸,并迅速加重,或出生时即有严重贫血和水肿;母子血型不合,尤其母为 O 型者;或母既往有不明原因的流产、早产、死胎、死产;或上一胎新生儿有重症黄疸、贫血,均应注意母子血型不合的可能。应了解 Rh 阴性母亲既往有无接受 Rh 阳性血液的输血史,并进一步检查免疫抗体以确诊。

(二)临床表现

与溶血程度有关,ABO HDN 与 Rh HDN 症状基本相同,一般说来 ABO HDN 症状较轻,偶有重者,Rh HDN 症状多较严重。

1.轻型

多见于 ABO HDN。出生时与正常新生儿无异,或稍有嗜睡、拒食,1～2 日后逐渐出现黄疸和贫血,易被忽略为"生理性黄疸",以后病情日益加重,血清胆红素可达 256 μmol/L 以上,少数超过 342 μmol/L,如不及时处理,亦可并发胆红素脑病。

2.重型

症状的严重程度和母亲抗体的量、胎儿红细胞被致敏的程度及胎儿代偿能力等因素有关。多见于 Rh HDN。

(1)胎儿水肿:患儿全身浮肿、苍白、皮肤淤斑、胸腔积液、腹水、心音低纯、心率加快、呼吸困难、肝脾大。活产的水肿儿大多数为早产,如不及时治疗常于生后不久即死亡。不少胎儿水肿者为死胎。水肿与低血浆蛋白有关,肝脾大与髓外造血有关,缺氧及髓外造血影响肝功能。部分患儿发生心力衰竭时也可加剧水肿。

（2）黄疸：生后随着抗体对红细胞破坏的强弱，而决定黄疸出现的早晚和进展的速度。黄疸出现越早，进展越快，则病情越重，黄疸加深程度与时俱增。黄疸出现早、上升快是 Rh 溶血病患儿的特点，一般在生后 24 小时内（常在 4～5 小时）出现黄疸并迅速加深，生后 3～4 日黄疸达峰值，超过342 μmol/L者不少。血清胆红素以非结合胆红素为主，但有少数患儿在病程恢复期结合胆红素明显升高，出现"胆汁淤积综合征"，这类患儿肝脏有广泛的髓外造血灶及大量多核巨细胞形成，胆管增殖，胆栓淤积在胆管及毛细胆管内，门脉区纤维化和肝小叶中心区细胞坏死等病理变化。部分严重贫血，尤其胎儿水肿的患儿，可有"阻塞性黄疸"，与髓外造血、毛细胆管阻塞有关。

（3）贫血：程度不一，测脐带血的血红蛋白，轻度<140 g/L，重度<80 g/L，常伴胎儿水肿。生后若继续溶血，则贫血较刚出生时明显。部分 Rh HDN 患儿生后 2～6 周发生明显贫血（Hb<80 g/L），称为晚期贫血，由于其早期症状轻，无需换血治疗，但由于 Rh 抗体在体内持久（>1～2 个月）存在，而导致晚期贫血。严重贫血、水肿可发生心力衰竭而死亡。

（4）肝脾大：程度不一，轻者不明显，重症胎儿水肿患儿肝脾大很明显，甚至发生脾破裂，肝脾大为体外造血所致。

（5）胆红素脑病：足月儿一般在生后 2～5 日出现，早产儿常在生后 7 日左右出现。

血清总胆红素：若足月儿>340 μmol/L（20 mg/dL），早产儿>257 μmol/L（15 mg/dL），极低出生体重儿>170 μmol/L（10 mg/dL），有发生胆红素脑病的可能。胆红素脑病为胆红素通过血—脑脊液屏障与脑组织结合，引起脑神经细胞核黄染，并出现一系列临床表现。文献报告低出生体重儿胆红素浓度仅56 μmol/L（3.3 mg/dL）者尸检有脑黄染现象，并证实了脑胆红素摄取因部位和日龄而异。

胆红素脑病发生率早产儿远远高于足月儿，故应密切观察并及时处理。胆红素脑病临床特征为：黄疸明显加重，厌食、嗜睡、肌张力减低等先兆症状，持续时间为 12～24 小时，如不及时处理，很快出现发热、眼凝视、尖叫、惊厥、角弓反张、呼吸困难或暂停，部分患儿发生呼吸衰竭、DIC、肺出血死亡。存活者1～2日后逐渐恢复，首先是吸吮能力，继之呼吸情况好转，痉挛症状减轻或消失。2～3 个月后出现四肢徐动、眼向上转动困难、听觉障碍、牙釉质发育不良、不规则不自主抽搐、发音困难、智力低下等。

（三）辅助检查

1.产前检查

（1）绒毛膜检查：孕 12 周以内，取绒毛膜检查 Rh 型。

（2）血清 Rh 抗体测定：孕 28、32、36 周时，测 Rh 抗体滴度，>1：16 或 1：32 时宜做羊水检查，>1：64即可诊断 Rh HDN。

（3）羊水胆红素测定：正常羊水中胆红素浓度随孕周增加而降低，故羊水透明五色，重症 HDN 的羊水呈黄色，孕 28～30 周查羊水胆红素可预测胎儿是否发病及发病程度。用分光光度计测定羊水光密度，Ⅰ区提示胎儿未发病或病情轻度，Ⅱ区提示病情属中度，Ⅲ区表示病情严重，但并非绝对。

（4）聚合酶链反应（PCR）检测胎儿 RhD 型：羊膜穿刺 PCR 技术鉴定胎儿 RhD 型可降低 3/4 围产儿病死率，证明 PCR 检测羊水 Rh，血型的可取性，是近年来发展的一个新项目。

（5）化学光反应（CL）测定母亲抗 D 功能活性：用于了解 Rh 阳性胎儿出生后 HDN 的严重程度。所测出的可结合单核细胞的 IgG 抗体，可阻断 Fcr-RI 和抑制单核细胞对单克隆抗 D 致敏红细胞的化学光反应。现研究已表明 CL 抑制试验是一项较为简便的、针对性与敏感性均较强的技术，可用于检测及调查有减轻 HDN 严重度的 Fcr-RI 阻断抗体，这也是近年来的又一新技术。

（6）测 IgG 抗 A（B）、抗人球蛋白效价：ABO HDN 时测孕妇血清 IgG 抗 A（B）盐水效价（≥128）及测定抗人球蛋白效价，可作为预报的指标。

（7）影像检查：全身浮肿胎儿 X 线摄片可见软组织增宽的透明带，四肢弯曲度较差。B 超对肝脾大、胸腹腔积液都有较高的分辨率，胎儿水肿时可见周身皮肤及头皮双线回声。

2.产时检查

HDN 时，由于胎盘水肿，胎盘重量与患儿体重之比可达1：3～1：4（正常1：7），羊水颜色也为黄色。

3.生后检查

(1)血液学检查:红细胞减少、血红蛋白下降、网织红细胞显著增加,末梢血片中可见到有核红细胞。

(2)血清胆红素测定:以非结合胆红素增高为主,当早产儿总胆红素＞256.5 $\mu moL/L$,足月儿＞205.2 $\mu mol/L$时,即可诊断高胆红素血症。

(3)丙二醛(MDA)检测:HDN 时 MDA 活性明显升高。而超氧化物歧化酶(SOD)活性明显降低,通过检测 MDA 可判断病情的轻重程度。

(4)母子血型检查:若母为 Rh 阴性,子为 Rh 阳性要考虑 Rh HDN,若母子 Rh 均阳性,应进一步排除 E、e、C、c 等母儿血型不合。若母儿 ABO 血型如表 2-6 所列不配合者,应考虑 ABO 血型不合。

(5)特异抗体检查:取父、母、婴三者血液做改良抗人球蛋白试验、抗体释放试验、游离抗体试验,前两项阳性表明患儿红细胞已致敏,可确诊。其中抗体释放试验阳性率较高,可了解是哪种 Rh 血型抗体。将患儿血清与各标准细胞(CCDee、ccDEE、ccDee、ccdEe、ccdee)做抗人球蛋白间接试验,阳性结果表明有血型抗体存在,然后根据出现凝集的标准红细胞间哪些抗原是共同的,而不凝集的标准红细胞缺少此种抗原,可推断出抗体的类形。

表 2-6　母子 ABO 血型配合与否的判定

血型	母		子女血型	
---	血球中抗原	血清中抗体	不配合	配合
O	—	抗A、抗B	A型、B型	O型
A	A	抗B	B型、AB型	A型、O型
B	B	抗A	A型、AB型	B型、O型
AB	AB	—	—	A型、B型、AB型

(6)尿、粪检查:尿胆原增加;胆管阻塞时,大便灰白色,尿检可见胆红素。

(7)其他检查:病情危重者血浆清蛋白、凝血酶原、纤维蛋白原、血小板等均降低,出血时间延长,血块收缩不良。

二、治疗措施

(一)产前治疗

1.注射抗 Rh(D)IgG

预防新生儿 HDN 的根本方法是预防母亲发生 Rh 或 ABO 同种免疫。首先,育龄妇女应避免输注不必要的血液,在 Rh 阴性妇女怀 Rh 阳性胎儿 28 周及产后 72 小时内各肌内注射抗 Rh(D)IgG 300 μg,因本品为特异性抗 Rh 的免疫球蛋白,属主动免疫治疗,用于预防抗 Rh(D)介导的新生儿 HDN,可以有效地预防母亲发生同种免疫;如多胎、前置胎盘、胎盘娩出困难等,抗 Rh(D)IgG 剂量加倍应用;孕妇在妊娠中、后期做羊水穿刺后,皆肌内注射抗 Rh(D)IgG 100 μg;它还用于流产后(孕龄＜12 周用 50 μg,＞12 周用 100 μg)、产前出血、宫外孕、妊娠高血压综合征、输入 Rh 阳性血等情况。输血时抗 Rh(D)ISC 剂量 20 $\mu g/mL$;输红细胞35 $\mu g/mL$,输血小板、中性粒细胞、血浆均注射 300 μg。Pollock 等推算不同孕期注射抗 Rh(D)IgG 剂量:孕 25 周500 μg,26 周 400 μg,27 周 300 μg,29 周 200 μg,32 周 100 μg,可参考使用。

2.血浆置换术

目的是换出抗体、降低效价、减少溶血、提高胎儿存活率。对分娩过 Rh HDN 儿的产妇或产前诊断可能发生 ABO 或 Rh HDN 的孕妇要监测抗体效价,抗人球蛋白法测定效价＞1∶64,或直接菠萝蛋白酶法＞1∶32,应考虑做血浆置换术。方法:用血液成分分离机将孕母血液细胞做间断流动离心分离,用枸橼酸右旋葡萄糖保养液(ACD 保养液),每次采出母血浆 1～1.5 L,将浓缩红细胞以氯化钠溶液悬浮后输回,用新鲜冷冻血浆或清蛋白作置换剂,一般在胎龄 20 周后,每周 1 次或视病情而定,以保持抗体低于治疗前效价水平。

3.宫内输血

可以纠正胎儿贫血,防止胎儿宫内死亡。仅用于羊水分光光度计检查光密度达 450 nm、胆红素膨出部在Ⅲ区(提示胎儿受累程度重,有死亡的可能),且肺部尚未发育成熟的胎儿,一般于孕 28 周起采用宫内输血。方法:选用 Rh 阴性的与母交叉配血无凝集的新鲜 O 型血,血红蛋白 220～250 g/L,在超声波定位引导下注入胎儿腹腔,注入的红细胞能完整地通过淋巴管进入胎儿循环,输血量＝(胎龄－20)×10 mL,20 min 内完成。也可视孕周而定,20～22 周 20 mL,22～24 周 40 mL,24～32 周 100 mL,隔周再输,以后每 3～4 周 1 次,直至检测羊水 L/S≥2,估计胎儿娩出后多能成活为止。但每次输血量过多、腹压超过脐静脉压力时可致循环停止,甚至胎儿死亡。因此,腹腔压力＞输血前 1.33 kPa 时应停止输血。近年来采用在 B 超引导下用特制的长针穿刺胎儿脐带或肝脏内血管采血定血型,测血红蛋白及红细胞比容,若血红蛋白＜60 g/L,应立即输血,60～70 g/L 酌情决定,血液选用同胎儿的 ABO 血型 Rh 阴性血,输入血应浓缩,红细胞比容 80％,以减轻心脏负担,每次 5～10 mL,使胎儿红细胞比容≥35％,若未达此值,1 周后再输。由于本方法有引起感染、出血、早产的可能,刺激胎盘又可导致胎儿更多血液流入母体,加重病情,故一般不用。

4.终止妊娠

若既往有死胎或分娩黄疸婴儿史或本胎 Rh 抗体效价上升至 1∶32～64,或突然降低;胎心出现杂音,孕晚期腹围、体重过度增加,或全身乏力、胃纳不佳;羊水超声波诊断有胎儿水肿、腹水、肝脾大;羊水分光光度测定胆红素膨出部值位于Ⅲ区且羊水 L/S≥2,可考虑终止妊娠。多选在 35～38 周引产,以防止病情加重,且成活率较高。

5.综合治疗

在妊娠早、中、晚期各进行 10 天西药综合治疗,用维生素 K_1 5 mg 静脉注射,维生素C 500 mg加 25％葡萄糖液 40 mL 静脉注射,每日 1 次。吸氧 20 min,每日 1 次。维生素E 30 mg口服,每日 3 次,孕全期服用,可减少死胎、早产、流产,并减轻新生儿症状。产前孕妇服苯巴比妥 10～30 mg,每日 3 次,连服1～2 周,可减少新生儿肺透明膜病,增加新生儿肝细胞酶的活力,减轻新生儿黄疸。

6.中药防治

对已致敏的孕妇,用益母草 500 g,当归 250 g,川芎 250 g,白芍 300 g,广木香 12 g,共研细末,炼蜜成丸,每丸重 9 g,孕 4 个月起服用,每日 1～3 次,每次 1 丸,直至分娩。用茵陈 15 g,黄芩 9 g,大黄 3 g,甘草1.5 g,制成茵陈冲剂药包,每次 1 包,每日 2 次,ABO HDN 孕妇 5 个月起服用 2～3 个月,Rh HDN 孕妇从确诊起服用至分娩。

(二)产时处理

尽可能准备好献血员、器械、换血人员。一般 ABO HDN 以足月自然分娩为好,Rh HDN 不需换血者提早终止妊娠可做剖宫产。由于红细胞在胎内已有破坏,缺氧较明显,出生时易窒息,需做好防范,胎儿娩出时立即钳夹脐带,以免脐血流入过多,加重病情。断脐时留残端 5～6 cm,远端结扎,裹以无菌纱布,滴上 1∶5000 的呋喃西林液,保持湿润,以备换血时用。

(三)生后治疗

生后重点防治贫血,心力衰竭和黄疸,尤其是胆红素脑病。近来有报道,为防止溶血性高胆红素血症引起胆红素脑病,当足月儿总胆红素 257～324 μmol/L,血清非结合胆红素(B)/清蛋白(A)＜1 时,可仅做光疗;总胆红素 343～428 μmol/L 时,若 B/A＜1,开始治疗时间＜48 小时,应光疗及输清蛋白,若B/A≥1,或开始治疗时间＞48 小时,应换血;当总胆红素≥428 μmol/L 时,无论 B/A 比值或开始治疗时间如何,均应迅速换血。

1.光照疗法(光疗)

高非结合胆红素血症是进行光疗最好的适应证,应该首选。它具有方法简便、安全、不良反应少等优点,光疗需要进行 12～24 小时血清胆红素才能下降,故光疗不能代替换血。

(1)原理:胆红素能吸收光线,以波长 450～460 nm 的光线最强,蓝光主峰波长425～475 nm,白光波长 550～600 nm,绿光波长 510～530 nm,故蓝光为人工照射的最好光源,也可选用绿光和白光。光疗对非结合胆红素比对结合胆红素的分解作用大 2～3 倍,非结合胆红素在光的作用下导致分子中双键构型转变方向,影响分子内部氢键形成,使非结合胆红素 ⅨaZ 型在光氧化、异构化作用后转化为异构 ⅨaE 型的水溶性胆红素,经胆汁或尿液排出,从而使血清胆红素降低。

(2)方法:单面光疗法、双面光疗法、毯式光纤黄疸治疗法。光疗总瓦数为 200～400W。

(3)时间:分连续和间歇照射。前者为 24 小时连续照射;后者为照射 10～12 小时,间歇 12～14 小时。无论哪种照射,均视病情而定,一般 24～48 小时即可获满意效果。有研究表明连续与间歇照射疗效相同,而后者还可减少不良反应。

(4)指征:①足月儿脐血胆红素＞51.3 $\mu mol/L$,24 小时内血清胆红素＞102.6 $\mu mol/L$,48 小时内＞153.9 $\mu mol/L$,或每日升高＞85.5 $\mu mol/L$,可作为早期照射的标准。②早产儿脐血胆红素＞51.3 $\mu mol/L$,24 小时内血清胆红素＞136.8 $\mu mol/L$,48 小时内或以上＞171 $\mu mol/L$。③患儿总胆红素在 204～255 $\mu mol/L$ 以上者。④早期(生后 36 小时内)黄疸并进展较快,不必等到总胆红素达 204～255 $\mu mol/L$,低体重儿黄疸者指征可放宽。⑤产前诊断胎儿 Rh HDN,生后黄疸出现时即可光疗。⑥换血前做准备工作时争取光疗,换血后继续光疗,可减少换血次数,提高疗效。在广泛采用光疗以后,换血的病例已大为减少。光疗只适用于各种原因引起的新生儿非结合胆红素增高者,血清结合胆红素＞68.4 $\mu mol/L$,同时有高卟啉血症时,光疗会产生青铜症,属禁忌。

(5)不良反应。①发热:为荧光灯的热能所致。②腹泻:为光疗分解物经肠道排出时刺激肠壁所致,轻症不必处理,严重者停止光疗。③皮疹:原因不明,可能为光过敏,消退后不留痕迹。若数量不多者,继续光疗,严重者停止光疗。因光疗时可使血小板数量减少,故应同时检测血小板。④维生素 B_2 缺乏与溶血:光疗可造成维生素 B_2 分解并因维生素 B_2 水平降低而影响黄素腺嘌呤二核苷酸合成,导致红细胞谷胱甘肽还原酶活性降低,加重溶血。⑤低血钙:一般症状不明显,只要使用钙剂或停止光疗,低血钙症即可得到恢复。严重的低血钙可发生青紫,甚至引起喉痉挛而危及生命。⑥青铜症:当血清结合胆红素高于 68.4 $\mu mol/L$ 且有肝功能损害,肝转氨酶升高,碱性磷酸酶升高,肝大,皮肤黏膜呈现青铜色,即为青铜症,可能是胆汁淤积,光疗阻止了胆管对胆红素光氧化物的排泄,应停止光疗。光疗停止后,青铜症可自行消退。

(6)注意事项:①灯管连续使用 2 000 小时需更换新灯管。在治疗 Rh HDN 等重症高胆红素血症时,应更换新灯管。灯管光源距婴儿 35～40 cm,距离过远或光源过近、过热均影响疗效。最好采用冷光源。②光疗箱要预热,待灯下温度在 30 ℃左右时才将患儿置入箱内,箱温维持在 30 ℃～32 ℃,相对湿度在 50％左右,夏季应注意通风。③光疗时用黑色、稍硬、不透光纸片或布遮盖双眼,尿布遮盖外生殖器。若用单面光隔 2 小时翻身 1 次。④光疗箱应有自动控温装置,每隔 4 小时测体温 1 次,两次喂奶间补喂开水 1 次,因光疗时不显性失水增加,因此光疗时液体入量需增加 20 mL/kg,或 15％～20％[以 mL/(kg·d)计]。⑤每日补充维生素 B_2 5.0 mg。⑥光疗期间需密切监测血清胆红素浓度,一般 12～24 小时测定 1 次,对溶血病及血清胆红素浓度接近换血指征者,应每 4～6 小时测定血清胆红素和红细胞比容。光疗结束后,连续监测 2 日,以观察有无反跳现象。光反跳值超过光疗前水平时,需再次光疗。

2.换血疗法

换血是治疗高胆红素血症最迅速的方法。对于黄疸和高胆红素血症的处理用光疗及中西药物治疗,大多能缓解,但应尽快移去抗体和致敏红细胞、减轻溶血、降低胆红素浓度、防止胆红素脑病、纠正贫血、改善缺氧、防止心力衰竭等,均需要换血,由于换血偶有血栓、空气栓、心力衰竭、心脏停搏等危险和感染(尤其艾滋病病毒、乙型肝炎病毒)的可能,应严格掌握指征。

(1)换血指征:①产前确诊为 HDN,出生时血红蛋白＜120 g/L,伴水肿、肝脾大、心力衰竭者立即换血。②血清胆红素(主要是非结合胆红素)或脐血胆红素＞68.4 $\mu mol/L$,或血清胆红素生后 24 小时＞171 $\mu mol/L$,24～48 小时＞257 $\mu mol/L$,每日胆红素上升速度＞85 $\mu mol/L$,或经综合治疗血清总胆红素继续上升达 342 $\mu mol/L$。③生后 12 小时血清非结合胆红素迅速升高,＞11.97 $\mu mol/(L·h)$。④虽一般情况良好,无嗜睡、拒食症状的较大体重儿,但胆红素≥427.5 $\mu mol/L$。⑤无论血清胆红素高低,凡有早期胆红素脑病症状者。⑥早产儿及前一胎 HDN 病情严重者或前一胎有死胎、全身水肿、严重贫血者可放宽换血指征。

换血及光疗指征可参考表 2-7。

表 2-7　换血及光疗参考指征

血清胆红素(mol/L)	出生体重(g)	<24 小时	～48 小时	～72 小时	>72 小时
<85.5	正常或低				
～153.9	正常或低	如有溶血进行光疗			
～239.4	<2500	如有溶血	光疗	光疗	光疗
	>2 500	考虑换血	光疗	光疗	光疗
～324.9	<2 500	换血	换血	换血	换血
	>2500	换血	换血	光疗	光疗
≥342	正常或低	换血	换血	换血	换血

(2)血液选择:①RhHDN 用 Rh 血型与母同型,ABO 血型与新生儿同型(或 O 型)血。在 Rh(抗 D)HDN 无 Rh 阴性血时,也可用无抗 D(IgG)的 Rh 阳性血。②ABO HDN 最好采用 AB 型血浆和 O 型红细胞混合后换血,也可选用 O 型或与子同型血液换血。③对有明显心力衰竭的患儿,可用血浆减半的浓缩血来纠正贫血和心力衰竭。④血液首选新鲜血,在无新鲜血的情况下使用深低温保存的冷冻血。换血前先将血液在室内预热,使之与体温接近。

新生儿溶血病换血血液选择参考表 2-8。

表 2-8　新生儿溶血病换血血液选择

新生儿	换血的血型选择次序
Rh 溶血病有抗 D 者	1.Rh 阴性,ABO 型同患儿
	2.Rh 阴性,O 型血
	3.无抗 DIgG 的 Rh 阴性,ABO 型同患儿
	4.无抗 DIgG 的 Rh 阳性,O 型血
Rh 溶血病有抗 C,E 等者	1.Rh 型同母,ABO 型同患儿
	2.Rh 型同母,O 型血
	3.无抗 C、E 等 IgG 的任何 Rh 型,ABO 型同患儿
	4.无抗 C、E 等 IgG 的任何 Rh 型,O 型血
ABO 溶血病	1.O 型红细胞,AB 型血浆
	2.O 型血
	3.同型血
不明原因的高胆红素血症	1.同型血
	2.O 型血

(3)抗凝剂。①首选肝素化血,每 100 mL 加肝素 3～4 mg,多数患儿肝素可在 6 小时内分解,重症者则不能,因肝素可引起血小板及凝血因子减少,需在换血后用肝素半量的鱼精蛋白中和,又由于肝素血血糖低,换血时可发生低血糖,故每换 100 mL 血,可通过脐静脉注射 50％的葡萄糖 5～10 mL。②一般输血常用枸橼酸右旋葡萄糖保养液(ACD 保养液),抗凝剂占血量的 1/5,血液被稀释,纠正贫血效果差,并可结合游离钙,引起低钙,故每换 100 mL 血应用 10％葡萄糖酸钙 1 mL,换血结束时,再用 2～3 mL,均以葡萄糖液 3 倍稀释后静脉注射,ACD 保养液还可引起酸中毒及低血糖,应注意观察,对症处理。3 天以上的库血会引起高钾血症,不宜使用。

(4)换血途径。

脐静脉换血:①脐静脉插管:保留脐带者,导管直接插入脐静脉。②脐静脉切开:脐带脱落断面愈合不能利用者,则在腹壁上做腹膜外脐静脉切开。③脐静脉和脐动脉同步换血:分别插管脐动、静脉,优点是减少静脉压波动,避免了单一导管每次抽注浪费1 mL血液,并缩短了换血时间,缺点是多插一导管,多一条血管穿破出血和感染的可能性,脐动脉插管经过3个转折比较麻烦,有人改用脐静脉插管抽血,换血结束时再用硫酸鱼精蛋白中和。

中心静脉换血:如导管不能进入脐静脉时,可采用肘前窝的中心静脉,中心静脉导管的位置应使用X线定位。

大隐静脉:必要时可行大隐静脉切开。导管向上通过股静脉进入下腔静脉,但此静脉接近会阴部,容易污染,应高度注意。

(5)换血步骤。

术前准备:换血前先照蓝光,静脉滴注清蛋白1 g/kg,加5%葡萄糖液稀释成5%的浓度或血浆20mL(应注意经输血引起的传播性疾病),可换出更多的胆红素,必要时肌内注射苯巴比妥,既可镇静又可诱导肝酶,术前停喂奶一次或抽出胃内容物以防呕吐吸入。

环境准备:换血应在手术室或净化室进行,室温24 ℃～26 ℃,换入的血液先置室内预温,用螺旋加温管使血液达37 ℃再输入体内更佳。

人员安排:手术者、助手、观察记录者、手术护士、巡回护士各一人。手术者负责插管、换血、测静脉压、应急处理、换血全过程的操作。助手消毒皮肤、准备器械、插管、换血(抽血注血)、固定导管、结扎脐带等。观察记录者记录手术情况、出入血量及患儿状态。手术护士准备器械,供应敷料、药物,冲洗器械,照料血瓶等。巡回护士负责更换血瓶、供应其他药物、器械、接送标本等。

药物准备:500 mL氯化钠溶液3瓶,10%葡萄糖酸钙2支,肝素1支,呋喃西林100 mL,10 mL氯化钠溶液5支,硫酸鱼精蛋白1支等。

器械准备:大字形五通活塞2个,20 mL注射器20～30副,换血塑料导管或硅胶导管2根,盛器3个(盛盐水、废血、肝素盐水)。长针头4支(套上橡皮管),测静脉压钢尺1把,探针2支,毛巾钳4把,蚊式钳8把(直、弯各4把),持针钳1把,眼科小解剖镊1把,眼科中解剖镊2把(有齿、无齿各1把)。眼睑拉钩2把,3号刀柄1把,小组织剪刀1把,小尖头剪刀1把,"0"号丝线1圈,细圆针2支,直血管钳2把(消毒皮肤用),10 mL、5 mL、2 mL针筒若干副,滤血器2副,标本试管4支。无大字形五通活塞,也可选用四通活塞或14号粗针头插入静脉点滴用的塑料管内,接上两个三通串联起来进行换血,但衔接处易发生凝血块阻塞,也可用20 mL注射器连接针头和塑料管,但抽、注要反复接、脱数十次,增加感染机会,浪费血液,增加忙乱及延长手术时间。用涂过硅油的大字形五通活塞,两个注射器可同时抽血或注血,保持两种血液经常流动于活塞各通道间密闭进行,可减少血液凝结和污染机会。

体位:患儿仰卧于远红外线抢救台上,固定四肢。若脐静脉老化或干燥,可用盐水浸泡30～60 min,软化后易插入导管。接上心脏监护导线或将听诊器用胶布固定于心前区,以便监测。

(6)测静脉压:将导管与注射器分离,垂直提起,在手术野立置厘米钢尺,根据血柱高低,标尺上读数即为静脉压,正常新生儿静脉压<0.78 kPa(8 cmH₂O)。每换血100 mL,测静脉压1次,若静脉压>0.78 kPa(8 cmH₂O),宜多抽少注,以免发生血容量过多致充血性心力衰竭;静脉压低者,宜少抽多注,以免发生失血性休克,一般出入差<30～50 mL。体重低、病情重、有明显贫血及心力衰竭者,每次抽液量减半,以减少静脉压波动,换血量亦可酌减,并用血浆减半的浓缩血。

(7)换血量及换血速度:换血总量150～180 mL/kg,约为新生儿全血的2倍,总量400～600 mL,可换出85%～90%的致敏红细胞和循环中60%的胆红素及抗体。每次抽注血量10～20 mL(3～5 mL/kg),不能超过总换血量的10%,输注速度要均匀,每分钟10 mL,但应根据新生儿个体对换血的耐受力而定。每2分钟换注1次,换血全过程为1～2小时。所需总血量可按2×80mL×kg(体重)算。

(8)换血的注意事项:①思想集中,动作轻巧,反应敏捷。②库血应置室温下预温,保持在27 ℃～37 ℃,如血瓶外加温应<37 ℃,以免溶血。③应使用<3日的库血,以免高钾血症致室颤。④换血过程切忌空气及血块注入,发现注射器内层粘紧时须随时更换,并在肝素氯化钠溶液中冲洗。⑤脐静脉

插管操作用力过大可致静脉穿孔引起出血,而导管插入太深致导管顶端与心肌接触或由于快速直接向心脏注血而引起反复的心律不齐,故操作应轻巧,插管不能太深。⑥换血同时有静脉补液者,应减量、减速,否则影响静脉压,致输液量过多,引起心力衰竭。⑦严格无菌操作,防止败血症。⑧换血过程门脉系统产生反压,影响血流到肠道,可致坏死性小肠结肠炎及肠穿孔,应予重视。⑨换血前先纠正缺氧、酸中毒、低血糖、休克等。⑩换血过程中和换血后都必须密切监护,做好详细记录,尤其在换血过程中要记录每次进、出血量及液量,记录生命体征和尿量。⑪换血前后测胆红素及红细胞比容。若换血后胆红素 ≥345 $\mu mol/L$,可再换血,使胆红素不超过 273.6 $\mu mol/L$。⑫每换 100mL 血摆动输血瓶 1 次,以防红细胞沉积。⑬每换 100 mL 血,缓慢注入 10%葡萄糖酸钙 1 mL(用 10%葡萄糖液 4 mL 稀释),以防因枸橼酸钠抗凝剂所引起的低血钙症。⑭近来报道换血中中心静脉压及体温应为换血过程中的重要监测点,由于换血量的增加达100 mL/kg时,中心静脉压上升至 0.78 kPa(8 cmH$_2$O),此时由于体温的下降而心率并未上升,应高度重视,换血过程中中心静脉压对指导换血速度具有极其重要的意义。

(9)换血后处理:①脐带包以无菌纱布,倒上消过毒的 1:5000 呋喃西林液,保持湿润,以备再用。②患儿继续光疗,重点护理。测心率、呼吸,观察黄疸、嗜睡、拒食、烦躁、抽搐、神经反射等情况,每 30 分钟1 次,共 4 次,以后每 2 小时 1 次,共 4 次,再后每 4 小时 1 次,黄疸减轻即可解除。若胆红素又升高,≥343 $\mu mol/L$可考虑再次换血。③术后禁食 6 小时,情况良好可每 4 小时试喂糖水 1 次,无呕吐等异常情况可正常喂养,黄疸减轻后母乳喂养。④术后常规用青霉素5 万~10 万 U/(kg·d),分 2 次静脉注射共3 日,以预防感染。⑤术后每 1~3 日查血常规 1 次,12~24小时查血清胆红素 1 次,以观察病情变化,黄疸减轻可予停止。出院后在生后 2 个月内每 2 周复查红细胞、血红蛋白 1 次。若血红蛋白<70 g/L,应小量输血,5~10 mL/kg,以纠正贫血。

3.药物治疗

(1)酶诱导剂:新生儿肝脏葡萄糖醛酸转移酶活性仅为成人的 1%~2%,故非结合胆红素不能有效地与葡萄糖醛酸结合。酶诱导剂能诱导肝细胞微粒体,增加葡萄糖醛酸转移酶的生成,从而增加肝脏清除胆红素的功能,使胆红素下降。酶诱导剂需用药 2~3 日才会呈现疗效,早产儿疗效差,应及早用药。常用的有苯巴比妥和尼可刹米,苯巴比妥疗效优于尼可刹米,合用则提高疗效。苯巴比妥还可增加肝细胞内 Y蛋白含量,增加肝细胞膜通透性,从而增加肝细胞摄取非结合胆红素的能力。苯巴比妥剂量5 mg/(kg·d),分 2~3 次口服;尼可刹米80~100 mg/(kg·d),分 3 次口服,孕妇可在临产前 2 周服用,剂量 50~100 mg/d。

(2)抑制溶血过程。①静脉注射免疫球蛋白(IVIG):由于 IVIG 具有免疫增强和免疫抑制的双重作用,临床上常利用其免疫抑制作用来防治 HDN。其作用机制为:大剂量 IVIG 可反馈抑制母体产生 IgG,IgG 可直接抑制 B 淋巴细胞增殖,又可促进 T 抑制细胞(Ts)功能,间接抑制 B 淋巴细胞而使抗体生成减少。IgG 通过胎盘需经过胎盘滋养层细胞表面的 Fc 受体介导,大剂量 IVIG 可竞争此受体,故可阻止母体抗体经胎盘进入胎儿。大剂量 IVIG 进入胎儿体内后,可与胎儿单核-巨噬细胞上的 Fc 受体结合起到封闭作用而阻止胎儿红细胞被破坏,还有人认为 HDN 的效应细胞属大颗粒淋巴细胞中的 K(杀伤)细胞,溶血是通过抗体依赖性细胞介导的细胞毒(ADCC)作用而发生的,K 细胞的 Fc-IgG 受体与致敏红细胞IgG 抗体结合可导致红细胞死亡及溶血,IVIG 治疗免疫性 HDN 主要是通过阻断 ADCC 导致的溶血。孕妇在 28 周前 IVIG 400 mg/kg,每日 1 次,4~5 日 1 疗程,以后每 2~3 周重复 1 疗程直至分娩,尤其使用在无胎儿水肿时疗效更好;在 B 超引导下,经母腹壁进入羊膜腔行胎儿脐静脉穿刺将 IgG 注入,可阻止胎儿溶血;IVIG 在新生儿的应用尚无确定剂量,有每次 500 mg/kg,2 小时内滴入,也有 1 000 mg/kg,6~8 小时静脉滴注,也有用800 mg/kg,每日1 次,连用 3 日,上述方法均显示有效,有人报道以第二种方法疗效更好。由于 IVIG 只能减轻溶血,不能降低体内已产生的胆红素水平,故仍需联合光疗等其他措施。②糖皮质激素:可活跃肝细胞酶系统,加强葡萄糖醛酸与胆红素结合的能力,并可抑制抗原抗体反应,减少溶血,减少换血次数,对较重的患儿可静脉滴注氢化可的松 5~8 mg/(kg·d)或地塞米松0.5~1 mg/(kg·d),轻症患儿口服泼尼松1~2 mg/(kg·d)。黄疸消退时减量,一般不作常规使用。有人认为糖皮质激素临床应用不能减轻黄疸程度或缩短病程,又因其不良反应,故使用糖皮质激素治疗HDN应十分慎重。

(3)减少胆红素吸收:可提前喂奶,及时建立肠道菌群,分解肠内胆红素为尿胆原,尽快排出胎粪,减少肠内胆红素,减少其再吸收。也可口服药用炭 0.4 g,每 4~6 小时 1 次,至黄疸减退为止,药用炭可吸附胆红素,减少肠道再吸收。

(4)减少胆红素的形成:锡－原卟啉(Sn－protophyrin,SnPP)通过抑制血红素氧合酶(heme oxygenase,HO)活性,竞争性地结合 HO,增加肝对胆红素的摄取及排泄,增加胆红素的光分解作用而降低血清胆红素。锡－原卟啉的半衰期为 3.7 小时,抑制 HO 活性可维持 7 天,该药代谢主要从胆汁排泄,毒性很低,用量 0.5~0.75 μmol/kg(相当于 0.25 mL/kg),一般用 1 次。Kappas报道在生后 5.5 小时给药 1 次,24 小时后再给第 2 次,剂量从 0.5 μmol/kg 增至0.75 μmol/kg,如血清胆红素值>171 μmol/L 者,间歇 24 小时再给第 3 次,剂量仍为0.75 μmol/kg,可降低血清胆红素达 20%,96 小时测血胆红素值与对照组比较有显著性差异。临床不良反应少,仅有一过性皮肤红斑,均自然消退。

(5)减少游离的非结合胆红素:1 g 清蛋白可与 16 mg 胆红素联结,因此,清蛋白具有保护机体免受游离的未结合胆红素对脑细胞损伤的作用而预防胆红素脑病的发生。清蛋白的用量:1 g/kg,加 5%葡萄糖稀释成 5%浓度静脉滴注,心力衰竭者禁用。无清蛋白可用血浆每次25 mL,静脉滴注,每日 1 次。

(6)高结合胆红素排出剂的应用(利胆药):新生儿溶血病进行治疗后,即有血清结合胆红素增高,可用茵栀黄注射液 10 mL 加 10%葡萄糖液 40 mL 静脉滴注,每日 1 次,10 日为 1 疗程。或用胆酸钠每次25~50 mg,每日 1~3 次,口服,疗程由病情决定。

(7)纠正酸中毒:酸中毒时血－脑脊液屏障通透性增加,游离的非结合胆红素更易透过血－脑脊液屏障进入脑实质。纠正酸中毒可加强清蛋白与游离胆红素的结合,降低游离胆红素。因此,纠正酸中毒也是预防胆红素脑病的重要措施之一。碳酸氢钠所需量可根据血气分析结果计算:

碳酸氢钠毫摩尔数＝1－BEI×kg(体重)×0.3

5%碳酸氢钠 1mL＝0.6mmol 碳酸氢钠。应以 2.5 倍液体稀释后静脉滴注。葡萄糖供给热量,也可减轻酸中毒和预防低血糖。

(8)中药治疗:用茵栀黄注射液 5~10 mL,加入 10%葡萄糖液 1~2 倍稀释后静脉滴注,每日 1 次;或口服茵陈三黄汤(茵陈 9 g,黄芩 4.5 g,黄柏 4.5 g,黄连 1.5 g,大黄 1.5 g,山栀 3 g)每日 1 剂,少量多次喂服,均可促进退黄。口服茵陈 15 g,黄芩 9 g,制大黄 3 g,甘草 1.5 g,每日 1 剂,分次吃奶前服,连用3~5 日,也可促进退黄。使用时出现明显腹泻时,可考虑暂时停用。

4.一般治疗

(1)注意保暖,供给足够的热量。

(2)补充碱性溶液,注意酸碱、水电解质平衡。

(3)避免使用可引起溶血或抑制肝酶活性的夺位性药物,如非那西丁、磺胺类、新生霉素类、毛花甙丙、吲哚美辛等。

(4)换血后贫血严重者可输洗涤红细胞或与患儿同型的全血,但可不换血。

(刘国玉)

第十节　新生儿败血症

新生儿感染性疾患中败血症(Neonatal septicemia)占有重要地位,其发病率及病死率均较高,且可引起严重的并发症。

一、病因

新生儿较易患败血症,这与他们的免疫功能缺陷及围生期的环境特点有关。

（一）新生儿免疫系统功能欠完善

（1）屏障功能差，如皮肤角化层和真皮层薄嫩，易损伤，呼吸道和消化道的黏膜通透性高。

（2）多形核白细胞的吞噬、杀菌能力正常，但其趋化性差。当机体在应激状态下（如缺氧、酸中毒、高胆红素血症），杀菌力下降。

（3）经典补体途径及替代补体途径的部分成分（C_3、C_5、血浆调理蛋白）及 IgM 含量低，使新生儿对细菌抗原的调理作用弱。

（4）IgG 主要来自母体，足月儿出生时 IgG 水平可高于母体，而早产儿低于母体。IgG 的半衰期为 23 d，生后 IgG 水平迅速下降。脐血 IgM 含量仅为成人 1/10，IgA 含量甚微。

（5）T 细胞免疫功能尚逊于成人，如其介导的细胞因子产生水平、对 B 细胞的辅助功能均较低下，对特异抗原反应较成人差，易患某些细菌感染。

（二）围生期的环境

新生儿败血症感染可发生在胎内、产时或出生后。正常情况下胎儿处于无菌的环境中，若孕妇有明显的感染（如败血症、尿路感染），尤其是羊膜腔内感染，细菌经血行、皮肤黏膜、胃肠道或呼吸道侵入。出生后的生活环境中，若衣着用具、医疗器械或护理人员等污染病原菌，可经皮肤黏膜、脐部、呼吸道及消化道引起发病。广谱抗生素、肾上腺皮质激素的应用、气管插管、机械通气等均可诱发败血症。早发型败血症指起病于出生后 3 d 内，感染发生在胎内或分娩时；出生 3 d 后起病的称晚发型败血症。

（三）病原菌

引起新生儿败血症的主要病原菌随不同地区而有不同。我国大部分地区金黄色葡萄球菌及大肠杆菌仍然为主要致病菌，但表皮葡萄球菌、肺炎克雷白杆菌、绿脓杆菌、变形杆菌亦占有重要地位。B 族 β 溶血性链球菌、李司忒菌败血症在某些国家发病率较高，我国仅有少量报道。厌氧菌（尤其是脆弱类杆菌）、不动杆菌亦能致新生儿败血症，真菌（主要为白念珠菌）性败血症多见于应用广谱抗生素、肾上腺皮质激素、静脉营养者。

二、临床表现

新生儿早发型败血症指出生后 3 d 内起病，感染发生在胎内或娩出时，3 d 后起病称晚发型。本病起病表现不一，多数小儿表现为精神不好，体温异常（发热、体温过低或体温不稳定），病理性黄疸，呼吸改变（急促、暂停、呼气性呻吟），食欲减退，腹胀，呕吐，体重不增等非特异性症状；少数患儿则表现为全身情况急骤恶化：很快发展的循环衰竭或呼吸衰竭，酸碱平衡紊乱，弥散性血管内凝血，硬肿症；有的则表现为重症黄疸并可致胆红素脑病。这类起病急骤者大多为大肠杆菌、肺炎克雷伯杆菌、绿脓杆菌等革兰氏阴性杆菌感染所致。

三、诊断

确诊依靠血培养，因新生儿取血培养时较易污染，应严格地无菌操作，使用 10 mL 液体增菌培养基时取血 0.5～0.1 mL 即可。若胎膜早破伴羊膜炎、羊水有臭味或消化道穿孔者宜同时作厌氧菌培养。但血培养阳性率并不太高，且时间较长，下列检查有一定参考价值。

（一）病原菌抗原检查

利用抗原抗体免疫反应，运用对流免疫电泳、乳胶凝集、血凝抑制、反向血凝、葡萄球菌 A 蛋白（SPA）协同凝集、放射免疫、荧光抗体、酶联免疫等方法检测，主要用于流感杆菌、肺炎双球菌、B 族 β 溶血性链球菌、大肠杆菌的诊断。

（二）细菌 DNA 检测

用 16 Sr DNA 高度保守区引物作多聚酶链反应，阳性提示细菌感染，但不能确定何种细菌。

（三）直接涂片找细菌

取血离心吸取白细胞层涂片找细菌，阳性者感染常严重。出生不久的新生儿取胃液、外耳道分泌物涂片找细菌，若阳性表明小儿在出生前暴露在污染环境中，但并不能说明小儿一定发病，即使发病并不能肯定就是致病菌。

（四）外周血白细胞计数

诊断价值并不太大，新生儿败血症时可以正常或升高甚至减低。但杆状核白细胞和中性粒细胞之比≥0.2则有一定参考价值。白细胞计数减低表明感染严重，且多见于革兰氏阴性杆菌感染。

（五）血小板计数

新生儿败血症患儿血小板计数可低于$100×10^9/L$，但新生儿血小板计数受到多种因素影响，必须同时结合临床考虑。

（六）急相蛋白（C反应蛋白、触珠蛋白）

在细菌感染时可升高，而纤维连接蛋白则下降。

（七）鲎试验

本试验检测细菌内毒素，阳性提示有革兰氏阴性菌感染。

四、并发症

新生儿败血症较易并发化脓性脑膜炎，要提高警惕。其他有肺炎、骨髓炎、坏死性肠炎、肝脓肿等。存在高胆红素血症时较易发展成胆红素脑病。

五、治疗

新生儿败血症的治疗措施应视病情而异，但应是综合措施，包括：①及时选用适当的抗菌药物。②纠正病理生理状态。③防止并发症。

（一）抗菌治疗

对疑似新生儿败血症的患儿在抽血作培养等项检查后即应开始抗菌治疗。一般可联合应用一种青霉素族和一种氨基糖苷类。青霉素族可选用氨苄青霉素，若可能为金黄色葡萄球菌感染则选用苯甲异噁唑青霉素，致病菌为绿脓杆菌改用羧苄青霉素或氧哌嗪青霉素。氨基糖苷类常用庆大霉素或丁胺卡那霉素。万古霉素对葡萄球菌，头孢他啶、亚胺培南对革兰氏阴性杆菌（包括绿脓杆菌）有较好的疗效。真菌性败血症选用两性霉素B或氟康唑。一旦血培养得到阳性结果，应根据药敏试验考虑撤去其中一个药物。开始治疗最好能采用静脉途径给药，待病情控制后改肌内注射。疗程视血培养结果、临床疗效、有无并发症而异。①若血培养阴性，且入院后症状很快消失，其他化验亦不提示感染，则用药3~5 d。②血培养虽然阴性，但有感染的临床症状或其他实验室检查提示感染，应采用抗菌治疗7~10 d。③血培养阳性，但无其他感染灶，临床疗效满意，采用疗程10~14 d。④血培养阳性，并有其他感染灶或临床好转慢，抗菌治疗不应少于14 d，并发革兰氏阴性杆菌脑膜炎疗程应在3周以上。

（二）纠正病理生理状态

保持机体酸碱电解质平衡，维持正常血压，供给营养与液体均很重要。高胆红素血症除积极控制感染外，应视其程度给清蛋白、光照疗法甚至交换输血。

（三）免疫疗法

包括输新鲜血浆或全血，有主张对重症患儿作交换输血。中性粒细胞绝对数减少者，可应用粒细胞集落刺激因子（G-CSF）。在病情重、感染不易控制时，可适当应用静脉丙种球蛋白。

（郑艳艳）

第十一节　新生儿寒冷损伤综合征

新生儿寒冷损伤综合征（Neonatal cold injure syndrom）亦称新生儿硬肿症，是由于早产、寒冷、低体重、感染等多种因素所致。临床以低体温、皮肤及皮下脂肪硬化、水肿为特征，重症可有多器官功能损害。早产儿多见。

一、病因和发病机制

本病是由于新生儿自身生理特点与早产、低体重、寒冷、缺氧、感染等因素共同作用所致。

(一)生理因素

新生儿具有以下生理特点。①体温调节中枢发育不成熟,对外界环境温度的调节功能差,环境温度过低时,体温易降低。②体表面积相对较大,皮下脂肪少,血管丰富,易于失热。③棕色脂肪贮备少,产热不足。棕色脂肪分布于腋下、颈、肩胛间等处,是寒冷时产热的主要物质,胎龄越小含量越少,代偿能力越差。临床上用腋温-肛温差(T_{A-R})作为判断棕色脂肪产热状态的指标。④皮下饱和脂肪酸较多,熔点高,低体温时易于凝固。⑤体内存储热量少,对失热耐受能力差。⑥缺乏寒战反应。以上特点,在早产儿、低出生体重儿和小于胎龄儿尤为明显。

(二)环境因素

由于新生儿自身的生理特点,在寒冷季节或在护理时保暖不当,使新生儿体内产热小于散热,易出现体温过低、皮下脂肪凝固水肿。

(三)疾病影响

新生儿严重感染、缺氧、心力衰竭、休克、颅内出血等,使机体能源消耗增加、摄入不足,缺氧状态又使能量代谢发生紊乱,产热不足,故易发生体温调节失衡,出现低体温甚至皮肤硬肿。

低体温和皮肤硬肿,可使局部血液循环淤滞,引起缺氧和代谢性酸中毒,导致皮肤毛细血管壁通透性增加,出现水肿。如低体温持续存在和/或硬肿面积继续扩大,缺氧和代谢性酸中毒进一步加重,可引起多器官功能损害。严重者因微循环障碍出现DIC,导致肺出血而死亡。

二、临床表现

本病多发生在寒冷季节或重症感染时,生后1周内发病,早产儿尤为多见。典型表现为不吃、不哭、体温低下,出现皮肤硬肿。

早期小儿反应低下,吮乳差或拒乳,哭声低弱或不哭,活动减少,也可出现呼吸暂停。严重硬肿可妨碍关节功能活动,胸部受累可致呼吸困难;甚至可出现休克、心衰、DIC、急性肾衰竭和肺出血等多器官衰竭。常合并肺炎、败血症。

主要体征:①低体温。肛温小于35 ℃或小于30 ℃,可出现四肢甚至全身冰凉、心率减慢。②皮肤硬肿。多发生于皮下脂肪积聚部位,皮肤紧贴皮下组织,不能移动或捏起,按之似橡皮感,皮肤呈暗红色或青紫色。伴水肿者有指压凹陷。硬肿常呈对称性,其发生顺序为:小腿→大腿外侧→整个下肢→臀部→面颊→上肢→全身。硬肿面积可按头颈部20%、双上肢18%、前胸及腹部14%、背部及腰骶部14%、臀部8%及双下肢26%计算。

根据临床表现,病情可分为轻度和重度。①轻度:体温30 ℃~35 ℃,皮肤硬肿范围小于50%。②重度:体温小于30 ℃,皮肤硬肿范围大于50%,常伴有器官功能障碍。

三、实验室和其他检查

(一)血常规

一般白细胞总数无明显变化。合并感染者白细胞和中性粒细胞可有不同程度升高。部分患儿血小板减少,血黏稠度增高。

(二)血液生化检查

血糖、血钙降低,血尿素氮、血钾、血磷升高,心肌酶活性增强。

(三)血气分析

提示有代谢性或混合性酸中毒。

(四)其他

心电图检查可显示心肌损害。当疑有DIC、肾衰竭时,应做相关实验室检测。

四、诊断和鉴别诊断

根据寒冷季节,有保暖不当或严重感染史,体温低下,皮肤暗红、硬肿,多为早产儿、体弱儿或低体重儿,即可考虑诊断。综合分析临床表现,结合必要的辅助检查,可进一步确定病情轻重。需与以下疾病鉴别：

（一）新生儿水肿

（1）局限性水肿：常发生于女婴会阴处，在数日内可完全自愈。

（2）早产儿水肿：下肢常见，凹陷性，有时可波及手背、眼睑及头皮，大多数日内自行消退。

（3）新生儿 Rh 溶血病或先天性肾病：水肿往往较严重，结合临床特点，一般不难鉴别。

（二）新生儿坏疽

多发生于寒冷季节，常由金黄色葡萄球菌感染所致。有难产或用产钳分娩史，受挤压部位易发生。表现为局部皮肤变硬、略肿、发红、边界不清，往往迅速蔓延，硬肿区软化，由暗红转为黑色，重症可有出血和溃疡形成，或融合成大片坏疽。

五、治疗

（一）复温

复温是治疗的关键。凡肛温大于 30 ℃且腋温高于肛温者，提示棕色脂肪产热好，可置于已预热至适中温度的暖箱中，一般经 6～12 小时即可恢复正常体温；无论肛温小于 30 ℃或大于 30 ℃，只要腋温低于肛温，提示靠棕色脂肪自身产热难以恢复正常体温，应置于比肛温高1 ℃～2 ℃的暖箱中进行外加温，每小时提高箱温 0.5 ℃～1 ℃（箱温不超过 34 ℃），在 12～24 小时内可恢复正常体温。复温中应观察腹壁温、肛温及腋温的变化，随时调节暖箱温度，并同时监测呼吸、心率、血压及血气等。

除暖箱外，还可用远红外线抢救台复温。基层单位复温可用热水袋、热水瓶、火炕或电热毯包裹等方法，也可将婴儿置于怀抱中紧贴人体，比较安全。

（二）补充热量和液体

供给充足的热量和液体，有利于婴儿恢复正常体温，改善血液循环，是本病的重要治疗措施之一。不能吸吮者，用滴管或胃管喂养，配合静脉滴注液体。热量供给应从 200 kJ（50 kcal）/（kg·d）开始，逐渐增加至 400～500 kJ（100～120 kcal）/（kg·d）；液体量可按0.24 mL/kJ（1 mL/kcal）计算；有酸中毒时可给 1.4%碳酸氢钠溶液。有明显心、肾功能损害者，应严格控制输液速度和液体入量，可用多巴胺 5 μg/（kg·min）持续静脉滴注，改善肾血流。必要时输血或血浆等。

（三）控制感染

根据血培养和药敏结果选择适当抗生素。

（四）纠正器官功能紊乱

1.循环衰竭

扩容先用 2∶1 液 15～20 mL/kg，在 1 小时内静脉滴注；继用 1/3 或 1/4 张液，用量 70～90 mL/（kg·d）。纠正酸中毒用 5%碳酸氢钠每次 3～5 mL/kg。血管活性药首选多巴胺静脉滴注，或/和酚妥拉明每次 0.3～0.5 mg/kg；或用 654－2 每次 0.5～1 mg/kg。

2.DIC

DIC 是硬肿症死亡的重要原因。一旦发生 DIC，用肝素首剂 1 mg/kg，6 小时后按0.5～1 mg/kg。病情好转改为每 8 小时 1 次，逐渐停用。第二剂肝素后应给血浆每次 20～25 mL。

3.急性肾衰竭

尿少或无尿可给速尿每次 1～2 mg/kg，并严格限制液体量，无效加多巴胺或氨茶碱静脉滴注。注意防治高血钾。当并发高钾血症时应控制钾的摄入，严重时给胰岛素加葡萄糖静脉输注，或静脉注射适量葡萄糖酸钙以抵消钾对心脏的毒性作用。

4.肺出血

早期给予气管内插管，进行正压呼吸治疗（CPAP 或 IPPV），2～3 天后病情好转，减低呼吸器参数或撤离。同时积极治疗肺出血的病因，如 DIC、肺水肿、急性心肾衰竭等。

六、预防

作好孕妇保健，避免早产、产伤、窒息，减少低体重儿的出生。寒冷季节出生的小儿应加强保暖，室温一般应保证在 20 ℃～26 ℃之间,若室温过低,应采取措施。加强合理喂养,保证足够的水分和热量。对新生儿,尤其是体弱儿,应密切注意观察,经常检查皮肤及皮下脂肪的软硬情况,发现硬肿,及时给予救治。

(郑艳艳)

第十二节　新生儿颅内出血

新生儿颅内出血(neonatal intracranial hemorrhage,ICH)是围生期新生儿常见的脑损伤。既可单独发生,亦可作为缺氧缺血性脑病的一种表现,主要见于早产儿。

一、发生率与病死率

随着产科监护技术的进步,足月儿产伤性 ICH 已显著减少,但早产儿缺氧性 ICH 发生率仍高。早产儿 ICH 发生率,国外报道为 20%,国内报道为 40%～50%,病死率为 50%～60%。

二、病因

产前、产时及产后一切能引起胎儿或新生儿产伤、脑缺氧缺血或脑血流改变之因素,均可导致 ICH,有时几种因素同时存在。国内新生儿感染率高,整个新生儿期重症感染亦可引起颅内出血。

（一）产伤

多见于足月儿,常为胎头过大、头盆不称、先露异常(臀位、横位)、骨盆狭窄、急产、滞产、不适当助产(吸引产、钳产、不合理应用催产素)、产道肌肉僵硬等所致。

（二）缺氧

多见于早产儿。

(1)母亲因素:母亲患糖尿病、妊娠期高血压疾病、重度贫血、心肾疾病、低血压、产时用镇静剂、镇痛剂。

(2)胎儿、胎盘因素:胎盘早剥、产程延长、脐带受压、宫内窒迫。

(3)新生儿因素:窒息、反复呼吸暂停、呼吸窘迫综合征,其中以新生儿窒息最常见。

（三）脑血流改变

(1)波动性脑血流:见于不适当机械通气、各种不良刺激(剧烈疼痛、汽车上头部的振动或摇晃、气道刺激致剧咳等),可致脑灌注压剧烈波动。

(2)脑血流增快:见于血细胞比容低下(血细胞比容每减少 5%,每 100 g 脑组织脑血流量增加 11 mL/min)、体循环血压升高、动脉导管开放、高血压、快速扩容、快速输注高渗液、高碳酸血症、低血糖、惊厥等,可明显增加脑血流。

(3)脑血流减慢:见于低血压、低碳酸血症、低体温、心力衰竭等。

(4)脑静脉压升高:阴道分娩、钳产、高 PEEP 通气、气胸等,可使颅内静脉压升高。

（四）感染

重症肺炎、败血症等。

（五）其他

维生素 K 缺乏症、弥散性血管内凝血等。

三、病理生理

（一）机械损伤

各项产伤因素均可致胎儿头部在分娩过程中骤然受压或过度牵引,使颅骨过度变形,引起大脑镰等撕裂出血。

（二）凝血功能未成熟

由于凝血因子不能经母胎转运,须由胎儿未成熟的肝脏合成,故新生儿生后 1 周内血浆大多数凝血因子水平不足,其中 4 个维生素 K 依赖因子(Ⅱ、Ⅶ、Ⅸ、Ⅹ)和 4 个接触因子(Ⅺ、Ⅻ、PK、HMWK)仅为成人的 50%,Ⅴ因子、Ⅷ因子虽高,但半衰期短而不稳定,Ⅰ因子水平与成人接近,但因存在胎儿纤维蛋白原,含较多唾液酸而活性弱,转化为纤维蛋白较慢。此外,新生儿抗凝血酶Ⅲ(AT-Ⅲ)活性亦低下,血小板也处于低值。由于新生儿凝血物质不足,抗凝活性低下,故常有生理性出血倾向并致出血难止,早产儿尤甚。

(三)脑血管发育不成熟

(1)血管缺乏基质保护:生发基质位于侧脑室底的室管膜下,其最突出部分位于尾状核头部,从侧脑室前角延至颞角、第三、四脑室顶部。胎龄 26~32 周,侧脑室生发基质区和脉络丛微血管基质发育滞后于脑实质其他部位,部分早产儿细胞外基质Ⅳ型胶原纤维、黏连蛋白和纤维连结蛋白含量少,致无连续完整基膜。侧脑室生发基质于胎龄 32 周后才逐渐萎缩,而脉络丛微血管膜亦于足月后才发育成熟。在此期间,侧脑室生发基质区的血管密度和面积明显高于白质区,尽管周围微血管丰富,但因缺乏基质保护,由单层内皮细胞所组成的、缺少平滑肌及弹力纤维支持的血管,对抗血流冲击能力差,在缺氧、缺血、酸中毒、脑血流速波动等影响下,生发基质区易发生破裂出血。随着孕龄的增加,出血多来自脉络丛。

(2)长穿支血管少:在脑血管发育过程中,脑皮层血液供应来自软脑膜动脉,有较好的侧支循环,供应皮层下白质区为动脉的短穿支,均不易发生缺血性损害。供应脑室周围深部白质为动脉长穿支,早产儿越不成熟,长穿支越少,且缺少侧支循环,一旦缺血,该区最易受损。

(3)血管呈 U 字形弯曲:脑白质引流的静脉通常呈扇形分布于脑室周围白质,在脑室旁经生发基质区汇入终末静脉,此静脉在侧脑室马氏孔后方、尾状核部前方呈 U 字形曲折,汇入大脑内静脉。当静脉压增高时,血液回流受阻,U 字形曲折处压力升高,易发生充血、破裂出血或出血性梗死。

(四)脑血流波动

(1)被动压力脑循环:指脑血流随血压的变化而变化的形式。早产儿脑室周围循环血流分布不匀,存在高容量血流区和侧脑室生发基质低容量血流区,该区血流量极低,每 100 g 脑组织血流量<5 mL/min,而正常脑血流量为每 100 g 脑组织 40~50 mL/min。早产儿脑血管自主调节功能差,调节范围窄,因此,各种原因引起的脑血流改变,均可导致 ICH。

(2)脑血管对二氧化碳敏感:$PaCO_2$ 每增加 1 mmHg,脑血管扩张导致脑血流增加 8.6%,若 $PaCO_2$ 增加过多,超过脑血管扩张极限,可致血管破裂出血。反之若 $PaCO_2$ 减少,则脑血管收缩,脑血流减少,使低血容量区缺氧缺血,导致血管变性或缺血再灌注损伤,同样亦会引起 ICH。

四、颅内出血部位与相应临床表现

(一)硬膜下出血(SDH)

SDH 多见于足月儿,且多为产伤性,如头盆不称、先露异常(横位臀位等)、产道肌肉僵硬、骨盆狭窄、骨盆变形能力差(高龄初产等)、急产、滞产、不适当助产(胎头吸引、钳产、不合理应用催产素等)、胎儿颅骨易变形等,多伴有颅骨骨折,部分可无任何诱因。

随着产科技术的进步,SDH 发生率已显著下降至 7.9%。SDH 以颅后窝小脑幕下和幕上出血为常见。临床表现因出血部位与出血量的不同而异:

1.小脑幕撕裂

为大脑镰与小脑幕交叉部撕裂,引起直窦、Galen 静脉、横窦及小脑幕下静脉损伤,导致颅后窝小脑幕上和(或)幕下出血,但以幕上出血较常见。幕上出血量少者可无症状,出血量多者,生后 1 天即出现呕吐、易激惹或抽搐,甚或有颅内压增高表现。幕下出血早期可无症状,多在生后 24~72 小时出现惊厥、呼吸节律不整、神志不清,出血量多者数分钟至数小时后转入昏迷、瞳孔大小不等、角弓反张,甚或因脑干受压而死亡。

2.大脑镰撕裂

少见,为大脑镰与小脑幕连接部附近撕裂,致下矢状窦破裂出血。出血如不波及小脑幕下,常无临床症状,如波及到小脑幕下出血,症状与小脑幕撕裂同。部分幕下出血尚可流入蛛网膜下隙或小脑而表现为蛛网膜下隙出血或小脑出血。

3.大脑浅表静脉破裂

出血多发生在大脑凸面,常伴蛛网膜下隙出血。轻者可无症状,或新生儿期症状不明显,数月后发生慢性硬膜下血肿或积液,形成局部脑膜粘连和脑受压萎缩,导致局限性抽搐,可伴贫血和发育迟缓。重者于生后2~3天内发生局限性抽搐、偏瘫、眼向患侧偏斜。

4.枕骨分离

常致颅后静脉窦撕裂,引起颅后窝小脑幕下出血并伴小脑损伤,症状同小脑幕下出血,常可致死。

(二)原发性蛛网膜下隙出血(SAH)

SAH是指单独发生而非继发于硬膜下或脑室内出血的蛛网膜下隙出血,是ICH中最常见的类型(占43%~76%),多见于早产儿,足月儿仅占4.6%~18.3%,73%为缺氧所致,少由产伤引起。临床可分3型:

(1)轻型:多见于早产儿,为软脑膜动脉吻合支或桥静脉破裂所致。出血量少,56%无症状,或仅轻度烦躁、哭声弱、吸吮无力,预后好。

(2)中型:多见于足月儿。生后2 d起出现烦躁、吸吮无力、反射减弱,少有发绀、抽搐、阵发性呼吸暂停,检查偶见前囟胀满、骨缝裂开、肌张力改变,全身状态良好,症状与体征多于1周内消失,预后良好。约1/3病例可并发缺氧缺血性脑病,偶可发生出血后脑积水。

(3)重型:多伴重度窒息及分娩损伤,常因大量出血致脑干受压而迅速死亡,病死率为SAH的4.5%,但本型少见。头部CT可见前、后纵裂池、小脑延髓池、大脑表面颅沟等一处或多处增宽及高密度影。

(三)室管膜下生发基质-脑室内出血(SHE-IVH)及脑室周围出血(PVH)

开始为室管膜下生发基质出血,出血量大时可突破生发基质而进入侧脑室,导致脑室内出血,并继而经第四脑室进入蛛网膜下隙甚或进入脑实质,引起脑室周围出血或脑实质出血。SHE-IVH及PVH均由缺氧所致,其发病率与胎龄密切相关,多见于出生体重<1 500 g、孕龄<32周的早产儿,是早产儿颅内出血中最常见的类型,也是早产儿脑损伤最常见病因。国外发病率25%,重度者占5.6%,国内则分别为56.6%及16.3%,远高于发达国家的发病率,而足月儿脑室内出血发病率为8.6%~22%。

1.临床分型

因出血程度不同,临床可分3型。

(1)急剧恶化型:多为Ⅲ~Ⅳ级出血(出血分级见影像学检查),生后数分钟至数小时内出现发绀、抽搐、阵发性呼吸暂停、软瘫、昏迷。病情于24~48 h内迅速发展,50%~60%于72~96 h内死亡,幸存者于第4~5 d渐趋稳定。

(2)普通型:多为Ⅱ级,偶为Ⅲ级出血。上述部分症状50%见于生后24 h内,25%见于生后第2 d,15%见于生后第3 d,因而90%于生后72 h内发生。其余可于2周内发生。症状于数小时至数日内发展,但可有缓解间隙,表现为神志异常,肌张力低下,但不发生昏迷,大部分存活,少数发展为出血后脑积水。

(3)无症状型:占25%~50%,多为Ⅰ~Ⅱ级出血,临床症状不明显,多在影像检查时发现。

2.并发症

(1)出血后脑积水:脑室内出血的主要并发症是出血后脑室扩大(头围每周增加<2 cm)及出血后脑积水(头围每周增加>2 cm)。其发生主要与脑脊液吸收障碍有关:出血后脑脊液中大量血细胞成分及纤维蛋白,可凝成血块,堵塞脑脊液循环通道如第四脑室流出道及天幕孔周围脑池等处,使脑脊液循环不良和积聚,导致以梗阻为主的脑室扩大及早期脑积水,若不及时清除,更可致蛛网膜炎而发生以交通性为主的脑室扩大及晚期脑积水。脑室的进行性扩大,可压迫脑室周围组织致其缺血性坏死,最终导致患儿死亡或致残。国外报道脑室内出血伴脑室扩大/脑积水的发生率为49%,其中Ⅲ、Ⅳ级脑室内出血引起者分别占40%及70%,常于出血后15~70天内发生。

(2)慢性脑室扩大:有25%的脑积水可发展为慢性脑室扩大(PVD,脑室扩大持续2周以上)。Ⅲ级以上脑室内出血的慢性脑室扩大发生率可高达80%,有38%自然停止发展、48%非手术治疗后停止发展,34%最终必须手术治疗。

(3)脑室周围出血性梗死(PHI)/脑室周围白质软化(PVL):80%的严重 SHE-IVH,常于发病第 4 天,伴发脑室周围出血-脑室周围出血性梗死(PVH-PHI)或脑室周围白质软化(PVL)。PHI 位于与脑室内出血同侧的侧脑室角周围,呈扇形分布,与静脉回流血管分布一致(静脉梗死)。

（四）脑实质出血(IPH)

为产伤或缺氧所致。

(1)大脑实质出血:可见于足月儿,为血管周围点状出血;或见于早产儿,多为生发基质大面积出血,并向前、外侧扩展,形成额顶部脑实质出血,少数为生发基质出血并向下扩展进入丘脑,形成丘脑部脑实质出血。余临床表现为早期活动少,呼吸与脉搏慢弱,面色尚好,持续 6～10 d 后,转为激惹、肌张力低下、脑性尖叫,有 15%患儿无症状。本型特点为起病缓慢,病程较长,死亡较迟。

(2)小脑实质出血:多见于出生体重<1 500 g 或孕龄<32 周的早产儿,由缺氧所致,发病率为 15%～25%,可为灶性小出血或大量出血。临床分 3 型。①原发性小脑出血。②小脑静脉出血性梗死;③脑室内出血或硬膜下出血蔓延至小脑的继发性出血。症状于生后 1～2 d 出现,主要表现为脑干受压征象,常有脑神经受累,多于 12～36 h 内死亡。

（五）硬膜外出血(EDH)

多见于足月儿,常由产伤所致,为脑膜中动脉破裂,可同时伴有颅骨骨折。出血量少者可无症状,出血量多者亦可表现为明显的占位病变表现、颅内压增高、头部影像学见明显中线移位,常于数小时内死亡。

（六）混合性出血

可同时发生上述 2 个或 2 个以上部位的出血,症状可因出血部位与出血量的不同而异。由产伤所致者主要为硬膜下出血,脑实质出血及蛛网膜下隙出血;由缺氧窒息所致者主要为脑室内-脑室周围出血。胎龄<3 周以脑室内。脑室周围出血及小脑出血为主,胎龄 32～36 周以脑实质出血、脑室内-脑室周围出血及蛛网膜下隙出血为主,胎龄≥37 周以脑实质出血、硬膜下出血及蛛网膜下隙出血为主。

五、临床表现

重度窒息及产伤所致的 ICH,常于生后 2～3 d 内出现症状,表现为:

(1)神经系统兴奋症状呻吟、四肢抖动、激惹、烦躁、抽搐、颈强直、四肢强直、腱反射亢进、角弓反张、脑性尖叫等。

(2)神经系统抑制症状反应低下、吸吮无力、反射减弱、肌张力低下、嗜睡、软瘫、昏迷等。

(3)眼部症状凝视、斜视、眼球震颤、瞳孔扩大或大小不等、对光反射迟钝等。

(4)其他呼吸与心率快或慢、呼吸暂停、发绀、呕吐、前囟饱满、体温不稳定等。

早产儿 ICH 症状多不典型,常表现吸吮困难、肢体自发活动少或过多、呼吸暂停、皮肤发灰或苍白、血压与体温不稳、心率增快或持续减慢、全身肌张力消失。

六、影像学检查

（一）头颅 B 超

头颅 B 超用于诊断 ICH 及其并发症,其敏感性及特异性分别高达 96%及 94%,是 ICH 最有效的筛选方法。因 ICH 多在生后 1～7 d 内发生,故检查宜在此期进行,并应每隔 3～7 d 复查 1 次,直至出血稳定后,仍须定期探查是否发生出血后脑积水。超声(US)对诊断 SEH 和 IVH 的敏感性最高,这与 US 对颅脑中心部位高分辨率的诊断特性以及对低血红蛋白浓度具有较高敏感性有关。研究显示,即使脑室少量出血,脑脊液中血细胞比容低至 0.2%时,或在出血吸收、血红蛋白分解、出血部位血红蛋白降至 70～80 g/L,出血部位与周围组织密度相等,CT 难以发现出血时,US 仍可分辨并做出诊断,因此 US 诊断颅内出血的时间通常可延至出血后 3 个月或更久,故头颅 B 超在很大程度上已可代替 CT 检查。

SEH-IVH 的头颅 B 超表现及诊断标准,按 Papile 分级法分为 4 级:①Ⅰ级:单或双侧室管膜下生发基质出血。②Ⅱ级:室管膜下出血穿破室管膜,引起脑室内出血,但无脑室增大。③Ⅲ级:脑室内出血伴脑室扩大(脑室扩大速度以枕部最快,前角次之),可测量旁矢状面侧脑室体部最宽纵径,6～10 mm 为轻度扩大,11～15 mm 为中度扩大,>15 mm 为重度扩大;也可由内向外测量旁矢状面脑室后角斜径,

≥14 mm为脑室扩大;或每次测量脑室扩大的同一部位以作比较。④Ⅳ级:脑室内出血伴脑室周围出血性梗死:后者于沿侧脑室外上方呈球形或扇形强回声反射,多为单侧。

SHE-IVH按出血程度分为:①轻度出血:单纯生发基质出血或脑室内出血区占脑室的10%以下。②中度出血:脑室内出血区占脑室的10%~50%。③重度出血:脑室内出血区占脑室的50%以上。

(二)头颅CT

头颅CT适用于早期快速诊断颅内出血,但分辨率及对脑实质病变性质的判断不及磁共振显像,一般在生后1周内分辨力最高,故宜于生后1周内检查。头颅CT可检查到各部位的出血,对SHE-IVH分级与B超分级相同,但分辨率明显逊于US,对室管膜下及少量脑室内出血敏感性亦不及US。7~10 d后随着出血的吸收,血红蛋白逐渐减少,血肿在CT中的密度也明显降低,等同于周围组织的密度。此时CT对残余积血不敏感。

(三)头颅磁共振显像(MRI)

对各种出血均有较高诊断率,分辨率高于头颅B超与CT,并可准确定位及明确有无脑实质损害。但对新鲜出血敏感性较差,故宜在出血3天后检查。由于新鲜血肿内主要为氧合血红蛋白,T_1加权像上仅表现为等信号或稍低信号,在T_2加权像上表现为高信号。7~10 d后,氧合血红蛋白转变为脱氧血红蛋白和高铁血红蛋白,血肿在MRI中的信号也随之变化,在T_1和T_2加权像上均表现为高信号。因此,MRI中不同的出血信号,可以估计出血时间。

CT和MRI可很好辨别第三、四脑室内出血以及SDH和SAH,但US未能诊断上述部位的出血,此与US对颅脑边缘以及后颅窝部位的病变分辨率差有关。较大量的脑实质出血,US、CT和MRI均能做出很好诊断。

七、诊断

(一)病史

重点了解孕产妇病史、围产史、产伤史、缺氧窒息史及新生儿期感染史。

(二)临床表现

对有明显病因且临床出现抽搐者易于诊断,但有部分病例诊断困难,包括。①以呼吸系统症状为主要特征,神经系统症状不明显者,易误诊为肺部疾病,误诊率20%~65%。②晚期新生儿ICH多与其他疾病并存,尤以感染为多见,由于感染症状明显,常致忽略ICH的诊断,漏诊率达69.7%。③轻度ICH亦可因无临床症状而漏诊。故应提高警惕,对可疑病例加强检查。由于窒息缺氧既可引起肺部并发症、又可引起ICH,两病亦可同时并存,故仅靠病史、体检常难以做出诊断,如无影像学配合,ICH临床总误诊率高达55.4%~56.2%,多误诊为呼吸系统疾病。

(三)影像学检查

影像学检查是确诊ICH的重要手段,头颅B超使用方便,可在床边进行,可作连续监测,可对各项治疗的效果进行追踪与评估,价格便宜,应作首选。头颅CT会有X线辐射,头颅MRI诊断率高,但扫描时间长,价格较贵。可根据实际情况选用。

(四)脑脊液检查

由于影像学的进展,目前已很少做脑脊液检查。急性期脑脊液常为均匀血性,红细胞呈皱缩状,糖定量降低且与血糖比值<0.6(正常0.75~0.80),蛋白升高。脑脊液改变仅可考虑蛛网膜下隙出血,但仍未能明确是原发或继发,故诊断价值有限。一周后脑脊液转为黄色,一般可持续4周左右。

八、治疗

(一)一般治疗

保持绝对安静、避免搬动、头肩高位(30°)、保暖、维持正常血气、消除各种致病因素、重者延迟24~48 h开奶、适当输液。

(二)纠正凝血功能异常

补充凝血因子,可用血凝酶0.5 kU加0.9%氯化钠2 mL静脉注射,隔20分钟重复1次,共2~3次,可起止血作用。或用维生素 K_1 0.4 mg/kg 静脉注射。必要时输血浆,每次 10 mL/kg。

（三）镇静与抗惊厥

对于无惊厥者用苯巴比妥 10～15 mg/kg 静脉注射以镇静及防止血压波动,12 小时后用维持量 5 mg/(kg·d),连用 5 d。有惊厥者抗惊厥治疗。对Ⅳ级脑室内出血伴生后 1 个月内仍有惊厥发作者,因 80％以上于 1 个月后仍可发生迟发性惊厥,可使用抗癫痫药物。

（四）脑水肿治疗

(1)于镇静、抗惊厥治疗 12 h 后,可给予呋塞米 1 mg/kg 静脉注射,每日 3 次,至脑水肿消失。

(2)地塞米松 0.5～1.0 mg/kg 静脉注射,每 6 h1 次,连用 3 d。本药能降低脑血管通透性,减轻脑水肿,增强机体应激能力而不会加重出血。

（五）穿刺放液治疗

(1)硬膜下穿刺放液:用于有颅内高压之硬膜下出血,每日穿刺放液 1 次,每次抽出量＜5 mL,若10 天后液量无显著减少,可作开放引流或硬膜下腔分流术。

(2)腰椎穿刺放液:用于有蛛网膜下隙出血或Ⅲ级～Ⅳ级脑室内出血者。腰椎穿刺放液于 B 超确诊后即可进行,每日穿刺放液 1 次,每次放液量 5～15 mL,以降低颅内压,去除脑脊液中血液及蛋白质,减少日后粘连,避免发生脑积水。当 B 超显示脑室明显缩小、或每次只能放出＜5 mL 液量时,改隔日或隔数日 1 次,直至脑室恢复正常为止。

(3)侧脑室引流:对有Ⅲ级～Ⅳ级脑室内出血、腰椎穿刺放液未能控制脑室扩大者,或伴有颅内压增高的急性脑积水者,均可作侧脑室引流,首次引流液量 10～20 mL/kg。此法常可控制脑室扩大及急性脑积水。为防感染,一般仅维持 7 d 即应拔管。

(4)手术治疗:侧脑室引流效果不佳者,应行脑室－腹腔分流术。

（六）出血后脑积水(PHH)治疗

早产儿脑室内出血,其血性脑脊液引起化学性蛛网膜炎,脑脊液吸收障碍,导致脑室扩大,虽较常见,但 87％能完全恢复,只有约 4％的 IVH 可发展为出血后非交通性脑积水(Ⅲ级 78％、Ⅳ级 100％可发生脑积水)。后者乃脑室内血性脑脊液沿脑脊液通路进入蛛网膜下隙,引起脑脊液循环通路阻塞所致,以中脑导水管梗阻为多。

1.连续腰椎穿刺

对严重 ICH,可作连续腰椎穿刺放液,以控制出血后脑积水,成功率为 75％～91％,连续腰椎穿刺应做到早期应用(病后 1～3 周)、放液量不宜过少(应每次 5～8 mL)、间隔期应短(1～2 d)、疗程足够(1 个月左右),并避免腰椎穿刺损伤。对连续腰椎穿刺效果欠佳者,可联合应用乙酰唑胺治疗。有人认为反复腰椎穿刺放液并不能减少 PHH 的发生,反而会增加颅内感染的机会,因而提出反对。但因持续的颅内高压可破坏神经元轴突和损伤白质的少突胶质细胞,轴突的损伤亦可累及皮层的神经元,已证实腰椎穿刺放液能使皮层灰质容积明显增加,因此连续腰椎穿刺放液对控制持续颅内高压,防止脑积水发生确有其实际意义。

2.脑脊液生成抑制剂

乙酰唑胺 40～100 mg/(kg·d)口服。由于出血后脑积水的发病机制主要是脑脊液吸收障碍而不是分泌增加,故不主张单独应用。

3.其他

过去用于溶解血凝块的尿激酶、链激酶,抑制脑脊液生成的甘油、呋塞米等,均已证实未能减少脑积水发生而停止使用。

4.手术治疗

采用脑室腹腔分流术(ventricul eritoneal shunt,V-P 分流术),指征为:

(1)每周影像检查提示脑室进行性增大。

(2)每周头围增长＞2 cm。

（3）出现心动过缓、呼吸暂停、惊厥、昏迷等颅内高压征。

（4）术前脑脊液蛋白量＜10 mg/mL。术后常见并发症为感染及分流管梗阻。

经正规治疗的 ICH 患儿，大多于 5～7 d 后痊愈。

九、预防

（一）产前预防

（1）预防早产，预防可导致产伤的各种因素，治疗孕产妇高危疾病如妊娠期高血压病。胎膜早破孕妇应用抗生素防感染。

（2）早产孕妇产前应用糖皮质激素：糖皮质激素促肺成熟的同时，亦可促进生发基质毛细血管发育成熟，明显降低新生儿 ICH 的发生率。其不良反应为可导致低出生体重及头围缩小，但主要发生在多疗程使用糖皮质激素者。为避免产生不良反应，可仅于分娩前 24～48 h 内给予地塞米松 10 mg 或倍他米松 12 mg 静脉滴注，于 1 日内 1 次或分 2 次滴入，必要时可连用 2 d（第 2 次应用应与分娩时间间隔 24 h 以上），可明显降低早产儿颅内出血发生率。

（3）早产孕妇产前应用维生素 K_1：目的是促使胎儿血浆 Ⅱ、Ⅶ、Ⅹ 三种凝血因子水平升高，从而降低早产儿颅内出血发生率。可于分娩前给予维生素 K_1 静脉或肌内注射，每日 1 次，连用 2～7 d（最后 1 次应用应与分娩时间间隔 24 h 以上），同样有良好效果，如出生早期给予早产儿注射活性因子Ⅶ，效果更佳。

（4）产前联合应用糖皮质激素及维生素 K_1：联合应用比单用糖皮质激素或维生素 K_1 效果更佳，两药用法同上，可使 PVH-IVH 发生率下降 50% 以上，重度出血减少 75%。

（5）其他：早产孕妇产前应用苯巴比妥，经循证医学分析，无良好效果，不能用于早产儿颅内出血的预防。亦有介绍产前联合应用硫酸镁（每次 4.0 g）及氨茶碱（每次 240 mg）静脉滴注 12 h，然后每 12 h 一次，直至分娩或疗程已达 48 h。

（二）产前产后联合预防

由于 ICH 多发生在宫内或生后 1～6 h，故生后 6 h 才注射苯巴比妥，确实不能预防早产儿颅内出血的发生，若于生后 1～3 h 内注射该药，虽仍不能降低颅内出血发生率，但可减少重度出血的发生及减少轻度出血转为重度出血。故可于产前采用糖皮质激素及维生素 K_1，而于婴儿出生 3 h 内注射苯巴比妥，可获得更好的预防效果。

（三）产时预防

采用延迟结扎脐带。已证实早产儿脱离母体后 30～45 s 结扎脐带（延迟结扎脐带），与脱离母体后 10 s 内结扎脐带（即刻结扎脐带）比较，早产儿颅内出血发生率明显降低。

（四）新生儿药物预防

（1）苯巴比妥：尽管有报道早产儿应用苯巴比妥后，可使脑室内出血发生率从 43.9%～54% 降至 7.1%～28.2%，并使重度脑室内出血发生率从 20%～33.3% 降至 0～11%。于生后 6～12 s 及大于生后 12 s 给药，脑室内出血发生率分别为 15.6%、32.8% 及 44.9%。故可于生后 6 s 内应用，苯巴比妥负荷量 20 mg/(kg·d)，分 2 次，间隔 12 h 静脉注射，24 s 后维持量 5 mg/(kg·d)，共用 3～5 d。但国外经循证医学分析后认为，于生后 6 h 内应用苯巴比妥，对降低 ICH 及 ICH 后遗症、病死率均无效，且可增加对机械通气的需求，因而不推荐使用。

（2）吲哚美辛：能调节脑血流，促进室管膜下生发基质成熟。出生体重＜1 250 g 之早产儿，于生后 6～12 h 给予吲哚美辛 0.1 mg/kg，24 h 后重复 1 次；或生后 6～12 h 给予 1 次，此后每 12 h 1 次，连用 2～3 d，可使脑室内出血发生率降低 66%，但对男婴效果好于女婴，且可升高坏死性小肠结肠炎发生率。

（3）维生素 K_1：至今为止，采用维生素 K_1 预防维生素 K 缺乏所致之 ICH，其用药方法、用药途径、使用剂量均未统一，多认为口服比肌注更为合适。尽管证实维生素 K_1 作为氧化剂，对患 G-6-PD 缺乏症新生儿的红细胞不会发生氧化损害，亦不会发生 DNA 损伤，但尚未能排除导致儿童期白血病的可能。目前多建议：①由于肌内注射维生素 K_1，短期内可引起机体非常高的维生素 K_1 水平，对新生儿可能会有潜在损害，故非必要不作肌注。②足月儿生后可有维生素 K 缺乏，于生后第 1 天及第 4 天分别口服水溶性混合微胶粒制剂(phylloquinone,内含维生素 K_1 2 mg 及卵磷脂、甘氨胆酸)2 mg,维生素 K 缺乏性出血症可减少 61.1%,从而预防维生素 K 缺乏性 ICH。对单纯母乳喂养者,亦可每周口服 2 mg,采用少剂量多次口服,安全性更高。③早产儿维生素 K 依赖性凝血因子减少,不是维生素 K 缺乏所致,而是蛋白质合成不足造成,且早产儿维生素 K 缺乏并不明显,给予维生素 K_1 效果不佳,故早产儿生后前几周应适当减少维生素 K_1 的供给,不必过早给予。④对不适宜口服者可予静脉注射维生素 K_1 0.4 mg/kg,效果与口服 3 mg 者相同。⑤ 对服用抗生素、抗结核药及抗癫痫药物的孕妇,于分娩前 15～30 d 口服维生素 K_1 10～20 mg/d,该新生儿生后应立即静脉注射维生素 K,亦有预防作用。

(4)其他:尚有报道应用泮库溴铵、维生素 E、酚磺乙胺、钙拮抗剂等者,但多认为效果不大。

十、预后

(一)影响 ICH 预后的因素

(1)临床症状。若临床出现:①昏迷或半昏迷。②中枢性呼吸衰竭。③重度惊厥。④原始反射全部消失。具备上述项目越多,预后越差。其中严重室管膜下生发基质－脑室内出血发生后遗症率>35%,若伴发脑室周围出血－脑室周围梗形脑室周围白质软化者可高达 90%,常表现为半身瘫,认知障碍。

(2)出血部位及出血量:严重硬膜下出血、严重原发性蛛网膜下隙出血、严重脑室内出血及小脑实质出血,均预后不良。常见的脑室内出廊,其预后与出血程度有关:轻度出血者几乎全部存活,后遗症率 0～10%;中度出血病死率 5%～15%,后遗症率 15%～25%;重度出血病死率 50%～60%,后遗症率65%～100%。

(3)脑室围周出血性梗形脑室周围白质软化:严重后遗症的发生可能与下列因素有关。①生发基质损伤,可使神经细胞分化障碍及板下区神经元损伤,导致髓鞘、皮层发育异常而发生运动、认知障碍。②脑室周围白质、特别是对应中央区、顶枕区白质损害,皮质脊髓视放射及丘脑投射纤维损害,导致双下肢痉挛瘫,视觉损害及认知障碍。③持续颅内高压及脑积水,可导致神经发育迟缓。④皮层神经元损伤,可导致认知障碍。

室管膜下生发基质－脑室内出血后所导致的脑实质损害与神经发育的关系见表 2-9。

表 2-9 脑实质损害与神经发育的关系

白质损害	例数	神经发育		
		正常	轻度异常	重度异常
无	43	25	17	1
轻度	20	11	8	1
重度	9	0	4	5

(二)常见后遗症

(1)脑积水:主要由 IVH 所致。54%可于 8 周后自然缩小并恢复正常;部分可继续扩大超过 6 个月,然后渐消退,并于 1 岁左右恢复正常;另一部分保持稳定或继续发展成严重脑积水。过去曾广泛采用乙酰唑胺[Diamox,100 mg/(kg·d)]及呋塞米[furosemide,1 mg/(kg·d)]治疗,但最后证实不但无效,反可增加死亡率及伤残率。过去亦曾于脑室内注射链激酶(streptokinase),亦证明无效。而脑室－腹腔引流则可有一定疗效。

(2)智力、运动发育障碍:多由 PVH-IVH 所致,包括有运动、认知障碍,视觉损害及脑性瘫痪。

(张海鲲)

第十三节　新生儿衣原体感染

一、概述

新生儿衣原体感染是由沙眼衣原体(CT)引起的感染,主要表现为结膜炎和肺炎。CT 是一种含 DNA

和 RNA,但不能产生 ATP 只能寄生在活细胞内的病原体,主要通过性传播,是西方社会最常见的性传播疫病。新生儿主要为出生时产道感染,部分可通过胎盘或胎膜感染胎儿。

二、临床表现

可表现为早产、小于胎龄儿,甚至死产。结膜炎和肺炎最常见,还可引起中耳炎、鼻咽炎和女婴阴道炎。

(一)衣原体结膜炎

CT 是新生儿期结膜炎中最常见病原,多在出生后 5～14 天内发病,分泌物初为黏性,很快转为脓性,眼睑水肿,结膜充血水肿,以下睑结膜和下穹隆处明显。由于新生儿缺乏淋巴样组织,无沙眼典型的滤泡增生。角膜可见触血管翳,但失明罕见。

(二)衣原体肺炎

衣原体肺炎多在出生后 2～4 周发病。早期表现为上呼吸道感染症状,无热或低热,伴有结膜炎和黏液性鼻涕。渐出现气促呼吸暂停和阵发断续性咳嗽。肺部可闻及散在湿啰音及少量喘鸣音。胸部 X 线表现较临床症状为重,表现为肺透亮度增高,双肺不同程度间质和/或肺泡广泛浸润,支气管周围炎及散在分布的局灶性肺不张,罕见胸腔积液。常持续数周至数月。

三、诊断要点

根据典型结膜炎和肺炎症状,结合胸片、实验室病原学检查及抗体检测,可明确诊断。因 CT 存在于结膜的上皮细胞内,故标本应取自眼下穹隆和下睑结膜的刮片,而非脓性分泌物。刮片用吉姆萨染色或碘染色可找到胞浆内包涵体;或者用直接荧光抗体法或酶联免疫检测 CT 抗原,敏感性及特异性均高,选 95％以上,可用于衣原体结腱炎的快速诊断。血清学检查对衣原体 CT 感染诊断无帮助。因为 CT 感染时机体多数不产生 IgM。特异性抗体 IgG 抗体可通过胎盘,故需第二次复查抗体滴度升高 4 倍以上才有诊断价值。PCR 技术检测 CT 的 DNA 有较高的敏感性。

四、治疗

首选红霉素,每日 50 mg/kg,分 3～4 改口服,疗程 10～14 天。阿奇霉素比红霉素吸收好,易进入细胞内,每日 10 mg/kg,1 次服用,连服 3 日,衣原体结膜炎局部用 0.1％利福平或 10％磺胺醋酰钠眼液滴眼。

(刘国玉)

第十四节　新生儿坏死性小肠结肠炎

新生儿坏死性小肠结肠炎(neonatal necrotizing enterocolitis,NNEC)的发生与多种围生期有害因素(包括医源性)有关,多数在出生后 2 周内发生。病情轻重悬殊,随着低出生体重儿存活率及复苏抢救成功率的提高,本病发病率有所提高。

一、发病机制

引起本病的危险因素很多:早产、围生期窒息、呼吸窘迫综合征、脐血管插管、交换输血、休克、动脉导管未闭、发绀型先天性心脏病、红细胞增多症、腹泻、高渗奶方、喂乳量过多及"致坏死性"细菌的繁殖等。上述因素大致归纳为三种。①肠道缺氧和缺血。②高渗透压(>460 mmol/L)饮食。③梭状芽孢杆菌、沙门菌属、绿脓杆菌、肺炎克雷白杆菌或大肠杆菌等某些菌株感染,它们都使肠壁受到损害。本病主要发生在早产儿,尚与他们调节局部血流分布能力有限、免疫功能较低、肠黏膜功能不成熟有关。

二、病理

本病的病变范围轻的仅数公分而广泛的可以从胃到结肠均累及(但十二指肠病变罕见),最常累及的部位是回肠:肠腔充气、肠黏膜呈斑片或大片坏死、黏膜下有不同程度的囊样积气、出血及(或)坏死,重症者肠壁各层都坏死并伴有肠穿孔。

三、临床表现

本病较多发生在出生体重低于 2 000 g 者,一般以胃纳减退、呕吐、腹胀为主要表现。检查时发现其胃内容物潴留,肠鸣音减少。较重者腹壁红肿,扪之紧张。患儿便血或大便隐血阳性,当胃部有病变且较严重时可有呕血症状。有部分患儿初起病时大便次数增多,病情重者却常无腹泻。有少数患儿以全身症状为主,表现为一般情况迅速恶化、嗜睡、体温异常、呼吸暂停、心率减慢、休克等。

四、X 线检查

腹部 X 平片对诊断很有价值,其表现为。①胃肠道动力性肠梗阻。②肠壁积气,呈囊样(泡沫状或串珠状)、环状及细条状透亮影。③门静脉充气征,是肠壁积气的气体被肠壁间质内血管吸收,使门静脉出现树枝样充气影。④选择性肠襻扩张固定征象,表明该段肠襻出血、坏死等病理改变严重。⑤腹腔渗液,提示累及肠道已穿孔或即将穿孔。⑥气腹。凡具有上述③~⑥表现之一,即表明病变严重。

五、诊断

存在引起本病危险因素的小儿,一旦出现相关的临床表现及 X 线检查改变,即可做出较肯定的诊断。对有些腹胀、呕吐的小儿,X 线检查仅有胃肠道动力性肠梗阻改变,并无肠壁积气者,并不能除外本症的轻型早期,应严密随访。新生儿坏死性肠炎,血培养有一定阳性率,应重视此项检查。

六、治疗

(一)禁食

一旦怀疑本病即应禁食,具体时间应视病情而定,轻者 5~7 d,一般 8~12 d。当小儿食欲恢复、腹胀消失、肠鸣音正常、大便隐血试验阴转时可恢复饮食,开始宜少量稀释,如能耐受逐渐增加。如恢复饮食后症状又恶化,则应再禁食。原病变较重且范围广泛者可引起乳糖酶暂时性缺乏,应暂避免乳汁喂养,以免引起腹胀、腹泻等症状。

(二)胃肠减压

为常规措施。

(三)抗感染

可先选用氨苄青霉素或氧哌嗪青霉素。黏菌素有中和毒素作用(每天口服 10~15 mg/kg)。怀疑为胃肠道感染引起发病或血培养阳性者,抗生素的选用应根据感染的细菌而定。

(四)补充水、电解质

应经常测血电解质,保持水、电解质平衡非常重要。

(五)补充营养

小儿禁食期较长,要注意营养补充,热能每天 335 kJ/kg(80 kcal/kg),蛋白质每天 1~2 g/kg。

(六)外科治疗

有气腹或腹膜炎体征时应作外科手术。

(刘国玉)

第十五节　新生儿低血糖症和高血糖症

一、低血糖症

足月新生儿出生时血糖是孕母血糖的 70%~80%,出生后由于母体糖的供给中断,新生儿血糖下降,以往认为当生后 3 d 内足月儿血糖降至 1.65 mmol/L(30 mg/dL)以下,低出生体重儿血糖低于 1.1 mmol/L(20 mg/dL),3 d 后血糖低于 2.2 mmol/L(40 mg/dL),称为低血糖症。目前认为不论胎龄和出生体重,凡出生 24 h 内血糖低于 2.2 mmol/L,24 h 后血糖低于 2.2~2.8 mmol/L(40~50 mg/dL)皆为低血糖症,因研究证实血糖水平低于 2.6 mmol/L(47 mg/dL)的无症状新生儿可发生脑干诱发电位异常和神经系统后遗症。

（一）病因

1.糖原贮备不足

低血糖多发生在早产儿、小于胎龄儿和过期产儿，主要由于糖原贮存不足引起。并和糖原异生功能低下及高血糖素反应低下有关。

2.高胰岛素血症

母患糖尿病的婴儿和 Beckwith 综合征患儿由于胰岛素水平过高，出生后 4～6 h 易发生低血糖。

3.糖的消耗过多

有疾病的新生儿易发生缺氧、酸中毒、低体温和低血压，糖的利用加速和摄入减少，可发生低血糖。

4.遗传性或代谢性缺陷

如半乳糖血症、糖原累积症等可因糖原分解减少或代谢异常而发病。

（二）临床表现

新生儿低血糖时常为无症状型。出现症状的患儿早期多发生在生后 6～12 h，晚期发生在生后 2～3 d，症状表现为神萎、嗜睡、喂养困难，也可表现为烦躁、震颤、惊厥、呼吸暂停和阵发性发绀。持续性低血糖需考虑胰岛细胞腺瘤、胰岛细胞增殖症和 Beckwith 综合征。

（三）治疗

对可能发生低血糖者生后 1 h 即开始喂 10% 葡萄糖液，生后 2～3 h 提早喂奶，不能口喂者可静脉输注葡萄糖，一般输注速度每分钟 6～8 mg/kg，足以维持血糖在 2.2 mmol/L 以上。对低血糖者不论有无症状都应静脉滴注葡萄糖液，使血糖升至 2.2 mmol/L 以上。有严重症状者（如惊厥、震颤或呼吸暂停）可静脉推注葡萄糖液，剂量 200 mg/kg（10% 葡萄糖液 2 mL/kg），速度 1～2 mL/min，然后以每分钟 6～8 mg/kg 的速度滴注葡萄糖液。若血糖仍不能维持在 2.2mmol/L 以上，可调整葡萄糖滴注速度，每次增加每分钟 2 mg/kg。如患儿需要每分钟 12 mg/kg 以上的滴注速度来维持血糖＞2.2 mmol/L 时，可加用肾上腺皮质激素如氢化可的松每天 5～10 mg/kg 静脉滴注，或泼尼松（强的松）每天 1～2mg/kg 口服。肌内注射胰高血糖素 0.1～0.3 mg/kg，必要时 6 h 后重复应用，也有一定效果。葡萄糖液输注应在症状消失和血糖恢复正常后 24～48 h 停止。胰岛细胞增殖或胰岛腺瘤所致的顽固性低血糖则需做胰腺次全切除或腺瘤摘除术。

二、高血糖症

当血糖高于 6.9～8.3 mmol/L 时称为高血糖症。原因有：①医源性高血糖症。葡萄糖用量过多为最常见。因正常新生儿糖的利用率为每分钟 4～6 mg/kg，低出生体重儿为每分钟 2～3 mg/kg，用量超过此剂量可发生高血糖。②应激性高血糖症。处于窒息、感染或寒冷窘迫的新生儿，可因儿茶酚胺分泌增加而促使糖原分解加速或高血糖素、皮质醇类物质水平增高，糖原异生作用增强而发生高血糖症。③药物性高血糖症。如母亲分娩前或新生儿出生后应用茶碱、咖啡因、皮质醇等药物，也可导致血糖水平升高。④先天性糖尿病。可为暂时性，也可为永久性。暂时性糖尿病可能与胰岛 β-细胞暂时功能低下有关。血糖过高时可出现糖尿和高渗性利尿，甚至发生脱水，新生儿因颅内血管壁发育较差，严重高渗血症时容易发生颅内出血。高血糖症的治疗是减少葡萄糖用量、严格控制输液速度，若高血糖持续不见好转可试用胰岛素。

（刘国玉）

第十六节　新生儿低钙血症

新生儿低钙血症是新生儿惊厥的最常见原因之一，主要与暂时的生理性甲状腺功能低下有关。

一、临床表现

（1）早期低血钙：出生后 72 小时出现症状，见于母亲糖尿病、妊高症、甲状旁腺功能亢进，患儿早产、低体重等。

（2）晚期低血钙：出生后 3 天至 3 周末发生的低血钙，多为足月儿、人工喂养。

（3）肌肉兴奋性增高：震颤、惊跳、肌肉抽动、惊厥、手足搐搦。

（4）抽搐发作时常伴有呼吸暂停和发绀，喉痉挛少见。发作间期一般情况良好，但肌张力稍高，腱反射增强，踝反射可呈阳性。

二、诊断要点

（一）血钙

血清总钙＜1.75 mmol/L(7 mg/dL)，血清游离钙＜0.9 mmol/L(3.5 mg/dL)。

（二）心电图

心电图 Q-T 间期延长（早产儿＞0.2 秒，足月儿＞0.19 秒）提示低钙血症。

三、治疗

（一）抗惊厥

钙剂对低钙惊厥疗效明显，惊厥发作时立即静推注 10％葡萄糖酸钙 2 mL/(kg·次)，以 5％葡萄糖液稀释一倍后静脉推注，若惊厥仍不能缓解，应加用镇静剂。必要时可间隔 6～8 小时再给药 1 次。疗程 3～5 天。病情稳定可口服葡萄糖酸钙。

（二）补充镁剂

使用钙剂后，惊厥仍不能控制，可肌内注射 25％硫酸镁，按 0.2～0.4 mL/(kg·次)。

（三）减少肠道磷吸收

可服用 10％氢氧化铝 3～6 mL/次。

（四）饮食

因母乳中钙磷比例适当，利于肠道钙的吸收，故应尽量母乳喂养或应用钙磷比例适当的配方乳。

（五）甲状旁腺功能不全者

需长期口服钙剂，同时给予维生素 D 或 1,25-$(OH)_2D_3$。双氢速固醇 0.05～0.1 mg/d。

（六）喉痉挛

除镇静止惊、静脉推注钙剂外，必要时进行气管插管。

（刘国玉）

第十七节　新生儿产伤

新生儿产伤是分娩过程中造成的新生儿不同部位的损伤，严重者可致残。由于产科技术的进步，近年产伤的发生率已明显减少。常见的产伤有以下类型。

一、头颅血肿

头颅血肿多是由于胎位不正、头盆不称，胎头在分娩过程中，受产道骨性组织的挤压，使骨膜下血管破裂，局部血液留滞而形成。血肿多发生在颅骨的顶结节部位，可单侧或双侧同时出现，在出生后数小时或数天内逐渐扩大，边界清楚，不越骨缝，表面皮肤光滑，有波动感，血液机化后变硬如骨组织，数周乃至数月后渐吸收或与骨组织融为一体。其危险性在于较大血肿发病早期，因大量血液溢出血管外造成贫血，或红细胞短时内大量破坏，出现高胆红素血症，并诱发胆红素脑病。头颅血肿一般不需治疗，为防止感染，避免局部针刺抽吸，对于并发症应及时予以治疗。应注意鉴别的疾病。①先锋头，又称产瘤，是分娩过程中先露部位较长时间受压，头皮下循环受阻而出现的头皮下水肿。2～3 天可自然消失。②帽状腱膜下出血，出血发生在帽状腱膜与骨膜之间，此处组织疏松，出血量大，甚至可发生失血性休克。

二、锁骨骨折

锁骨骨折的发生常常与小儿的出生体重、分娩方式等因素有关，发生率占产伤的 1.5％左右。许多病例临床症状不明显,仅仅是在拍摄胸部 X 线片时发现,当骨折部位有错位,或已长出骨痂,仔细触诊可以发现。移动患侧上臂,患儿可出现疼痛的表情,且患侧拥抱反射减弱或消失。当有难产病史,即应考虑到此病,进行细致的体格检查,并通过 X 线检查确诊。骨折部位无错位时,一般不需治疗,2 周左右可自愈,但需注意保护患肢,勿过多牵拉移动。

三、臂丛神经麻痹

臂丛神经麻痹多由于胎儿体重过大、肩难产、胎位不正、分娩困难等原因,使胎儿娩出时臂丛神经受牵拉损伤而致肌麻痹。臂丛神经是由颈5～8 及胸1～2 神经构成。当第5、第 6 颈神经根受损伤,表现为患肢垂于体侧,上臂内旋,肘部弯曲,肩不能外展,患侧肱二头肌腱反射及拥抱反射消失,称上丛型,此型最多见。当第 7、8 颈神经根损伤,则腕下垂,可有大小鱼际肌萎缩,称下丛型,临床较少见。如第一胸椎神经根的交感神经纤维受损,可引起 Horner 征,表现为眼睑下垂,眼裂变小,眼球稍陷,瞳孔缩小。如全臂丛损伤,则肢体松软,近远端均无运动,诊断时除临床体征外,肌电图检查有助于损伤定位。尽早的物理康复治疗对缓解神经纤维水肿,防止肌肉萎缩有积极的作用。护理应该注意将患儿置于肩外展旋位,肘关节屈曲,使麻痹的肌纤维处于松弛状态。如发生神经根撕裂等严重损伤,需手术治疗,进行神经束吻合术。

(刘国玉)

第十八节 新生儿肺出血

新生儿肺出血指肺二叶以上出血,不包括肺散在、局灶性小量出血,多发于出生后 1 周内,常见于各种严重疾病的晚期,发病率占活产儿 0.8‰～1.2‰。本病缺乏早期临床诊断方法,如不予治疗,病死率可高达 75％～90％,是新生儿死亡的主要原因,近年应用正压呼吸治疗,治愈率明显提高。常见的危险因素为:出生窒息、感染、低体温、氧疗、严重 Rh 溶血病、表面活性物质治疗及凝血机制异常等。

一、诊断要点

(一)症状

患儿突然出现进行性呼吸困难,发绀,周身苍白。

(二)体征

(1)早期休克表现:肢体凉、毛细血管再充盈时间延长等。

(2)肺内啰音迅速增多,可伴有呼吸暂停。

(3)自口鼻腔内涌出大量血性泡沫状液体,或直接喉镜下有血性液体自气管溢出。

(4)心率下降。

(5)可见皮肤出血点及瘀斑,穿刺部位出血不止。

(6)如出血量不多,无血性分泌物自气管内涌出,应根据肺部体征及血气变化及时诊断,早期治疗。

(三)实验室检查

(1)血常规:红细胞总数、血细胞比容及血小板进行性下降,亦可测定出血性肺液的血细胞比容。

(2)血气分析:常为混合性酸中毒及低氧血症。

(3)凝血因子水平异常。

(四)影像学检查

(1)双肺可见网状或斑片状阴影,严重者双肺透过度明显降低,可伴支气管充气征,此时与 RDS 及肺炎不易鉴别。

(2)可见心脏增大。

(3)原发病改变。

二、治疗

肺出血的治疗关键是早期诊断,对有发生肺出血可能者,应及时治疗。

（一）保温

出生时即应将婴儿身体擦干，防止过多散热，保持体温恒定。

（二）供氧

可给鼻导管或氧气罩吸氧。

（三）限制液体量，纠正酸中毒

输液量 60 mL/（kg·d），以免加重肺水肿和诱发心力衰竭；纠正代谢性酸中毒用 1.5% 碳酸氢钠。

（四）纠正凝血机制异常，维持有效循环血量

可输浓缩红细胞或血浆，合并 DIC 时，可根据血液凝固状态，给予肝素。

（五）改善心功能

血管活性药物，如多巴胺和多巴酚丁胺，必要时可用强心剂和利尿剂。

（六）正压呼吸

正压呼吸可使肺泡扩张，减少渗出，纠正低氧。经气管滴入 1：1 万肾上腺素每次 0.1～0.2 mL，加压吸氧，必要时可重复使用。通气方式 IPPV，呼吸机初调参数：FiO_2 0.6～0.8，RR 40 次/分，PIP 25～30 cmH_2O（2.45～2.94 kPa），PEEP 4～6 cmH_2O（392～588 Pa）。治疗中应根据血气及时调整呼吸机参数。当气管内无血性分泌物，肺部啰音消失，无明显呼吸困难时，可撤离呼吸机。

（七）病因治疗

积极治疗原发病。

（八）表面活性物质

替代疗法因肺出血时肺泡Ⅱ型上皮细胞结构破坏，表面活性物质产生减少，故有研究认为气管内滴入外源性表面活性物质可降低呼吸机参数，缩短使用时间。

（刘国玉）

第十九节　新生儿破伤风

新生儿破伤风（Neonatal tetanus）是由破伤风杆菌经脐部侵入引起的急性感染中毒性疾病。临床上以牙关紧闭、苦笑面容、全身肌肉强直性痉挛为特征，病死率高。常在生后 4～7 天发病，故俗称"四六风""七日风""锁口风"。

一、病因和发病机制

病原菌为破伤风杆菌。该菌为革兰氏阳性厌氧梭形芽孢杆菌，广泛存在于土壤、尘埃及人畜粪便中。接生时断脐、结扎、包裹脐端消毒不严时，破伤风杆菌即侵入脐部，脐带残端坏死组织及无氧环境有利于该菌的生长繁殖，产生痉挛毒素和溶血毒素。痉挛毒素沿神经干或淋巴、血液而作用于神经肌肉传递介质及脊髓、延髓、脑桥的运动神经细胞，导致全身肌肉强烈痉挛。活动频繁的咀嚼肌首先受累，使牙关紧闭、面肌痉挛呈苦笑面容。腹、背肌痉挛，因背肌较强，故呈角弓反张。此毒素亦可兴奋交感神经，引起心动过速、血压升高、多汗等。溶血毒素可引起局部坏死和心肌损害。

二、临床表现

（一）潜伏期

潜伏期 3～14 天，大多为 4～7 天。潜伏期越短，病情越重，预后越差。

（二）发病期

患儿哭吵不安，口张不大，吮奶困难，迅速发展为唇青口撮，如用压舌板压舌时，用力愈大，张口愈困难，有助于早期诊断。

（三）痉挛期

1～2 天后出现牙关紧闭、面肌痉挛、额皱眉举、口角上牵，呈苦笑面容。四肢呈阵发性强直性痉挛，双

拳紧握,上肢过度屈曲,下肢伸直,呈角弓反张状。痉挛间歇期肌强直继续存在,声、光、触、饮水、针刺等轻微刺激常诱发痉挛发作。重者呼吸肌与喉肌痉挛可致呼吸困难、青紫、窒息;咽肌痉挛使唾液充满口腔;膀胱及直肠括约肌痉挛可导致尿潴留和便秘。患儿神志清醒,早期多不发热。常见并发症为肺炎、败血症等。

(四)恢复期

经合理治疗1～4周后痉挛发作逐渐减轻、减少,能吸吮,仍有肌张力增高,完全恢复需2～3个月。否则,痉挛越发越频,可因严重的缺氧窒息或继发感染而死亡。

三、实验室检查

取脐部或伤口等处渗出液,涂片染色镜检及厌氧菌培养,大多可查出破伤风杆菌。

四、诊断和鉴别诊断

(一)诊断要点

(1)有消毒不严接生史,生后4～7天发病。

(2)牙关紧闭,苦笑面容。早期无典型症状者,用压舌板压舌检查时,发现用力愈大,张口愈困难,有助于早期诊断。

(3)分泌物镜检或培养。

(二)鉴别诊断

1.婴儿痉挛症

婴儿痉挛症是婴幼儿时期所特有的一种严重的癫痫发作形式,以痉挛发作、智能障碍、脑电图高峰节律紊乱为特点。

2.新生儿颅内出血

颅内出血时其母有难产史,虽有抽搐,但无牙关紧闭和苦笑面容,常呈兴奋和抑制状态相继出现,前囟隆起。

3.新生儿低血钙

较少见。无不洁断脐或护理不当史,无苦笑面容、牙关紧闭,两次抽搐之间肌张力正常,血钙降至2 mmol/L以下。

五、治疗

控制痉挛、预防感染、保证营养是治疗的三大要点,疾病初期控制痉挛、细心护理尤为重要。

(一)护理与营养

置患儿于安静、避光的环境,禁止一切不必要的刺激,测温、换尿布、翻动等应集中同时进行。痉挛期应暂禁食,痉挛减轻后用胃管喂养,插胃管前应使用镇静剂,每次喂奶量不宜过多。及时清除痰液,保持呼吸道通畅及口腔、皮肤清洁。有缺氧、青紫时给氧。防止因痰堵和中枢抑制造成的窒息,做好窒息的复苏。

(二)控制痉挛

止痉是本病治疗的关键。常用地西泮与苯巴比妥交替,每4～6小时1次,临时加用水合氯醛。交替用药的目的是增强抗痉效果,减少药物不良反应。早期宜静脉给药。止痉剂的使用以无刺激时无痉挛,刺激时仅肌张力增高为度。痉挛减轻后延长间隔时间或减少药量,逐渐停药。

1.地西泮(安定)

首选药,具有抗惊厥及松弛肌肉作用。作用强而迅速,不良反应小,每次0.3～0.5mg/kg,静脉缓注或静脉滴注维持,每4～8小时1次。

2.苯巴比妥钠

止痉效果好,维持时间长,但作用较慢。首剂用负荷量15～20 mg/kg肌内注射或缓慢静脉注射;12～24小时后用维持量5 mg/(kg·d)。每4～8小时1次。可与地西泮交替使用。

3.氯丙嗪

每次 1 mg/kg,静脉滴入,4～8 小时 1 次,一般为配合使用。

4.10％水合氯醛

止惊作用快,比较安全。每次 0.5 mL/kg,保留灌肠或由胃管滴入。

(三)中和毒素

一般用破伤风抗毒素 TAT(马血清)1 万～2 万 U 静脉滴注,用前须做皮试。也可配合 3 000 U 作脐周注射。只能中和未与神经组织结合的外毒素,早期应用有效。有条件者可用破伤风免疫球蛋白(人)500～3 000 U 肌内注射,其半衰期长达 24 天,无变态反应,不需做皮试。

(四)应用抗生素

青霉素 20 万 U/(kg·d),共 10 天,能杀灭破伤风杆菌。也可用灭滴灵 10～15mg/(kg·d)静脉滴注。

(五)脐部处理

用 3％过氧化氢或 1：4000 高锰酸钾液清洗脐部,再涂以碘酒。

六、预防

积极推广新法接生,严格无菌操作,保证脐部的清洁卫生。紧急情况下接生断脐,来不及消毒,须留长脐带残端,以便再次处理。对未经严密消毒接生的婴儿,应争取在 24 小时内将残留脐带远端剪掉,重新结扎,用 1：4000 高锰酸钾溶液或 3％过氧化氢溶液清洗后涂以 2.5％碘酒,同时肌内注射破伤风抗毒素 1 500～3 000U 或人体破伤风免疫球蛋白 75～250 U。

(张海鲲)

第二十节　先天性食管闭锁

先天性食管闭锁和气管食管瘘简称先天性食管闭锁,是新生儿严重的先天性畸形之一,先天性食管闭锁及气管食管瘘的治愈率也是一项代表新生儿外科技术水平的标志,发病率约为 1/4 000～1/3 000,男女比例为 1.4：1。

一、病因

目前尚不清楚,有人认为是炎症、血管发育不良或遗传因素,基因遗传尚没有完全证实。但部分临床资料提示,食管闭锁的后代有同样的畸形。有人报道一些同胞兄弟或姐妹均有食管闭锁,有一家族中有 5 个孩子患食管闭锁。最近文献报道 102 例食管闭锁中有 9％是双胎的食管闭锁。

二、解剖及病理分型

新生儿闭锁的食管近端至口约 8～10 cm,至鼻孔约 10～12 cm,而食管远端瘘口多位于气管分叉处或右侧支气管近端。1929 年 Vogt 将食管闭锁首先分型。1944 年 Ladd 提出分型分类法。Gross 将食管闭锁分为 6 型。1955 年 Roberts 按闭锁两端距离,将 GrossⅢ型分为Ⅲa 及Ⅲb 型,第Ⅵ型食管保持连续,并不中断只是狭窄,多在中段,故多数学者将其排除。

Ⅰ型:食管闭锁的近远端均为盲端,两端距离远,占 4％～8％。

Ⅱ型:食管近端有瘘与气管相通,远端盲端,两端距离远,占0.5％～1％。

Ⅲ型:食管近端盲端,远端距离大于 2 cm 称Ⅲa,两端距离小于 2 cm 称Ⅲb。

Ⅳ型:食管闭锁的近远端均有瘘管与气管相通,占 1％。

Ⅴ型:无食管闭锁,但有瘘管与气管相通,占 2％～5％。

以上 5 型中以Ⅲ型最为常见。如国外统计 500 例食管闭锁中Ⅲ型占 88.2％。国内统计 201 例食管闭锁中Ⅲ型占 91.4％,Ⅰ型占 7.6％,Ⅱ型占 1％,未见过Ⅳ型,Ⅴ型仅 1 例。

三、病理生理

最常见的Ⅲ型食管闭锁给患儿带来严重导致大量唾液积聚在盲袋内,通过会厌反流入气管及支气管,造成吸入性肺炎或肺不张。近端食管与气管间有瘘相通,新生儿出生时因吸入羊水,胃液呈碱性,几小时后转向高酸度,pH可降至$1.3\sim1.5$,且新生儿多数有胃食管反流,这样高酸度的胃液可经过食管气管瘘进入肺脏,引起化学刺激性肺炎。以上两种因素造成患儿肺炎出现又早又危重,很难治愈。其次,由于气管食管瘘,大量气体充满肠腔,引起腹胀,膈肌升高,严重影响新生儿通气量,出现严重的呼吸障碍。个别患儿同时合并消化道梗阻,如十二指肠闭锁、肛门闭锁,致使近端肠管更扩张,导致呼吸障碍更严重。

四、临床表现

临床表现以呼吸系统和消化系统的症状为主,特别是最常见的Ⅲ型食管闭锁,生后即表现唾液过多,泡沫状唾液可从口角溢出,也可从口鼻大量涌出。有的患儿在第一次喂养即出现呛咳,奶水由口鼻涌出。患儿呈明显呼吸困难,鼻翼扇动并阵发性青紫,这是由于奶和唾液充满食管上段盲袋后反流入气管及支气管的结果。此时如能迅速充分吸净盲袋中的奶汁和黏液,患儿情况好转,此后每次喂奶均可发生同样症状。检查两肺均有明显痰鸣音,深吸气时可闻细湿啰音,合并肺不张叩诊浊音,临床上表现似吸入性肺炎。由于肺炎是双重原因,吸入性和化学刺激引起,如果处理及诊断不及时,则病情迅速恶化,短期内导致生命危险。

腹部体征可以帮助区分是哪一型:Ⅲ型由于大量气体通过食管气管瘘进入胃肠道,呈腹部饱满;而Ⅰ型食管闭锁由于食管与气管无瘘相通,腹部平坦和干瘪。此外,患儿可有正常胎便,由于不能进食,$2\sim3$天出现脱水及电解质紊乱。

五、诊断

产前诊断并非困难,产妇羊水过多及B超发现胎儿胃泡小或缺少时,应高度怀疑该病,生后插胃管受阻或从口腔翻出,诊断即基本成立,但应注意胃管卷曲在食管盲袋而误认为进入胃内。根据母亲有羊水过多史,生后短期内出现口吐泡沫,第1次喂养就出现呕吐、青紫及呛咳等呼吸困难症状,应立即用吸管吸净口腔分泌物,情况好转即考虑有食管闭锁的可能,X线是最简单的诊断方法。从鼻腔或口腔插入食管近端8号胃管,在$10\sim12$ cm处受阻,继续插入见管端自咽部返回入口内,如反复2次有此现象,可将胃管向外拔出$2\sim3$ cm,摄胸腹正位或右前斜位片,即可明确诊断,通常无需造影检查。如插管仍不能确诊,可用30%泛影葡胺少量注入近端食管造影,检查其盲端位置及有无瘘管。不用钡剂造影,因钡剂误吸入肺后有一定危险。对此,有人将空气注入近端,但近端有瘘易被漏诊。注意拍X线片应拍胸腹片,以便分辨是哪型食管闭锁,肠内有气则证实远端有瘘,多为Ⅲ型及Ⅳ型;肠内无气则证实无瘘,多为Ⅰ型。并注意有无液平面及有无肠梗阻。观看肺部情况,肺炎轻重,有无肺不张,并排除心脏、大血管、脊柱及肋骨畸形。

六、治疗

过去观点认为食管闭锁是急症,入院后应立即手术,而未重视肺炎及营养是导致死亡的主要因素。随着围产医学发展和肠外营养、呼吸管理和高效抗生素的出现,认识到有必要先进行

充分的术前准备,是提高食管闭锁成活率的关键,包括以下几点:

(1)精心护理:注意室内温度,患儿置辐射热暖箱内,头高位,减少分泌物误吸。

(2)食管近端置导管,并有效地吸引唾液(每$15\sim30$ min一次),同时做咽培养和药敏。

(3)禁食,应用肠外营养严格限制入量及速度,有条件者可应用输液泵。最初每日只给$50\sim70$ mL/kg,氨基酸、脂肪酶及清蛋白等按需输入。

(4)抗生素:现在多用第三代头孢菌素类药物,如头孢曲松钠、头孢哌酮钠或根据咽培养结果选择敏感的药物。国外有人认为肠管预防性用抗生素不可取,因在做了食管上端盲袋的细菌学研究结果中,表明术前未用抗生素的早前修复病例,近端无菌生长占50%;而在延期手术病例中,无论是否应用抗生素,均有细菌生长。研究者指出重要的是近端盲袋有效地持续吸引。

(5)呼吸管理:是食管闭锁多年来提高成活率的关键。过去对有呼吸困难的处理,最早的传统方法是急诊行胃造瘘术,而近年来多已不采用。目前处理包括:持续吸氧,超声雾化,定时翻身、拍背及吸痰,保持

呼吸道通畅,每日做血气分析检测呼吸功能。采用以上方法肺部情况若仍无好转,则应及时转入 NICU 病房作持续正压给氧或使用呼吸器来改善呼吸功能。

(6)有效的呼吸道管理是提高成活率的关键,手术是唯一救治手段(经胸或胸膜外手术),预后好。

(孙 波)

第二十一节 食管裂孔疝

食管裂孔疝(hiatus hernia)是指胃通过发育异常宽大的食管裂孔突入到胸腔内。像其他部位疝一样也可以伴有疝囊、回纳,甚至于发生嵌闭现象。儿童阶段可以发生在各年龄组,往往在食管下端病损为主。

一、病理

按手术所见与病理研究,最重要的异常是裂孔本身即裂孔宽大,肌肉环薄细、无力,胃突入到横膈以上胸腔内,绝大多数病例并不伴有疝囊。贲门往往位于横膈以上,呈现各种不同病理类型,某些病例其迷走神经表现为不适当的松弛状态。一般形成裂孔疝须有 3 个因素。①膈肌的结构改变。②支持结构上有萎缩变弱。③腹腔压力增加失去平衡。儿童裂孔疝多为先天性膈裂孔发育不全所致。

病理类型主要是按裂孔疝本身疝入情况而定,一般分为滑动性食管裂孔、食管旁疝和巨大食管裂孔疝伴短食管。

据报道大多数新生儿及婴儿裂孔疝是一种滑动性疝。一般无需手术,多可以采用体位治疗。另一类型为非常大的疝,多见女性患儿,贲门常在胸腔内,频繁呕吐更是作为一种主要症状,可能是疝内胃血管出血(充血)之故。胸腔内胃可以有一个小的憩室,也可以发生食管狭窄合伴各种类型的消化性溃疡,形成一个局部狭窄环。

二、临床表现

由于许多新生儿仅伴有小裂孔疝,症状不典型,往往在临床上呕吐频繁或在 X 线检查中才发现有裂孔疝的存在,据文献报道似乎有地区差别,男女之比约 3∶1。

典型病史即是自出生后出现呕吐,其中 80% 病例是在出生后第一周内,另约 15% 是 <1 个月。一般呕吐量大、剧烈,大多数病例呕吐物含血性物,往往患儿母亲描述呕吐是棕褐色或巧克力色。大出血少见,呕吐为胆汁样亦罕见。

在无症状裂孔疝中,吞咽困难症状不太常见。当大量呕吐以后反而十分愿意摄入食物,吞咽中出现不适和烦躁通常提示在食管有狭窄与溃疡形成。一半以上患儿诉上腹部与剑突区有疼痛感。

贫血可以是由于出血及营养不良而致,贫血程度往往与食管炎严重程度有关。合并其他先天性畸形情况:

(1)先天性幽门肥厚性狭窄据英国资料统计 150 例儿童食管裂孔疝中,新生儿、婴儿组 5 例手术中发现有先天性幽门肥厚性狭窄。

(2)偏头痛和周期性发作综合征 Bonham-Carter 提出一组中有 12 例裂孔疝发生症状典型伴头痛和周期性呕吐。

(3)声门或气管异常少数文献报道有这种异常情况。

(4)智力发育延缓据一组资料分析 150 例中有 12 例合伴有智力发育障碍,其中 2 例苯丙酮尿症、3 例糖尿病和 7 例伴 Down 症。除上述情况外,因食管裂孔疝可以合伴食管下端炎性改变,又可因呕吐可误吸入肺部而导致吸入性肺炎。极个别严重病例可发生纳入胸腔的胃或肠管嵌闭梗阻甚至组织坏死。

三、诊断

临床上十分可疑病例往往行 X 线检查即可获得明确诊断,但有时需要反复多次。当胃内充满气体和咳嗽时,有一定量的反流,这在出生后初几个月中是正常的。如持续性反流则十分怀疑是否有裂孔疝可能,可做 X 线检查。

放射学检查主要是提示部分胃组织通过食管裂孔进入到胸腔,在某些患儿,甚至可见腹腔其他脏器组织也可随疝入胸腔。

也有一些征象可作为滑动性食管裂孔疝的参考,如:胃食管反流、食管胃角变钝、胃食管前庭上移和增宽、胃食管前庭段呈尖幕状、贲门以上管道黏膜纹增粗、扭曲和存在食管炎等。如出现这些征象,应做仰卧头低足高位检查,以提高检出率。

此外,食管动力学检查及食管 pH24 小时监测、食管内窥镜等也是辅助了解病况的检查方法。

四、治疗

(一)非手术治疗

新生儿期大多数滑动性食管裂孔疝(约占 90%),可以经非手术治疗而得到缓解,包括半卧坐位、少量多次喂养及增加营养等方法。而食管裂孔旁疝、经非手术治疗未得到缓解且伴严重症状的滑动性食管裂孔疝则往往需要外科手术加以纠治。

非手术治疗原则是降低腹压、防止反流和药物治疗,后者主要包括抗酸、抗胆碱药物及镇痛解痉药等。儿童食管裂孔疝除一部分轻中型滑动性食管裂孔疝外,均需要行手术修补纠治。

(二)手术治疗

(1)手术适应证:①有并发症的裂孔疝,如严重的食管炎、溃疡、出血、狭窄、脏器嵌顿和膈部并发症。②食管旁疝和巨大裂孔疝。③经内科正规治疗无好转者等。

(2)手术选择的原则:手术必须要求做到以下几点。①贲门复位:使腹段食管回复到膈下正常位,且保留一段正常腹段长度,一般随儿童年龄而长度不一(1～3.5 cm 不等),达到能对抗腹内压,这是贲门关闭的重要机制之一。②胃固定在腹腔:固定方法多种多样,如:Hill 提出的背侧胃固定术。③建立或(和)恢复抗胃食管反流机制:除了上述膈下腹段食管有足够长度外,还要有锐性 His 角,甚至有一部分学者提出加做 Nissen 胃底折叠术,以达到抗反流目的。④将扩大的裂孔缩小:主要缝合左右膈肌脚。

(3)目前常用手术方法是经腹裂孔疝修补术,其优点不但可达到上述原则的要求,还可以探查腹腔内其他脏器有否畸变病损,在护理上也较经胸径路术方便一些。

(4)手术结果:裂孔疝修补术后应随访,除了临床症状有无缓解外,还应做 X 线检查,特别注意有无反流,要做食管动力学测定和 pH24 h 监测,对比术前检查情况,以明确裂孔疝修补术抗反流的改善。据文献统计术后复发率在 0.98%～4% 左右不等。儿童裂孔疝修补术的早期术后并发症主要是肺部并发症,包括肺炎、肺不张、肺脓肿和哮喘病等及其他处感染,如切口感染、脓胸、膈下脓肿和腹膜炎等。晚期并发症除了疝复发和胃食管反流外,常见的是气胀综合征,即不能打嗝和呕吐,其原因可能与手术中损伤迷走神经有关。故在手术中对做食管下端分离折叠术时,有相当一部分临床医师喜欢再加做幽门成形术,减少胃排空阻力,有利症状缓解。当出现复发时,需再次手术回复脏器及裂孔疝修补,复发大多数由于裂孔未能关闭到适当程度或缝合线撕裂。出现食管胃连接处狭窄,可望通过食管扩张得以解决。

严重的难扩性食管狭窄可做狭窄段切除食管－食管端端吻合、食管狭窄松解补片(结肠补片、人工生物合成补片)、代食管手术等等。

(孙　波)

第二十二节　新生儿胃穿孔

新生儿胃穿孔在临床上较少见,但病情极为严重,往往发现时已是严重的腹膜炎、感染性休克,死亡率至今仍为 30%～50% 左右。

一、病因

其病因尚不明确,发病的学说有胚胎发育异常所致胃壁肌层先天性缺损、胃壁局部缺血和胃内压增高等。

（一）胚胎发育异常

在胚胎发育过程中，来自中胚叶的胃壁环肌发生最早，始于食道下端，逐渐向胃底和大弯部延伸，至胚胎第9周出现斜肌，最后形成纵肌。如果在此过程中出现发育障碍或血管异常，则可形成胃壁肌层的缺损。

（二）胃局部缺血

在出生前或分娩过程，如发生呼吸障碍、低体温和低氧血症时，为保证生命重要器官大脑、心脏的供血供氧，体内可出现代偿性血液的重新分布，致使胃肠道血液供应明显减少。胃缺血后发生坏死，病理检查时发现局部无胃壁肌肉结构。

（三）胃内压增高

也有人认为胃内压升高可促使贲门部和胃大弯部异常扩张，导致胃肌层断裂而穿孔。这种情况往往发生于分娩后窒息或呼吸障碍时，采用面罩加压呼吸或鼻管供氧时，胃内压力迅速增高，致使胃壁变薄发生破裂。

（四）医源性损伤

新生儿特别是早产儿胃壁组织薄而嫩，在进行胃肠减压或鼻饲插管时，如所用管子放置不当或过于坚硬，也会造成胃壁损伤以致穿孔。

二、病理

胃破裂穿孔部位多位于胃前壁大弯侧近贲门部，极少数病例为胃后壁穿孔。穿孔大小不一，往往于穿孔边缘组织不规则，呈青紫色或黑色。穿孔主要病理变化是胃壁肌层广泛缺损、坏死，穿孔边缘无肌纤维，黏膜下肌层菲薄，胃腺发育不良或缺如，腹腔内有继发性腹膜炎的病理改变。

三、临床表现

在穿孔发生前无明显的临床症状，部分病例早期表现为拒奶、呕吐、精神萎靡、哭声无力及嗜睡。有正常的胎便排出。穿孔往往发生于出生后开始进奶的3～5 d，由于大量气体进入腹腔，横膈抬高，影响肺部气体交换，病儿突然出现呼吸急促、紫绀；同时胃液和奶液进入腹腔，毒素吸收，一般情况迅速恶化，出现面色苍白、体温不升、脉搏快而弱、四肢花纹等中毒性休克的征象，未成熟儿多见。

体格检查见腹部高度膨隆，呈球形，腹壁静脉怒张，腹壁、阴囊或阴唇处均有水肿，新生儿脐周腹壁最薄，故常表现为脐周红肿；腹肌紧张，伴有压痛或触之表情怪异；肝浊音界和肠鸣音消失，腹腔积液时有移动性浊音。

四、辅助检查

(1)血 pH 和电解质紊乱，表现为严重的代谢性酸中毒、低钾血症。

(2)腹腔穿刺可吸出大量的气体、液体甚至含奶的腹腔渗液，晚期为脓液，涂片可见革兰阴性杆菌。

(3)X 线检查可见膈肌升高，腹腔内有大量游离气体。整个腹腔可成一个大的气液平面，见不到胃泡影，插入胃管减压时，有时可进入腹腔，抽出大量气体，并见腹内气体减少。

五、诊断要点

在胃穿孔前作出诊断比较困难，新生儿第1～3 d 内突然出现呕吐、腹胀、拒奶或精神萎靡就应考虑本病而停止喂奶。如果体征有明显腹胀，腹壁、阴囊或阴唇处水肿，脐周红肿，肝浊音界和肠鸣音消失等腹膜炎体征，就应立即行 X 线检查，膈下大量游离气体和胃泡消失，可考虑本病。腹腔穿刺可帮助诊断，并能减轻腹胀，以改善呼吸。

六、治疗

本病较少见，常在发生胃穿孔后才就诊。穿孔后，患儿迅速出现严重的腹膜炎、败血症和呼吸功能衰竭，死亡率很高。

（一）术前准备

原则为积极改善呼吸、纠正酸中毒及控制中毒性休克。

(1)入院后一旦确定穿孔,立即胃管减压。

(2)输液量为 20～30 mL/(kg·h),术前共补充液体 75 mL/kg,其中胶体 10～20 mL/kg,如出现血压波动或有休克的临床征象,给予多巴胺或多巴酚丁胺以维持血压并保护肾功能,同时置保留导尿管以观察尿量。

(3)应用抗生素、给氧、纠正酸中毒及置暖箱保温等。供氧时不宜用正压,以防更多的气体进入腹腔,腹胀明显并影响呼吸时腹腔穿刺减压。

(4)对于有呼吸困难、青紫、经皮氧分压低于 85％的患儿,应考虑进行气管插管、呼吸机辅助呼吸,近年来的资料显示,对于此类病儿术前术后进行早期、正确的呼吸管理,可大大降低死亡率。

(5)经术前准备 3～4 h,血 pH＞7.3,尿量＞1 mL/(kg·h),即可考虑进行手术治疗,如患儿一般情况尚好,无明显休克征象,也需要进行 1～2 h 的术前准备,以保证术中循环的稳定。

(二)手术

手术方法为修补穿孔。采用气管插管全身麻醉,脐上腹横切口逐层进腹,探查胃穿孔的部位和范围,并了解有否其他肠道畸形存在。因胃壁肌层缺损的范围较广泛,穿孔边缘往往仅有黏膜和浆膜层,所以要将坏死、薄弱和不正常的胃壁全部切除,切除边缘应有新鲜血液流出,然后全层缝合,再行浆肌层内翻缝合,并用周围大网膜覆盖。绝大部分病例经此方法修补均可成功,小部分病例因胃壁肌层缺损范围过大,需行胃部分切除或全胃切除。手术后用大量温盐水冲洗腹腔,并放置腹腔引流。

(三)术后处理

手术后的主要矛盾是感染及中毒性休克,多数死亡病例术后因腹膜炎而迅速发展为败血症,继而出现肾衰竭、呼吸衰竭和 DIC,故术后的抗休克治疗和持续呼吸机辅助呼吸极为重要。同时持续胃肠减压,待肠蠕动恢复后去除胃管。开始喂小量糖水,若无呕吐及腹胀加重,即可开始少量喂奶,逐渐增加到正常量。广谱抗生素须继续应用到伤口愈合,给予支持疗法,注意保暖,按新生儿常规精心护理。

(孙　波)

第二十三节　新生儿急性肾衰竭

新生儿急性肾衰竭(acute renal failure,ARF)是新生儿危重的临床综合征之一。新生儿在血容量低下、休克、缺氧、低体温、药物中毒等多种病理状态下,肾脏在短时间内受到损害,出现少尿或无尿、体液紊乱、酸碱失调以及血浆中需经肾排出的代谢产物(尿素、肌酐等)蓄积而浓度升高。新生儿肾功能紊乱也可以是先天性肾发育不全的首发症状。

Norman 和 Assadi 报道,在收住 NICU 的 314 例患儿中,72 例(23％)伴有氮质血症(肾前性 ARF 占17％,肾性 ARF 为 6％)。

一、病因

新生儿出生前、出生时及出生后的各种致病因素均可引起 ARF。按肾损伤性质及部位的不同,可将病因分成肾前性、肾性和肾后性三大类。

(一)肾前性

新生儿肾前性 ARF 的主要病因是肾血流灌注不足。凡能使心搏出量减少或血容量不足的临床因素均可能引起肾血流灌注低下,导致肾前性 ARF。新生儿肾血流灌注不足,最常发生在生后 48 小时以内的多种病理状态,如窒息缺氧、呼吸窘迫综合征、心力衰竭、低血压、严重脱水、大量出血、败血症、低体温等。正压通气压力过高可影响静脉血回流使心搏出量减少,应用大剂量血管扩张剂致血压降低,或大剂量血管收缩剂(如去甲肾上腺素)可致肾血管痉挛,也可发生肾血流灌注不足而出现肾前性 ARF。

(二)肾性

各种病因引起的肾前性 ARF 如不及时处理,可引起肾脏损伤,发生肾性 ARF。

(1)缺氧缺血性肾病：窒息时缺氧严重或持续时间延长可致不同程度的肾脏损害。国内报道重症新生儿窒息伴胎粪吸入综合征的 24 例中,6 例合并肾性 ARF(25％)。其他如呼吸窘迫综合征、持续肺动脉高压、心力衰竭、低血容量休克、高黏滞血症、红细胞增多症、重度贫血等均为生后数日内新生儿肾性 ARF 的病因。此外,新生儿冷伤及严重感染等也是新生儿肾实质损伤的重要病因。新生儿冷伤并发的 ARF 中,肾性者占 78.6％,主要见于伴有低体温、硬肿面积＞50％、低氧血症和酸中毒的患儿。

(2)血管病变：肾动脉(或肾小动脉)血栓形成、栓塞及狭窄,肾皮质或髓质坏死,肾梗死,肾静脉栓塞(严重脱水、DIC、循环不良、糖尿病母亲婴儿)等肾血管病变均可为肾性 ARF 的病因。检测新生儿 ARF 患儿血中纤维蛋白降解产物(FDP)、血浆内皮素(ET)、D-二聚体(D-Dimer,DD)水平均明显增高,显示血管内和(或)肾内凝血是 ARF 发生的重要因素。

(3)肾毒性物质：包括致肾毒性抗生素如氨基糖苷类抗生素、多黏菌素、两性霉素 B 等;易致肾损害药物如吲哚美辛、妥拉唑林等;各种致肾毒害产物如血红蛋白尿、肌球蛋白尿、过氧化物尿症、尿酸性肾病等。

(4)各种肾疾病：先天性肾发育异常如双肾不发育、肾性病变、先天梅毒、弓形虫病、先天性肾病综合征及肾盂肾炎等。

(三)肾后性

主要为尿路梗阻引起的 ARF,见于各种先天泌尿道畸形,如后尿道瓣膜、尿道憩室、包皮闭锁、尿道狭窄、输尿管疝等。也可见于肾外肿瘤压迫尿道或医源性手术插管损伤致尿道狭窄。

二、病理生理与发病机制

新生儿 ARF 病理生理尚需进一步探讨,目前认为有以下几种改变。

(一)肾小球滤过率下降

各种病因引起的肾灌注不足,血管源性物质如儿茶酚胺、5-羟色胺、组胺、血管紧张素Ⅱ及血栓烷等释放或活性增强,肾血管收缩、阻力增高,均可致肾小球滤过率(GFR)下降而发生少尿。

(二)肾小管内滤液回漏及再吸收障碍

肾灌注不足、肾缺血缺氧或肾毒性物质使肾小管壁受损,肾小管细胞坏死、脱落,基膜断裂。肾小球滤液经过受损的肾小管细胞和基膜,渗入间质,回漏至血液中,且受损肾小管伴有再吸收障碍,这些均促进少尿或无尿,加重肾功能损伤。

(三)肾组织的细胞代谢紊乱

缺氧时,肾组织细胞内氧化磷酸化障碍,ATP、ADP 减少,细胞功能紊乱,自由基生成,产生脂质过氧化物导致细胞膜损伤,细胞内钾下降,钠、钙内流等。肾髓祥升支粗段较近曲小管更易受缺氧损害。

(四)免疫反应

严重感染(细菌、病毒等)时,免疫反应产生的抗原抗体复合物引起一系列反应可致 DIC,使肾毛细血管梗塞、血管阻力增高、GFR 降低及肾小管坏死。

三、临床表现

新生儿 ARF 常缺乏典型临床表现,根据病理生理改变和病情经过将临床表现分三期:少尿或无尿期、多尿期和恢复期。

(一)少尿或无尿期

1.少尿或无尿

新生儿尿量＜25 mL/d 或 1 mL/(kg·h)者为少尿;新生儿尿量＜15 mL/d 或 0.5 mL/(kg·h)为无尿。正常新生儿 93％于生后 24 小时内,99.4％于生后 48 小时内排尿。生后 48 小时不排尿者应考虑有 ARF。新生儿 ARF 多数有少尿或无尿症状。新生儿 ARF 少尿期持续时间长短不一,持续 3 天以上者病情危重。近年来陆续有无少尿性新生儿 ARF 的报道,其病情及预后好于少尿或无尿者。

2.电解质紊乱

(1)高钾血症：血钾＞7 mmol/L。由于少尿时钾排出减少,酸中毒使细胞内的钾向细胞外转移。可伴有心电图异常:T 波高耸、QRS 增宽和心律失常。

(2)低钠血症:血钠<130 mmol/L,主要为血液稀释或钠再吸收低下所致。

(3)高磷、低钙血症等。

3.代谢性酸中毒

由于肾小球滤过功能降低,氢离子交换及酸性代谢产物排泄障碍等引起。

4.氮质血症

ARF时蛋白分解旺盛,体内蛋白代谢产物从肾脏排泄障碍,血中非蛋白氮含量增加,出现氮质血症。

(二)多尿期

随着肾小球和一部分肾小管功能恢复,尿量增多,一般情况逐渐改善。如尿量迅速增多,有时可出现脱水、低钠或低钾血症等。此期应严密观察病情和监护血液生化学改变。

(三)恢复期

患儿一般情况好转,尿量逐渐恢复正常,尿毒症表现和血生化改变逐渐消失。肾小球功能恢复较快,但肾小管功能改变可持续较长时间。

四、诊断

新生儿急性肾衰竭的诊断标准包括:

(1)出生后48 h无排尿或出生后少尿(每小时<1 mL/kg)或无尿(每小时<0.5 mL/kg)。

(2)Scr88～142 μmol/L,BUN≥7.5～11 mmol/L;或 Scr 每日增加≥144 μmol/L,BUN 增加≥3.57 mmol/L。

(3)常伴有酸中毒、水和电解质紊乱。

肾前性、肾性 ARF 的实验室鉴别见表2-10。

表2-10　**肾前性、肾性 ARF 的实验室鉴别**

项目	肾前性	肾性
尿常规	正常	异常
尿钠(mmol/L)	<20	>25
FENa(%)	<2.5	>3.0
尿渗透压(mOsm/L)	>350	<300
尿/血浆渗透压比值	>1.2	1.0

(4)其他辅助检查。①肾脏超声检查:为非侵袭性检查方法。能精确描述肾脏大小、形状、积水、钙化及膀胱改变。对疑有肾静脉血栓形成或无原因的进行性氮质血症者,应做此项检查。②放射性核素肾扫描:了解肾血流灌注、肾畸形,并对肾小球滤过率能作系列对比性判断。③CT 及磁共振:有助于判断肾后性梗阻。④GFR 的计算:由于应用经典的内源肌酐清除率评估 GFR 较复杂,临床可应用 Schwartz 公式计算新生儿 GFR,评价新生儿 ARF 肾功能状态,其结果与应用内源肌酐清除率值呈显著正相关。

Schwartz 计算公式:GFR$[mL/(min \cdot 1.73m^2)]$＝0.55×L/Scr,L 为身长(cm),Scr 为血浆肌酐(mg/dL)。

五、治疗

治疗重点包括:去除病因,保持水及电解质平衡,供应充足热量,减少肾脏负担。

(一)早期防治

重点为去除病因和对症治疗,防止 ARF 继续进展。如纠正低氧血症、休克、低体温及防治感染等。①肾前性 ARF 应补足血容量及改善肾灌流。此时如无充血性心力衰竭存在,可给等渗盐水20 mL/kg,2 h静脉内输入。如无尿可静脉内给呋塞米 2 mL/kg,常可取得较好利尿效果。有资料报道同时应用呋塞米与多巴胺以增加 GFR,促进肾小管中钠的再吸收,比单用一种药疗效为佳。甘露醇可增加肾髓质血流,对减轻水肿有一定疗效。②肾后性 ARF 以解除梗阻为主,但肾前及肾后性 ARF 如不及时处理,可致肾实质性损害。

(二)少尿期或无尿期治疗

1.控制液量

每日计算出入水量。严格控制液体入量＝不显性失水＋前日尿量＋胃肠道失水量＋引流量。足月儿不显性失水为 30 mL/(kg·d)，每日称量体重，以体重不增或减少 1%～2% 为宜。此期若水负荷多可引起心力衰竭、肺水肿、肺出血等危重并发症。

2.纠正电解质紊乱

(1)高钾血症：应停用一切来源的钾摄入。无心电图改变时，轻度血钾升高(6～7 mmol/L)可用聚苯乙烯磺酸钠（sodium polystyrene sulfonate, kayexalate）1 g/kg，加 20% 山梨醇 10 mL，保留灌肠(30～60 分钟)，每 4～6 h1 次。每克聚苯乙烯磺酸钠可结合钾 0.5～1 mmol，释放钠1～2 mmol/L被吸收。需注意钠潴留，应计算到钠平衡量内，尤其是肾衰竭少尿或心力衰竭患儿。有心电图改变者，血钾＞7 mmol/L，应给葡萄糖酸钙以拮抗钾对心肌的毒性，并同时应用碳酸氢钠。但若并发高钠血症和心力衰竭，应禁用碳酸氢钠。此外可给葡萄糖和胰岛素。以上治疗无效时考虑作透析治疗。

(2)低钠血症：多为稀释性，轻度低钠血症(血钠 120～125 mmol/L)可通过限制液量，使细胞外液逐渐恢复正常而纠正。血钠＜120 mmol/L、有症状时可补充 3% 氯化钠。

(3)高磷、低钙血症：降低磷的摄入，补充钙剂。血钙小于 8 mmol/L 时，可给 10% 葡萄糖酸钙 1 mL/(kg·d)，静脉滴入。可同时给适量的维生素 D_2 或 D_3，促进钙在肠道吸收。

3.纠正代谢性酸中毒

pH＜7.25 或血清碳酸氢盐＜15 mmol/L时应给予碳酸氢钠1～3 mmol/(L·kg)，或按实际碱缺失×0.3×体重(kg)计算，在 3～12 h 内输入。

4.供给营养

充足的营养可减少组织蛋白的分解和酮体的形成，而合适的热量摄入及外源性必需氨基酸的供给可促进蛋白质合成和新细胞成长，并从细胞外液摄取钾、磷。ARF 时应提供 167 kJ/(kg·d)以上的热量，主要以糖和脂肪形式给予。当输入液量限制于 40 mL/(kg·d)时，应由中心静脉输注 25% 葡萄糖。脂肪乳剂可加至 2 g/(kg·d)，氨基酸量一般为 1～1.5 g/(kg·d)。少尿期一般不给钾、钠、氯。应注意维生素 D、维生素 B 复合物、维生素 C 及叶酸的供给。

5.肾替代疗法

新生儿 ARF 应用以上措施治疗如无效，且伴有下列情况，可给予肾替代疗法。

指征：①严重的液体负荷，出现心力衰竭、肺水肿。②严重代谢性酸中毒(pH＜7.1)。③严重高钾血症。④持续加重的氮质血症，已有中枢抑制表现，或 BUN＞35.7 mmol/L(100 mg/dL)者。

新生儿常用的肾替代疗法包括腹膜透析和血液滤过疗法。①腹膜透析：腹膜透析是新生儿危重临床急救中最常应用的肾替代疗法，其特点是设备与操作简单，不需要采用血管穿刺与体外循环，其治疗过程中仅为高渗性透析盐溶液沿管道反复进入与流出腹腔，完成超滤与透析的两种作用。透析液循环路径的长度、液体的容量以及渗透压浓度的大小可根据治疗目的而不同。与腹膜透析相关的并发症包括腹部外科并发症、坏死性肠炎、胸腹腔气漏以及腹膜疝等。②连续性动静脉血液滤过(continuous arterio-venous hemofiltration,CAVH)：危重的新生儿急性肾衰竭经上述治疗无效时，已较多推荐应用，并取得很好的疗效。

六、预后

新生儿 ARF 预后常较严重，先天畸形者预后更差。获得性病因引起的少尿性 ARF 病死率可高达 60%。有人报道生后 60 d 内需要腹腔透析的婴儿病死率为 61%。ARF 的预后决定于全身脏器受累程度，并非单纯取决于肾本身状况。少尿的持续时间可影响疗程和预后，持续 4 周以上的少尿提示肾皮质坏死。约 2/3 的新生儿 ARF 病例其肾小球滤过及肾小管功能可留下 20%～40% 降低，并持续 1 年以上。

(孙　波)

第二十四节　先天性巨结肠

先天性巨结肠是一种消化道发育畸形,文献记载,1886 年丹麦医生 Harald Himehprung 首先描述本病,因而依其命名,称 Hirsehsprung 病。以后许多学者进行组织学研究,证实由于先天性无神经节细胞肠段而继发巨结肠,因此根据病理又称无神经节细胞症,全称应是先天性肠无神经节细胞症。

本病是新生儿消化道发育畸形中比较常见的一种,其发病率按人群发病情况还不能精确获得,一般估计为 1/2 000～1/5 000,性别发生率男:女为 4:1。短段型以男婴为多,长段型则两者相近,全结肠型女性略为多见。3%～5%病例有遗传因素和家族性发病倾向,认为是多基因遗传,在家族病例中发生长段无神经节细胞者比一般高 5 倍,且后代发病者比先辈的病情严重。

一、胚胎学

胚胎学研究证实,胚胎第 5 周神经母细胞在颈迷走神经于出现,从神经嵴进入消化道头端,沿消化道从食道向肛门迁移,逐渐形成肠管壁内神经节细胞的神经纤维,组成肌间神经丛,随后形成黏膜下神经丛,在第 12 周到达消化道尾端。迁移过程一般第 6 周在食道壁内,第 7 周至中肠,第 8 周至横结肠中段,第 12 周到达消化道最远端,在迁移过程中,神经母细胞逐渐成熟为神经节细胞,作者认为神经节内神经母细胞的成熟可能要继续到生命第 2 年。如果在此时由于各种因素如:病毒感染、代谢紊乱、血运障碍等,可导致远端肠管的神经节细胞缺如。因此发育停顿越早,无神经节细胞肠段越长。

二、病因

先天性巨结肠肠壁肌间神经丛中神经节细胞缺如,是由于外胚层神经嵴细胞发育过程中迁移受阻的缘故。随着神经化学、组织化学和分子遗传学的进展,对神经节细胞移行受阻的原因和继发的病理生理改变有了进一步的认识,使其病因得以进一步明确。近年来主要从胚胎发生早期微环境的变化和遗传基因的变化进行了深入研究。有报道肠壁内神经细胞的迁移与细胞外基质蛋白、纤维蛋白有关。

先天性巨结肠病因学中的遗传因素已被公认,进一步探讨了遗传基因上的改变,其表达形式为常染色体显性、常染色体隐性和多基因形式。目前发现第 10 号染色体与先天性巨结肠存在密切关系,发现 10q11.2～10q21.2 缺失,特别是与酪氨酸激酶受体基因(RET)的多种突变相关。另有报道与内皮素 3(EDN3)和内皮素 B 受体基因(EDNRB)的突变相关。RET 基因定位于染色体 10q11.2 区域,EDNRB 基因定位于染色体 13q22。通过对先天性巨结肠家系连锁分析,表明长段型倾向于不完全外显的显性遗传,短段型倾向于隐性遗传或多因素的作用。与先天愚型的并存率可达 5%,其遗传基因亦可能在第 21 对染色体,但尚无直接证据。

三、病理

先天性巨结肠的病理改变,根据无神经节细胞肠段的长度,最多见的是从肛管齿状线起至直肠及乙状结肠的远端(常见型占 60%),部分病理可以延伸到降结肠或横结肠(长段型占 10%),或广泛累及全结肠和回肠末端(全结肠型占 5%),甚至更广泛的延伸至回肠末端 30 厘米以上(小肠型占 5%),亦有无神经节细胞的肠段仅局限于直肠远端或仅限于肛管内括约肌范围内(短段型、超短段型占 20%)。

形态上可以分为痉挛段、移行段和扩张段三部分。痉挛段约 80%在直肠近端或乙状结肠的远端,手术中可见痉挛段肠管变细,肠壁暗红、僵硬、水肿和肥厚改变,其具有特征性的组织学改变,表现为肌间神经丛(Auerbach 丛)和黏膜下神经丛(Meissner 丛)中没有神经节细胞,神经丛中神经纤维增生、粗大,排列紊乱;其近侧为较短的移行段,呈漏斗状,有少数的神经节细胞,移行段是痉挛段和扩张段的过渡,是由无神经节细胞向有正常神经节细胞的移行过渡;再向近端为扩张段,肠管增粗,肠壁肥厚,扩张和肥厚程度按梗阻程度而定,与年龄有关,在新生儿期可以不明显,术前灌肠效果较好者也不明显,其组织学改变比较复杂,可有正常的神经节细胞,也可出现神经节细胞缺如、减少、变性,并可呈现巨结肠同源病的组织学改变,腔内积有粪石,黏膜溃疡。位于小肠的移行段则外观不明显,不易识别。

基本的病理改变,在痉挛肠段最为明显,肠壁三个神经丛内神经节细胞完全缺如(Auerbach 丛,Henle 丛,Meissner 丛),但肠壁肌层间有较粗的胆碱酯酶阳性神经干,在环肌中亦有较正常为多的胆碱酯酶染色强阳性神经纤维存在,在肠管痉挛段远端最为明显,至近端就逐渐减少。在肌间神经丛处的肾上腺素能神经失去原有的竹篓样结构,排列紊乱,荧光纤维数量较正常显著增多,且有中等大小的神经元。

四、病理生理

正常结肠的神经支配,外来神经有来自骶部的副交感神经,在肠壁内交换神经元,其节后纤维末梢释放乙酰胆碱,对肠壁运动起兴奋作用,使平滑肌收缩;来自胸腰部的交感神经,其末梢释放去甲肾上腺素,对肠壁运动起抑制作用。由此可见肠壁的内在神经支配有兴奋性的胆碱能神经和抑制性的肾上腺素能神经,还有非胆碱能兴奋纤维和非肾上腺素能抑制纤维,非肾上腺素能抑制系统的神经节细胞位于肌间神经丛内,与外来神经有突触联系,具有肠管蠕动的松弛和肛内括约肌的松弛作用。

病变肠段内副交感活性的增强和交感活性的减弱,异常增生的胆碱能神经释放大量的胆碱能递质,引起肠平滑肌强烈的收缩,这是造成先天性巨结肠远端肠痉挛收缩的主要原因。肠壁内除胆碱能神经、肾上腺素能神经外,还存在一种对肠肌有非常强烈抑制和舒张作用的神经,已有大量研究证实这类神经末梢释放肽类物质,称肽能神经,其神经元位于肌间丛中,新近研究发现这一神经兴奋后释放 NO(一氧化氮)的证据,故目前仍称之为非肾上腺素能非胆碱能神经(NANC)。先天性巨结肠病变肠段内缺乏 NO 阳性神经丛,证实其 NANC 神经的异常。国内外在人和鼠的大量研究中还发现病变肠段 VIP(血管活性肽),SP(P 物质)、ENK(脑啡肽)、SOM(生长抑素)、GRP(胃泌素释放肽)及 CGRP(降钙素基因相关肽)等均发生紊乱,都有不同程度的缺乏甚至消失。

有神经节细胞肠段的活动是推进性和节律性运动。肠管蠕动从近端向远端推进,先以松弛为前导,继而收缩,有节律的发生正常的蠕动波。无神经节细胞肠段由于肌间神经节和非肾上腺素能纤维缺如,肠管痉挛收缩,不发生松弛作用,失去推进性的蠕动。加上肠腔内压的增加,阻碍粪便向前推进,同时肛门内括约肌张力增高、痉挛,不发生直肠肛管松弛发射,失去正常的排便机制,因此发生功能性的肠梗阻,日积月累,近端肠管逐渐扩张,肠壁肥厚而形成巨结肠。

五、临床表现

新生儿期主要表现为急性腹胀,呕吐,胎粪延迟排出。一般 80%～90% 的先天性巨结肠在新生儿期已有典型表现,具体表现为。①出生后 24～48 h 内没有或仅有少量胎粪排出,持续 3～5 d 仍未排尽;②出现急性肠梗阻症状,明显腹胀,并有呕吐。③直肠指检,当手指拔出时,可有较多的胎粪和气体喷射样冲出,同时腹胀有所好转,以后婴儿经常便秘,3～5 d 排便 1 次,或不能自解,必须依靠灌肠,否则即出现腹胀呕吐等类似急性肠梗阻的现象。部分患儿在新生儿期曾有上述症状,以后数周或数月内情况尚属正常,继而婴儿开始大便秘结,数日不解,需要塞肛栓,服泻剂或灌肠,缓慢地症状逐渐加重,便秘越来越顽固。有时也能自行排出少量粪便,但并不能解除腹胀和结肠内积粪的现象。有时腹泻与便秘交替发生。在年长儿检查时腹部膨胀,有时可在左下腹扪及扩大肠段内蓄积的粪块。典型者指检时直肠空虚,部分病例有少量粪便,少数病例直肠内塞满粪便。

先天性巨结肠临床表现是非常变化不定的,可以在新生儿期表现为急性腹胀、呕吐、胎粪排出延迟,也可能仅有轻度便秘而到达成年期。然而症状均从出生后开始,症状严重程度可有相当大的差异,不能以无神经节细胞肠管的长度作为解释,可能与无神经节细胞肠段内存在神经纤维的量多少有关。绝大多数病例有新生儿时期胎粪排出延迟的表现,如有此基本症状即应想到此诊断。

部分患儿在病程中可并发小肠结肠炎,是最严重的并发症,发生率为 20%～58%。主要症状表现为由便秘突然转为腹泻,排出大量灰褐色水样奇臭的粪水,可有黏液和血,腹部极度膨胀甚至出现腹膜炎体征,如不及时处理,全身情况迅速恶化,拒食、呕吐、高热、呼吸急促、中毒貌、严重脱水、神志淡漠、休克,若不及时正确治疗,致死率很高。目前主张及时输液、输血、静脉营养、留置肛管冲洗结肠、抗生素和消胆胺治疗。不宜急诊施行结肠造瘘。其发生机理一般认为在肠道梗阻的基础上,肠管扩张,血液循环不良,肠黏膜免疫功能低下,但确切的机制尚不明确,有多种学说:包括机械的扩张和粪便的停滞;黏蛋白成分的交替;前列腺素 E_1 活性的增强;梭状芽孢杆菌感染;病毒感染等。有学者提出过敏性血管反应的观点,认为致敏菌原为大肠杆菌内毒素,亦有认为是在肠梗阻—肠扩张—肠缺血的基础上厌氧菌感染所致。病变为逆行性的,结肠最严重,回肠末端亦可受累,表现为一种非特异性炎症,肌层间隙和黏膜下层可见广泛淋巴细胞浸润,黏膜水肿,多发性散在小溃疡和局灶性坏死,严重者可以发生肠穿孔。

先天性巨结肠可以合并其他畸形,发生率比正常人高,文献报道为 5%～20%。常见的畸形有 Down综合征,泌尿系畸形,肛门直肠畸形及心血管畸形等。

六、临床分型

根据痉挛段的累及范围临床上一般分为短段型、常见型和长段型,其中长段型包括全结肠和全消化道等类型。日本学者植田将无神经节细胞段的长度分为五型。①广泛型,超过回肠 30 厘米。②全结肠型,包括 30 厘米以内的末端回肠。③中度型,在直肠乙状结肠交界处。④短段型,在直肠壶腹以下。⑤超短段型,在耻骨直肠肌的前角以下。全结肠型无神经节细胞症亦称为 Zuelzer-Wilson(Z-W)综合征,Rudin等(1986 年)报道 Z-W 综合征的病理改变有四种类型。①无神经节细胞。②神经节细胞减少。③神经节细胞增多或发育不良。④肠神经系统缺如。全结肠无神经节细胞症可以治愈并能正常生活,但累及小肠者死亡率高达 50%以上,全肠神经系统缺如者不能存活。关于节段性或跳跃性病变,不符合神经母细胞在消化道内的移行和发育理论,目前尚有争议。

肠神经发育不良症(Intestinal neuronal dysplasia,IND)于 1971 年由 Meier-Ruge 首先提出,临床症状类似于先天性巨结肠,组织学表现为黏膜下和肌间神经丛过度增生,肠壁黏膜固有层副交感神经纤维中胆碱酯酶的活性增强。IND 常发生于先天性巨结肠无神经节细胞肠段的近端,有报告先天性巨结肠患儿中并发 IND 者约为 25%～35%,其主要表现为先天性巨结肠根治术后患儿仍存在持续肠梗阻症状,较少单独发生。有关 IND 基本诊断标准存在相当的混乱,1991 年 Borchard 制定了直肠黏膜活检诊断 IND 的原则,包括二个必要条件。①黏膜下神经丛过度增生。②黏膜下血管周围 AChE 阳性神经纤维的增加。另有二个附加条件。①异位神经元。②黏膜固有层中 AChE 的活性增强。1994 年 Meier-Ruge 等又报告组织学检查中见到巨大神经节,即每个神经节含有超过 7 个以上的神经节细胞,巨大神经节超过神经节总数的 20%～30%,是诊断 IND 最具相关性的参数。

七、诊断

除了依据临床表现外,先天性巨结肠的诊断需要多种方法联合,相互补充,有助于提高确诊率。常用的辅助检查有放射学检查、直肠肛管测压、组织病理活检、免疫组织化学检查等。

(一)放射学检查

直立位腹部平片显示为低位肠梗阻征象,在新生儿时期往往难以区分小肠与结肠扩张,但在年长儿可看到扩张的横结肠贯于腹部。钡剂灌肠对诊断有很大帮助,可查明痉挛性狭窄肠段的范围、移行到扩张肠管的部位、肠蠕动和张力的变化,检查时钡剂灌注的压力不宜太高,边灌注边观察,主要征象是元神经节细胞肠段与其近端结肠的口径差别,尤其是侧位片,可见直肠,乙状结肠远端狭窄僵直,乙状结肠近端及降结肠明显扩展,结肠炎时出现锯齿状改变;24 h 后随访钡剂排空情况,可见结肠内仍有钡剂滞留。新生儿期由于近端结肠尚未扩张,不易与无神经节细胞肠段作对比,因此,在新生儿期钡剂灌肠约有 20%病例不能确诊,1 岁以上约有 5%不能确诊。全结肠巨结肠显示肠管口径正常,但结肠长度变短,或显示全结肠细小。在年长儿,由于不能清楚地显示狭窄的直肠段,对超短段型的诊断比较困难。

如病史典型加以钡剂灌肠显示明确的移行段,诊断可确定,不必再进行特殊的诊断方法。在新生儿如X 线检查不典型和年长儿的病史或钡剂灌肠均不典型者,均需进一步作下列检查。

(二)直肠肛管测压

1967 年 Lawson、Nixon 和 Schnaufer 等提出用直肠肛管测压诊断先天性巨结肠。经过不断的技术和设备的改进,目前认为是一种安全简便、诊断率高的方法。除了作为临床诊断外,还可用以评估治疗效果、术前病变程度的预估和研究。正常儿直肠内气囊注入 3～5 mL 气体后,在 1～3 s 内肛管压力可见迅速下降(称为直肠肛管抑制反射阳性),而先天性巨结肠的患儿,向直肠内气囊注入再多的气体,肛管压力也无明显变化(称为直肠肛管抑制反射阴性),有些患儿肛管压力不但不降,反而上升(称为直肠肛管抑制反射异常),我们把反射阴性和异常均称为病理反射。直肠肛管测压用于诊断新生儿巨结肠有争论,况且新生儿 12 d 内不发生正常的直肠反射,因此 1 个月内婴儿的错误率可达 20% 以上,理论上新生儿自动排便,即表示存在直肠肛管反射,可以辅助诊断。小婴儿由于哭吵和腹肌紧张,时常发生假象,因此有假阴性和假阳性的报告,必要时重复测压。儿童组的诊断准确率可较高些。关于直肠肛管测压诊断先天性巨结肠的准确率,各家报道不一,从 76%~100% 不等,但目前认为测压法仅是一种粗略的筛选试验。

(三)组织病理检查

1.直肠黏膜吸引活检

组织学检查黏膜下层有无神经节细胞,可在术前作出病理诊断。通常应用黏膜吸引钳置于齿状线以上 2~5 cm 处,在一定的负压(20 mmHg)下吸取直肠黏膜及黏膜下层,每侧两块组织,经固定后连续切片 20~60 张,观察黏膜下层有无神经节细胞存在,从而做出诊断。此方法简便,对新生儿病例尤为合适,年长儿由于黏膜较厚,难以取到合适的标本,不易做出正确的结论,但在有时吸取的组织厚度不够,诊断困难,偶尔出血较多,需要注意。

2.直肠肌层活检

有时是诊断先天性巨结肠同源病的主要依据,理论上是最可靠的方法,但存在以下的缺点:

(1)在正常直肠的齿状线上方有一低神经节细胞区,在该区内取材易误诊,故强调取材高度在齿状线上方,新生儿为 2 cm,1 岁以内 2.5 cm,1~3 岁 3 cm,4 岁以上 3.5 cm。

(2)存在肠穿孔、出血、感染等并发症。

(3)术后瘢痕影响根治性手术。

(四)组织化学检查

乙酰胆碱酯酶组织化学诊断法是利用无神经节细胞肠段黏膜层内胆碱能神经纤维增生、乙酰胆碱酯酶活性增强的特征。在离齿状线 2~3 cm 以上直肠及结肠的不同部位,用吸引法切取黏膜标本,作冰冻切片,经乙酰胆碱酯酶组化法染色,然后观察胆碱酯酶反应情况。正常肠黏膜内的神经酶反应阴性,无神经节细胞肠段的黏膜肌层和黏膜固有层内可见到大量的胆碱能神经纤维增生,沿着肠腺之间向上延伸或缠绕肠腺蜿蜒盘旋,表现黏膜层内神经酶反应强与神经纤维增多、变粗、染色变深,确诊率在 95% 左右。但应注意新生儿胆碱酯酶活性正常,尚不能排除无神经节细胞症,因为胆碱能神经纤维可在出生后从肠黏膜下层逐渐向固有层生长。

(五)辅助诊断

(1)红细胞乙酰胆碱酯酶和血清胆碱酯酶测定病者的测定值比正常儿和一般便秘者有明显的增高。

(2)直肠黏膜胆碱酯酶的比色测定法检查肠黏膜组织中的胆碱酯酶水解乙酰胆碱的数值,用比色测定。病者的测定值增高。

(3)肌电图检查通过记录远端无神经节细胞肠管的异常生理活动的检查方法,所显示的慢波低矮光滑,出现次数少而不规则,缺乏峰形电位。

(4)血管活性肠肽(VIP)和 P 物质测定用免疫组织化学法测定,可对肠运动功能做出评价,在先天性巨结肠病例经常是减少或缺乏的。

依据典型病史和症状,结合 X 线检查,常可做出诊断。遇有难以确诊病例,尚可应用各种检查方法,根据技术条件和病情要求而选择,可互为补充。检查结果也可能有所误差,在诊断不能确定时应间隔一定时间复查。

八、鉴别诊断

新生儿期巨结肠需与先天性回肠闭锁作鉴别,肠闭锁病例经灌肠后没有胎粪排出或只有少许灰白色分泌物,钡剂灌肠显示结肠远端细小,不扩张,呈胎儿型结肠改变。还需与新生儿胎粪填塞综合征、小左结肠综合征作鉴别,经灌肠洗出较稠厚的胎粪后,即能正常排便,不再发生便秘。此外新生儿败血症、肾上腺功能不全、甲状腺机能低下、颅脑损伤等均可有类似低位肠梗阻的表现,鉴别困难时可在适当治疗下严密观察并作钡剂灌肠,多能明确诊断。

在临诊时应与类巨结肠症或称先天性巨结肠同源病相鉴别,其临床症状与先天性巨结肠类似,但病理改变却截然不同。①肠神经元发育不良,其特征为黏膜下和肌间神经丛增生伴巨神经节形成;黏膜固有层及肌层之间有或无神经节细胞;黏膜固有层和环肌的副交感神经纤维乙酰胆碱酯酶活性中度增高;肌间神经丛的交感神经发育不全。②神经节细胞减少症,系肠肌间神经丛的神经节细胞减少,致肠动力减弱,排便功能障碍。③神经节不成熟症系肠肌层神经丛的神经节细胞发育不成熟致排便功能障碍。上述类型文献上还有壁内神经丛发育不全、神经节发育不全等名称。

九、治疗

(一)保守疗法

适用于超短段型病例,包括每日扩肛,逐日增粗,服缓泻剂,辅以灌肠,定期随访。扩肛是扩张肛门和直肠,不仅有引发排便的功能,而且强力扩张肛门内括约肌和痉挛段直肠,可以使之弛缓而有治疗作用;缓泻剂种类很多,主要作用为增加粪便中的水含量,扩充肠管而加速肠蠕动促进排泄。由于缓泻影响患儿的消化和吸收,不可长期应用。

(二)结肠灌洗

结肠灌洗是有效而可靠的维持排便方法,可缓解症状,适用于诊断尚未肯定的病例,或已确诊作为术前准备的手段。肛管置入扩张肠段内,应用等渗盐水,多次等量冲洗,同时按摩腹部,使积聚粪便排尽,每日1~2次。注意切忌暴力插管,以免发生肠穿孔。不使过多的液体滞留在结肠内,防止产生水中毒或盐中毒。

(三)手术治疗

1.肠造瘘

肠造瘘是在非手术治疗无效、又不能行根治术时的过渡性治疗措施。有学者认为肠造瘘使患儿增加的多次手术的痛苦,而且增添了造瘘护理的麻烦,因此仅在肠穿孔、严重小肠结肠炎和腹胀严重灌肠无效的情况下行肠造瘘手术。

2.根治性手术

在诊断明确后,经过适当的术前准备,应争取早日施行根治性手术。目前随着新生儿监护设施的完善、麻醉安全和静脉营养的应用,新生儿期根治手术已广泛被采纳。手术目的是既要排便通畅而又不致于失禁。要求从齿状线上0.5~1.5 cm开始切除狭窄段肠管和近端有明显肥厚且扩张的结肠,再将近端结肠拖出与肛管吻合。基本的手术方法有四种。①Swenson术。②Duhamel术。③Soave术。④Rehbein术。在此基础上各种改良的术式甚多,各有其优缺点,治愈率多在85%~90%左右,近年来采用经腹腔镜操作或经肛门操作Soave根治术,已取得操作简便、损伤小及美容的效果。选择手术方法可根据年龄,病情以及术者对手术方法的熟练程度而定。

(1)Swenson手术(拖出型直肠、乙状结肠切除术):1984年Swenson设计了拖出型直肠、乙状结肠切除术,于1969年对术式进行了改进,一直沿用至今。

手术要点:以常见型为例,经腹游离扩张的乙状结肠,松解降结肠脾曲,尽量向下游离直肠接近肛门。然后将结肠套叠式从肛门拖出,于肛门上2.3 cm横行切开直肠的前半部分,后半部分则距离肛门约0.5 cm,切面呈斜行,于肛外行结肠—低位直肠吻合术。术毕将吻合部推回肛门直肠内。新生儿期行Swenson根治术,术前需禁食,2~3 d,每天清洁灌肠2次,术后应用静脉抗生素1周,术后2周行直肠指检。广泛分离盆腔及远端结肠,切除扩张的结肠,直肠从肛管内翻出,结肠再由翻转的直肠内套出,在会阴进行结肠与肛管的斜形吻合。此术操作范围较大,易损伤支配膀胱和直肠的神经。在腹腔内切除结肠,可能发生盆腔感染,吻合口泄漏较多。适合于较大儿童。

(2)Duhamel手术(结肠切除、直肠后结肠拖出术):1956年Duhamel设计了直肠后结肠拖出术,拖出结肠自齿状线后半部引出。

手术要点:游离切除扩大的乙状结肠,松解结肠脾曲,近侧断端结肠暂时用丝线缝合封口,以备拖出。直肠于盆腔腹膜返折水平横断后,将远断端二层缝闭,用手指分离直肠骶前间隙,直至肛门皮下。转会阴部扩肛后,于齿状线水平切开肛管后半环,经直肠后将近端结肠拖出。拖出结肠后半部与肛管齿状线切开缘作二层缝合。用特制的环形钳将结肠前壁和直肠后半壁高位处钳紧,钳夹的肠管坏死脱落后,直肠前半壁与结肠后半壁粘连愈合。此手术优点为操作较简单,不需盆腔的广泛解剖,因此膀胱和生殖系统神经损伤的发生率明显减少,保留了直肠前壁作为排便的反射区,切除了后半部分的内括约肌,肛门痉挛的程度减轻。此术缺点是有盲袋形成,造成术后继发性便秘和大便溢出性失禁,因此有多种改良术式可避免盲袋的发生,减少并发症,提高疗效,如直肠后结肠拖出,直肠结肠"Z"型吻合术(Ikeda法),直肠乙状结肠斜形切除,直肠后壁劈开,直肠内拉出术(Satomura法)等。近年来用一次性直线吻合器替代钳夹,患儿痛苦减少,效果较好。术后小肠结肠炎是主要的并发症,大多发生于新生儿和婴幼儿。

(3)Soave手术(直肠黏膜剥离、结肠于直肠肌鞘内拖出切除术):腹部手术与上述相同,解剖盆腔直肠时,将直肠壁注射盐水,环形切开直肠肌层,黏膜则保持完整剥离,直至齿状线水平。肛门部的上段黏膜可通过翻出肛门外去除。结肠经直肠肌鞘内拖出与肛门作一期二层缝合。此手术方式的急性并发症为直肠肌鞘内感染,肛门吻合口裂开;慢性并发症有黏膜脱垂,大便失禁等。自从1962年Soave提出此手术后,各地积累了大量的经验,大多数认为此手术方式是治疗新生儿和小婴儿较为合适的方法,剥离直肠黏膜时越年幼越容易剥离。此法优点是不需要解剖盆腔,不会损伤骶丛神经,保留肛门括约肌,无大便失禁及尿潴留等并发症,对腹腔污染亦少,适用于婴儿,可进行腹腔镜操作或直接经肛门操作。但因遗留无神经节细胞的直肠肌层,且缺乏肛内括约肌的正常松弛,常引起狭窄和小肠结肠炎,近年来提倡将直肠肌鞘后侧纵形切除肌条0.5 cm,可减少并发症产生。

(4)Rehbein手术(经腹直肠、结肠切除术):Rehbein于1960年报道,在腹膜返折下方1 cm处切断直肠,与正常结肠远端行端端吻合,因保留的痉挛段长度达3～7 cm,未切除肛管及直肠末端的无神经节细胞段,缺乏直肠肛管松弛反射,肛括约肌持续痉挛,术后常发生便秘,需要进行长期扩张,必要时还须切断肛内括约肌,并发症较多。

(5)对于长段型巨结肠的根治性手术:长段型的病变肠管较长,病变肠管切除后,剩余的结肠不能抵达盆腔及肛门,可以将升结肠转位、拖出吻合。手术中剪开升结肠的外侧腹膜,在不损伤升结肠动静脉的情况下,游离升结肠,以盲肠为中心逆时针方向旋转180°,将升结肠远端移入盆腔到达肛门。

(6)Martin手术(直肠后回肠拖出,回肠结肠侧侧吻合术):对于全结肠巨结肠大多采用此术式,具体如下:先在回肠的正常部分将其切断,近端用荷包暂时缝闭,然后至会阴部,扩肛后按Duhamel手术方法切开肛门皮肤黏膜交界线的后半环,从切口拖出近端回肠,行A字形的回肠-直肠吻合,再回腹腔内操作,在脾曲处斜面切断结肠,将回肠与降结肠、乙状结肠平行排列,从脾曲切断处开始作一长形的回肠-结肠侧侧吻合术,直至进入盆腔。此术式的优点是保留了左结肠,借此可以吸收水分和其他的营养和代谢物质,术后腹泻与营养不良得以改善,回肠的正常蠕动功能又保证了肠内粪便的推进和排出。

(7)腹腔镜辅助先天性巨结肠根治术:腹腔镜辅助先天性巨结肠根治术主要采用直肠黏膜剥离、直肠肌鞘内结肠拖出术(Soave根治术),通过腹腔镜腹部解剖操作,分离直肠周围盆腔组织,分离结扎切断直肠和乙状结肠的动、静脉至脾曲,达到易于结肠拖出的目的。腹腔镜辅助先天性巨结肠根治术自1995年临床上普遍应用以来,获得了良好疗效,其创伤小、出血少,术后疼痛轻,肠功能恢复快,美容效果肯定,但术后需要坚持扩肛。此术式对于儿童先天性巨结肠已得到广泛认可,国内外均有较多的成功报道。

(8)经肛门一期拖出术(Soave):治疗先天性巨结肠在腹腔镜辅助巨结肠根治术基础上,人们发现对某些病例腹腔镜在腹部的操作仅仅起到观察结肠形态和取组织活检的作用,而经会阴操作,直接观察拖出的结肠形态和术中组织活检既能取代腹部操作,又可减少肠粘连等并发症。1998年墨西哥Dela Torre-Mondran首次报道经肛门Soave直肠内拖出术治疗5例先天性巨结肠获得成功;1999年美国Albanese CT以同样方法治疗11例新生儿,均获得良好的近期疗效。

经肛门Soave一期拖出根治术的操作要点:首先在于近切缘取直肠齿状线上0.5 cm,如近切缘距直肠齿状线大于 0.5 cm,遗留直肠元神经节细胞段较长,易发生术后便秘和腹胀等症状复发,此点与传统的 Soave 术式相同。其次术中分离直肠黏膜和肌层是操作技巧的关键,任何遗留的黏膜都将造成 Soave 术式特有的并发症-直肠肌鞘内感染,剥离过厚又会损伤括约肌,影响术后的排便控制。在未发生过结肠炎的小婴儿,经术前反复灌肠扩肛,黏膜增厚,分离时层次比较清楚,一般分离直肠黏膜 2～3 cm 后,间隙较明显,特别在即将进入腹腔段时尤其容易,并可见到直肠肌层一周膨起,继续分离 1～2 cm 后切开全层,即进入游离腹腔,并可见直肠的左右侧系膜血管,紧贴肠壁继续分离,左右侧系膜汇合形成乙状结肠单侧系膜,此时乙状结肠十分游离,操作简便,大多可切除结肠 20 cm 以上。选择切除结肠水平是术后疗效的关键。拖出结肠形态的观察和术中冰冻切片病理检查可正确判断切除结肠的水平,是经肛门一期拖出根治术的重要步骤之一。

(9)短段型的根治手术方法:肛门内括约肌及直肠肌层部分切除治疗是首选。该法最初作为经腹会阴根治术手术后的补救措施,用于 Swenson 等方法术后,因痉挛段遗留过长或肛门内括约肌失弛缓的病理作用明显,而症状复发的病例。目前该术式有 Thomas 和 Lynn 两种方法。Thomas(1967 年)法为俯卧位,在肛门后方纵切,显露内括约肌和直肠后壁,直视下切除宽 0.4～0.5 cm,长 3～6 cm 肌层;Lynn(1975 年)法为取截石位,扩肛后在齿状线上方切开黏膜,用剪刀进入黏膜下层并分离,切除宽 0.5～1.0 cm,长 4～14 cm 的肌层。Tomas 法组织损伤较大,易发生切口感染,但显露直肠后壁、剥离肌层比 Lynn 法安全,不易损伤黏膜。

(10)肠神经发育不良的处理原则:大多数 IND 病儿应用轻泻剂和灌肠临床症状可以得到缓解,如果经正规保守治疗 6 个月后无效,可以行直肠内括约肌切开术。Scharli 报告 22 例 IND 中 13 例行后侧括约肌切开术,术后三个月内 90% 的患儿症状改善。病变肠管切除和拖出术适用于弥散型 IND,手术指征不能单依靠组织学发现,还应根据临床症状综合考虑。快速 AChE 技术是术中决定 IND 病变范围的最有效的方法。

(四)手术并发症及其防治

1.术中并发症

(1)输尿管损伤:较肥胖的患儿由于肠系膜肥厚,腹膜外脂肪较多,输尿管不易看清,需要剪开后腹膜并解剖才能看到。在结扎乙状结肠系膜时,如过度牵拉,有可能将输尿管牵拉并结扎,术中需要探明输尿管后才分离结扎结肠系膜,十分重要。

(2)输精管损伤:输精管的盆腔段位于腹股沟管内口的内下方与膀胱的外后方之间,在剪开腹膜返折后,常可以看到迂曲的输精管,因此在 Swenson 手术分离膀胱和直肠时需要注意不要将输精管误认为纤维切断。

(3)肠扭转:指拖出的肠管在扭转状态下与直肠吻合,术后可出现不全性肠梗阻症状,这种情况易发生于经肛门一期拖出术患儿,因此在拖出结肠时应时刻注意肠系膜的位置,以免在扭转状态下与直肠吻合,有时难以判断,需用腹腔镜辅助观察。

(4)肠系膜过度紧张:在游离结肠系膜时要充分利用血管弓和交通支,防止肠管拖入盆腔时系膜血管张力过高,以至于影响肠管的血液供应,导致吻合口愈合困难,出现吻合口漏或狭窄。

2.术后早期并发症

(1)吻合口漏:与吻合口感染、结肠系膜张力过高,影响血供和缝合技术欠佳等因素有关。一旦出现吻合口漏的征象,早期进行结肠近端造瘘为最佳的处理方法。

(2)尿潴留:因过多的盆腔操作,损伤神经,易发生尿潴留,常见于 Swenson 手术后。一般留置导尿管 5～7 天即可。

(3)小肠结肠炎:如术前曾发生小肠结肠炎的患儿更容易出现,特别是在 Soave 术式后直肠肌鞘水肿和吻合口水肿的患儿,给予留置肛管可以得到缓解。

3.术后晚期并发症

(1)便秘:发生原因比较复杂,目前认为与先天性巨结肠同源病或肛门内括约肌的病理作用有关。

(2)污粪：与肛门内括约肌的肌张力低下或排便协调功能不良有关，术中肛门内括约肌损伤过多，则污粪发生率就高。

十、预后

近年来随着医疗技术的不断提高、医院设备和条件的不断改善，特别是围术期监护管理不断完善，使先天性巨结肠根治术即使在新生儿期进行也相当安全。但术后各种并发症仍较多，存在伤口感染(10%)、吻合口瘘(7.2%)、肠梗阻(11.2%)；远期随访便秘和污粪仍有较高的发生率。Skaba(1994 年)收集文献共4431 例，术后死亡率 0～3.4%，吻合口狭窄 3%～21%，吻合口瘘 3.4%～13.3%，术后便秘复发约占 10%左右，肠炎约 5%～10%。从以上资料看来，先天性巨结肠的诊断和治疗上仍存在有待进一步改善的方面。

（郑艳艳）

第二十五节　先天性膈膨升

一、病理

小儿膈膨升症属膈肌无力类疾病，是由于膈肌肌纤维发育不全或膈神经麻痹而造成某部分或某侧的膈肌不正常地升高，可分为完全性和局限性。在胚胎第 6～10 周膈肌发育过程中，由于颈部第 3、4 肌节或胸壁成肌细胞未迁入胸腔膜形成的膈中，导致横膈的肌化异常而引起先天性膈膨升，它以缺乏或极度退化的横纹肌为特征，膈肌变薄，特别是中心腱部分被广泛的纤维弹性组织替代。由于横膈在胚胎期形成和发育的同时，肺实质的发育和内脏的旋转也在进行，故膈肌发育不良形成膈膨升时可合并呼吸、消化、循环、泌尿等系统异常或畸形，以呼吸系统异常最常见。膈膨升时，膈肌抬高，腹腔脏器随之上移，致胸腔容积减小，肺组织受压，易引起肺发育障碍。

二、临床表现

膈膨升因膈肌舒缩功能和稳定性的丧失，主要影响呼吸、循环和消化系统功能，严重者可致膈衰竭，所以要求及时诊断，及时处理。它最需与膈疝鉴别，膈疝时触诊腹部空虚，X 线检查示膈肌不完整，显影不清，或膈上显示异常影像，如气泡或致密影；造影是诊断膈疝的重要手段，经胃注入造影剂后，可证实胃肠在膈上胸腔内。膈膨升的诊断主要依靠临床表现、查体及 X 线检查。胸透一般认为是检查膈肌功能最准确、最简单的方法，是首选检查。胸片及 CT 检查对评价膈肌的厚度和膈穹隆的高度有一定价值，但无特异性诊断价值。

如患儿在机械通气和氧疗时，应使用较低的通气压力和吸入氧浓度来维持动脉血氧，以免增加肺损伤。同时采取综合疗法，保证足够的热卡，限制液量，控制感染，应用强心剂、利尿剂、茶碱类药物等，糖皮质激素能促进肺表面活性物质的合成，减轻炎症反应，抑制炎性细胞浸润和纤维细胞增生，对肺发育不良的疗效肯定。

三、治疗

膈膨升症状轻者或无症状者，无须特殊治疗。对有呼吸困难或消化道症状，甚至危及生命者，应及时行手术治疗。对小儿获得性膈膨升手术时机的选择，目前看法不一。有人认为一些患儿会自行恢复，故应首选保守治疗；但大多数报道麻痹的膈神经多在 10 d 内开始恢复功能，故认为 10 d 内不能脱机者，应考虑手术。手术方法很多，如膈肌叠瓦式缝合术、膈肌水平褥式缝合术、膈肌重叠缝合术等，原则都是通过手术恢复膈肌的正常解剖位置和张力，维持正常的肺容积及肺通气，并治疗并发症。

（郑艳艳）

第二十六节 先天性肥厚性幽门梗阻

先天性肥厚性幽门狭窄是新生儿期常见的消化道畸形,由于新生儿幽门环肌肥厚、增生使幽门管腔狭窄而引起的上消化道不完全梗阻性疾病。发病率为 10/10 万～33/10 万,占消化道畸形的第 3 位。第一胎多见,男孩多于女孩,男女发病率之比约为 5:1,多为足月儿,未成熟儿较少见。

一、诊断

(一)临床表现

呕吐是本症主要的症状,一般在出生后 2～4 周,少数于生后 1 周发病,也有迟至生后 2～3 个月发病者。开始为溢乳,逐渐加重呈喷射性呕吐,几乎每次奶后均吐,多于喂奶后半小时内即吐,自口鼻中涌出;吐出物为带凝块的奶汁,不含胆汁,少数患儿因呕吐频繁使胃黏膜毛细血管破裂出血,吐出物含咖啡样物或带血。患儿食欲旺盛,呕吐后即饥饿欲食。呕吐严重时,大部分食物被吐出,致使大便次数减少,尿少。

(二)体格检查

1.胃蠕动波

常见,但非本症特有体征。蠕动波从左季肋下向右上腹部移动,到幽门即消失。在喂奶时或呕吐前较易看到,轻拍上腹部常可引出。

2.右上腹肿块

为本症特有体征,具有诊断意义。检查方法是用指端在右季肋下腹直肌外缘处轻轻向深部按摸,可触及橄榄大小、质地较硬的肿块,可以移动。

3.黄疸

少数患儿可以伴有黄疸。可能与饥饿和肝功能不成熟,胆红素肝肠循环增加等有关。

(三)并发症

1.消瘦

反复呕吐、营养物质及水分摄入不足,致使患儿体重不增,以后下降,逐渐出现营养不良、消瘦。

2.脱水和电解质紊乱

由于呕吐使 H^+ 和 Cl^- 大量丢失,造成脱水、酸碱平衡失调及电解质紊乱等。

3.继发感染

由于呕吐营养物质摄入不足使患儿免疫功能下降,同时呕吐易造成患儿胃内容物误吸,易出现反复感染,特别是下呼吸道感染等。

(四)辅助检查

1.腹部超声

腹部 B 超可发现幽门肥厚肌层为一环形低回声区,相应的黏膜层为高密度回声,并可测量肥厚肌层的厚度、幽门直径和幽门管长度,如果幽门肌层厚度≥4 mm、幽门前后径≥13 mm、幽门管长≥17 mm,即可诊断为本症。

2.腹部 X 线检查及钡餐造影

透视下可见胃扩张,钡剂通过幽门排出时间延长,胃排空时间延长。仔细观察可见幽门管延长,向头侧弯曲,幽门胃窦呈典型的鸟嘴状改变,管腔狭窄如线状,为诊断本病特有的 X 线征象。

3.内镜检查

可见幽门管呈菜花样狭窄,镜头不能通过幽门管,有胃潴留等。

二、鉴别诊断

(一)幽门痉挛

多在出生后即出现间歇性不规则呕吐,非喷射性,量不多,无进行性加重,偶见幽门蠕动波,但右上腹摸不到肿块。一般情况较好,无明显脱水、营养不良,B超检查幽门层不肥厚,用阿托品、冬眠灵等解痉镇静药治疗有效。

(二)胃扭转

出生后数周内出现呕吐,移动体位时呕吐加剧。X线钡餐检查可见:食管与胃黏膜有交叉现象;胃大弯位于小弯之上;幽门窦位置高于十二指肠球部;双胃泡、双液平面;食管腹段延长,且开口于胃下方。胃镜检查可达到诊断和治疗目的(胃镜下整复)。

(三)胃食管反流

呕吐为非喷射性,上腹无蠕动波,无可触及的右上腹橄榄样肿块。采用体位疗法和稠厚食物喂养可减轻症状。X线钡餐检查、食管24 h pH值监测和食管动力功能检查可协助确诊。

(四)贲门松弛和食管裂孔疝

出生后几天即出现呕吐,非喷射性、呕吐量不大,呕吐与体位有关,竖立位不吐。腹部无阳性体征,钡餐造影有助于诊断。

(五)喂养不当

由于喂奶过多、过急;人工喂养时将奶瓶倾斜将奶瓶内气体吸入胃内;喂奶后小儿放置不当等,均为新生儿呕吐的常见原因。

三、治疗

(一)外科治疗

诊断明确,早期行幽门环肌切开术。手术前应先纠正水、电解质紊乱,治疗贫血,改善全身状况。腹腔镜治疗创伤小、疗效好。

(二)内科治疗

对诊断未明确,或发病晚,有其他合并症暂时不能手术者,可试用内科治疗。①抗痉挛治疗:用1:1 000新配制的阿托品溶液,奶前30 min口服,每次自1滴增加到2～6滴,至皮肤发红为止,应注意其不良反应。②适当减少奶量,使用稠厚奶汁。③纠正水、电解质紊乱。④预防感染。⑤内镜气囊扩张术治疗。

四、预后

(1)能及早诊断,未合并其他器官畸形,经手术治疗后预后良好。

(2)诊断治疗不及时,可合并营养不良及肺部感染,严重者可导致死亡。

(张海鲲)

第二十七节　先天性肠闭锁与肠狭窄

先天性肠闭锁和肠狭窄是一种比较少见的疾病,严重威胁患儿的生命。根据疾病发生的部位不同分为十二指肠、小肠、结肠闭锁与狭窄。不同部位的肠闭锁与狭窄的发病率不完全相同。早年本病的死亡率很高。近年来,随着诊断水平的提高,手术操作技术的改进,围术期治疗的重视与完善,尤其是静脉营养的应用,使本病的存活率显著提高,目前肠闭锁和肠狭窄的愈率在95%以上。

一、病因

目前病因尚未完全清楚,病变发生的部位不同病因也不相同。多数学者认为十二指肠的闭锁与狭窄的主要原因是胚胎发育期肠管腔化过程异常。而造成小肠和结肠闭锁或狭窄的原因,主要是在胎儿期肠道发育过程中,由于肠道局部血液循环发生障碍,使肠管发生无菌性坏死、吸收、修复等病理生理过程。有人归纳引起肠道血液循环障碍的几种因素为。①机械性作用如肠扭转、肠套叠所致。②血管分支畸形。③胚胎期炎症如腹膜炎。

二、病理

肠道任何部位都可以发生闭锁或狭窄,肠闭锁最多见于回肠及空肠下部(36%～43%),其次是十二指肠及空肠近端(37%),结肠闭锁较少见。肠闭锁小肠的长度较正常新生儿明显缩短,平均为100～150 cm,正常新生儿约为250～300 cm。而肠狭窄则以十二指肠多见,回肠较少见。肠狭窄多为瓣膜样狭窄,狭窄的程度不一,小的瓣膜中央仅有2～3 mm直径的小孔,大的肠管局部略有细小的狭窄环。通过对肠闭锁两端肠管的病理学和免疫组织学观察发现肠壁的肌间神经丛存在,但神经节细胞存在明显减少、缺如或发育不良,从而可能导致术后肠功能恢复障碍。

三、临床表现及诊断

先天性肠闭锁或狭窄的临床表现主要是肠梗阻的症状,症状出现的早晚和轻重则取决于梗阻的部位和程度。肠闭锁是完全性肠梗阻,主要症状为呕吐、腹胀和排便异常。呕吐出现的早晚与闭锁的部位有关,闭锁部位越高出现的时间越早,呕吐更加频繁。呕吐内容物为墨绿色胆汁或黄色粪水样物,少数高位肠闭锁部位在十二指肠乳头以上,呕吐物不含胆汁。

腹胀是肠闭锁的另一常见症状,腹胀的程度与闭锁发生的部位和就诊的时间有关。闭锁发生的部位越高,腹胀的程度越轻,在十二指肠和空肠近端的闭锁可能没有腹胀出现,仅能在上腹部看见胃型。低位肠闭锁可见全腹膨胀,随时间推移进行性加重。

胎便排出异常也是肠闭锁常见的临床表现。正常新生儿于出生后24 h内排出正常胎便,呈墨绿色。肠闭锁患儿出生后多无胎便排出,仅排出少量灰白色或青灰色黏液或颗粒,为闭锁远端肠管的脱落细胞和分泌物。在妊娠晚期因肠扭转等因素引起的肠闭锁可有少量的正常胎便排出。

肠狭窄的临床表现没有特异性,显著狭窄的病例为完全性肠梗阻的表现,与肠闭锁无明显区别。多数肠狭窄患儿为不全性肠梗阻,表现为反复呕吐,腹胀视梗阻的部位与程度而不同。

腹部立位片对肠闭锁和肠狭窄的诊断有很大的价值。十二指肠的闭锁或狭窄可见双气泡征,低位肠闭锁可见高低不等的气液平面和扩张的肠襻。肠闭锁患儿行钡灌肠检查显示肠管腔细小为胎儿型结肠。

四、鉴别诊断

应与先天性巨结肠症或先天性巨结肠同源病相鉴别。后者临床表现为腹胀、呕吐、胎便排出异常,腹胀和胎便排出异常较呕吐更为常见。有正常胎便排出,只是胎便排出延迟或排空延迟,有些患儿需要通过人工刺激辅助排便。通过洗肠后大多数患儿腹胀可暂时性消退。

五、治疗

手术治疗是挽救这种疾病患儿的唯一方法。肠闭锁的手术方式很多,但最终归纳为两大类:一期肠切除肠吻合术;一期肠造瘘二期肠吻合术。肠切除肠吻合术为首选的手术方式。一般只有在出现肠穿孔或合并有胎粪性腹膜炎时才考虑行肠造瘘术。对于瓣膜闭锁及肠狭窄的病例,可行瓣膜切除术。瓣膜切除必须彻底,否则术后可能造成不全性肠梗阻。

六、预后

肠闭锁和肠狭窄的治愈率很高,如果没有肠壁神经节发育异常引起的肠梗阻,长期的随访结果是令人满意的。

(张海鲲)

第二十八节　新生儿颅脑损伤

胎儿一经成熟,必然要与母体分离,经过产道娩出。由于胎儿及产道的生理或病理的缺陷,胎头过大或是产道异常,在娩出的过程中常或轻或重地造成胎儿的颅脑损伤。新生儿正处于生长发育的旺盛阶段,如对这种损伤处理不当,或对其重要性认识不够,以后会为婴儿的生长发育带来某种不良后果,有的甚至危及生命。

一、新生儿颅脑的解剖生理特点

(一)头皮

头皮与一般皮肤的区别尚不明显,皮肤薄而柔软,血管丰富,毛发稀少,损伤易出血和水肿。

(二)颅骨

新生儿的颅骨薄而柔韧,骨化尚不完全。颅骨结构只有一层薄板,尚无外板、板障和内板之分。颅骨构成诸骨之间的骨缝仅以纤维和骨膜连接,颅骨各囟有的为膜性封闭,因此各颅骨骨片之间还有较明显的缝隙存在,如在两额骨之间有一矢状的缝沟,可能误诊为骨折。新生儿各颅骨间仍有一定的发生重叠移动的可能。颅骨骨质的胶质成分相对占的比重较大,颅骨具有一定的可塑性,其内、外两面都比较平滑,内面尚无骨沟形成。骨膜比较松弛,易与骨板分离,而在骨缝处黏着甚紧,将每块颅骨自然分隔开。

(三)硬脑膜

由于生长关系,硬脑膜紧贴于颅骨内面。硬脑膜的血管及静脉窦比较小而平直。

(四)脑组织

脑组织占据颅腔的比例相对比成人的大。蛛网膜下腔相对较小。

二、新生儿颅脑损伤机制

新生儿脱离母体不久,接触其他外力作用的机会较少,因此颅脑损伤的病因,绝大部分是在分娩过程中,头经产道所致。产道由骨产道与软产道两部分组成。骨产道是耻骨联合、骶骨岬、坐骨结节等构成,是产道的主要部分,也是造成新生儿颅脑损伤的主要因素。软产道由子宫下段、子宫颈、阴道及骨盆软组织构成,分娩过程中具有一定的伸缩性,造成新生儿颅脑损伤的机会较少。

分娩时,胎儿在分娩力(子宫收缩、膈肌收缩、腹肌收缩)的作用下,通过产道娩出。遇到初产、滞产、急产或其他难产时,胎头在产道中由于不同的产程变异,可受到损伤。轻则因软产道宫口的压迫,可造成胎头的局限性水肿(产瘤);重则可因胎头受到过度挤压、变形,造成颅内出血及一系列的颅脑损伤。加上难产时器械施力助产(最常用产钳),夹挤及用暴力牵引儿头,更增加了新生儿颅脑损伤的可能。

新生儿出生后的窒息,或有其他疾病并发时,加重脑的缺氧,也为脑损伤的不可忽视的因素。

三、头皮损伤

(一)胎头水肿

胎头先进入产道的部分,头皮由于受到骨盆和子宫的压迫,发生循环障碍,血液和淋巴阻于皮下组织内不能回流,血浆成分外渗,先露部分的皮肤发生水肿。称为胎头水肿或"产瘤"。水肿的位置与胎位有关,如左前位则胎头水肿在右顶部,右前位则在左顶部。

临床可见:娩出新生儿立即可见头顶部有半球形的包块,广基,皮肤红肿,触压柔软,可有压痕而无波动。透光试验阴性。胎头水肿多见于初产妇的新生儿,出生后 3~5 d 即可自行消退,一般不需特别治疗。

(二)帽状腱膜下血肿

在生产过程中如帽状腱膜下层被撕扯引起出血,血液则可聚积于帽状腱膜与颅盖骨骨膜之间。由于此层组织疏松,头皮与颅骨可在此层间滑动,血管不易闭合,出血量可相当大,引起头颅明显的变形。在眶、耳、枕连线以上部分的头明显肿胀,头皮隆起。可与产瘤同时发生,但消退比较慢,严重者还需输血治疗。较小的血肿一般不用穿刺,待其自行吸收。极严重时,可试压颞浅动脉,如能停止增大,即可将此动脉结扎。

(三)头颅血肿

1.病因

胎头经过产道,尤其在骨性产道中,头抵触在耻骨内面,加上分娩力的作用,颅骨(大多为顶骨)会多次反复在耻骨联合部摩擦,往返受到冲击,或经产钳助产,结果造成骨膜与颅骨外板分离,并使骨膜下血管破裂出血,血液聚积在颅盖骨表面及其相应骨膜之间形成头颅血肿。由于骨膜在骨缝处黏着紧密,因此每个血肿局限在单块颅盖骨的骨膜范围内,少数可见双侧头颅血肿。这种血肿常发生在难产和初产妇的新生儿中,发生率在0.4%~1%。包块常局限于一侧顶骨区,偶见两侧,但在矢状缝上有明显的凹陷被分隔为二,很少见于额枕部。皮肤水肿,但颜色正常。出血多为静脉及小血管,血肿形成较慢。血肿小的仅薄薄的一层血块,大的有鸡蛋大小。

2.临床表现

初生儿可因产瘤而被忽视,待头皮水肿消退后,头皮隆起才为父母注意。血肿边界清晰,初为柔软而波动的肿块。最后因血肿机化,周围隆起如嵴,周围的骨膜下有钙盐沉着,触诊有高低不平的感觉,还可因此给人以凹陷骨折的假象。一般在出生后6周左右被吸收。吸收的速度与血肿的大小相对应。较小的血肿2周可完全吸收。大的血肿有时达3月之久也不能完全吸收。还有极少部分血肿包膜钙化,演化成内含陈血的骨囊肿。在血液分解后常常合并有婴儿黄疸。

头颅血肿与产瘤的鉴别:产瘤出生即有,皮肤颜色发红,水肿,界限不清,所在位置与先露有关,消退快。头颅血肿在出生后1~2 d后始渐明显,界限清晰,位于一侧颅盖骨范围之内,皮肤正常,发展缓慢,晚期可有波动,吸收慢,存在时间长。

头颅血肿与脑膜膨出的鉴别:后者常位于矢状线上,哭啼时有冲击感,透光试验为阳性,并常有颅骨缺损。抽吸所得为透明无色的脑脊液,有时可含脑组织。

3.治疗

头颅血肿观察2周,如无吸收缩小者则在严密消毒无菌操作下,穿刺抽吸、包扎。不吸收或未经治疗的病例,将有可能形成骨囊肿。

四、颅骨骨折

(一)颅骨缝重叠骨折

胎儿在进入产道时要经过头颅变形,以适应产道和娩出。常是额骨和枕骨经冠状缝和人字缝重叠在顶骨之下,左右顶骨亦可在矢状缝重叠。此种过程在胎儿出生后即因颅内压力作用而很快恢复正常。有少数新生儿因在产道中受压过度,滞产时间长等原因,使各颅骨重叠过度,颅缝撕裂,在出生后颅盖骨重叠不能复位。有时长达数月之久。检查可见枕骨沿人字缝陷入,或见额骨陷入顶骨下,表皮在骨缝处有明显的凹陷。此种病例往往合并脑损伤,将可影响脑和智力的发育。一般不需特殊治疗,可考虑用负压吸引试行促使复位。一般性的对症治疗,如缺钙严重时,可给予钙剂和浓缩鱼肝油。

(二)枕骨线形骨折

实际是颅缝撕裂,这种骨折多发生在枕骨及臀位产中。枕骨鳞部被固定在耻骨联合的下面,当胎儿的脊柱向上过度伸展时,枕骨的基底部分与脊柱一起向上运动,造成固定的枕骨在人字缝上分离而形成骨折。

临床表现为头枕部有软组织肿胀或头皮血肿。如无硬脑膜及静脉窦的撕裂,一般情况下,可无任何明显症状。X线摄前后位头颅平片时,可见人字缝较宽。少数婴儿的颅骨骨折,硬脑膜同时被撕裂,或并发软脑膜及脑组织突出于硬脑膜和颅骨缝中,在颅内压和脑脊液的冲击下,将可形成软脑膜囊肿。在复查时如发现颅缝增宽,骨缺损增大时,应想到囊肿形成的可能。因此,对此种骨折婴儿的处理,不在当时,而在2~3月之后摄X线平片复查,观察骨折的愈合情况及采取相应的治疗措施。

(三)凹陷骨折

凹陷骨折也是骨性产道和产钳助产的结果。由于胎头受到过度挤压,颅盖骨被压向颅腔内弯曲,局部凹陷不能反弹复位而成。新生儿可只发生颅骨凹陷而无骨折,成为所谓乒乓球凹陷样骨折。在新生儿的乒乓球凹陷样骨折,是因具有弹性的颅骨向内凹而非真正的骨折,故骨结构并未断裂,颅腔内的脑组织一般也无破损,只是受到挤压而已。在无产瘤和血肿或水肿消退和血肿吸收的病例,头表面可清晰见到头皮凹陷,触诊可扪及三角形或四方形的骨凹陷缘。凹陷与血肿不同的是,后者的凹陷缘呈圆形,而且血肿区普遍高起。当然,摄X线头颅平片,尤其摄取凹陷处的切线位平片可以确诊。一般平坦如盘的较浅的凹陷骨折,可以自行复位。呈圆锥形尖端陷入较深的凹陷骨折自行复位不易,延时亦较久。引起神经缺失症状的,深度超过 0.5 cm 的凹陷骨折,均须手术治疗。有人建议用胎头吸引器之类进行吸引,认为可促使复位,这些方法可试行。但需要复位时,以手术复位较安全可靠。

五、脑损伤

（一）新生儿脑损伤

分娩过程中,胎头要经过坚硬的骨性产道及受到分娩力的作用,胎头发生形变,颅骨缝重叠,或用产钳助产,胎头颅受到挤压。在难产、过熟胎儿、巨脑儿可致脑组织某一局部挫伤,发生散在的脑皮层或实质内散在出血,继而软化坏死,终被吸收形成囊肿,为脑穿通畸形后天原因之一。由于新生儿常有胎头水肿、头血肿,而脑挫伤却反被忽略。水肿、血肿消退之后,当患儿某一肢体或半侧肢体瘫痪才被重视,往往又以臂丛等损伤解释。直到进入儿童期乃至少年期,头颅一侧较另一侧隆凸,不对称,加之肢瘫未见明显改善,甚或智力亦较同龄儿低,怀疑到过去有颅内损伤。事实上,脑挫伤的新生儿,出生即有肢瘫,生后头 1 周内因脑挫伤并水肿,可发生肢瘫加重、意识淡漠、吐奶等表现。在 CT 扫描像上,可见一侧脑顶叶或其他区域,在不同的时期内,有不同的影像,从混杂密度到低密度的囊肿。

脑挫伤后脑穿通畸形与先天性脑穿通畸形之鉴别,后者可有脑其他方面的畸形同时被发现。脑挫伤的病例可作适当的脱水治疗,症状减轻即停药。

（二）颅内出血

颅内出血对新生儿是一种非常严重的情况,死亡率可超过 50%,生存者的病残率亦可达 50%。这种情况在新生儿很常见,多在出生后 2～3 d 发生。

新生儿的硬脑膜在颅盖骨骨缝处与颅骨黏着甚紧,加之婴儿颅骨内平滑,不像成人那样有深的血管沟(如脑膜中动脉沟),脑膜血管又富于弹性,骨折时不易撕破硬脑膜血管而形成硬脑膜外血肿。如其被撕破,血液亦多流向硬脑膜下,故新生儿几乎没有硬脑膜外血肿。新生儿的颅内出血,基本上指的是硬脑膜下出血。

颅内出血多因难产使用产钳或胎头吸引、头盆不称、过度挤压造成胎头严重变形。大脑镰或小脑幕因受牵拉而撕裂。常伴有静脉、硬脑膜及静脉窦撕裂,引起大脑镰下或小脑幕下出血。双侧硬脑膜下出血多见,常为大脑桥静脉损伤,并发大脑镰或小脑幕的撕裂伤。

颅内出血的临床表现如下。

1.急性硬脑膜下出血

患儿面容苍白,肌肉松弛,哭叫无力,表情淡漠。有时发生阵发性痉挛,面肌抽搐,紫绀和呼吸暂停。较晚出现囟门紧张,骨缝分离,头皮静脉怒张和头皮水肿。一侧或两侧瞳孔扩大,偶可见偏瘫。

2.脑实质出血

患儿不安,尖叫,呼吸浅表而不规则,体温低,肢体强直性抽搐。常与肺透明膜病和窒息并发。出血也可在小脑半球、软脑膜和室管膜下。

3.脑室内出血

多发生在未成熟儿、过熟儿及滞产儿中。由于分娩力所致的 Galen 静脉扭曲造成静脉回流受阻,脑室的小静脉破裂,血液渗到脑室内。血液在脑室或蛛网膜下腔引起刺激症状,如烦躁、抽搐等。较晚可出现前囟饱满、意识淡漠、面色苍白、心动过速等症状。

4.慢性硬脑膜下血肿或水瘤

慢性硬脑膜下血肿或水瘤是指在急性期未发现的硬脑膜下出血,或未被吸收的硬脑膜下血肿。在血肿周围的内、外两面有纤维蛋白和胶质形成的包膜。血肿由于脑搏动的去纤维蛋白作用,颜色逐渐发生改变,从红色至褐色、黄色,以至最终演变为透明无色的液体。或在最初硬脑膜下出血的同时,蛛网膜受到损伤,脑脊液和血液混合聚积在一起,进而形成包膜,最后形成水瘤。

颅内出血的婴儿,将致发育迟缓,生长障碍,可出现囟门饱满、头围增大、缝分离及脑积水的其他症状。

怀疑颅内出血的病例,要进行 CT 扫描,新鲜出血的 CT 扫描像可以显示出脑室、脑池或脑表面积血的高密度影。慢性硬脑膜下血肿或水瘤在脑表面可见新月形的增宽的硬脑膜下腔,或同时并脑中线结构移位(如为单侧是此,双侧则无明显中线移位)。可见脑被压缩或萎缩,脑室扩大。血液的刺激及血肿的压迫,对柔嫩的新生儿脑的损害作用,超过成年人,后果较为严重。从这点上看,新生儿颅内出血应尽早诊断和治疗。

硬脑膜下穿刺取脑脊液对硬脑膜下出血既是诊断又是治疗措施。严格消毒在局麻下进行。以 18 号腰椎穿刺针,或以较粗的静脉穿刺针。从前囟外侧角,离矢状线旁开 2 cm,垂直进针(也可在此处颅骨上用针垂直钻入),针尖要钝圆,斜面要短,过颅骨后深入 2~3 mm 即为蛛网膜下腔,若针深入 3 mm 左右,即可达侧脑室。根据不同目的决定进针深度。取得脑脊液送检查,作诊断用。颅内出血可见脑脊液为血性,镜下可见到红细胞增多(新鲜出血),或有红细胞皱缩现象(陈旧出血)。作为治疗,每次抽吸量约为 10 mL,可隔日抽吸,延续 2 周。最后抽吸所得液体少于 10 mL。再抽不再增加者,可停止治疗。最后抽吸残余量仍大于 10 mL 者,则用手术钻孔引流。对于慢性硬脑膜下血肿,则钻孔引流或手术开颅切除囊肿包膜。极少一部分病例,需作积液腔至胸膜腔或腹腔引流。分流管在 1 月后拔除。

除了针对颅内积血的治疗外,对失血、颅内高压、呼吸系统疾病、抽搐等诸多方面均要做相应的处理。

(张海鲲)

第二十九节　新生儿出血症

新生儿出血症(Hemorrhagic disease of the newborn)又称新生儿低凝血酶原血症(Hypoprothrombinemia)、新生儿自然出血症、新生儿维生素 K 缺乏症等,是一种因维生素 K 依赖凝血因子生理性下降所致的自限性疾病。

本病的基本原因是新生儿维生素 K 缺乏,使凝血因子 II(凝血酶原)、VII、XI、X 在肝内合成不足,不能参与凝血过程而导致出血倾向。维生素 K 主要来源于食物中的绿叶蔬菜、水果,也可由肠道细菌合成,其吸收则依赖胆汁。本病致病因素如下。①维生素 K 很少经过胎盘进入胎儿体内,故胎儿血的维生素 K 水平低,肝内维生素 K 储存量亦低。②新生儿出生时肠道无细菌,维生素 K 的合成很少。③初生儿食奶量少,且人乳维生素 K 含量很少(15 μg/L),远低于牛奶(60 μg/L)。④新生儿尤其早产儿胆汁酸含量较低,影响维生素 K 的吸收。⑤新生儿肝酶系统发育不完善,合成凝血因子的功能不足。⑥有肝胆疾患、胆管闭锁时,因胆汁分泌减少,直接影响维生素 K 的吸收。⑦肠道炎症、畸形或口服抗生素等可抑制肠道正常菌群或喂奶延迟均可致维生素 K 合成不足。上述因素可致新生儿生后维生素 K 依赖因子逐渐降低,到 48~72 小时水平最低,若降至成人正常值的 20% 以下,即有出血倾向,自生后 7~10 日逐渐升回到初生时水平,至 3 个月到 1 岁时才达成人水平。

一、诊断依据

(一)病史

多为母乳喂养儿,应注意母亲有无肝胆疾病或服用过维生素 K 抑制剂病史及小儿有无肠道畸形或产伤、缺氧、感染等病史。

(二)临床表现

小儿一般情况良好而突然发生出血,血小板及纤维蛋白原正常,注射维生素 K 后几小时内停止出血,根据出血发生的时间分为三种类形:

1.早发型

少数于生后 24 小时内发生出血,多与母亲使用某些药物(抗惊厥药:苯巴比妥、苯妥英钠;抗凝血药:双香豆素;抗结核药:利福平、异烟肼;解热止痛药:阿司匹林等)影响了维生素 K 的代谢有关,出血程度轻重不一。

2.典型表现型

多于生后 2~4 日发病(早产儿可迟至 2 周),以脐残端、胃肠道和皮肤受压处出血为多见。穿刺部位长时间渗血,鼻出血,血尿、阴道出血等也可偶见,颅内出血则多见于未成熟儿。出血量一般为少量或中量,个别大量出血可导致休克。

3.晚发型

有以下 6 种情况者,考虑晚发型新生儿维生素 K 缺乏症。①母乳喂养儿,腹泻,口服抗生素,长时间饥饿或长期接受全胃肠道外营养儿。②生后 2 周至 3 个月时突然发病。③急性或亚急性颅内出血(腰椎及硬膜下穿刺,脑 B 超、CT、MRI 扫描证实)。④呕血、便血、皮下出血,注射部位出血不止。⑤给予维生素 K 后,出血倾向及贫血表现得以改善。⑥予以维生素 K、鲜血后不能查明颅内出血的原因时。本型出血部位多见于中枢神经系统,预后较差,常留有神经系统伤残。

(三)辅助检查

(1)凝血酶原时间延长,超过正常对照 2 倍以上有诊断意义。

(2)部分凝血活酶时间延长。

(3)出血时间、血块收缩、血小板、纤维蛋白原均正常。

(4)碱变性试验:为鉴别呕吐物中的血是吞入母血或胃肠道出血,可做碱变性试验。取呕吐物 1 份加水 5 份,搅匀,静置或离心(2 000 转/min)10 min,取上清液(粉红色)4 mL,加入 1‰碳酸氢钠 1 mL,经 1~2 min 后观察,棕色为母血,粉红色为胎儿血。

二、治疗措施

(一)治疗

已发生出血者,立即静脉注射或肌内注射维生素 $K_1$5mg,可使未羧化的凝血因子很快羧化而发挥凝血活性,出血可迅速得到改善。出血较重者,可输新鲜血浆或全血10~15 mL/kg,以提高血中凝血因子的水平,输血同时可纠正贫血。如婴儿表现为苍白或休克,应立即快速输新鲜血 15~20 mL/kg,于 5~10 min输完(可经脐静脉输入),必要时可重复 1 次。为防止血容量过多,可用呋塞米 1 次,维生素 K_1可根据病情连用3~5 日。如有消化道出血,要暂时禁食,从胃肠道外补充营养。脐部渗血可局部应用止血消炎药粉,穿刺部位渗血可压迫止血。人工合成的水溶性维生素 K_3、维生素 K_4可引起溶血和黄疸,不宜采用。

(二)预防

为预防新生儿出血症的发生,在目前条件下,鉴于我国现在的维生素剂型及我国的传统习惯,可选择下列方法之一作为预防措施。①新生儿自出生之日起,每日口服 25~50 μg 的维生素 K_1,连续服用 120 日。②产妇自分娩之日起,每日口服维生素 K_1 片 5~10 mg,连续 3 周。③新生儿于生后第 1 日服用维生素 K_1 片 2.5 mg 1 次,而后每间隔 10 日服用维生素 K_1 片 2.5 mg 1 次,共 10 次。④新生儿于生后 6 小时肌内注射维生素 K_1 5 mg 1 次。⑤早产儿肌内注射维生素 K_1 0.5 mg,高危足月儿 1 mg,连用 3 日。⑥若母亲需经常服用苯妥英钠,妊娠最后 3 个月期间给维生素 K_1 肌内注射 10 mg1 次,临产时再肌内注射同上剂量 1 次,或于临产前 2 周每日服用维生素 K_1 20 mg,新生儿除注射维生素 $K_1$1 mg 外,还应密切观察。

(刘国玉)

第三十节　新生儿皮下坏疽

新生儿皮下坏疽是指新生儿期皮下组织的急性坏死性炎症,多发于腰骶部,臀部、背部亦有发生。常见于出生后一周左右新生儿,北方地区多见,易在冬季发生。发病后迅速蔓延,不及时治疗可在短期内死亡。近年来新生儿皮下坏疽的死亡率明显下降,疾病发生率也逐年降低,这主要归功于卫生知识的普及和人民生活水平的提高。

一、病因

引起新生儿皮下坏疽的病原菌多为金黄色葡萄球菌和溶血性链球菌,铜绿假单胞菌、白色或柠檬色葡萄球菌、变形杆菌等也能引起本病。

新生儿细胞免疫功能低下、补体不足、中性粒细胞趋化作用薄弱、调理素缺乏,新生儿本身缺乏产生血清球蛋白的能力且局部淋巴结的屏障功能不足,这些都是造成新生儿对炎症抗御能力低,易患皮下坏疽的内在因素,表现为弱应性炎症反应的原因。新生儿皮肤娇嫩,角质层薄,易破损。长期仰卧后腰骶部血流缓慢,易缺血及营养障碍,局部皮肤与尿布摩擦受损,患儿吵闹不安。一旦细菌侵入皮肤,新生儿缺乏防御能力,吞噬细胞消灭细菌能力不足,炎症迅速扩散,造成皮下组织的广泛变性、坏死,但坏死组织周围的结构则保持完整。

二、临床表现

初起时病变区皮肤广泛红肿、稍硬、边缘界线不清,随着感染进展,红肿迅速向周围扩散,中央区皮肤渐呈暗红、变软,皮下组织坏死、液化,皮肤与皮下组织分离,皮肤有飘浮感。如病情继续发展,病变范围不断扩大,表面皮肤缺血、变黑、坏死。皮肤坏死后脱落,形成大片溃疡,创面产生少许脓液。

全身症状表现为呕吐、食欲欠佳、哭闹不安,高烧可达 39 ℃~40 ℃,有时伴腹泻和腹胀,可并发肺炎和败血症。败血症时表现为高烧、嗜睡、神志不清,有时发绀、呼吸困难,皮肤表面有多数出血斑点,血培养有金黄色葡萄球菌生长,败血症常为致死原因。

三、诊断

新生儿腰骶部皮肤广泛红肿,边界不清,中央区颜色暗红,表皮下积液,有飘浮感,患儿高热、吵闹不安,白细胞增多。诊断新生儿皮下坏疽不难。病情严重、患儿抵抗力低弱时,患儿可体温不升、白细胞亦可无增高。

鉴别诊断应考虑尿布疹、硬肿症和丹毒。尿布疹的皮肤发红,无肿胀;硬肿症皮肤肿胀,不发红;两者局部均无感染,无全身中毒症状。新生儿丹毒远较皮下坏疽少见,全身也有中毒症状,但丹毒表现为病变区广泛红肿,边界清楚,且高出附近皮肤表面,中央区无飘浮感。

四、治疗

早期诊断、及时治疗是降低新生儿皮下坏疽死亡率的关键。

(一)全身治疗

新生儿皮下坏疽常有高热、败血症、水电解质平衡紊乱,故应注意保暖、保湿,进行体温及生命体征监测,给予全身支持及对症治疗,包括反复用血浆或全血,每次 30 mL,必要时输注人体清蛋白,使用维生素 C 及维生素 K。同时全身使用大量抗生素控制感染,常用青霉素类抗生素、红霉素或头孢菌素类抗生素静脉点滴。若病菌有抗药性可改用新青霉素。铜绿假单胞菌感染可选用多粘菌素或羧苄西林。如成脓后则根据脓液细菌培养结果及药敏试验调整抗生素。

(二)局部治疗

确诊后应即在病变中央区做数个横切口,然后在健康与病变皮肤交界处,做多个小切口,每个切口长约 0.5~1.0 cm,每个切口间的距离约为 3 cm,切开后以小血管钳分开两切口间的皮下间隙,引流血性的混浊渗出液,放置橡皮引流条或凡士林纱布条。皮下组织不宜广泛分离,以免造成大面积皮肤坏死。术后每日用生理盐水、呋喃西林溶液洗涤伤口,脓液多时每日清洗换药 2~3 次,创口可填塞雷凡诺尔纱布或抗生素液纱布湿敷。换药时如见病变仍在发展,再做切开,务必使引流通畅。一周后局部红肿逐渐消退,分泌物减少,创面有新肉芽组织形成,数周后创面愈合。如坏死皮肤脱落后溃疡面大,可植皮覆盖创面,促使创口早日愈合。

五、预防

要注意产房、婴儿室的消毒隔离,尿、粪污染后应勤换尿布,尿布力求松软。

(刘国玉)

第三章　神经系统疾病

第一节　病毒性脑膜炎、脑炎

病毒性脑炎(viral encephalitis)是指各种病毒感染引起的脑实质的炎症,如果仅仅脑膜受累称为病毒性脑膜炎(viral meningitis),如果脑实质与脑膜同时受累则称为病毒性脑膜脑炎(viral meningoencephalitis)。该病是小儿最常见的神经系统感染性疾病之一,2岁以内小儿脑炎的发病率最高,每年约为16.7/10万,主要发生于夏秋季,约70%的病毒性脑炎和脑膜炎发生于6~11月。病毒性脑炎的病情轻重差异很大,轻者预后良好,重者可留有后遗症甚至导致死亡。

一、病因

目前国内外报道有100多种病毒可引起脑炎病变,但引起急性脑炎较常见的病毒是肠道病毒、单纯疱疹病毒、虫媒病毒、腺病毒、巨细胞病毒及某些传染病病毒等。由于计划免疫的不断广泛和深入,使得脊髓灰质炎病毒、麻疹病毒等引起的脑炎已经少见,腮腺炎病毒、风疹病毒及流行性乙型脑炎病毒等引起的脑炎也大幅度地减少。近年来肠道病毒71引起的脑炎在亚洲流行,已造成极大危害。

不同病毒引起的脑炎,具有不同的流行特点。如流行性乙型脑炎,由蚊虫传播,因而主要发生在夏秋季节(7~9月)。人对乙脑病毒普遍易感,但感染后发病者少,多呈隐性感染,感染后可获得较持久的免疫力,故患病者大多为儿童,约占患者总数的60%~70%,2~6岁发病率最高。在我国肠道病毒脑炎最常见,也主要发生在夏秋季,且大多数患者为小儿;肠道病毒71引起的脑炎患儿多在5岁以下,重症致死者多在3岁以下。单纯疱疹病毒脑炎则高度散发,一年四季均可发生,且可感染所有年龄人群。

二、发病机制

(一)病毒性脑炎的感染途径

1.病毒入侵途径

病毒进入机体的主要途径有皮肤、结膜、呼吸道、肠道和泌尿生殖系统。

(1)完好的皮肤可以防止病毒的进入,当皮肤损伤或被虫媒咬伤时,病毒即可进入机体,例如日本乙型脑炎、森林脑炎病毒等。

(2)结膜感染,嗜神经病毒、肠道病毒和腺病毒可由结膜感染而进入中枢神经系统。

(3)呼吸道是病毒进入中枢神经系统的主要途径,这些病毒包括带状疱疹病毒、EB病毒、巨细胞病毒、淋巴脉络膜炎病毒、狂犬病毒、Lassa病毒、麻疹病毒、风疹和流感A病毒等。这些病毒可通过上呼吸道黏膜感染进入人体,亦可直接通过肺泡进入人体,当病毒颗粒≤5 μm时,可直接进入肺泡,诱发巨噬细胞破坏组织上皮,进入局部淋巴组织,经胸导管或局部淋巴结而扩散到全身,然后经血脑屏障而进入中枢神经系统。

(4)消化道,如EB病毒、肠道病毒71等,均可由消化道进入。

2.病毒到中枢神经系统的扩散途径

病毒感染机体后是否进入中枢神经系统取决于病毒的性质、病毒寄生部位以及机体对病毒的免疫反应。其主要扩散途径有以下几种。

(1)随血液进入:病毒进入人体后在局部复制,经淋巴结-淋巴管-胸导管进入血液产生初级的病毒血症,然后病毒随血流扩散到全身器官,并再次复制,导致次级病毒血症。病毒在血流中可以病毒颗粒的方式游离于血浆中(如肠道病毒)或与白细胞、血小板和红细胞并存(如麻疹病毒在淋巴细胞内,HIV 在 CD4$^+$ T 细胞内)。游离病毒颗粒经血液多次循环以后,可引起免疫反应或被抗体中和而排除。淋巴细胞内病毒有抗免疫能力,当达到一定浓度后可通过血脑屏障而侵入中枢神经系统。有些病毒可以损伤血脑屏障,如 HIV-1 感染血脑屏障的内皮细胞,以非细胞溶解机制进入中枢神经系统,亦可经内皮细胞直接感染脑实质或进入脑脊液后再移行至脑实质而产生脑和脊髓实质的病毒感染。

(2)沿神经进入:病毒进入体内后,经过初级复制侵入局部周围神经,然后沿周围神经轴索向中枢侵入。例如狂犬病毒、假狂犬病毒、脊髓灰质炎病毒、带状疱疹病毒和单纯疱疹病毒,这些病毒均可经局部神经沿轴索侵入。病毒颗粒在轴索内的移行速度很慢,狂犬病毒的移行速度为 3 mm/d,单纯疱疹病毒的移行速度为 16 mm/d。

(二)病毒性脑炎的免疫机制

病毒具有较强的免疫原性,能诱导机体产生免疫应答。其后果既可表现为抗病毒的保护作用,也可导致对脑组织的免疫损伤。

病毒感染后,首先激发中枢神经系统的胶质细胞表达大量的主要组织相容性复合体(major histocompatibility complex,MHC)Ⅰ类和Ⅱ类分子,这样胶质细胞就可作为抗原提呈细胞将病毒抗原处理成免疫原性多肽,以 MHC 分子-抗原肽复合物的形式表达于细胞表面。T 细胞特异性的识别抗原提呈细胞所提呈的 MHC 分子-抗原肽复合物,然后被激活和增生,进而分化成效应细胞。活化的 T 细胞产生穿孔素和颗粒酶,穿孔素可与双层脂质膜结合,插入靶细胞膜,形成异常通道,使 Na$^+$、水分进入靶细胞内,K$^+$ 及大分子物质(如蛋白质)则从胞内逸出,从而改变细胞渗透压,最终导致细胞溶解。颗粒酶与穿孔素有协同作用,还有内源性核苷酸酶效应,在 T 细胞致靶细胞发生凋亡的过程中发挥重要作用。T 细胞被激活后还可产生多种细胞因子,如 TNF-α、IL-1β、IL-2、IL-4、IL-6 和 IFN-γ 等,这些细胞因子中,TNF-α 和 IL-6 参与了脑组织的破坏和死亡,而 IFN-γ 则能减少神经节内潜伏的病毒量,限制活化的病毒扩散从而降低感染的严重程度。因此病毒性脑炎引起的神经系统损伤,主要由于。①病毒对神经组织的直接侵袭:病毒大量增殖,引起神经细胞变性、坏死和胶质细胞增生与炎症细胞浸润。②机体对病毒抗原的免疫反应:剧烈的炎症反应可导致脱髓鞘病变及血管和血管周围的损伤,而血管病变又影响脑循环加重脑组织损伤。

三、病理

受累脑组织及脑膜充血水肿,有单核细胞、浆细胞、淋巴细胞浸润,常环绕血管形成血管套(perivascular cuffs)。可有血管内皮及周围组织的坏死,胶质细胞增生可形成胶质结节。神经细胞呈现不同程度的变性、肿胀和坏死,可见噬神经细胞现象(neurophagia)。神经细胞核内可形成包涵体,神经髓鞘变性、断裂。如果脱髓鞘病变严重,常提示是感染后或变态反应性脑炎。大多脑炎病变呈弥漫分布,但也有不少病毒具特异的嗜好性,如单纯疱疹病毒脑炎易侵犯颞叶,虫媒病毒脑炎往往累及全脑,但以大脑皮质、间脑和中脑最为严重。肠道病毒 71 嗜好脑干神经核和脊髓前角细胞,易导致严重的脑干脑炎或脑干脊髓炎。

四、临床表现

由于病毒性脑炎的病变部位和轻重程度差别很大,因此临床表现多种多样,且轻重不一。轻者 1～2 周恢复,重者可持续数周或数月,甚至致死或致残。即使是同一病原引起者,也有很大差别。有的起病时症状较轻,但可迅速加重;有的起病突然,频繁惊厥;但大多患儿先有全身感染症状,而后出现神经系统的症状体征。

(一)前驱症状

可有发热、头痛、上呼吸道感染症状、精神萎靡、恶心、呕吐、腹痛、肌痛等。

(二)神经系统症状体征

(1)颅内压增高:主要表现为头痛、呕吐、血压升高、心动过缓、婴儿前囟饱满等,严重时可呈现去脑强直状态,甚至出现脑疝危及生命。

（2）意识障碍：轻者无意识障碍，重者可出现不同程度的意识障碍、精神症状和异常行为。少数患儿精神症状非常突出。

（3）惊厥：常出现全身性或局灶性抽搐。

（4）病理征和脑膜刺激征均可阳性。

（5）局灶性症状体征：如肢体瘫痪、失语、颅神经障碍等。一侧大脑血管病变为主者可出现小儿急性偏瘫；小脑受累明显时可出现共济失调；脑干受累明显时可出现交叉性偏瘫和中枢性呼吸衰竭；后组颅神经受累明显则出现吞咽困难，声音低微；基底神经节受累明显则出现手足徐动、舞蹈动作和扭转痉挛；肠道病毒71易侵犯脑干背部，故常出现抖动、肌阵挛、共济失调、心率加快、血压改变、脑神经功能障碍等，重者由于迷走神经核严重受累可引起神经源性肺水肿、心功能障碍和休克。

（三）其他系统症状

如单纯疱疹病毒脑炎可伴有口唇或角膜疱疹，柯萨奇病毒脑炎可伴有心肌炎和各种不同类型的皮疹，腮腺炎脑炎常伴有腮腺肿大。肠道病毒71脑炎可伴随手足口病或疱疹性咽峡炎。

五、辅助检查

（一）脑脊液检查

脑脊液压力增高，外观多清亮，白细胞总数增加，多在 $300 \times 10^6/L$ 以下，以淋巴细胞为主。少数患儿脑脊液白细胞总数可正常。单纯疱疹病毒脑炎脑脊液中常可见到红细胞。病毒性脑炎患儿脑脊液蛋白质大多轻度增高或正常，糖和氯化物无明显改变。涂片或培养均无细菌发现。

（二）病毒学检查

（1）病毒分离与鉴定：从脑脊液、脑组织中分离出病毒，具有确诊价值，但需时间较长。

（2）血清学检查：双份血清法，或早期IgM测定。

（3）分子生物学技术：PCR技术可从患儿呼吸道分泌物、血液、脑脊液中检测病毒DNA序列，从而确定病原。

（三）脑电图

主要表现为高幅慢波，多呈弥漫性分布，可有痫样放电波，对诊断有参考价值。需要强调的是脑炎的脑电图变化是非特异性的，亦可见于其他原因引起的脑部疾病，必须结合病史及其他检查分析判断。

（四）影像学检查

严重病例CT和MRI均可显示炎性病灶形成的大小不等、界限不清、不规则低密度或高密度影灶，但轻症病脑患儿和病毒性脑炎的早期多不能发现明显异常改变。

六、诊断和鉴别诊断

病毒性脑炎的诊断主要靠病史、临床表现、脑脊液检查和病原学鉴定。在临床上应注意和下列疾病进行鉴别。

（一）化脓性脑膜炎

经过不规则治疗的化脓性脑膜炎，其脑脊液改变可以与病毒性脑炎相似，应结合病史、治疗经过、特别是病原学检查进行鉴别。

（二）结核性脑膜炎

婴幼儿结核性脑膜炎可以急性起病，而且脑脊液细胞总数及分类与病毒性脑炎相似，有时容易混淆。但结核性脑膜炎脑脊液糖和氯化物均低，常可问到结核接触史，身体其他部位常有结核灶，再结合PPD试验和血沉等，可以鉴别。

（三）真菌性脑膜炎

起病较慢，病程长，颅内压增高明显，头痛剧烈，脑脊液墨汁染色可确立诊断。

（四）其他

如Reye综合征、中毒性脑病等亦需鉴别。

七、治疗

病毒性脑炎至今尚无特效治疗,仍以对症处理和支持疗法为主。

(一)一般治疗

应密切观察病情变化,加强护理,保证营养供给,维持水电解质平衡,重症患儿有条件时应在PICU监护治疗。

(二)对症治疗

(1)控制高热可给予物理降温或化学药物降温。

(2)及时处理颅内压增高和呼吸循环功能障碍。对于颅内压明显增高的重患儿,迅速稳妥地降低颅内压非常重要。一般选用20%甘露醇,0.5~1.5 g/kg,每4~8小时1次,必要时再联合应用速尿、清蛋白、激素等。

(3)控制惊厥可适当应用止惊剂如安定、苯巴比妥等。

(三)病因治疗

(1)对于疱疹病毒脑炎可给予阿昔洛韦(acyclovir)治疗,每次10 mg/kg,于1小时内静脉注射,每8小时用1次,疗程1~2周。

(2)甲流感病毒可试用奥司他韦。

(3)对其他病毒感染可酌情选用干扰素、更昔洛韦、病毒唑、静脉注射免疫球蛋白、中药等。

(四)肾上腺皮质激素的应用

急性期应用可控制炎症反应,减轻脑水肿、降低颅内压,有一定疗效,但意见尚不一致。

(五)抗生素的应用

对于重症婴幼儿或继发细菌感染者,应适当给予抗生素。

(六)康复治疗

对于重症恢复期患儿或留有后遗症者,应进行康复治疗。可给予功能训练、针灸、按摩、高压氧等康复措施,以促进各种功能的恢复。

八、预后

大部分病毒性脑炎患儿在1~2周内康复,部分患儿病程较长。重症患儿可留下不同程度后遗症,如肢体瘫痪、癫痫、智力低下、失语、失明等。除肠道病毒71引起者外,其他肠道病毒脑炎死亡率很低,后遗症也不多。但单纯疱疹病毒脑炎和乙型脑炎死亡率仍在10%以上,且存活者后遗症发生率也高。

九、预防

由于风疹、麻疹、脊髓灰质炎、流行性乙型脑炎、流行性腮腺炎等减毒疫苗的广泛应用,使得这些病毒引起的脑炎已明显减少,但有些病毒(如埃可病毒、柯萨奇病毒、肠道病毒71)尚不能用疫苗预防,因此教育儿童加强体育锻炼,增强体质;开展爱国卫生运动,积极消灭蚊虫,保证饮食洁净等,对预防病毒性脑炎的发生有重要作用。

(杨延彬)

第二节 化脓性脑膜炎

化脓性脑膜炎(purulent meningitis)亦称细菌性脑膜炎(bacterial meningitis),是由各种化脓菌引起的以脑膜炎症为主的中枢神经系统感染性疾病。婴幼儿多见,2岁以内发病者约占该病的75%,发病高峰年龄是6~12个月,冬春季是化脑的好发季节。化脑的主要临床特征是发热、头痛、呕吐、惊厥、意识障碍、精神改变、脑膜刺激征阳性及脑脊液的化脓性改变等。近年来,该病的治疗虽有很大进展,但仍有较高的死亡率和致残率,早期诊断和及时治疗是改善预后的关键。

一、病因

(一)病原学

许多化脓菌都可引起脑膜炎,但在不同的年代,不同的地区,引起脑膜炎的各种细菌所占比例有很大差异。在我国脑膜炎双球菌、肺炎链球菌和流感嗜血杆菌引起者占小儿化脑的2/3以上。近年来国内有人统计流感嗜血杆菌引起的化脓比肺炎链球菌引起的还多,而国外由于B型流感嗜血杆菌菌苗接种工作的开展,近年来该菌引起的化脑明显减少。不同年龄小儿感染的致病菌也有很大差异,新生儿及出生2~3个月以内的婴儿化脑,常见的致病菌是大肠杆菌、B组溶血性链球菌和葡萄球菌,此外还有其他肠道革兰阴性杆菌、李氏单胞菌等。出生2~3个月后的小儿化脑多由B型流感嗜血杆菌、肺炎链球菌和脑膜炎双球菌引起,5岁以上儿童患者的主要致病菌是脑膜炎双球菌和肺炎链球菌。

(二)机体的免疫与解剖缺陷

小儿机体免疫力较弱,血脑屏障功能也差,因而小儿,特别是婴幼儿化脑的患病率高。如果患有原发性或继发性免疫缺陷病,则更易感染,甚至平时少见的致病菌或条件致病菌也可引起化脑,如表皮葡萄球菌、绿脓杆菌等。另外颅底骨折、颅脑手术、脑室液引流、皮肤窦道、脑脊膜膨出等,均易继发感染而引起化脑。

二、发病机制

多数化脑是由于体内感染灶(如上呼吸道、皮肤)的致病菌通过血行播散至脑膜。脑膜炎的产生通常需要以下四个环节。①上呼吸道或皮肤等处的化脓菌感染。②致病菌由局部感染灶进入血流,产生菌血症或败血症。③致病菌随血流通过血脑屏障到达脑膜。④致病菌大量繁殖引起蛛网膜和软脑膜为主要受累部位的化脓性脑膜炎。小儿化脑最常见的前驱感染是上呼吸道感染,多数病例局灶感染的症状轻微甚至缺如。

细菌由局部病灶进入血循环后能否引起持续性的菌血症取决于机体的抵抗力和细菌致病力的相对强弱。机体抵抗力包括特异抗体的产生、单核巨噬细胞系统和补体系统功能是否完善等。随年龄增长,机体特异性抗体如抗B型嗜血流感杆菌荚膜多核糖磷酸盐(poly ribo phosphate,PRP)抗体水平增加,因而脑膜炎的发生随之减少。细菌的致病力主要决定于其数量及是否具有荚膜。荚膜是细菌对抗机体免疫反应的主要因子,对于巨噬细胞的吞噬作用和补体活性等可发挥有效的抑制作用,有利于细菌的生存和繁殖。婴幼儿抵抗力弱,且往往缺乏抗荚膜抗体IgA或IgM,因而难以抵抗病原的侵入。病原体通过侧脑室脉络丛及脑膜播散至蛛网膜下腔,由于小儿脑脊液中补体成分和免疫球蛋白水平相对低下,使细菌得以迅速繁殖。革兰阴性菌细胞壁的脂多糖(lipopolysaccharide,LPS)和肺炎链球菌细胞壁成分磷壁酸(teichoic acid)、肽聚糖(peptidoglycan)等均可刺激机体引起炎症反应,并可促使局部肿瘤坏死因子(tumor necrosis factor,TNF)、白细胞介素-1(interleukin-1,IL-1)、血小板活化因子(platelet activating factor,PAF)、前列腺素E_2(prostaglandin E_2,PGE_2)等细胞因子的释放,从而导致中性粒细胞浸润、血管通透性增加、血脑屏障的改变和血栓形成等病理改变。由细胞因子介导的炎症反应在脑脊液无菌后仍可持续存在,这可能是化脑发生慢性炎症性后遗症的原因之一。

少数化脑可由于邻近组织感染扩散引起,如鼻窦炎、中耳炎、乳突炎、头面部软组织感染、皮毛窦感染、颅骨或脊柱骨髓炎、颅脑外伤或脑脊膜膨出继发感染等。此外,脉络丛及大脑皮质表面的脓肿破溃也可引起化脑。

三、病理

患儿蛛网膜下腔增宽,蛛网膜和软脑膜普遍受累。血管充血,脑组织表面、基底部、脑沟、脑裂等处均有不同程度的炎性渗出物覆盖,脊髓表面也受累,渗出物中有大量的中性粒细胞、纤维蛋白和部分单核细胞、淋巴细胞,用革兰染色可找到致病菌。病变严重时,动静脉均可受累,血管周围及内膜下有中性粒细胞浸润,可引起血管痉挛、血管炎、血管闭塞、坏死出血或脑梗死。感染扩散至脑室内膜则形成脑室膜炎,在软脑膜下及脑室周围的脑实质亦可有细胞浸润、出血、坏死和变性,形成脑膜脑炎。脓液阻塞、粘连及纤维化,可使马氏孔(Magendie,foramen)、路氏孔(Luschka,foramen)或大脑导水管(Sylvian aqueduct)流通不畅,引起阻塞性脑积水。大脑表面或基底部蛛网膜颗粒因炎症发生粘连、萎缩而影响脑脊液的回吸收时,则形成交通性脑积水。颅内压的增高,炎症的侵犯,或有海绵窦栓塞时,可使视神经、动眼神经、面神经和听神经等受损而引起功能障碍。由于血管的通透性增加及经脑膜间的桥静脉发生栓塞性静脉炎,常见硬膜下积液,偶有积脓。

由于炎症引起的脑水肿和脑脊液循环障碍可使颅内压迅速增高,如有抗利尿激素的异常分泌或并发脑脓肿、硬膜下积液等,更加重脑水肿和颅内高压,甚至出现脑疝。由于血管通透性增加,可使脑脊液中蛋白增加;由于葡萄糖的转运障碍和利用增加,使脑脊液中葡萄糖含量降低,甚至出现乳酸酸中毒。

由于脊神经及神经根受累可引起脑膜刺激征。血管病变可引起脑梗死、脑缺氧,加之脑实质炎症,颅内高压,乳酸酸中毒,脑室炎以及中毒性脑病等,可使化脑患儿在临床上出现意识障碍、惊厥、运动障碍及感觉障碍等。

四、临床表现

(一)起病

多数患儿起病较急,发病前数日常有上呼吸道感染或胃肠道症状。暴发型流行性脑脊髓膜炎则起病急骤,可迅速出现进行性休克、皮肤出血点或瘀斑、弥漫性血管内凝血及中枢神经系统功能障碍。

(二)全身感染中毒症状

全身感染或菌血症,可使患儿出现高热、头痛、精神萎靡、疲乏无力、关节酸痛、皮肤出血点、瘀斑或充血性皮疹等。小婴儿常表现为拒食、嗜睡、易激惹、烦躁哭闹、目光呆滞等。

(三)神经系统表现

1.脑膜刺激征

表现为颈项强直、Kernig 征和 Brudzinski 征阳性。

2.颅内压增高

主要表现为头痛和喷射性呕吐,可伴有血压增高、心动过缓。婴儿可出现前囟饱满且紧张,颅缝增宽。重症患儿可有呼吸循环功能受累、昏迷、去脑强直、甚至脑疝。眼底检查一般无特殊发现。若有视乳头水肿,则提示颅内压增高时间较长,可能已有颅内脓肿、硬膜下积液或静脉栓塞等发生。

3.惊厥

20%～30%的患儿可出现全身性或部分性惊厥,以 B 型流感嗜血杆菌及肺炎链球菌脑膜炎多见。惊厥的发生与脑实质的炎症、脑梗死及电解质代谢紊乱等有关。

4.意识障碍

颅内压增高、脑实质病变均可引起嗜睡、意识模糊、昏迷等意识改变,并可出现烦躁不安、激惹、迟钝等精神症状。

5.局灶体征

部分患儿可出现第 Ⅱ、Ⅲ、Ⅳ、Ⅵ、Ⅶ、Ⅷ 对颅神经受累、肢体瘫痪或感觉异常等,多由血管闭塞引起。

新生儿特别是早产儿化脓性脑膜炎常缺乏典型的症状和体征,颅内压增高和脑膜刺激征常不明显,发热可有可无,甚至体温不升。主要表现为少动、哭声弱或呈高调、拒食、呕吐、吸吮力差、黄疸、发绀、呼吸不规则,甚至惊厥、休克、昏迷等。

五、并发症

(一)硬膜下积液

约 30%～60%的化脓性脑膜炎患儿出现硬膜下积液,1 岁以内的流感嗜血杆菌或肺炎链球菌脑膜炎患儿较多见。其发生机制尚未完全明确,可能与以下 2 个因素有关。①化脑时,血管通透性增加,血浆成分易进入硬膜下腔而形成积液。②在化脑的发病过程中,硬脑膜及脑组织表浅静脉发生炎性栓塞,尤其是以穿过硬膜下腔的桥静脉炎性栓塞的影响更大,可引起渗出或出血,局部渗透压增高,因此水分进入硬膜下腔形成积液。

硬膜下积液多发生在化脓起病7~10天后,其临床特征是:①化脑在积极的治疗过程中体温不降,或退而复升。②病程中出现进行性前囟饱满、颅缝分离、头围增大、呕吐、惊厥、意识障碍,或叩诊有破壶音等。怀疑硬膜下积液时可做头颅透光检查,必要时行B超检查或CT扫描,前囟穿刺可以明确诊断。正常小儿硬膜下腔液体小于2 mL,蛋白质定量在0.4 g/L以下。并发硬膜下积液时,液体量增多,蛋白含量增加,偶可呈脓性,涂片可找到细菌。

(二)脑室管膜炎

致病菌经血行播散、脉络膜裂隙直接蔓延或经脑脊液逆行感染等均可引起脑室管膜炎。临床多见于诊断治疗不及时的革兰阴性杆菌引起的小婴儿脑膜炎。一旦发生则病情较重,发热持续不退、频繁惊厥、甚至出现呼吸衰竭。临床治疗效果常不满意,脑脊液始终难以转为正常,查体前囟饱满,CT扫描显示脑室扩大。高度怀疑脑室管膜炎时可行侧脑室穿刺,如果穿刺液白细胞数≥50×10^6/L,糖<1.6 mmol/L,蛋白质>0.4 g/L,或细菌学检查阳性,即可确诊。

(三)抗利尿激素异常分泌综合征

如果炎症累及下丘脑或垂体后叶,可引起抗利尿激素不适当分泌,即抗利尿激素异常分泌综合征(syndrome of inappropriate secretion of antidiuretic hormone,SIADH)。SIADH引起低钠血症和血浆渗透压降低,可加重脑水肿,促发惊厥发作并使意识障碍加重。

(四)脑积水

炎性渗出物粘连堵塞脑脊液之狭小通道可引起梗阻性脑积水,颅底及脑表面蛛网膜颗粒受累或静脉窦栓塞可导致脑脊液吸收障碍,引起交通性脑积水。严重脑积水可使患儿头围进行性增大,骨缝分离,前囟扩大而饱满,头皮静脉扩张,叩颅呈破壶音,晚期出现落日眼,神经精神症状逐渐加重。

(五)其他

如颅神经受累可引起耳聋、失明等;脑实质受损可出现继发性癫痫、瘫痪、智力低下等。

六、辅助检查

(一)外周血象

白细胞总数明显增高,分类以中性粒细胞为主。重症患儿特别是新生儿化脑,白细胞总数也可减少。

(二)脑脊液检查

1.常规检查

典型化脓性脑膜炎的脑脊液压力增高、外观混浊;白细胞总数明显增多,多在1 000×10^6/L以上,分类以中性粒细胞为主;糖含量明显降低,常在1.1 mmol/L以下;蛋白质含量增高,多在1 g/L以上。脑脊液沉渣涂片找菌是明确化脑病原的重要方法,将脑脊液离心沉淀后涂片,用革兰染色,检菌阳性率可达70%~90%。脑脊液涂片是否阳性取决于其细菌含量,每毫升细菌数<10^3 CFU时阳性率仅25%,若大于10^5 CFU/mL则阳性率可达95%。脑脊液培养是确定病原菌的可靠方法,在患儿情况许可的情况下,尽可能地于抗生素使用前采集脑脊液标本,以提高培养阳性率。

2.脑脊液特殊检查

(1)特异性细菌抗原测定:利用免疫学方法检查患儿脑脊液中的细菌抗原,有助于快速确定致病菌。如对流免疫电泳法(countercurrent immuno-electrophoresis,CIE),可快速确定脑脊液中的流感嗜血杆菌、肺炎链球菌和脑膜炎双球菌等。乳胶凝集试验(latex agglutination),可检测B组溶血性链球菌、流感杆菌和脑膜炎双球菌。免疫荧光试验也可用于多种致病菌抗原检测,特异性及敏感性均较高。

(2)脑脊液中乳酸脱氢酶(LDH)、乳酸(lactic acid)、C-反应蛋白(CRP)、肿瘤坏死因子(TNF)、免疫球蛋白(Ig)及神经元特异性烯醇化酶(neuron specific enolase,NSE)等测定,虽无特异性,但对于化脑的诊断和鉴别诊断均有参考价值。

(三)其他检查

(1)血培养:早期未用抗生素的患儿,血培养阳性的可能性大;新生儿化脑时血培养的阳性率较高。

(2)皮肤瘀点涂片检菌是流行性脑脊髓膜炎重要的病原诊断方法之一。

（3）局部病灶分泌物培养：如咽培养、皮肤脓液或新生儿脐部分泌物培养等，对确定病原均有参考价值。

（4）影像学检查：急性化脓性脑膜炎一般不常规做 CT 扫描，但对于出现异常定位体征、治疗效果不满意、持续发热、头围增大或有显著颅内压增高等情况而疑有并发症的患儿，应尽早进行颅脑 CT 检查。

七、诊断

因为早期诊断及时治疗对化脑患儿非常重要，所以发热患儿，一旦出现神经系统的异常症状和体征时，应尽快进行脑脊液检查，以明确诊断。有时在疾病早期脑脊液常规检查可无明显异常，此时若高度怀疑化脑，可在 24 小时后再复查脑脊液。另外经过不规则抗生素治疗的化脓性脑膜炎，其脑脊液改变可以不典型，涂片与细菌培养均可为阴性，此时必须结合病史、症状、体征及治疗过程综合分析判断。

对于化脓性脑膜炎的诊断和致病菌的确认，脑脊液检查是非常重要的。但是对于颅内压增高明显、病情危重的患儿做腰穿应特别慎重。如颅内压增高的患儿必须做腰穿时，应先静脉注射 20% 甘露醇，待颅内压降低后再行穿刺，以防发生脑疝。

八、鉴别诊断

各种致病微生物如细菌、病毒、真菌等引起的脑膜炎，在临床表现上都有许多相似之处，其鉴别主要靠脑脊液检查（表 3-1）。经过治疗的化脓性脑膜炎患儿或不典型病例，有时与病毒性脑膜炎或结核性脑膜炎容易混淆，应注意鉴别。

（一）病毒性脑膜炎

一般全身感染中毒症状较轻，脑脊液外观清亮，细胞数零～数百个，以淋巴细胞为主，蛋白质轻度升高或正常，糖含量正常，细菌学检查阴性。有时在疾病的早期，细胞数可以较高，甚至以中性粒细胞为主，此时应结合糖含量和细菌学检查及临床表现等综合分析。

表 3-1　神经系统常见感染性疾病的脑脊液改变

	压力 kPa	外观	潘氏试验	白细胞数 （$\times 10^6$/L）	蛋白质 （g/L）	糖 （mmol/L）	氯化物 （mmol/L）	其他
正常	0.69～1.96 新生儿 0.29～0.78	清	—	0～10 小婴儿 0～20	0.2～0.4 新生儿 0.2～1.2	2.8～4.5 婴儿 3.9～5.0	117～127 婴儿 110～122	
化脓性脑膜炎	升高	浑浊	＋＋～＋＋＋	数百～数万 多核为主	明显增加	减低	正常或减低	涂片,培养可发现致病菌
结核性脑膜炎	升高阻塞时低	不太清毛玻璃样	＋～＋＋＋	数十～数百 淋巴为主	增高,阻塞时明显增高	降低	降低	涂片或培养可见抗酸杆菌
病毒性脑炎脑膜炎	正常后升高	多数清	±～＋＋	正常～数百 淋巴为主	正常或稍增高	正常	正常	病毒分离有时阳性
真菌性脑膜炎	高	不太清	＋～＋＋＋	数十～数百 单核为主	增高	降低	降低	墨汁染色查病原
脑脓肿	常升高	清或不太清	－～＋＋	正常～数百	正常或稍高	正常	正常	
中毒性脑病	升高	清	－～＋	正常	正常或稍高	正常	正常	

（二）结核性脑膜炎

该病与经过不规则治疗的化脑有时容易混淆，但结核性脑膜炎多数起病较缓（婴幼儿可以急性起病），常有结核接触史和肺部等处的结核病灶。脑脊液外观呈毛玻璃状，细胞数多小于 500×10^6/L，以淋巴细胞为主，蛋白质较高，糖和氯化物含量降低；涂片无化脓菌可见；静置 12～24 小时可见网状薄膜形成，薄膜涂片检菌可提高阳性率。PCR 技术、结核菌培养等均有利于诊断，另外 PPD 试验和血沉检查有重要参考价值。

（三）新型隐球菌性脑膜炎

起病较慢，以进行性颅内压增高而致剧烈头痛为主要表现，脑脊液改变与结核性脑膜炎相似，脑脊液墨汁染色见到厚荚膜的发亮圆形菌体，培养或乳胶凝集阳性可以确诊。

（四）Mollaret 脑膜炎

病因不明，反复出现类似化脓性脑膜炎的临床表现和脑脊液改变，但脑脊液病原学检查均为阴性，可找到 Mollaret 细胞，用肾上腺皮质激素治疗有效，应注意与复发性化脑鉴别。

九、治疗

（一）抗生素治疗

1.用药原则

对于化脓性脑膜炎患儿应尽早使用抗生素治疗；以静脉用药为主；力争选药准确，而且所选药物应对血脑屏障有良好的通透性，联合用药时还应注意药物之间的相互作用；用药量要足，疗程要适当；注意药物毒副作用。

2.药物选择

（1）病原菌未明时：以往多选用氨苄青霉素或氯霉素，或氨苄青霉素与青霉素合用。氨苄青霉素每日300 mg/kg，分次静脉注射；氯霉素每日 60～100 mg/kg，分次静脉点滴。有的病原菌对青霉素类耐药，氯霉素不良反应较大，而第三代头孢菌素抗菌谱广，疗效好，因此目前主张选用对血脑屏障通透性较好的第三代头孢菌素，如头孢曲松钠或头孢噻肟钠。头孢噻肟钠每日 200 mg/kg，分次静脉点滴；头孢曲松钠半衰期较长，每日 100 mg/kg。近年来肺炎链球菌、大肠杆菌引起的脑膜炎，耐药病例逐渐增多，应予注意。

（2）病原菌明确后：应参照细菌药物敏感试验结果选用抗生素。①流感嗜血杆菌脑膜炎：如对氨苄青霉素敏感可继续应用，如不敏感或有并发症可改用第二、三代头孢菌素。②肺炎链球菌脑膜炎：对青霉素敏感者可继续应用大剂量青霉素，青霉素耐药者可选用头孢曲松钠、头孢噻肟钠、氯霉素、万古霉素等。③脑膜炎双球菌脑膜炎：首选青霉素，耐药者可给予第三代头孢菌素治疗。④大肠杆菌脑膜炎：对氨苄青霉素敏感者可继续应用，耐药者可换用头孢呋辛、头孢曲松或加用氨基糖苷类抗生素。必要时可给予美罗培南等药物治疗。

其他病原菌引起的化脓性脑膜炎，抗生素的选用可参考（表 3-2）。但各类抗生素，特别是氨基糖苷类抗生素应根据国家有关规定选用。

表 3-2　治疗化脓性脑膜炎的抗生素选择

致病菌	抗生素选择
流感嗜血杆菌	氨苄青霉素、头孢呋新、头孢曲松、氯霉素
肺炎链球菌	青霉素-G、头孢噻肟、头孢曲松、美罗培南、万古霉素
脑膜炎双球菌	青霉素-G、磺胺嘧啶、氯霉素、头孢呋辛、头孢曲松
大肠杆菌	头孢呋辛、头孢曲松、丁胺卡那霉素、美罗培南
金黄色葡萄球菌	萘夫西林（nafcillin）、氨基糖苷类、头孢噻肟头孢呋辛、万古霉素、利福平

3.疗程

与病原种类、治疗早晚、是否有并发症及机体的抵抗力等因素有关。一般认为流感嗜血杆菌脑膜炎和肺炎链球菌脑膜炎治疗不少于 2～3 周，脑膜炎双球菌脑膜炎疗程 7～10 天，而大肠杆菌和金黄色葡萄球菌脑膜炎疗程应达 3～4 周以上。因为化脑是一种严重的中枢神经系统感染，其预后与治疗密切相关，尽管国外有人主张治疗顺利的化脑疗程 10～12 天，但国内仍要求严格掌握停药指征，即症状消失、热退 1 周以上，脑脊液完全恢复正常后方可停药。对于无并发症的流感嗜血杆菌、肺炎链球菌和脑膜炎双球菌引起的脑膜炎，一般不需反复复查脑脊液，仅需在临床症状消失、接近完成疗程时复查一次，若已正常即可在疗程结束后停药；否则需继续治疗。若治疗不顺利，特别是新生儿革兰氏阴性杆菌脑膜炎，遇有治疗后症状无好转，或好转后又恶化者，应及时复查脑脊液，并进行必要的影像学检查，以指导下一步的治疗。近年来鞘内注射抗生素的疗法在临床上应用得越来越少,只有遇难治性病例时方可考虑,但一定要注意药物剂量和操作方法。

（二）肾上腺皮质激素

可以降低多种炎症介质如 PGE$_2$、TNF、IL-1 的浓度,减少因抗生素快速杀菌所产生的内毒素;降低血管通透性,减轻脑水肿,降低颅内压;减轻颅内炎症粘连,减少脑积水和颅神经麻痹等后遗症;减轻中毒症状,有利于退热。因此对于化脑患儿常给予激素治疗。通常用地塞米松每日 0.2～0.6 mg/kg,分次静脉注射,连用 3～5 天。

（三）对症和支持疗法

(1)对急性期患儿应严密观察病情变化,如各项生命体征及意识、瞳孔的改变等,以便及时给予相应的处理。

(2)及时处理颅内高压、高热、惊厥和感染性休克有颅内高压者,应及时给予脱水药物,一般用 20% 甘露醇每次 0.5～1.0 g/kg,4～6 小时 1 次。对于颅内压增高严重者,可加大剂量(每次不超过 2 g/kg)或加用利尿药物,以防脑疝的发生。高热时给予物理降温或药物降温。有惊厥者及时给予抗惊药物如地西泮、苯巴比妥等。流行性脑脊髓膜炎较易发生感染性休克,一旦出现,应积极给予扩容、纠酸、血管活性药物等治疗。

(3)支持疗法要注意热量和液体的供应,维持水电解质平衡。对于新生儿或免疫功能低下的患儿,可少量输注新鲜血液或静脉输注丙种球蛋白等。

（四）并发症的治疗

1.硬膜下积液

少量液体不需要处理,积液较多时特别是已引起颅内压增高或局部刺激症状时,应进行穿刺放液。开始每日或隔日 1 次,每次一侧不超过 20～30 mL,两侧不超过 50～60 mL。放液时应任其自然流出,不能抽吸。1～2 周后酌情延长穿刺间隔时间。若穿刺达 10 次左右积液仍不见减少,可暂停穿刺并继续观察,一旦出现症状再行穿刺,这些病儿有时需数个月方可治愈。有硬膜下积脓时可予局部冲洗并注入适当抗生素。

2.脑室管膜炎

除全身抗生素治疗外,可做侧脑室穿刺引流,减低脑室内压,并注入抗生素。注入抗生素时一定要严格掌握剂量,如庆大霉素每次 1 000～3 000 IU,丁胺卡那霉素每次 5～20 mg,青霉素每次 5 000～10 000 IU,氨苄青霉素每次 50～100 mg 等。

3.脑性低钠血症

应适当限制液体入量,酌情补充钠盐。

4.脑积水

一旦发生应密切观察,随时准备手术治疗。

十、预防

应以普及卫生知识,改善人类生活环境,提高人体免疫力为主。①要重视呼吸道感染的预防,因为化脑多数由上呼吸道感染发展而来,因此对婴幼儿的上呼吸道感染必须予以重视。平时让小儿多做户外锻炼,增强体质;在上感和化脑的好发季节,注意易感小儿的保护,如衣着适宜,避免相互接触传染等。②预防注射:国内已有流脑菌苗用于易感人群。③药物预防:对于流脑密切接触者,可给予适当的药物预防。

（杨延彬）

第三节 脑脓肿

脑脓肿是指各种病原菌侵入颅内引起感染,并形成脓腔,是颅内一种严重的破坏性疾患。脑脓肿由于其有不同性质的感染、又生长于不同部位,故临床上表现复杂,患者可能是婴幼儿或老年,有时有危重的基础疾病,有时又有复杂的感染状态,因此,对脑脓肿的判断,采用什么方式治疗,以何种药物干扰菌群等,许多问题值得探讨。

一、流行病学趋向

在 21 世纪开始之初,有人将波士顿儿童医院的神经外科资料,对比了 20 年前脑脓肿的发病、诊断和疗效等一些问题,研究其倾向性的变化。他们把 1981—2000 年的 54 例脑脓肿和 1945—1980 年的病例特点进行了比较,发现婴儿病例从 7% 增加到 22%,并证实以前没有的枸橼酸杆菌和真菌性脑脓肿,前者现在见于新生儿,后者则是免疫抑制患者脑脓肿的突出菌种。过去的鼻窦或耳源性脑脓肿从 26% 下降到现在的 11%,总的病死率则呈平稳下降,从 27% 降至 24%(Goodkin 等 2004)。

这些倾向性变化从 Medline2006 年 9 月的前 5 年得到证实,过去罕见的诺卡菌脑脓肿、曲霉菌脑脓肿,而免疫缺陷(AIDS)患者的神经系统弓形虫病则报道更多,其中少数也形成脑脓肿,甚至多发性脑脓肿。这表明一些原属于机会性或条件性致病菌(病原生物)现在变得更为活跃。另一方面在广谱抗生素和激素的广泛使用中,耐药人群普遍增加,同时,大量消耗病、恶性病患者的免疫功能受损、吸毒人群增加等,脑脓肿的凶险因素在增加,脑脓肿菌群变化的几率也在上升。

二、病原学

(一)脑脓肿病菌的变化

脑脓肿的病原生物虽有细菌、真菌和原虫,但主要病原是细菌。在过去 50 年中,脑脓肿的致病菌有较大的变化,抗生素应用以前,金黄色葡萄球菌占 25%～30%,链球菌占 30%,大肠杆菌占 12%。20 世纪 70 年代葡萄球菌感染下降,革兰氏阴性杆菌上升,细菌培养阴性率 50% 以上。认为此结果与广泛应用抗生素控制较严重的葡萄球菌感染有关。国内的这方面变化也类似。天津科研人员调查,从 1980—2000 年的细菌培养阳性率依次为链球菌 32%,葡萄球菌 29%,变形杆菌 28%,与 1952—1979 年的顺序正好相反,主要与耳源性脑脓肿减少有关。

其次,20 世纪 80 年代以来厌氧菌培养技术提高,改变了过去 50% 培养阴性的结果。北京研究人员曾统计脑脓肿 16 例,其中厌氧菌培养阳性 9 例,未行厌氧菌培养 7 例,一般细菌培养都阴性。厌氧菌培养需及时送检,注意检验方法。目前,实际培养阳性率仍在 48%～81%。

(二)原发灶与脑脓肿菌种的关系

原发灶的病菌是脑脓肿病菌的根源。脑脓肿的菌种繁多,南非最近一组 121 例脓液培养出细菌 33 种,50% 混合型。但各种原发灶的病菌有常见的范围。耳鼻源性脑脓肿以链球菌和松脆拟杆菌多见;心源性则以草绿色链球菌、厌氧菌、微需氧链球菌较多;肺源性多见的是牙周梭杆菌、诺卡菌和拟杆菌;外伤和开颅术后常是金黄色葡萄球菌、表皮葡萄球菌及链球菌(详见表3-3)。事实上,混合感染和厌氧感染各占 30%～60%。

(三)病原体入颅途径和脑脓肿定位规律

1.邻近结构接触感染

(1)耳源性脑脓肿:中耳炎经鼓室盖、鼓窦、乳突内侧硬膜板入颅,易形成颞叶中后部、小脑侧叶前上部脓肿最为多见。以色列一组报道,15 年 28 例中耳炎的颅内并发症 8 种,依次为脑膜炎、脑脓肿、硬膜外脓肿、乙状窦血栓形成、硬膜下脓肿、静脉窦周脓肿、横窦和海绵窦血栓形成。表明少数可通过逆行性血栓性静脉炎,至顶叶、小脑蚓部或对侧深部白质形成脓肿。

表 3-3　原发灶、病原体、入颅途径及脑脓肿定位

原发灶、感染途径	主要病菌	脑脓肿主要定位
一、邻近接触为主		
1.中耳、乳突炎;邻近接触;血栓静脉炎逆行感染	需氧或厌氧链球菌;松脆拟杆菌(厌氧);肠内菌丛	颞叶(多)、小脑(小)(表浅、单发多);远隔脑叶或对侧
2.筛窦、额窦炎(蝶窦炎)	链球菌;松脆拟杆菌(厌氧);肠菌、金葡、嗜血杆菌	额底、额板(垂体、脑干、颞叶)
3.头面部感染(牙、咽、皮窦)(骨髓炎等)	混合性,牙周梭杆菌;松脆拟杆菌(厌氧);链球菌	额叶多(多位)
二、远途血行感染		
1.先天性心脏病(心内膜炎)	草绿链球菌,厌氧菌;微需氧链球菌(金葡、溶血性链球菌)	大脑中动脉分布区(可见各种部位)深部,多发,囊壁薄
2.肺源性感染(支扩、脓胸等)	牙周梭杆菌、放线菌拟杆菌、链球菌星形诺卡菌	同上部位
3.其他盆腔、腹腔脓肿	肠菌、变形杆菌混合	同上部位
三、脑膜开放性感染		
1.外伤性脑脓肿	金葡、表皮葡萄球菌	依异物、创道定位
2.手术后脑脓肿	链球菌、肠内菌群、梭状芽孢杆菌	CSF 瘘附近
四、免疫源性脑脓肿		
1.AIDS、恶性病免疫抑制治疗等	诺卡菌、真菌、弓形虫、肠内菌群	似先心病
2.新生儿	枸橼酸菌,变形杆菌	单或双额(大)
五、隐源性脑脓肿	链、葡、初油酸菌	大脑、鞍区、小脑

(2)鼻窦性脑脓肿:额窦或筛窦炎易引起硬膜下或硬膜外脓肿,或额极、额底脑脓肿。某医院 1 例小儿筛窦炎引起双眶骨膜下脓肿,后来在 MRI 检查发现脑脓肿,这是局部扩散和逆行性血栓性静脉炎的多途径入颅的实例。蝶窦炎偶尔可引起垂体、脑干、颞叶脓肿。

(3)头面部感染引起:颅骨骨髓炎、先天性皮窦、筛窦骨瘤、鼻咽癌等可直接伴发脑脓肿;牙周脓肿、颌面部蜂窝织炎、腮腺脓肿等可以通过面静脉与颅内的吻合支;板障静脉或导血管的逆行感染入颅。斯洛伐尼亚 1 例患者换乳牙时自行拔除,导致了脑脓肿。

2.远途血行感染

(1)细菌性心内膜炎:由菌栓循动脉扩散入颅。

(2)先天性心脏病:感染栓子随静脉血不经肺过滤而直接入左心转入脑。

(3)发绀型心脏病:易有红细胞增多症,血黏度大,感染栓子入脑易于繁殖。此类脓肿半数以上为多发、多房,少数呈痈性,常在深部或大脑各叶,脓肿相对壁薄,预后较差。

(4)肺胸性感染:如肺炎、肺脓肿、支气管扩张、脓胸等,其感染栓子扩散至肺部毛细血管网,可随血流入颅。

(5)盆腔脓肿:可经脊柱周围的无瓣静脉丛,逆行扩散到椎管内静脉丛再转入颅内。最近,柏林 1 例肛周脓肿患者,术后 1 周出现多发性脑脓肿,探讨了这一感染途径。

3.脑膜开放性感染

外伤性脑脓肿和开颅术后脑脓肿属于这一类。外伤后遗留异物或脑脊液瘘时,偶尔会并发脑脓肿,常位于异物处、脑脊液瘘附近或在创道的沿线。

4.免疫源性脑脓肿

自从 1981 年发现 AIDS 的病原以来,其普遍流行的程度不断扩大,影响全球。一些 AIDS 患者继发的机会性感染,特别是细菌、真菌、放线菌以及弓形虫感染造成的单发或多发性脑脓肿,日渐增多,已见前述。这不仅限于 AIDS,许多恶性病和慢性消耗病如各种白血病、中晚期恶性肿瘤、重型糖尿病、顽固性结核病等,其机体的免疫力低下,尤其在城市患者的耐药菌种不断增加,炎症早期未能控制,导致脑脓肿形成的观察上升。

5.隐源性脑脓肿

临床上找不到原发灶。此型有增加趋势。天津一组长期对照研究,本型已从过去 10％上升到 42％,认为与抗生素广泛应用和标本送检中采取、保存有误。一般考虑还是血源性感染,只是表现隐匿。另外,最近欧美、亚洲都有一些颅内肿瘤伴发脑脓肿的报道,似属隐源性脑脓肿。

鞍内、鞍旁肿瘤合伴脓肿,认为属窦源性;矢状窦旁脑肿瘤,暗示与窦有关;1 例颞极脑膜瘤的瘤内、瘤周白质伴发脓肿,术后培养出 B 型链球菌和冻链球菌,与其最近牙槽问题有关,可能仍为血行播散;小脑转移癌伴发脓肿,曾有 2 例分别培养出初油酸菌、凝固酶阴性型葡萄球菌,其中 1 例,尸检证实为肺癌。

三、病理学基础

脑脓肿的形成在细菌毒力不同有很大差异。史坦福大学的 Britt,Enrmann 等分别以需氧菌(α-溶血性链球菌)和厌氧混合菌群(松脆拟杆菌和能在厌氧条件下生长的表皮葡萄球菌)做两种实验研究,并以人的脑脓肿结合 CT 和临床进行系统研究。认为脑肿瘤的分期系自然形成讲各期紧密相连而重点有别,但影响因素众多,及早而有效的药物可改变其进程。

(一)需氧菌脑脓肿四期的形成和发展

1.脑炎早期(1～3d)

化脓性细菌接种后,出现局限性化脓性脑炎,血管出现脓性栓塞,局部炎性浸润,中心坏死,周围水肿,周围有新生血管。第 3dCT 强化可见部分性坏死。临床以急性炎症突出,卧床不起。

2.脑炎晚期(4～9d)

坏死中心继续扩大,炎性浸润以吞噬细胞,第 5d 出现成纤维细胞,并逐渐成网包绕坏死中心。第 7d 周围新生血管增生很快,围绕着发展中的脓肿。CT 第 5d 可见强化环,延迟 CT,10～15min 显强化结节。临床有缓解。

3.包囊早期(10～13d)

10d 形成薄囊,脑炎减慢,新生血管达最大程度,周围水肿减轻,反应性星形细胞增生,脓肿孤立。延迟 CT 的强化环向中心弥散减少。

4.包囊晚期(14d 以后)

包囊增厚,囊外胶质增生显著,脓肿分 5 层。①脓腔。②成纤维细胞包绕中心。③胶原蛋白囊。④周围炎性浸润及新生血管。⑤星形细胞增生,脑水肿。延迟强化 CT 增强剂不弥散入脓腔。临床突显占位病变。

(二)厌氧性脑脓肿的三期

从厌氧培养的专门技术发现,脑脓肿的脓液中厌氧菌的数量大大超过需氧菌。松脆拟杆菌是最常见的责任性厌氧菌,是一个很容易在人体内形成脓肿和造成组织破坏的细菌。过去从鼻副窦、肺胸炎症、腹部炎症所造成的脑脓肿中分离出此细菌,但最多是从耳源性脑脓肿中分离出来的,其毒力很大,显然不同于上述需氧性链球菌。

1.脑炎早期(1～3d)

这一厌氧混合菌组接种实验动物后,16 只狗出现致命感染,是一种暴发性软脑膜炎,甚至到晚期都很重。其中 25％是广泛性化脓性脑炎,其邻近坏死中心的血管充血及血管周围出血,或血栓形成,周围积存富含蛋白的浆液及脑炎早期的脑坏死和广泛脑水肿。

2.脑炎晚期(4～9d)

接着最不同的是坏死,很快,脑脓肿破入脑室占 25％(4～8d),死亡达 56％(9/16),这在过去链球菌性脑脓肿的模型中未曾见到,表明其危害性和严重性。

3.包囊形成(10d 以后)

虽然在第 5d 也出现成纤维细胞,但包囊形成明显延迟,3 周仍是不完全性包囊,CT 证实,故研究人员在包囊形成阶段不分早晚期,研究的关键是失控性感染。另外,松脆拟杆菌属内的几个种,能产生 8-内酰胺酶,可以抗青霉素,应引起临床医师的重视。

四、临床表现

脑脓肿的症状和体征差别很大,与原发病的病情、脑脓肿的病期、脑脓肿的部位、数目、病菌的毒力,宿主的免疫状态均有关。

(一)原发病的变化

脑脓肿都是在常见原发病的基础上产生的,故在耳咽鼻喉、头面部、心、肺及其他部位的感染,或脓肿后出现脑膜刺激症状,就应提高警惕,特别应该引起重视的如原来流脓的中耳炎突然停止流脓,应注意发生有脓入颅内的可能性。

(二)急性脑膜脑炎症状

任何脑脓肿都是从脑膜脑炎开始,最早可表现为头痛伴发高热,甚至寒战等全身不适和颈部活动受限。突出的头痛可占 $70\%\sim95\%$,常为病侧更痛,局部叩诊时有定位价值,更多的是全头痛,药物难以控制。半数患者可伴颅内压增高,表现尚有恶心、呕吐。常有嗜睡和卧床不起。

(三)脑脓肿的局灶征

在脑脓肿取代脑膜脑炎的过程中,体温下降,精神好转,不数日,因脓肿的扩大,又再次卧床不起。一方面头痛加重、视乳头水肿、烦躁或反应迟钝;另一方面局灶性神经体征突出,$50\%\sim80\%$ 出现偏瘫、语言障碍、视野缺损、锥体束征或共济失调的小脑病变特征。依脓肿所在部位突出相应额、顶、枕、颞的局灶征,少部分患者出现癫痫,极少数脑干脓肿可表现在本侧颅神经麻痹、对侧锥体束征。发生率依次为脑桥、中脑、延脑。近年增多的不典型"瘤型"脑脓肿可达 14%,过去起伏两周的病期,可延缓至数月,大部分被误诊为胶质瘤,值得注意。

(四)脑脓肿的危象

1.脑疝综合征

脑疝是脑脓肿危险阶段的临界信号,都是脑脓肿增大到一定体积时脑组织横形或纵形移位,脑干受压使患者突然昏迷或突然呼吸停止而致命。关键是及早处理脑脓肿,识别先兆症状和体征,避免使颅内压增高的动作,避免不适当的操作,特别要严密和善于观察意识状态。必要时应积极锥颅穿刺脓肿或脑室,迅速减压。

2.脑脓肿破裂

脑脓肿的脑室面脓肿壁常较薄,在不适当的穿刺、或穿透对侧脓壁,或自发性破裂,破入脑室或破入蛛网膜下隙,出现反应时,立即头痛、高热、昏迷、角弓反张等急性室管膜炎或脑膜炎,应及时脑室外引流,积极抢救,以求逆转症状。

五、特殊检查

(一)CT 和 MRI

(1)脑炎早晚期(不足 9d)。①CT 平扫:1~3d,就出现低密度区,但可误为正常。重复 CT 见低密度区扩大。CT 增强:3d 后即见部分性强化环。②MRI 长 T_2 的高信号较长 T_1 的低信号水肿更醒目。4~9d,CT 见显著强化环。延迟 CT(30~60s)强化剂向中心弥散,小的脓肿显示强化结节。

(2)包囊晚期(超过 10d):CT 平扫,低密度区边缘可见略高密度的囊壁,囊外为水肿带。MRIT$_1$ 见等信号囊壁,囊壁内外为不同程度的长 T_1;T_2 的低信号囊壁介于囊壁内外的长 T_2 之间,比 CT 清晰。CT 增强,见强化囊壁包绕脓腔;延迟 CT(30~60s),强化环向中央弥散减少,14d 以后不向中央弥散。T_1 用 Gd-DTPA 增强时,强化囊壁包囊绕脓腔比 CT 反差更明显。

(3)人类脑脓肿的 CT 模式:早年 8 例不同微生物所致人类脑脓肿的 CT 模式可供参考。上述图型各取自系列 CT 扫描之一,但处于脑脓肿的不同阶段。①不同微生物:细菌性脑脓肿(A、D、E、G、H);真菌性脑脓肿(C、F);原虫性脑脓肿(B)。②不同时期:脑炎早期(A、B、C);脑炎晚期(D);包囊早期(E、F);包囊晚期(G、H)。③不同数量:单发脑脓肿(D~G);多发脑脓肿(A~C、H)。④各种脑脓肿:星形诺卡菌脑脓肿(A);弓形虫性脑脓肿(B);曲霉菌脑脓肿(C);肺炎球菌脑脓肿(D);微需氧链球菌脑脓肿(E);红花尖镰孢霉菌脑脓肿(F);牙周梭杆菌脑脓肿(G);分枝杆菌,绿色链球菌,肠菌性多发性后颅凹脑脓肿(H)。

(二)DWI 及 MRS

(1)弥散加权磁共振扫描(DWI):脑脓肿的诊断有时与囊性脑瘤混淆。近年来,有多篇报道用 DWI 来区别。土耳其一组研究人员收集脑脓肿病例 19 例,其中 4 例 DWI 是强化后高信号,由于水分子在脓液和囊液的弥散系数(ADC)明显不同,脓液的 ADC 是低值,4 例平均为(0.76 ± 0.12)mm/s;8 例囊性胶质瘤和 7 例转移瘤的 DWI 是低信号,ADC 是高值,分别为(5.51 ± 2.08)mm/s 和(4.58 ± 2.19)mm/s,$(P=0.003)$。当脓液被引流后 ADC 值升高,脓肿复发时 ADC 值又降低。

(2)磁共振波谱分析(MRS):这是利用磁共振原理测定组织代谢产物的技术。脑脓肿和囊肿都可以检出乳酸,许多氨基酸是脓液中粒细胞释放蛋白水解酶,使蛋白水解成的终产物;而胆碱又是神经脂类的分解产物,因此,MRS 检出后两种即标志着脓肿和肿瘤的不同成分。印度一组研究显示:42 例脑部环状病变,用 DWI、ADC 和质子 MRS(PMRS)检查其性质。结果,29 例脑脓肿的 ADC 低值小于(0.9 ± 1.3)mm/s,PMRS 出现乳酸峰和其他氨基酸峰(琥珀酸盐、醋酸盐、丙氨酸等);另 23 例囊性肿瘤的 ADC 高值(1.7 ± 3.8)mm/s,PMRS 出现乳酸峰及胆碱峰,表明脓肿和非脓肿显然不同。

(三)其他辅助检查

周围血象:白细胞计数、血沉、C-反应蛋白升高,属于炎症。脑脊液:白细胞轻度升高;蛋白升高显著是一特点。有细胞蛋白分离趋势。X 线 CR 片:查原发灶。过去应用的脑血管造影、颅脑超声波、同位素扫描等现已基本不用。

六、诊断及特殊类型脑脓肿

典型的脑脓肿诊断不难,一个感染的病史,近期有脑膜脑炎的过程,发展到颅内压增高征象和局灶性神经体征,加上强化头颅 CT 和延时 CT 常可确诊。必要时可做颅脑 MRI 及 Gd-DTPA 强化。对"瘤型"脑脓肿,在条件好的单位可追加 DWI、MRS 进一步区别囊型脑瘤。条件不够又病情危重则有赖于直接穿刺或摘除,以达诊治双重目标。脑结核瘤,都有脑外结核等病史,可以区别。耳源性脑积水、脓性迷路炎都有耳部症状,无脑病征,CT 无脑病灶。疱疹性局限性脑炎,有时突然单瘫,CT 可有低密度区,但范围较脓肿大,CSF 以淋巴增高为主,无中耳炎等病灶,必要时活检区别。

鉴于病原体的毒力、形成脑脓肿快慢、病员的抵抗力等有很大差异,特别是近年一些流行病学的新动向,简单介绍几种特殊类型的脑脓肿,便于加深对某些特殊情况的考虑和鉴别。

(一)硬脑膜下脓肿

脑膜瘤是脑瘤的一种,硬脑膜下脓肿也应该是脑脓肿的一种,但毕竟脓肿是在硬膜下腔,由于这一解剖特点脓液可在腔内自由发展,其速度更快,常是暴发性临床表现,很快恶化,在 1949 年前悉数死亡,是脑外科一种严重的急症。

硬膜下脓肿 2/3 由鼻窦炎引起,多见于儿童。最近,澳洲一组报道显示 10 年内颅内脓肿 46 例,儿童硬膜下脓肿 20 例(43%),内含同时伴脑脓肿者 4 例。

典型症状是鼻窦炎、发热、神经体征的三联征。鼻窦炎所致者眶周肿胀$(P=0.005)$和畏光$(P=0.02)$。意识变化于 24~48h 占一半,头痛、恶心、呕吐常见,偏瘫、失语、局限性癫痫突出,易发展到癫痫持续状态,应迅速抗痫,否则患儿很快恶化。诊断基于医生的警觉,CT 可能漏诊,MRI 冠状位、矢状位能见颅底和突面的新月形 T_2 高信号灶更为醒目。英国 66 例的经验主张开颅清除,基于:①开颅存活率高,该文开颅组 91%存活,钻颅组 52%存活。②钻颅残留脓多,他们在 13 例尸检中 6 例属于鼻窦性,其中双侧 3 例,在纵裂、枕下、突面、基底池周围 4 个部位残留脓各 1 例。另 1 例耳源性者脓留于颅底、小脑桥脑角和多种部位。③开颅便于彻底冲洗,他们提出,硬膜下脓液易凝固,超 50%是厌氧菌和微需氧链球菌混合感染,含氯霉素 1 g/50 mL 的生理盐水冲洗效果较好。另外,有医师认为症状出现后 72h 内手术者,终残只10%;而72h以后手术者,70%非残即死。有一种"亚急性术后硬膜下脓肿",常在硬膜下血肿术后伴发感染,相当少见。

(二)儿童脑脓肿

儿童由于其抵抗力弱,一旦发生脑脓肿较成人更危险。一般15岁以下的小儿占脑脓肿总数的1/3或小半。据卡拉其Atig等的报道儿童脑脓肿的均龄在5.6±4.4岁;北京一组病例显示:平均为6.68岁,小于10岁可占4/5,两组结果类似。以上两组均以链球菌为主。

儿童脑脓肿的表现为发烧、呕吐、头痛和癫痫的四联症。北京组查见视乳头水肿占85%,显示儿童的颅内压增高突出,这与小儿病程短(平均约1个月);脓肿发展快,脓肿体积大有关(3~5 cm占50%;大于5~7 cm占32%;大于7 cm占18%)。另外,小儿脑脓肿多见的是由发绀型先天性心脏病等血行感染引起,可占37%。加上儿童头面部感染、牙、咽等病灶多从吻合静脉逆行入颅以及肺部感染,或败血症在Atig组就占23%,故总的血源性脑脓肿超过50%,因而多发性脑脓肿多达30%~42%,这就比较复杂。总之,由于小儿脑脓肿的自限能力差,脓肿体积大,颅内压高,抵抗力又弱等特点,应强调早诊早治。方法以简单和小儿能承受的为主。手术切除在卡拉其的30例中占6例,但5例死亡。故决定处理方式应根据经验、技术条件、患者情况等全面考虑。

(三)新生儿脑脓肿

新生儿脑脓肿在100年前已有报道,但在CT启用后发现率大增。巴黎研究人员一次报道新生儿脑脓肿30例,90%为变形杆菌和枸橼酸菌引起。有人认为此种新生儿脑脓肿是上述两菌所致的白质坏死性血管炎,脑坏死是其特殊表现。另外,此种新生儿脑脓肿的67%(20/30)伴广泛性脑膜炎,43%(13/30)伴败血症。由于脑膜炎影响广泛,所以较一般儿童脑脓肿(链球菌、肠内菌引起)更为严重。

新生儿脑脓肿在生后7d发病占2/3(20/30),平均9d(1~30d)。癫痫为首发症状占43%,感染首发占37%,而急性期癫痫增多达70%(21/30),其中呈持续状态占19%(4/21),说明其严重性。脑积水达70.%(14/20),主要是脑膜炎性交通性脑积水。CT扫描28例中多发性脑脓肿17(61%),额叶22(79%),其中单侧12例,双侧10例,大多为巨大型,有2例贴着脑室,伸向整个大脑半球。

处理:单纯用药物治疗5例,经前囟穿吸注药25例(83%)。经前囟穿吸注药一次治疗56%(14/25),平均2次(1~6次)。其中月内穿刺15例(60%),仅20%合并脑积水;月后穿刺10例,内70%合并脑积水。单纯用药5例(不穿刺),其中4例发展成脑积水。上述巴黎的30例中,17例超过2年的随访,只有4例智力正常,不伴发抽风。CT扫描显示其他患者遗留多种多样的脑出血、梗死和坏死,均属于非穿刺组。从功能上看,早穿刺注药者预后好,不穿刺则差。关于用药,新型头孢菌素+氨基糖苷的治疗方案是重要改进,他们先用庆大霉素+头孢氨噻,后来用丁胺卡那+头孢三嗪,均有高效。新德里最近用泰能对1例多发性脑脓肿的新生儿治疗,多次穿刺及药物治疗、4周改变了预后。

(四)诺卡菌脑脓肿

诺卡菌脑脓肿原来报道很少,但于近20年来,此种机会性致病菌所致的脑脓肿的报道增加很快。诺卡菌可见于正常人的口腔,革兰氏阳性,在厌氧或微需氧条件下生长。属于放线菌的一种,有较长的菌丝,发展缓慢而容易形成顽固的厚壁脓肿,极似脑瘤,过去的病死率高达75%,或3倍于其他细菌性脑脓肿。但由于抗生素的发展,病死率已迅速降低。

诺卡菌有百余种,引起人类疾病的主要有六种,但星形诺卡菌最为多见,常由呼吸道开始,半数经血播散至全身器官,但对脑和皮下有特别的偏爱。20世纪50年代有人综合68例中肺占64.7%,皮下32.3%,脑31.8%(互有并发),心、肾、肝等则很少,威斯康星1例13岁女孩,诊为风湿热,脑血管造影定位,整块切除,脓液见许多枝片状菌丝,术后金、青霉素治愈。

时至今日,CT、MRI的强化环可精确定位。墨西哥1例DWI的高信号,PMRS检出乳酸峰、氨基酸峰,可定位与定性,用磺胺药(TMP/SMZ)可治愈。欧美有些报道从分子医学定性,通过16S rDNA PCR扩增法,及hsp 65序列分析,属诺卡菌基因。

处理:TMP/SMZ可透入CSF,丁胺卡那、泰能、头孢曲松,头孢噻肟,均有效。由于为慢性肉芽肿性脑脓肿,切除更为安全。

(五)曲霉菌脑脓肿

曲霉菌是一种广泛存在于蔬菜、水果、粮食中的真菌,其孢子可引起肺部感染,是一种条件致病菌,当机体抵抗力低下时,可经血循环播散至颅内,造成多发或多房脑脓肿。最多见的有烟曲霉菌和黄曲霉菌,可发生于脑的任何部位。广州于近 3 年报道了 2 例肺和脑的多发性烟曲霉菌脑脓肿。纽约报道 1 例眶尖和脑的多发性烟曲霉菌并诺卡菌脑脓肿。此两患者都先有其他疾病,说明抵抗力降低在先。广州的病例先有胆管炎、肺炎、伴胸腔积液,后来发现脑部有 11 个脑脓肿(2~3 cm 居多)。纽约的患者先有脊髓发育不良性综合征,贫血和血小板缺乏症,以后眶尖和脑部出现许多强化环(脑脓肿),先后活检,发现不同的致病菌。病程相当复杂,均出现偏瘫,前者曾意识不清,多处自发性出血;后者有失控性眼后痛,发展成海绵窦炎,表现出Ⅳ~Ⅵ颅神麻痹,中途还因坏死性胆管炎手术一次。处理结果尚好,两者都用两性霉素,前者静脉和鞘内并用,脓肿和脑室引流;后者加用米诺环素(Minocycline)和泰能,分别于 4 个半月和半年病灶全消,但后者于 2 年后死于肺炎。

曲霉菌脑脓肿的 CT、MRI 与其他脑脓肿类似。麻省总医院曾研究 6 例,其 DWI 为高信号,但 ADC 均值较一般脑脓肿为低,(0.33±0.6)mm/s,此脓液反映为高蛋白液。

处理:主张持积极态度。过去在免疫缺陷患者发生曲霉菌脑脓肿的死亡率近乎 100%。加州大学对 4 例白血病伴发本病患者,在无框架立体定向下切除多发脑脓肿及抗真菌治疗,逆转了病情,除 1 例死于白血病外,3 例有完全的神经病学恢复。最近,英国 1 例急性髓性白血病伴发本病,用两性霉素,伊曲康唑几乎无效,新的伏利康唑由于其 BBB 的穿透力好,易达到制真菌浓度而治疗成功。

(六)垂体脓肿

垂体脓肿自首例报道至 1995 年已经约有 100 例的记载。最近 10 年,仅北京两单位报道就有 12 例。

从发病机制来看,有两种意见,一类是真性脓肿,有人称为"原发性"垂体脓肿,通过邻近结构炎症播散,或远途血行感染,或头面部吻合血管逆行感染,使正常垂体感染形成脓肿,或垂体瘤伴发脓肿;另一类是类脓肿,即"继发性"垂体脓肿,是指垂体瘤、鞍内颅咽管瘤等情况下,局部血循环紊乱,瘤组织坏死、液化、也形成"脓样物质",向上顶起鞍隔,压迫视路,似垂体脓肿,但不发热,培养也无细菌生长,实际有所不同。

垂体脓肿常先有感染症状,同时有鞍内脓肿膨胀的表现,剧烈头痛和视力骤降是两大特点。Jain 等指出视力、视野变化可占 75%~100%。最近,印度 1 例 12 岁女孩,急性额部头痛,双视力严重"丧失",强化 MRI 诊断,单用抗生素治疗。但垂体脓肿大多发展缓慢,一年以上的占多数,突出表现是垂体功能衰减,尤其是较早出现垂体后叶受损的尿崩症多见。协和医院 7 例中 5 例有尿崩,天坛医院 2 例垂体脓肿患者在 3 个月以内就出现尿崩,其中 1 例脓液培养有大肠杆菌。日本有 1 例 56 岁男性,垂体脓肿,同时有无痛性甲状腺炎、垂体功能减退和尿崩症,Matsuno 等认为漏斗神经垂体炎或淋巴细胞性腺垂体炎,在术前和组织病理检查前鉴别诊断是困难的。这是慢性的真性垂体脓肿。由于垂体瘤的尿崩症只占 10%,故常以此区别两病。另外,垂体脓肿的垂体功能普遍减退是第三个特点,协和医院一组的性腺、甲状腺、肾上腺等多项内分泌功能检查低值,更为客观,并需用皮质醇来改善症状。

重庆今年报道 1 例月经紊乱、泌乳 3 个月,PRL457.44 ng/mL,术中则抽出黏稠脓液,镜检有大量脓细胞,病理见垂体瘤伴慢性炎症,最后诊断是继发于垂体瘤的垂体脓肿。

鉴别垂体瘤囊变或其他囊性肿瘤,MRI 的 DWI 和 ADC 能显示其优越性。处于早期阶段,甲硝唑和三代头孢菌素就可以对付链球菌,拟杆菌或变形杆菌,若已成大脓肿顶起视路,则经蝶手术向外放脓,电灼囊壁使其皱缩最为合理。

七、处理原则

(一)单纯药物治疗

理想的治疗是化脓性脑膜脑炎阶段消炎,防止脑脓肿的形成。最早是 1971 年有报道单纯药物治疗成功。1980 年加州大学(UCSF)的研究,找出成功的因素是:①用药早。②脓肿小。③药效好。④CT 观察好。该组 8 例的病程平均 4.7 周。成功的 6 例直径平均 1.7 cm(0.8~2.5 cm),失败的则为 4.2 cm(2~6 cm)(P 小于 0.001),故主张单纯药物治疗要小于 3 cm。该组细菌以金葡、链球菌和变形杆菌为主,大剂量(青、氯、新青)三联治疗[青霉素 1 000 万 U,静脉注射,每天一次,小儿 30 万 U/(kg·d);氯霉量 3~4 g,静脉注射,每天一次,小儿 50~100 mg/(kg·d),半合成新青Ⅰ,新青Ⅲ大于 12 g,静脉注射,每天一次,4~8 周,对耐青者],效果好。CT 观察 1 个月内缩小,异常强化 3 个半月内消退,25 个月未见复发。

他们归纳指征:①高危患者。②多发脑脓肿,特别是脓肿间距大者。③位于深部或重要功能区。④合并室管膜炎或脑膜炎者。⑤合并脑积水需要 CSF 分流者。方法和原则同上述 4 条成功的因素。

(二)穿刺吸脓治疗

鉴于上述单纯药物治疗的脑脓肿直径都小于 2.5 cm,导致推荐大于 3 cm 的脑脓肿就需要穿刺引流。理论是根据当时哈佛大学有学者研究,发现穿透 BBB 和脓壁的抗生素,尽管其最小抑菌浓度已经超过,但细菌仍能存活,此系抗生素在脓腔内酸性环境下失效。故主张用药的同时,所有脓液应予吸除,特别在当今立体定向技术下,既符合微创原则,又可直接减压。另外,还可以诊断(包括取材培养),且能治疗(包括吸脓、冲洗、注药或置管引流)。近年报道经 1~2 次穿吸,治愈率达 80%~90%。也有人认为几乎所有脑脓肿均可穿刺引流和有效的抗生素治疗。钻颅的简化法—床旁锥颅,解除脑疝最快,更受欢迎。

(三)脑脓肿摘除术

开颅摘除脑脓肿是一种根治术,但代价较大,风险负担更重。指征是:①厚壁脓肿。②表浅脓肿。③小脑脓肿。④异物脓肿。⑤多房或多发性脓肿(靠近)。⑥诺卡菌或真菌脓肿。⑦穿刺失败的脑脓肿。⑧破溃脓肿。⑨所谓暴发性脑脓肿。⑩脑疝形成的脓肿。开颅后可先于穿刺减压,摘除脓肿后可依情况内、外减压。创腔用双氧水及含抗生素溶液冲洗,应避免脓肿破裂,若有脓液污染更应反复冲洗。术后抗生素均应 4~6 周。定期 CT 复查。

(四)抗生素的联用

脓肿的微生物性质是脑脓肿治疗的基础,脓液外排和有效抗生素的应用是取得疗效的关键,由于近年来大量广谱抗生素的问世,对脑脓肿的治疗确实卓有成效,病死率大为降低。同时正因为脑脓肿的混合感染居多,目前采用的三联、四联用药,疗效尤其突出。

早年的青、氯、新青,对革兰氏阴性、革兰氏阳性、需氧、厌氧菌十分敏感,从心、肺来的转移性脑脓肿疗效肯定。对耳、鼻、牙源性脑脓肿同样有效。现在常用的青、甲、头孢,由于甲硝唑对拟杆菌是专性药,对细菌的穿透力强,不易耐药,价廉,毒副作用少,对强调厌氧菌脑脓肿的今天,此三联用药已成为首选,加上三代头孢对需氧菌混合感染也是高效。上两组中偶有耐甲氧西林的金葡(MRSA),可将青霉素换上万古霉素,这是抗革兰氏阳性球菌中最强者,对外伤术后的脑脓肿高效。用 TY 古、甲、头孢治疗儿童脑脓肿也有高效。伏利康唑治霉菌性脑脓肿,磺胺(TMP/SMZ)治诺卡菌脑脓肿,都是专性药。(头孢三嗪及丁胺卡那)治枸橼酸菌新生儿脑脓肿也具有特效,已见前述。亚胺培南(泰能)对高龄、幼儿、免疫力低下者,对绝大多数厌氧、需氧、革兰氏阴性、革兰氏阳性菌和多重耐药菌均具强力杀菌,是目前最广谱的抗生素,可用于危重患者。脑脓肿破裂或伴有明显脑膜炎时,鞘内注药也是一种方法,其剂量是丁胺卡那 10 mg/次,庆大霉素 2 万 U/次,头孢三嗪(罗氏芬)25~50 mg/次,万古霉素 20 mg/次,半合成青霉素苯唑西林 10 mg/次,氯唑西林 10 mg/次,小儿减半,生理盐水稀释。

(杨延彬)

第四节 先天性脑积水

脑积水是儿科常见疾病,因脑脊液容量过多导致脑室扩大、皮层变薄,颅内压升高。先天性脑积水的发生率为(0.9~1.8)/1 000,每年死亡率约为 1%。

一、CSF 产生、吸收和循环

脑脊液的形成是一个能量依赖性的,而非颅内压力依赖性的过程,每天约产生 450～500 mL,或每分钟产生 0.3～0.4 mL。50%到 80%的脑脊液由侧脑室、三脑室和四脑室里的脉络丛产生,其余的 20%到 50%的脑脊液由脑室的室管膜和脑实质作为脑的代谢产物而产生。

与脑脊液的形成相反,脑脊液的吸收是非能量依赖性的过程,以大流量的方式进入位于蛛网膜下隙和硬膜内静脉窦之间的蛛网膜颗粒内。脑脊液的吸收依赖于从蛛网膜下隙通过蛛网膜颗粒到硬膜静脉窦之间的压力梯度。当颅内压力正常时(如小于 7 cmH$_2$O 或 5 mmHg),脑脊液以 0.3 mL/min 的速率产生,此时脑脊液还没有被吸收。颅内压增高,脑脊液吸收开始,其吸收率与颅内压成比例。此外,还有一些其他的可能存在的脑脊液吸收途径,如淋巴系统、鼻黏膜、副鼻窦以及颅内和脊神经的神经根鞘,当颅内压升高时,它们也可能参与脑脊液的吸收。

脑脊液的流向是从头端向尾端,流经脑室系统,通过正中孔(Luschka 孔)和左右侧孔(Mágendie 孔)流至枕大池、桥小脑池和脑桥,最后,CSF 向上流至小脑蛛网膜下隙,经环池、四叠体池、脚间池和交叉池,至大脑表面的蛛网膜下隙;向下流至脊髓的蛛网膜下隙;最后被大脑表面的蛛网膜颗粒吸收入静脉系统。

二、发病机制

脑脊液的产生与吸收失平衡可造成脑积水,脑积水的产生多数情况下是由于脑脊液吸收功能障碍引起。只有脉络丛乳头状瘤,至少部分原因是由于脑脊液分泌过多引起。脑脊液容量增加引起继发性脑脊液吸收功能损伤,和(或)脑脊液产生过多,导致脑室进行性扩张。在部分儿童,脑脊液可通过旁路吸收,从而使得脑室不再进行性扩大,形成静止性或代偿性脑积水。

三、病理表现

脑室通路的阻塞或者吸收障碍使得颅内压力增高,梗阻近端以上的脑室进行性扩张。其病理表现为脑室扩张,通常以枕角最先扩张,皮层变薄,室管膜破裂,脑脊液渗入到脑室旁的白质内,白质受损瘢痕增生,颅内压升高,脑疝,昏迷,最终死亡。

四、病因与分类

脑积水的分类是根据阻塞的部位而定。如果阻塞部位是在蛛网膜颗粒以上,则阻塞部位以上的脑室扩大,此时称阻塞性脑积水或非交通性脑积水。例如,导水管阻塞引起侧脑室和三脑室扩大,四脑室没有成比例扩大。相反,如果是蛛网膜颗粒水平阻塞,引起脑脊液吸收障碍,侧脑室、三脑室和四脑室均扩张,蛛网膜下隙脑脊液容量增多,此时的脑积水称为非阻塞性脑积水或交通性脑积水。

(一)阻塞性或非交通性脑积水阻塞部位及病因

1.侧脑室受阻

见于出生前的室管膜下或脑室内出血;出生前、后的脑室内或侧脑室外肿瘤压迫。

2.孟氏孔受阻

常见原因有先天性的狭窄或闭锁,颅内囊肿如蛛网膜下隙或脑室内的蛛网膜囊肿,邻近脑室的脑内脑穿通畸形囊肿和胶样囊肿,肿瘤如下丘脑胶质瘤、颅咽管瘤和室管膜下巨细胞型星型细胞瘤以及血管畸形。

3.导水管受阻

阻塞的原因包括脊髓脊膜膨出相关的 Chiari Ⅱ 畸形引起的小脑向上通过幕切迹疝出压迫导水管、Galen 静脉血管畸形、炎症或出血引起导水管处神经胶质过多、松果体区肿瘤和斜坡胶质瘤。

4.第四脑室及出口受阻

第四脑室在后颅窝流出道梗阻以及四脑室肿瘤如髓母细胞瘤、室管膜瘤和毛细胞型星形细胞瘤,Dandy-Walker 综合征即后颅窝有一个大的与扩大的四脑室相通的囊肿,造成了流出道梗阻(即 Luschka 侧孔和 Magendie 正中孔的梗阻),以及 Chiari 畸形即由于后颅窝狭小,小脑扁桃体或(和)四脑室疝入到枕骨大孔引起梗阻。

（二）交通性或非阻塞性脑积水阻塞部位及病因

1.基底池水平受阻

梗阻部位可以发生在基底池水平。此时,脑脊液受阻在椎管和脑皮层的蛛网膜下隙,无法到达蛛网膜颗粒从而被吸收。结果侧脑室、三脑室和四脑室均扩大。常见原因有先天性的感染,化脓性、结核性和真菌性感染引起的脑膜炎,动脉瘤破裂引起的蛛网膜下隙出血,血管畸形或外伤,脑室内出血,基底蛛网膜炎,软脑脊膜瘤扩散,神经性结节病和使脑脊液蛋白水平升高的肿瘤。

2.蛛网膜颗粒水平受阻

梗阻部位还可以发生在蛛网膜颗粒水平,原因是蛛网膜颗粒的阻塞或闭锁,导致蛛网膜下隙和脑室的扩大。

3.静脉窦受阻

原因为静脉流出梗阻,如软骨发育不全或狭颅症患者合并有颈静脉孔狭窄,先天性心脏病右心房压力增高患者,以及硬膜静脉窦或上腔静脉血栓的患者。静脉流出道梗阻能引起静脉压升高,最终导致脑皮层静脉引流减少,脑血流量增加,颅内压升高,脑脊液吸收减少,脑室扩张。

另外,还有一种水脑畸形(hydranencephaly)是由于两侧大脑前动脉和大脑中动脉供血的脑组织全部或几乎全部缺失,从而颅腔内充满了脑脊液,而非脑组织。颅腔的形态和硬膜仍旧完好,内含有丘脑、脑干和少量的由大脑后动脉供血的枕叶。双侧的颈内动脉梗塞和感染是水脑畸形的最常见原因。脑电图表现为皮层活动消失。这类婴儿过于激惹,停留在原始反射,哭吵、吸吮力弱,语音及微笑落后。脑脊液分流手术有可能控制进行性扩大的头围,但对于神经功能的改善没有帮助。

五、临床表现

婴儿脑积水表现为激惹、昏睡、生长发育落后、呼吸暂停、心动过缓、反射亢进、肌张力增高、头围进行性增大、前囟饱满、骨缝裂开、头皮薄、头皮静脉曲张、前额隆起、上眼睑不能下垂、眼球向上运动障碍(如两眼太阳落山征)、意识减退、视乳头水肿、视神经萎缩引起的视弱甚至失明,以及第三、第四、第六对颅神经麻痹,抬头、坐、爬、讲话、对外界的认知以及体力和智能发育,均较正常同龄儿落后。在儿童,由于颅缝已经闭合,脑积水可以表现为头痛(尤其在早晨)、恶心、呕吐、昏睡、视乳头水肿、视力下降、认知功能和行为能力下降、记忆障碍、注意力减退、学习成绩下降、步态改变、两眼不能上视、复视(特别是第六对颅神经麻痹)和抽搐。婴儿和儿童脑积水若有运动障碍可表现为肢体痉挛性瘫,以下肢为主,症状轻者双足跟紧张、足下垂,严重时整个下肢肌张力增高,呈痉挛步态。

六、诊断

根据典型症状体征,不难做出脑积水的临床诊断。病史中需注意母亲孕期情况,小儿胎龄,是否用过产钳或胎头吸引器,有无头部外伤史,有无感染性疾病史。应作下列检查,做出全面评估。

（一）头围测量

新生儿测量头围在出生后1个月内应常规进行,不仅应注意头围的绝对值,而且应注意生长速度,疑似病例多能从头围发育曲线异常而发现。

（二）B型超声图像

B型超声图像为一种安全、实用,且可快速取得诊断的方法,对新生儿很有应用价值,特别是对于重危病儿可在重症监护室操作。通过未闭的前囟,可了解两侧脑室及第3脑室大小,有无颅内出血。因无放射线,操作简单,便于用于随访。

（三）影像学特征

脑积水的颅骨平片和三维CT常常显示破壶样外观和冠状缝、矢状缝裂开。CT和MRI常可见颞角扩张,脑沟、基底池和大脑半球间裂消失,额角和第三脑室球形扩张,胼胝体上拱和(或)萎缩以及脑室周围脑实质水肿。

七、鉴别诊断

(一)婴儿硬膜下血肿或积液

多因产伤或其他因素引起,可单侧或双侧,以额顶颞部多见。慢性者,也可使头颅增大,颅骨变薄。前囟穿刺可以鉴别,从硬膜下腔可抽得血性或淡黄色液体。

(二)佝偻病

由于颅骨不规则增厚,致使额骨和枕骨突出,呈方形颅,貌似头颅增大。但本病无颅内压增高症状,而又有佝偻病的其他表现,故有别于脑积水。

(三)巨脑畸形

巨脑畸形是各种原因引起的脑本身重量和体积的异常增加。有些原发性巨脑有家族史,有或无细胞结构异常。本病虽然头颅较大,但无颅内压增高症状,CT 扫描显示脑室大小正常。

(四)脑萎缩性脑积水

脑萎缩可以引起脑室扩大,但无颅高压症状,此时的脑积水不是真正的脑积水。

(五)良性脑外积水(也称婴儿良性轴外积液)

这是一个很少需要手术的疾病,其特征为两侧前方蛛网膜下隙(如脑沟和脑池)扩大,脑室正常或轻度扩大,前囟搏动明显,头围扩大,超过正常儿头围的百分线。良性脑外积水的婴儿颅内压可以稍偏高,由于头围大,运动发育可以轻度落后。其发病机制尚未不清楚,可能与脑脊液吸收不良有关。通常有明显的大头家族史。大约在 12 到 18 月龄,扩大的头围趋于稳定,从而使得身体的生长能够赶上头围的生长。大约在 2～3 岁以后,脑外积水自发吸收,不需要分流手术。虽然这一疾病通常不需要手术,但是有必要密切监测患儿的头围、头部 CT 或超声以及患儿的生长发育,一旦出现颅高压症状或(和)生长发育落后,需要及时行分流手术。

八、处理

治疗的目的是获得理想的神经功能,预防或恢复因脑室扩大压迫脑组织引起的神经损伤。治疗方法为脑脊液分流手术,包括有阀门调节的置管脑脊液分流手术以及内镜三脑室造瘘术,目的是预防因颅内压升高而造成的神经损害。脑积水的及时治疗能改善患儿智力,有效延长生命。只要患有脑积水的婴儿在出生头 5 个月内做分流手术,就有可能达到较理想的结果。

(一)手术方式的选择

脑积水的治疗方法是手术,手术方式的选择依赖于脑积水的病因。例如,阻塞性脑积水的患者,手术方法是去除阻塞(如肿瘤),交通性脑积水的患者或阻塞性脑积水阻塞部位无法手术去除的患者,需要做脑脊液分流手术,分流管的一端放置在梗阻的近端脑脊液内,另一端放置在远处脑脊液可以吸收的地方。最常用的远端部位是腹腔、右心房、胸膜腔、胆囊、膀胱/输尿管和基底池(如三脑室造瘘),而腹腔是目前选择最多的部位(如脑室腹腔分流术),除非存在腹腔胀肿或吸收障碍。脑室心房分流术是另外一种可以选择的方法。如果腹腔和心房都不能利用,对于 7 岁以上的儿童,还可以选择脑室胸腔分流术。

(二)分流管的选择

脑脊液分流系统至少包括三个组成部分:脑室端管,通常放置在侧脑室的枕角或额角;远端管,用来将脑脊液引流到远端可以被吸收的地方;以及阀门。传统的调压管通过打开一个固定的调压装置来调节脑脊液单向流动。这种压力调节取决于阀门的性质,一般分为低压、中压和高压。一旦阀门打开,对脑脊液流动产生一个很小的阻力,结果,当直立位时,由于地心引力的作用,可以产生一个很高的脑脊液流出率,造成很大的颅内负压,此过程称为"虹吸现象"。由于虹吸现象可以造成脑脊液分流过度,因此,某些分流管被设计成能限制脑脊液过分流出,尤其是当直立位时。例如,Delta 阀(Medtronic PS Medical,Goleta,CA)就是一种标准的振动膜型的压力调节阀,内有抗虹吸装置,用来减少直立位时脑脊液的过度分流。Orbis-Sigma 阀(Cordis,Miami)包含一个可变阻力、流量控制系统,当压力进行性升高时,通过不断缩小流出孔达到控制脑脊液过度分流的目的。虽然这一新的阀门被誉为是一种预防过度分流、增进治疗效果的有效装置,然而,最近的随机调查,比较 3 种分流装置(如普通的可调压阀、Delta 阀和 Orbis-Sigma 阀)

治疗儿童脑积水的效果,发现这3种分流装置在分流手术的失败率方面并没有显著性差异。最近又出来两种可编程的调压管,当此种分流管被埋入体内后,仍可在体外重新设置压力,此种分流管被广泛地应用在小儿脑积水上。虽然有大量的各种类型的分流管用于治疗脑积水,但是,至今还没有前瞻性的、随机的、双盲的、多中心的试验证明哪一种分流管比其他分流管更有效。

（三）脑室腹腔分流术

脑室腹腔分流术是儿童脑积水脑脊液分流术的首选。

1.手术指征

交通性和非交通性脑积水。

2.手术禁忌证

颅内感染不能用抗菌药物控制者;脑脊液蛋白明显增高;脑脊液中有新鲜出血;腹腔内有炎症、粘连,如手术后广泛的腹腔粘连、腹膜炎和早产儿坏死性小肠结肠炎;病理性肥胖。

3.手术步骤

手术是在气管插管全身麻醉下进行,手术前静脉预防性应用抗生素。患者位置放置在手术床头端边缘,靠近手术者,头放在凝胶垫圈上,置管侧朝外,用凝胶卷垫在肩膀下,使头颈和躯干拉直,以利于打皮下隧道置管。皮肤准备前,先用记号笔根据脑室端钻骨孔置管的位置(如额部或枕部)描出头皮切口,在仔细的皮肤准备后,再用笔将皮肤切口重新涂描一遍。腹部切口通常在右上腹或腹中线剑突下2到3横指距离。铺消毒巾后,在骨孔周边切开一弧形切口,掀开皮瓣,切开骨膜,颅骨钻孔,电凝后,打开硬脑膜、蛛网膜和软脑膜。

接着,切开腹部切口,打开进入腹腔的通道,轻柔地探查证实已进入腹腔。用皮下通条在头部与腹部切口之间打一皮下通道,再把分流装置从消毒盒中取出,浸泡在抗生素溶液中,准备安装入人体内。分流管远端装置包括阀门穿过皮下隧道并放置在隧道内,隧道外管道用浸泡过抗生素的纱布包裹,避免与皮肤接触。接着,根据术前CT测得的数据,将分流管插入脑室预定位置并有脑脊液流出,再将分流管剪成需要的长度,与阀门连接,用0号线打结,固定接口。然后,提起远端分流管,证实有脑脊液流出后,将管毫无阻力地放入到腹腔内。抗生素溶液冲洗伤口后,二层缝合伤口,伤口要求严密缝合,仔细对合,最后用无菌纱布覆盖。有条件的单位还可以在超声或(和)脑室镜的引导下,将分流管精确地插入到脑室内理想的位置。脑室镜还能穿破脑室内的隔膜,使脑脊液互相流通。

4.分流术后并发症的处理

(1)机械故障:近端阻塞(即脑室端管道阻塞)是分流管机械障碍的最常见原因。其他原因包括分流管远端的阻塞或分流装置其他部位的阻塞(如抗虹吸部位的阻塞);腹腔内脑脊液吸收障碍引起的大量腹水,阻止了脑脊液的流出;分流管折断;分流管接口脱落;分流管移位;远端分流管长度不够;近端或远端管道位置放置不妥当。当怀疑有分流障碍时,需做头部CT扫描,并与以前正常时的头部CT扫描相比较,以判断有否脑室扩大。同时还需行分流管摄片,判断分流管接口是否脱落、断裂,脑室内以及整个分流管的位置、远端分流管的长度,以及有否分流管移位。

(2)感染:分流管感染发生率为2%~8%。感染引起的后果是严重的,包括智力和局部神经功能损伤、大量的医疗花费,甚至死亡。大多数感染发生在分流管埋置术后的头6个月,约占90%,其中术后第一个月感染的发生率为70%。最常见的病原菌为葡萄球菌,其他为棒状杆菌、链球菌、肠球菌、需氧的革兰氏阴性杆菌和真菌。6个月以后的感染就非常少见。由于大多数感染是因为分流管与患者自身皮肤接触污染引起,所以手术中严格操作非常重要。

分流术后感染包括伤口感染并累及分流管、脑室感染、腹腔感染和感染性假性囊肿。感染的危险因素包括小年龄、皮肤条件差、手术时间长、开放性神经管缺陷、术后伤口脑脊液漏或伤口裂开、多次的分流管修复手术以及合并有其他感染。感染的患者常有低热,或有分流障碍的征象,还可以有脑膜炎、脑室内炎症、腹膜炎或蜂窝织炎的表现。临床表现为烦躁、头痛、恶心和呕吐、昏睡、食欲减退、腹痛、分流管处皮肤红肿、畏光和颈强直。头部CT显示脑室大小可以有改变或无变化。

一旦怀疑分流感染,应抽取分流管内的脑脊液化验,做细胞计数和分类,蛋白、糖测定,革兰染色和培养以及药物敏感试验。脑脊液送化验后,开始静脉广谱抗生素应用。患者还必须接受头部 CT 扫描,头部 CT 能显示脑室端管子的位置、脑室的大小和内容物,包括在严重的革兰氏阴性菌脑室炎症时出现的局限性化脓性积液。如果患者主诉腹痛或有腹胀表现,还需要给予腹部 CT 或超声检查,以确定有否腹腔内脑脊液假性囊肿。另外,还有必要行外周血白细胞计数和血培养,因为分流感染的患者常有血白细胞升高和血培养阳性。

如果脑脊液检查证实感染,需手术拔除分流管,脑室外引流并留置中心静脉,全身合理抗生素应用,直到感染得到控制,新的分流管得到重新安置。

(3)过度分流:多数分流管无论是高压还是低压都会产生过度分流。过度分流能引起硬膜下积血、低颅内压综合征或脑室裂隙综合征。硬膜下积血(图 12-5)是由于脑室塌陷,致使脑皮层从硬膜上被牵拉下来,桥静脉撕裂出血引起。虽然硬膜下血肿能自行吸收无需治疗,但是,对于有症状的或进行性增多的硬膜下血肿仍需手术,以利于脑室再膨胀。除了并发硬膜下血肿,过度分流还能引起低颅压综合征,产生头痛、恶心、呕吐、心动过快和昏睡,这些症状在体位改变时尤其容易发生。低颅压综合征的患者,当患者呈现直立位时,会引起过度分流,造成颅内负压,出现剧烈的体位性头痛,必须躺下才能缓解。如果症状持续存在或经常发作并影响正常生活、学习,就需要行分流管修复术,重新埋置一根压力较高的分流管,或抗虹吸管或者压力较高的抗虹吸分流管。

过度分流也还能引起裂隙样脑室,即在放置了分流管后,脑室变得非常小或呈裂隙样。在以前的回顾性研究中,裂隙脑的发生率占 80%,有趣的是 88.5% 的裂隙脑的患者可以完全没有症状,而在 11.5% 有症状的患者中,仅 6.5% 的患者需要手术干预。裂隙脑综合征的症状偶尔发生,表现为间断性的呕吐、头痛和昏睡。影像学表现为脑室非常小,脑室外脑脊液间隙减少,颅骨增厚,没有颅内脑脊液积聚的空间。此时,脑室壁塌陷,包绕并阻塞脑室内分流管,使之无法引流。最后,脑室内压力升高,脑室略微扩大,分流管恢复工作。由于分流管间断性的阻塞、工作,引起升高的颅内压波动,造成神经功能急性损伤。手术方法包括脑室端分流管的修复,分流阀压力上调以增加阻力,安加抗虹吸或流量控制阀,分流管同侧的颞下去骨瓣减压。

(4)孤立性第四脑室扩张:脑积水侧脑室放置分流管后,有时会出现孤立性第四脑室扩张,这在早产儿脑室内出血引起的出血后脑积水尤其容易发生,感染后脑积水或反复分流感染/室管膜炎也会引起。这是由于第四脑室入口与出口梗阻,闭塞的第四脑室产生的脑脊液使得脑室进行性扩大,出现头痛、吞咽困难、低位颅神经麻痹、共济失调、昏睡和恶心、呕吐。婴儿可有长吸式呼吸和心动过缓。对于有症状的患者,可以另外行第四脑室腹腔分流术。然而,当脑室随着脑脊液的引流而缩小时,脑干向后方正常位置后移,结果,第四脑室内的分流管可能会碰伤脑干。另外,大约 40% 的患者术后 1 年内需要再次行分流管修复术。还有一种治疗方法是枕下开颅开放性手术,将第四脑室与蛛网膜下隙和基底池打通,必要时还可以同时再放置一根分流管在第四脑室与脊髓的蛛网膜下隙。近年来,内镜手术又备受推崇,即采用内镜下导水管整形术和放置支撑管的脑室间造瘘术,以建立孤立的第四脑室与幕上脑室系统之间的通路。

(四)内镜三脑室造瘘术

1.手术指证

某些类型的阻塞性脑积水,如导水管狭窄和松果体区、后颅窝区肿瘤或囊肿引起的阻塞性脑积水。

2.禁忌证

交通性脑积水。另外,小于 1 岁的婴幼儿成功率很低,手术需慎重。对于存在有病理改变的患者,成功率也很低,如肿瘤、已经做过分流手术、曾有过蛛网膜下隙出血、曾做过全脑放疗以及显著的三脑室底瘢痕增生,其成功率仅为 20%。

3.手术方法

三脑室造瘘术方法是在冠状缝前中线旁 2.5～3 cm 额骨上钻一骨孔,将镜鞘插过孟氏孔并固定,以保护周围组织,防止内镜反复进出时损伤脑组织。硬性或软性内镜插入镜鞘,通过孟氏孔进入三脑室,在三脑室底中线处,乳头小体开裂处前方造瘘,再用 2 号球囊扩张管通过反复充气和放气将造瘘口扩大。造瘘完成后,再将内镜伸入脚间池,观察蛛网膜,确定没有多余的蛛网膜阻碍脑脊液流入蛛网膜下隙。

4.并发症及处理

主要并发症为血管损伤继发出血。其他报道的并发症有心脏暂停、糖尿病发作、抗利尿激素不适当分泌综合征、硬膜下血肿、脑膜炎、脑梗死、短期记忆障碍、感染、周围相邻脑神经损伤(如下丘脑、腺垂体、视交叉)以及动脉损伤引起的术中破裂出血或外伤后动脉瘤形成造成的迟发性出血。动态 MRI 可以通过评价脑脊液在三脑室造瘘口处的流通情况而判断造瘘口是否通畅。如果造瘘口不够通畅,有必要行内镜探查,尝试再次行造瘘口穿通术,若原造瘘口处瘢痕增生无法再次手术穿通,只得行脑室腹腔分流术。

九、结果和预后

未经治疗的脑积水预后差,50％的患者在 3 岁前死去,仅 20％到 23％能活到成年。活到成年的脑积水患者中,仅有 38％有正常智力。脑积水分流术技术的发展使得儿童脑积水的预后有了很大的改善。许多做了分流手术的脑积水儿童可以有正常的智力,参加正常的社会活动。约 50％到 55％脑积水分流术的儿童智商超过 80。癫痫常预示着脑积水分流术的儿童有较差的智力。分流并发症反复出现的脑积水儿童预后差。

(杨延彬)

第五节　急性颅内压综合征

颅内压为颅腔内容物所产生的压力。脑水肿是脑实质液体增加引起的脑容积增大,是中枢神经系统受内源或外在有害刺激所产生的一种非特异性反应。脑细胞内液体蓄积称为脑肿胀,脑细胞组织间隙中游离液体蓄积则称脑水肿。颅腔内容物包括脑、脑膜、颅内血管(约占 7％)、脑脊液(约占 10％)以及病损物,如血肿、肿瘤等。当颅内容物任何一部分增加时,颅内压将会增高,若颅内压的增高超过颅腔代偿能力(全颅腔代偿空间仅 8％～15％)时,即出现颅内压增高的临床表现,称为颅内高压综合征。严重时使颅腔内容物变形,部分脑组织移位而致脑血流中断和脑疝等严重后果。脑水肿直接使颅腔内容物增加,导致颅内压增高,颅内压增高会进一步使血脑屏障功能、脑细胞代谢及脑脊液循环发生障碍,又可加重脑水肿形成恶性循环颅内高压综合征。

一、诊断

(一)临床表现

与病因、发展速度、有无占位性病变及其所在部位有密切关系。

1.精神症状及意识改变

细胞毒性脑水肿因神经元受累,较早出现神经精神症状,可有性格改变,如烦躁不安、不认识家人、哭闹、精神委靡或嗜睡等,大脑皮层广泛损害及脑干上行网状结构受累时,患儿不能维持觉醒状态,出现程度不等的意识障碍,并有迅速加深倾向,可于短期内昏迷,而血管源性脑水肿累及神经元较晚,出现症状亦较晚,常在颅内高压明显时方出现症状。

2.头痛与呕吐

头痛特点为弥漫性和持续性,清晨较重,用力、咳嗽、身体前屈或颠簸、大量输液可使之加剧。婴幼儿则表现为烦躁不安、尖声哭叫,有时拍打头部。呕吐与饮食无关,不伴恶心,常频繁出现,有时可表现为非喷射性。婴幼儿出现无其他诱因的频繁呕吐,往往提示第四脑室或后颅凹占位性病变。

3.惊厥

惊厥也是脑水肿常见症状,甚至可出现癫痫样发作或癫痫持续状态。新生儿常见肌张力减低。脑疝时肌张力减低。脑干、基底节、大脑皮层和小脑某些部位的锥体外系受压迫,表现为肌张力显著增高,可出现去大脑强直(伸性强直、伸性痉挛、角弓反张)和去皮层强直(病变在中脑以上,患儿一侧和双侧上肢痉挛,呈半屈曲状,伴下肢伸性痉挛)。

4.呼吸不规则和血压升高

严重颅内高压时,脑干受压可引起呼吸节律不规则,如呼吸暂停、潮式呼吸、下颌呼吸、抽泣样呼吸,多为脑疝前驱症状。新生儿常见呼吸减慢。颅内高压时,交感神经兴奋性增强或脑干缺血、受压、移位,可使延髓血管运动中枢发生代偿性加压反应,引起血压升高,收缩压常升高 20 mmHg 以上,可有脉压增宽,血压音调增强,也可伴缓脉。

5.头部体征与眼部改变

婴儿可出现前囟膨隆、张力增高,有明显脱水的婴儿前囟不凹陷,往往提示颅内高压的存在。在亚急性或慢性颅高压婴幼儿常出现颅缝裂开(小于 10 岁的儿童也可出现,常使早期颅内高压症状不典型)、头围增大、头面部浅表静脉怒张、破壶音等体征。眼部改变多提示中脑受压。可有眼球突出、球结膜充血水肿、眼外肌麻痹、眼内斜(外展神经麻痹)、眼睑下垂(提上睑肌麻痹)、落日眼(颅前凹压力增高)、视野缺损、瞳孔改变(双侧不等大、扩大、忽大忽小、形态不规则、对光反应迟钝或消失)。其中瞳孔改变具有重要临床意义。眼底检查,视乳头水肿在急性脑水肿时很少见,尤其在婴幼儿更为罕见,有时仅见视网膜反光增强,眼底小静脉淤张,小动脉变细。慢性颅内高压时易出现典型视乳头水肿。

6.脑疝

脑疝系因颅内压明显增高,迫使较易移位的脑组织在颅腔内的位置发生改变,导致一系列临床病理状态。若发生嵌顿,则压迫邻近脑组织及颅神经,引起相应症状和体征,属颅内高压危象。典型的先兆表现为意识障碍、瞳孔扩大及血压增高伴缓脉,称 Cushing 三联征。小脑幕切迹疝(又称沟回疝、天幕疝或颞叶疝)和枕骨大孔疝(又称小脑扁桃体疝)为常见的脑疝类型。前者临床主要表现为双侧瞳孔不等大,病侧瞳孔先缩小后扩大,对光反应迟钝或消失,伴昏迷加深或呼吸不规则等。后者主要表现为昏迷迅速加深,双侧瞳孔散大,对光反应消失,眼球固定,甚至呼吸心跳骤停。下丘脑体温调节中枢受累,惊厥或肌张力增高致产热增加,交感神经麻痹致汗腺分泌减弱、散热减少等原因,可引起高热或超高热。

与成人颅内高压综合征以头痛、呕吐、视乳头水肿为三大主征不同,小儿急性颅内高压综合征以呼吸不规则、意识障碍、惊厥、瞳孔改变、血压升高、呕吐等临床表现更为常见。因小儿不能自述头痛似乎出现较少。在婴幼儿急性颅内高压视乳头水肿亦很少见。

(二)诊断标准

小儿急性脑水肿诊断标准包括五项主要指标和五项次要指标,具备一项主要指标及两项次要指标,即可诊断。

1.主要指标

①呼吸不规则。②瞳孔不等大或扩大。③视乳头水肿。④前囟隆起或紧张。⑤无其他原因的高血压〔血压(mmHg)>年龄×2＋100〕。

2.次要指标

①昏睡或昏迷。②惊厥或/和四肢肌张力明显增高。③呕吐。④头痛。⑤给予甘露醇 1 g/kg 静脉注射4 h后,血压明显下降,症状、体征随之好转。

3.辅助检查

(1)颅内压测定:临床常用的颅内压测定方法为脑脊液压力直接测定法,可采用腰椎或脑室穿刺测压法。脑脊液循环正常情况下,侧卧位脑室液与脊髓腔终池脑脊液压力相等,故可用腰穿所测脑脊液压力代表颅内压,因而腰椎穿刺测压在临床最常用,具有简便、易于操作之优点。但在脑脊液循环梗阻时,所测压力不能代表颅内压力。且颅内压增高时,引流脑脊液过快可导致脑疝。临床应用时应慎重掌握指征和方法,术前 30 min 静脉推注甘露醇,可防止脑疝的发生。脑室穿刺测压具有安全、准确,并可行控制性脑脊液引流、控制颅压增高之优点。但弥漫性脑水肿时,脑室被挤压变窄,穿刺不易成功,临床应用受到一定限制。其他测颅压方法还有在硬膜外植入传感器或前囟非损伤性测压方法。

直接测压法颅内压正常值:新生儿低于 137 Pa(14 mmH₂O),婴儿低于 785 Pa(80 mmH₂O),儿童低于 981 Pa(100 mmH₂O)。颅内高压诊断标准:新生儿高于 785 Pa(80 mmH₂O),婴幼儿高于 981 Pa(100 mmH₂O),3 岁以上高于 1 961 Pa(200 mmH₂O),可诊断为颅内高压。

(2)CT 与 MRI:电子计算机断层扫描(CT)与核磁共振(MRI)是目前临床早期诊断脑水肿最可靠的方法。

(3)B 型超声在前囟未闭的婴儿,经前囟行头颅 B 型超声扫描,可诊断较重的脑水肿,并可测到侧脑室及第三脑室的大小。

(4)TCD:经颅多普勒超声(TCD)可床边、无创、连续观察患儿脑血流频谱变化,间接判断脑水肿的存在。

二、治疗

(一)治疗原发病(略)

(二)降颅压

1.渗透性脱水剂

利用静脉注射高渗物质使血浆渗透压骤然增加形成血脑和血—脑脊液渗透压梯度,使脑与脑脊液中水分进入血浆,由肾排泄,达到脑组织脱水和降颅压目的。

(1)甘露醇:对轻度颅高压用 0.25～0.5 g/kg 小剂量甘露醇即可;对颅高压危象或脑疝者应用 1～2 g/kg,再增加剂量也无效。给药后 10 min 起效,30 min 作用最强,维持 3～6 h,故宜 4～6 h 给药一次,减量停用原则为先减剂量再减次数至完全停用。久用或剂量过大可致脱水、电解质紊乱、过性血尿、甘露醇肾病、颅压反跳现象等。

(2)甘油氯化钠:脱水作用较强而很少引起电解质紊乱和反跳,静脉注射 30～60 min 起作用,但维持时间短,故应 2～4 h 给药一次,剂量 0.5～1 g/kg,多用 10% 溶液,避免高浓度产生静脉炎、溶血和肾衰竭,口服可用于恢复期,可用 50% 溶液,最大量 5 g/kg,可发生呕吐和腹泻等胃肠道反应。

(3)其他:高渗盐水可用于伴有低钠血症和水中毒时,清蛋白用于伴有低蛋白血症者,山梨醇可用于预防反跳。

2.利尿剂

可降低细胞内水分、降低颅内压和减少脑脊液的形成。

3.过度通气

在气管插管条件下应用呼吸机进行控制性人工通气,使二氧化碳排出体外,维持 PaCO₂ 于 3.3～4.0 kPa(25～30 mmHg),达到脑血管收缩和脑血流减少,缓解颅腔容积的增加,并使脑血容量减少,从而降低颅内压。一般过度通气数分钟即起作用,持续使用时间每次不超过 1 h,作用维持 2～3 h。若 PaCO₂<2.7 kPa(20 mmHg)时可引起脑缺血缺氧,应尽力避免。

4.肾上腺皮质激素

对血管源性脑水肿疗效较好,主要稳定细胞膜、有减少脑脊液生成、利尿、抗氧化和抗炎抗毒作用。一般用药 6～8 h 后才有缓慢持续降颅压作用,12～24 h 后较明显,4～5 d 出现最大效果,6～9 d 作用才消失。正常情况下激素降颅压率为 20%,无反跳现象,以地塞米松 0.1～0.5 mg/(kg·d)每日 3～4 次,倍他米松疗效较好。

5.巴比妥类药物

具有止惊、降低颅内压、改善脑代谢的作用,主要发挥收缩脑血管、降低脑耗氧量、加强钠钾 ATP 酶的功能、减少脑脊液生成、清除自由基、保护脑毛细血管内皮细胞的完整性。硫贲妥钠的疗效显著,首剂 15 mg/kg,继而 4～6 mg/(kg·h)维持。注意呼吸抑制,需生命体征监护和人工呼吸配合。

(三)脑营养代谢促进剂的应用

1.胞二磷胆碱

增强与意识有关的脑干网状结构功能,对锥体系有兴奋作用,增加脑个体容量,改善脑代谢,促进受损的运动功能得以恢复。应用时不增高颅内压,也不造成抽搐,或长期反复使用,不良反应小,意识障碍时可用 50～200 mg 加入葡萄糖液中静滴。

2.1,6-二磷酸果糖(FDP)

其为一种能量制剂,在缺氧情况下参与激活多种酶系,促进无氧糖代谢,转成为 ATP。如脑缺氧时 1 mol 糖可产生 2 mol ATP,使用 FDP 后则可产生 4 mol ATP。脑复苏时 FDP 70～250 mg/kg 每日静滴 1 次,1 周为一疗程。

3.脑复新(砒硫醇)

其为维生素 B_2 衍生物,增加脑血流,尤其是代谢率较高的灰质脑血流增加明显,从而增加了脑细胞对抗氧的能力,使生理功能抑制的脑细胞恢复功能。脑复苏时成人应用 1 g 加入 10%葡萄糖液 1 000 mL 中每日静滴 1 次,连用 3 周为一疗程。对全身主要脏器无严重不良反应,偶有皮疹反应,停药后即痊愈。

(四)抗脑细胞损伤

1.钙拮抗剂

改变脑缺血后脑内 Ca^{2+} 的移行,使细胞内代谢和释放游离脂肪酸,产生氧自由基及脑微循环不再流现象造成的神经元损害得到保护。脑完全缺血后血流恢复可在短暂 10～20 min 高灌注后有 6～18 h 的低灌流,钙拮抗剂作为强脑血管扩张剂可降低这种缺血后的低灌流状态。由于脑缺血缺氧后再灌流不足和神经元部分死亡起因于 Ca^{2+} 进入血管平滑肌和神经元,故应用钙拮抗剂如维拉帕米(0.1 mg/kg)、硫酸镁(100 mg/kg)、利多氟嗪及氟桂利嗪等在复苏后初期 90 min 有助于维持脑血流。尼群地平和参麦注射液能促进脑缺血再灌流脑电图幅度的有效恢复,抑制再灌流损伤的程度。东莨菪碱能减缓缺血期 ATP 耗竭速度及 Ca^{2+} 内流,有利于再灌注期 ATP 的恢复,从而减轻脑缺血缺氧的损伤程度,有利于脑复苏。

2.巴比士酸盐

1978 年首次提出大脑缺血后用巴比士酸盐负荷治疗可减轻脑损害以来已有较多报道。多中心研究资料表明,应用硫贲妥钠 30 mg/kg 与对照组比较其复苏效果无明显区别和特别益处,故不宜常规应用。在长时间停搏后具有一定的效果,用以控制抽搐利于改善呼吸和降低颅内压。

3.铁离子

缺血及再灌注时细胞内铁离子脱位可能与过氧化的组织损伤有关,缺血后脑内游离铁增加,注射 $FeCl_2$ 可加重组织损伤,给予去铁敏可预防组织损伤。去铁敏可快速通过血脑屏障。

(五)其他

高压氧治疗可缓解脑水肿,目前对过度通气疗效的评价尚有争议。药物除甘露醇、速尿及地塞米松外,也可根据病情选择甘油、高渗盐水。

(六)对症支持治疗

(1)高热可引起脑组织代谢增加,加重脑缺氧,使已损伤的脑组织损害进一步加重,需持续监护、及时处理。中枢性发热的体温升高幅度较大,常为高热或超高热,不易控制,处理以物理降温为主,必要时行冬眠疗法。周围性发热多由于合并感染所致,有效控制感染则容易控制。降温措施多采取物理、药物相结合。

(2)注意呼吸幅度和节律改变,呼吸表浅、不规则,预示颅高压严重。心血管调节中枢受压,可引起心率波动,出现心动过速或过缓。严重颅内高压时,常出现心率缓慢。颅内高压时血压过高、过低均对病情不利,应使血压维持在保证有效脑血流灌注的最佳范围。对颅内高压引起的血压增高,不可盲目用降压药,应以降颅压、利尿治疗为主。

(3)液体疗法:应边脱边补,使患儿处于轻度脱水状态,但需维持正常皮肤弹性、血压、尿量及血清电解质。

（七）监护

1.意识监护

意识是指患儿对语言或疼痛刺激所产生的反应程度,意识状态和意识改变是判断病情轻重的重要标志之一,可直接反应中枢神经系统受损及颅内压增高的程度。可利用声、光、语言、疼痛刺激对小儿的意识状态进行判断。Glasgow 评分有利于对昏迷程度进行动态观察,总分为 15 分,分数越低意识障碍程度越重,8 分以下即为重度。但应用镇静剂、气管插管或气管切开等情况时,可使一些项目无法完成。

2.瞳孔监护

对瞳孔进行动态观察,有助于判断病情、治疗效果和及早发现脑疝。在病情危重的患儿,或瞳孔已出现异常时,应在短时间内反复观察瞳孔大小及对光反应。

3.颅内压监护

方法主要有脑室内测压、硬膜外测压及硬膜下测压 3 种方法,其中硬膜外测压法由于硬脑膜保持完整,感染机会较少,比较安全,监测时间可较长。但 3 种方法均为有创性,儿科应用受到一定限制。应根据患儿病情,权衡利弊,而决定是否监护及采取的方法。近年来对无创性颅内压监护仪的研究取得一定进展,对前囟未闭的婴幼儿,可进行无创性前囟测压。还有根据颅压升高时视觉诱发电位的间接反应测颅内压的方法,但其准确性尚待临床总结和验证。在颅压监测过程中,如颅压高于 2.0 kPa(15 mmHg),持续30 min 以上时需作降颅压处理。

4.脑血流监护

可利用经颅多普勒超声(TCD)仪探测脑内动脉收缩、舒张及平均血流速度,间接推算出脑血流情况。脑血流持续处于低流速状态,提示颅高压。当颅内压增高致脑灌注压为零时,TCD 可表现为 3 种形式:①收缩/舒张期的交替血流。②尖小收缩波。③信号消失。交替血流和尖小收缩波频谱为脑死亡患儿最常见的 TCD 改变。

5.脑电图监护

床旁脑电图利用便携式笔记本电脑监护脑电图,临床转归与脑电图变化的严重程度有密切关系,轻度脑电图异常者均可治愈;中度异常者多数可完全或基本恢复,后遗症和死亡率较低(10%左右);高度异常者,预后愈差,后遗症和死亡率均高(57%)。脑电图出现平坦波(高增益下<2 μV 提示脑死亡)。录像脑电图不仅能连续监测脑电活动变化,还可同时观察到患儿惊厥发作的形式,在排除非痉挛性发作、确定癫痫性发作类型、评价脑电与临床的关系,可提供准确而可靠的证据。

（杨延彬）

第六节　吉兰-巴雷综合征

吉兰-巴雷综合征又称急性感染性多发性神经根神经炎,是一种周围神经系统疾病。当小儿麻痹在我国被消灭以后,它已成为引起儿童弛缓性麻痹的主要疾病之一;主要以肢体对称性、弛缓性麻痹为主;侵犯颅神经、脊神经,以运动神经受累为主。重症患儿累及呼吸肌。本病为急性发病,有自限性,预后良好。本病病因尚未阐明,疑本病与病毒或感染有关。目前认为本病是一种器官特异性的自身免疫性疾病。

一、病因

本病发病率每年为(1~4)/10 万。可发生于任何年龄,但以儿童和青年为主。男性和女性均可发病,男性略多于女性。发病无季节性差异,但国内北方地区以夏秋季节多发。尽管吉兰-巴雷综合征发病机制仍未完全阐明,但免疫学致病机制近年来被推崇和广泛接受。研究结果表明中国北方儿童吉兰-巴雷综合征发病与空肠弯曲菌感染及卫生状况不良有关。事实上,50%以上的吉兰-巴雷综合征患者伴有前驱感染史,如呼吸道病毒、传染性单核细胞增多症病毒、巨细胞病毒、流感病毒,特别是空肠弯曲菌引起的肠道感染。这些感染源与人体周围神经的某些部分很相似,引起交叉反应。

二、临床表现

据国内统计,55％患儿于神经系统症状出现前 1～2 周有前驱感染史如上呼吸道感染、风疹、腮腺炎或腹泻等,前驱病恢复后,患儿无自觉症状,或仅感疲倦。常见发病诱因为淋雨、涉水、外伤等。

绝大多数病例急性起病,体温正常,1～2 周神经系统病情发展至高峰,持续数日,多在病程 2～4 周开始恢复;个别患儿起病缓慢,经 3～4 周病情发展至高峰。

(一)运动障碍

进行性肌肉无力是突出症状。多数患儿首发症状是双下肢无力,然后呈上行性麻痹进展;少数患儿呈下行性麻痹。可以由颅神经麻痹开始,然后波及上肢及下肢。患儿肢体可以从不完全麻痹逐渐发展为完全性麻痹,表现不能坐、翻身,颈部无力,手足下垂。麻痹呈对称性(双侧肌力差异不超过一级),肢体麻痹一般远端重于近端。少数病例可表现近端重于远端。受累部位可见肌萎缩,手足肌肉尤其明显。腱反射减弱或消失。

(二)颅神经麻痹

病情严重者常有颅神经麻痹,常为几对颅神经同时受累,也可见单一颅神经麻痹,如常有Ⅸ、Ⅹ、Ⅺ、Ⅻ等颅神经受累;患儿表现声音小,吞咽困难或进食时呛咳,无表情。少数重症患儿,全部运动颅神经均可受累。偶见视乳头水肿,其发生机制尚不清楚。

(三)呼吸肌麻痹

病情严重者常有呼吸肌麻痹。为了有助临床判断呼吸肌受累程度,根据临床症状及体征,参考胸部 X 线透视结果综合判断,拟定呼吸肌麻痹分度标准:Ⅰ度呼吸肌麻痹:声音较小,咳嗽力较弱,无呼吸困难,下部肋间肌或/和膈肌运动减弱,未见矛盾呼吸。X 线透视肋间肌或/和运动减弱。Ⅱ度呼吸肌麻痹:声音小,咳嗽力弱,有呼吸困难,除膈肌或肋间肌运动减弱外,稍深吸气时上腹部不鼓起,反见下陷,出现腹膈矛盾呼吸。X 线透视下膈肌或/和肋间肌运动明显减弱。Ⅲ度呼吸肌麻痹:声音小,咳嗽力明显减弱或消失,有重度呼吸困难,除有膈肌或/和肋间肌运动减弱外,平静呼吸时呈腹膈矛盾呼吸或胸式矛盾呼吸。X 线透视膈肌或/和肋间肌运动明显减弱,深吸气时膈肌下降小于一个肋间,平静呼吸时膈肌下降小于 1/3 个肋间,甚至不动。

(四)植物神经障碍

患者常有出汗过多或过少,肢体发凉,阵发性脸红,心率增快。严重病例可有心律不齐,过早搏动,血压升高及不稳,可突然降低或上升,有时上升与下降交替出现,病情好转时,心血管障碍亦减轻。患者还可出现膀胱和肠道功能障碍,表现为一过性尿潴留或失禁,常有便秘或腹泻。

(五)感觉障碍

感觉障碍不如运动障碍明显。而且一般只在发病初期出现。主要为主观感觉障碍,如痛、麻、痒及其他感觉异常等,这些感觉障碍维持时间比较短,常为一过性。对年长儿进行感觉神经检查,可能有手套、袜套式或根性感觉障碍。不少患者在神经干的部位有明显压痛。多数患者于抬腿时疼痛。

三、实验室检查

(一)脑脊液

脑脊液压力大多正常。多数患者的脑脊液显示蛋白细胞分离现象,即蛋白虽增高而细胞数正常,病程 2～3 周达高峰,为本病特征之一。有时患者脑脊液蛋白含量高达 20 g/dL(2 g/dL),此时可引起颅内压增高和视乳头水肿。这可能是蛋白含量过高增加了脑脊液的黏稠度,导致再吸收障碍所致。

(二)血液

大多数患者的血液中能够检测出针对髓鞘的正常成分如 GM-1 等神经节苷脂、P_2 蛋白和髓鞘相关糖蛋白等的自身抗体。抗体可出现 IgG、IgM 和 IgA 等不同亚型。亦可出现抗心磷脂抗体。患者的周围血中存在致敏的淋巴细胞,在体外可以破坏髓鞘。

(三)肌电图检查

神经传导速度和肌电图的检查在吉兰-巴雷综合征的诊断中很有价值。可显示神经元受损。一般认为神经传导速度减慢与髓鞘受损有关,复合肌肉动作电位的波幅降低与轴索损害有关。患者肌电图提示神经传导速度减慢为主,而波幅降低相对不太明显,这与本病的病理特征周围神经髓鞘破坏有关。此外,本病肌电图可示 F 波的潜伏期延长或消失,F 波的改变常提示周围神经近端或神经根受损。

四、诊断

典型病例不难做出诊断。由于本病无特异性诊断方法,对于临床表现不典型病例,诊断比较困难,通常是依靠临床症状及实验室检查,排除其他神经系统疾病的可能性后才能确定诊断。以下几点可作为诊断的参考。①急性发病,不发热,可见上行性、对称性、弛缓性麻痹。少数为下行性麻痹。腱反射减低或消失。②四肢有麻木或酸痛等异常感觉或呈手套样、袜套样感觉障碍,但一般远较运动障碍为轻。③可伴有运动性颅神经障碍,常见面神经、舌咽神经、迷走神经受累。病情严重者常有呼吸肌麻痹。④脑脊液可有蛋白、细胞分离现象。肌电图的检查可显示神经元受损或/和神经传导速度减慢,复合肌肉动作电位的波幅降低。

五、鉴别诊断

(一)脊髓灰质炎

本病麻痹型中以脊髓型最多见,因脊髓前角细胞受损的部位及范围不同,病情轻重不等。本病多见未曾服用脊髓灰质炎疫苗的小儿。多先有发热,2~3 d 热退后出现肢体和/或躯干肌张力减低,肢体和/或腹肌不对称弛缓性麻痹,腱反射减弱或消失,无感觉障碍。重者可伴有呼吸肌麻痹,如治疗不当,可导致死亡。发病早期脑脊液多有细胞数增加,蛋白多正常,称细胞蛋白分离现象。肌电图示神经元损害。脊髓灰质炎的确诊,是依据粪便的脊灰病毒分离阳性。患者脑脊液或血液中查有脊髓灰质炎特异性 IgM 抗体(1 月内未服脊髓灰质炎疫苗),恢复期血清中抗体滴度比急性期增高 4 倍或 4 倍以上。均有助诊断。

(二)急性脊髓炎

起病较神经根炎缓慢,病程持续时间较长。发病早期常见发热,伴背部及腿部疼痛,很快出现脊髓休克期,表现急性弛缓性麻痹。脊髓休克解除后,出现上运动神经元性瘫痪,肌张力增高,腱反射亢进及其他病理反射。常有明显的感觉障碍平面及括约肌功能障碍。脑脊液显示炎症性改变。因脊髓肿胀脊髓磁共振(MRI)检查有助诊断。

(三)脊髓肿瘤

先为一侧间歇性神经根性疼痛,以后逐渐发展为两侧持续性疼痛。由于脊髓压迫,引起运动、感觉障碍,严重者出现脊髓横断综合征。大多数患者病情进展缓慢。腰膨大以上受累时,表现为下肢的上神经元性瘫痪及病变水平以下感觉障碍,常有括约肌障碍如便秘、排尿困难、尿失禁。脑脊液变黄色,蛋白量增高,脊髓(MRI)检查可助诊断。必要时手术探查,依据病理结果方可确诊。

(四)低血钾性周期性麻痹

近年来有些地区散发低血钾性麻痹,表现为软弱无力,肢体可有弛缓性麻痹,以近端为重,严重者累及全身肌肉,甚至影响呼吸肌,发生呼吸困难。腱反射减弱。无感觉障碍。病程短,发作在数小时或 1~4 d 即可自行消失。脑脊液正常,血钾<3.5 mmol/L,心律紊乱,心音低钝,心电图出现 U 波和 ST-T 的改变。用钾治疗后症状很快恢复。

(五)癔症性瘫痪

情绪因素影响肢体瘫痪,进展快,腱反射存在,无颅神经和呼吸肌的麻痹,无肌萎缩,用暗示疗法即很快恢复。

六、治疗

吉兰-巴雷综合征患者的强化监护、精心护理和合并症的预防是治疗的重点。由于本病的临床和病理过程多属可逆性及自限性,所以在急性期,特别是在呼吸肌麻痹时,应积极进行抢救,采用综合的治疗措施,使患者度过危险期。

(一)一般性治疗

由于患者瘫痪很长时间,容易产生并发症,如坠积性肺炎、脓毒血症、褥疮和血栓性静脉炎等。这时耐心细致地护理是降低病死率、减少并发症的关键。特别要保持呼吸道通畅,防止发生窒息。注意室内温度、湿度,可采用雾化气体吸入、拍击患者的背部、体位引流等;勤翻身,防止褥疮;注意保持瘫痪肢体的功能位置,防止足下垂等变形;严格执行消毒隔离制度,尤其在气管切开术后要做好无菌操作的处理,防止交叉感染。由于吉兰-巴雷综合征患者发生植物神经系统并发症比较多,可引起心律紊乱,应给予持续心电监护。发现异常予以纠正,但室性心动过速很常见,通常不需要治疗。

(二)静脉大剂量丙种球蛋白的治疗

用静脉大剂量注射丙种球蛋白治疗本病,目前已被临床广泛使用,已证明其可缩短病程,并可抑制急性期患者病情进展。其用法为 400 mg/kg,连续使用 5 d。一般自慢速开始每小时40 mL,后可增加到 100 mL。

(三)血浆置换

分别接受血浆置换或静脉大剂量丙种球蛋白,结果两者疗效相似,血浆置换越早进行越好,可缩短病程,但并不能降低死亡率。治疗的机制可能是清除患者血浆中的髓鞘毒性抗体、致病的炎性因子、抗原抗体免疫复合物等,减轻神经髓鞘的中毒作用,促进髓鞘的修复和再生。因为这种治疗方法要求的条件较高,难度较大,有创伤,所以在我国没有被广泛的采用。

(四)糖皮质激素治疗

国内外学者对它是否用于吉兰－巴雷综合征患者仍存在两种不同的观点。从理论上讲应用糖皮质激素合理。但因为吉兰－巴雷综合征是一个自限性疾病,常难肯定其确切疗效;治疗剂量是氢化可的松每日 5~10 mg/kg,或地塞米松 0.2~0.4 mg/kg,连续使用 1~2 周,后可改用口服强的松 2~3 周内逐步减停;也可采用大剂量甲基强的松龙 20 mg/kg,连续使用 3 d 后,可改用强的松口服。

(五)呼吸肌麻痹治疗

对有明显呼吸肌麻痹的患者,保持呼吸道通畅,正确掌握气管切开的适应证,及时使用人工呼吸器,是降低病死率的重要措施与关键。首先判断有无呼吸肌麻痹及麻痹的严重程度尤为重要,因呼吸肌麻痹最终可导致呼吸衰竭,易合并肺内感染、肺不张、痰堵窒息而影响预后。对呼吸肌轻度麻痹、尚能满足生理通气量的患者,在吸气末用双手紧压胸部,刺激患儿咳嗽,促进痰液排出。应注意保持病室空气湿润,对于稠痰不易咳出者可给予雾化吸入及体位引流。呼吸肌麻痹的急救措施如下。①气管切开。②用呼吸机辅助呼吸。指征如下:a.Ⅲ度呼吸肌麻痹;b.呼吸肌麻痹Ⅱ度伴舌咽、迷走神经麻痹者;c.Ⅱ度呼吸肌麻痹以上伴有肺炎、肺不张者;d.暴发型者(是指发病在 24~48 h 内,呼吸肌麻痹进入Ⅱ度者)都应及时做经鼻气管插管或气管切开术。

(六)其他

(1)抗生素。重症患者常并发呼吸道感染,包括各种细菌感染,更多见于皮质激素使用过程中,应给予抗生素积极控制细菌感染。

(2)维生素 B_1、B_6、B_{12} 及 ATP 等药物可促进神经系统的代谢。

(3)恢复期常采用针灸、按摩、体疗以促进神经功能恢复,防止肌肉萎缩。

(李彩云)

第七节　暴发型流行性脑脊髓膜炎

脑脊髓膜炎简称流脑,是冬春季节常见的急性传染病。脑膜炎双球菌自呼吸道侵入人血液循环,最后在脑膜和脊髓膜形成化脓病灶,而致脑脊髓膜炎。暴发型流脑是其严重的临床类型,其华－佛综合征是小儿常见的危重症之一,尤多发生于 5 岁以下的小儿,起病急,病情重,变化快,治疗难度大,病死率高。

一、临床表现

普通型流脑病程大致可分为潜伏期、上呼吸道感染期、败血症期、脑膜炎期。暴发型流脑临床症状严重,起病急骤,病情凶险,上述各期不易区分,常于起病数小时后皮肤、黏膜出现暗红色瘀点、瘀斑,大小不等,分布不均匀,从针尖大到融合成大片,甚至在中央还形成大疱或坏死,多发生于皮肤受压部位,压之不褪色,是暴发型流脑的特异体征。病情发展快,常于24 h内死亡,根据临床表现可分为休克型、脑膜脑炎型、混合型。

（一）休克型

多见于2岁以下的婴儿,有严重的全身中毒症状,常有高热、呕吐、惊厥及循环衰竭的征象,可于短时间内出现遍及全身的瘀点,并迅速扩大融合成片。循环衰竭症状主要表现为:面色苍白、四肢冰凉、指（趾）端发绀、皮肤出现花纹、脉搏细数、血压下降、尿量减少或无尿,多数伴有意识障碍或昏迷,眼底动脉痉挛或视网膜水肿。起病早期可能尚未出现脑膜刺激症状,脑脊液检查亦接近正常,但对该型病例应密切追踪观察,予以高度重视。

（二）脑膜脑炎型

颅内压增高的症状较为突出,表现为剧烈头痛,极度烦躁或尖声怪叫,反复呕吐,频繁惊厥,肌张力增强,甚至角弓反张,神志恍惚或嗜睡,多数出现昏迷。如颅内压持续增高可发生脑疝。

（1）枕骨大孔疝:双侧瞳孔扩大,眼球固定,呼吸渐慢不规则,或中枢性呼吸衰竭,继之呼吸骤停。

（2）小脑幕切迹疝:压迫动眼神经,疝侧瞳孔散大,对侧肢体瘫痪,锥体束征阳性。

（三）混合型

兼有休克型和脑膜脑炎型症状,可先后或同时出现,病情发展迅速,可在数小时内死亡。

二、诊断

根据流行病学资料、临床症状、体征,即可初步诊断暴发型流脑,实验室检查有助确诊。

（一）病史

冬春季节有流脑流行,或有与流脑接触史,多发生于儿童,潜伏期一般为2~3 d。

（二）症状

体征起病急骤,有高热、呕吐、惊厥、皮肤出现瘀点、瘀斑、脑膜刺激征阳性,是重要的阳性体征,具有重要的诊断价值。暴发型流脑可迅速出现循环衰竭及呼吸衰竭,应注意呼吸节律、瞳孔变化及血压尿量等。

（三）实验室检查

血常规检查白细胞显著增加,分类以中性粒细胞为主。皮肤瘀点涂片革兰染色,可找到革兰阴性双球菌。脑脊液外观米汤样,白细胞数增多,以中性粒细胞为主,蛋白增高,糖量降低。免疫荧光试验,可早期测定血清或脑脊液中的抗原,且阳性率较细菌培养为高,脑脊液或瘀点细菌培养可为阳性,但须在治疗前采集标本,若已开始治疗,则阳性率不高。有关DIC及纤溶亢进检查,应及早进行,并须动态观察,血小板常呈进行性降低,凝血酶原时间延长,纤维蛋白原减低。3P试验、FDP检查等都是DIC或继发纤溶亢进的指证。

三、救治措施

（一）抗菌素的应用

1.磺胺药物

磺胺药物是治疗一般流脑的首选药物,易透过血脑屏障进入脑脊液中。常用磺胺嘧啶（SD）与甲氧苄氨嘧啶（TMP）合用,以减少耐药性,剂量SD每日100~150 mg/kg,TMP每日5~10 mg/kg,分2次口服,连用5 d或至症状体征消失。强调首次用加倍剂量,每日不超过6 g。静脉滴注SD每日100~200 mg/kg,稀释成5%浓度,分2次滴注,每日不超过4 g。暴发型流脑因常合并休克,循环血量不足,尿量减少易引起磺胺结晶及血尿,故不宜使用,以免肾脏损害。为防止损伤肾功能,必要时加用1/6 mmol乳酸钠溶液静脉滴注,或口服等量碳酸氢钠。一旦发现细菌对磺胺耐药,应及时更换。

2.青霉素

能透过血脑屏障,具有杀菌作用,能抑制菌血症,为治疗流脑的第一线药物,剂量每日20万~40万U/kg静脉滴注,与磺胺药合用者,剂量可适当减小。

3.氯霉素

对脑膜炎双球菌敏感性高,且较易透过血脑屏障,在脑脊液中的浓度,可达血浓度的 $30\%\sim50\%$,常用于治疗暴发型流脑,剂量每日 $40\sim50$ mg/kg,静脉滴注,以 $3\sim5$ d 为宜,最长不超过一周,因毒副作用较大,在用药过程中,应定期复查血常规。

4.头孢菌素类

第三代头孢菌类制剂如头孢三嗪、头孢噻肟、羟羧氧酰胺菌素等,抑制革兰阴性菌的作用强,且可透过血脑屏障。剂量均为每日 50 mg/kg,肌内或静脉注射,每日 2 次。

5.氨苄青霉素

常用于病情较重、病原菌尚未明确的细菌性脑膜炎患者,每日 $150\sim200$ mg/kg,静脉滴注。

(二)抗休克治疗

对休克型的治疗,必须争分夺秒积极抢救,在综合治疗的基础上,改善微循环,调整血管的舒缩功能,中止休克的发展。选用血管活性药物,是治疗休克型流脑的重要措施。肾上腺皮质激素具有抗炎、抗毒及抗休克作用,能稳定细胞内溶酶体膜,并提高机体的应激能力,改善毒血症状。国外主张短疗程大剂量疗法,国内用量偏小,多采用一般剂量。及早使用强心剂,防止发生心力衰竭;经常吸痰,保证气道通畅。如发绀加重、血压急剧下降、瘀点迅速扩大或出血不止,提示发生 DIC,应进行凝血机制检查,如血小板 $<80\times10^9$/L,凝血酶原时间较正常 >5 s 以上,纤维蛋白原 <1.6 g/L,鱼精蛋白副凝集试验阳性,即可诊断。在早期高凝阶段,应用肝素治疗效果较好。剂量 $50\sim100$ U,用低分子右旋糖酐或 10% 葡萄糖液 20 mL。稀释后,缓慢静脉注射,约 20 min 内注完,以后每 $4\sim6$ h 一次。如因应用肝素过量出血加重,可用同最后一次肝素剂量的鱼精蛋白中和,在低凝阶段,抗凝和抗纤溶亢进需同时进行,在首次给予肝素后,即可用抗纤溶药物 6-氨基己酸,每次 100 mg/kg,静脉注射或肌内注射,以后每 $4\sim6$ h 继肝素之后,使用一次,直到出血点不再增加为止。

(三)脑膜脑炎型治疗

在综合治疗的基础上,积极降低颅内压,减轻脑水肿,防止脑疝和呼吸衰竭。改善脑微循环常用山莨菪碱,每次 $1\sim2$ mg/kg,静脉注射,每 $10\sim15$ min 一次。降低颅内压常用脱水剂,首选 20% 甘露醇,每次 $0.5\sim1$ g/kg,每 $4\sim6$ h 一次,静脉滴注或推注,30 min 内注完。两次用药之间加用呋塞米,每次 $0.5\sim1$ mg/kg,静脉注射,以加强脱水作用。按脱、补相结合的原则输液,使患儿保持在轻度脱水状态。应注意记录出入量,并监测水电解质平衡。

如有反复惊厥出现,及时处理,以免脑缺氧过久加重脑水肿,使病情恶化。当发生脑疝呼吸衰竭时,须立即抢救。在给予洛贝林等呼吸辅助呼吸。

(四)混合型的治疗

既有休克又有脑水肿时,治疗原则是两者兼顾,在综合治疗的基础上,尽量克服治疗中的矛盾,突出治疗的重点。如休克症状较重,应在积极补液的基础上,同时给予脱水疗法;如脑水肿颅内高压症状突出,应在积极脱水的基础上予以补液;如两者都重,则补液与脱水两者兼顾。

(李彩云)

第八节　小儿癫痫

癫痫是一组反复发作的神经元异常放电(paradoxical discharge)所致的暂时性中枢神经系统功能失常的慢性疾病。癫痫的患病率,发达国家为 5.0‰(4‰～8‰),发展中国家为 7.2‰,不发达国家为11.2‰,估计全球约有 5 千万癫痫患者,中国在 3.6‰～7.0‰。儿童是癫痫的发病高峰年龄,其中男性最为明显,9 岁以前发病者接近 50%,以后发病率随年龄升高而下降。癫痫的发病率与性别有关,男性的患病率与发病率均明显高于女性。我国 6 城市调查表明,男女发病率和患病率之比均为 1.3∶1。

癫痫的死亡率明显高于非癫痫患者,多死于并发症肺炎;由癫痫发作直接导致死亡的约占 6%~9%;死于意外事故,特别是溺水占 10%~20%;原因不明的突然死亡,约占 10%。国内报道癫痫的死亡率为 2.42/10 万~7.82/10 万,真正因癫痫死亡(死于癫痫持续状态)的只占所有死因的 20%,40.2%因意外事件死亡,死于自杀者占 5.51%,不明原因死亡为 4.13%。癫痫的发病率,城市略高于农村。不同地区之间患病率存在明显差异,不同种族之间的患病率也存在差异。

一、癫痫发作与分类

癫痫发作是大脑神经元异常放电引起的发作性脑功能异常。发作大多短暂并有自限性、重复性。由于异常放电所累及的脑功能区不同,临床可有多种发作表现,包括局灶性或全身性的运动、感觉异常,或行为认知、自主神经功能障碍。全身性发作时涉及较大范围皮层功能障碍,往往伴有程度不同的意识障碍。结合发作时的临床表现和相伴随的脑电图特征,国际抗癫痫联盟于 1981 年提出对发作类型的国际分类,迄今仍是临床工作的重要指南。1983 年我国小儿神经学术会议将其简化,如表 3-1 所示。

表 3-1　病性发作的国际分类

Ⅰ.局灶性发作	Ⅱ.全部性发作	Ⅲ.不能分类的发作
单纯局灶性(不伴意识障碍)	强直—阵挛发作	
运动性发作	强直性发作	
感觉性发作	阵挛性发作	
自主神经性发作	失神发作	
精神症状发作	典型失神	
复杂局灶性(伴有意识障碍)	不典型失神	
单纯局灶性发作继发意识障碍	肌阵挛发作	
发作起始即有意识障碍的局灶性发作	失张力发作	
局灶性发作继发全身性发作	痉挛发作	

二、分类与病因

(一)分类

根据病因,可粗略地将癫痫分为三大类。

1.特发性癫痫

特发性癫痫又称原发性癫痫。是指由遗传因素决定的长期反复癫痫发作,不存在症状性癫痫可能性者。

2.症状性癫痫

症状性癫痫又称继发性癫痫。痫性发作与脑内器质性病变密切关联。

3.隐原性癫痫

虽未能证实有肯定的脑内病变,但很可能为症状性者。

(二)病因

随着脑的影像学和功能影像学技术发展,近年对癫痫的病因有了重新认识。与遗传因素相关者约占癫痫总病例数的 20%~30%,故多数(70%~80%)患儿为症状性或隐原性癫痫,其癫痫发作与脑内存在或可能存在的结构异常有关。国内有报道 0~9 岁小儿症状性癫痫的病因是:围产期损伤 21.0%,脑发育不良 18.9%,颅内感染 10.5%,脑外伤 9.1%,颅内软化灶 8.4%,海马病变 4.9%,脑肿瘤 2.8%,脑血管病 2.1%,其他 22.4%。

1.脑内结构异常

先天或后天性脑损伤可产生异常放电的致痫灶或降低了痫性发作阈值,如各种脑发育畸形、染色体病和先天性代谢病引起的脑发育障碍、脑变性和脱髓鞘性疾病、宫内感染、肿瘤、颅内感染、产伤或脑外伤后遗症等。

2.遗传因素

包括单基因遗传、多基因遗传、染色体异常伴癫痫发作、线粒体脑病等。过去主要依赖连锁分析和家族史来认定其遗传学病因。近年依靠分子生物学技术,至少有 10 种特发性癫痫或癫痫综合征的致病基因得到克隆确定,其中大多数为单基因遗传,系病理基因致神经细胞膜的离子通道功能异常,降低了痫性发作阈值而患病。

3.诱发因素

许多体内、外因素可促发癫痫的临床发作,如遗传性癫痫常好发于某一特定年龄阶段,有的癫痫则主要发生在睡眠或初醒时;女性患儿青春期来临时节易有癫痫发作或加重等。此外,饥饿、疲劳、睡眠不足、过度换气、预防接种等均可能成为某些癫痫的诱发因素。

三、临床表现

（一）局灶性（部分性、局限性）发作

1.单纯局灶性发作

发作中无意识丧失,也无发作后不适现象。持续时间平均 10～20 s,其中以局灶性运动性发作最常见,表现为面、颈或四肢某部分的强直或阵挛性抽动,特别易见头、眼持续性同侧偏斜的旋转性发作。年长儿可能会诉说发作初期有头痛、胸部不适等先兆。有的患儿于局限性运动发作后出现抽搐后肢体短暂麻痹,持续数分钟至数小时后消失,称为 Todd 麻痹。局灶性感觉发作（躯体或特殊感觉异常）、自主神经性发作和局灶性精神症状发作在小儿时期少见,部分与其年幼无法表达有关。

2.复杂局灶性发作

见于颞叶和部分额叶癫痫发作。可从单纯局灶性发作发展而来,或一开始即有意识部分丧失伴精神行为异常。50％～75％的儿科病例表现为意识浑浊情况下自动症,如吞咽、咀嚼、解衣扣、摸索行为或自言自语等。少数患者表现为发作性视物过大或过小、听觉异常、冲动行为等。

3.局灶性发作演变为全部性发作

由单纯局灶性或复杂局灶性发作扩展为全部性发作。

（二）全部性发作

指发作中两侧半球同步放电,均伴有程度不等的意识丧失。

1.强直－阵挛发作

强直－阵挛发作是临床常见的发作类型。包括原发性以及从局灶性扩展而来的继发性全面性强直－阵挛发作。发作主要分为两期:①开始为全身骨骼肌伸肌或屈肌强直性收缩伴意识丧失、呼吸暂停与发绀,即强直期。②紧接着全身反复、短促的猛烈屈曲性抽动,即阵挛期。常有头痛、嗜睡、疲乏等发作后现象。发作中 EEG 呈全脑棘波或棘－慢复合波放电,继发性者从局灶放电扩散到全脑。部分年长儿能回忆发作前先有眼前闪光、胸中一股气向上冲等先兆,直接提示继发性全面性癫痫的可能性。

2.失神发作

发作时突然停止正在进行的活动,意识丧失但不摔倒,手中物品不落地,两眼凝视前方,持续数秒钟后意识恢复,对刚才的发作不能回忆,过度换气往往可以诱发其发作。EEG 有典型的全脑同步 3Hz 棘－慢复合波。

3.非典型失神发作

与典型失神发作表现类似,但开始及恢复速度均较典型失神发作慢,EEG 为 1.5～2.5 Hz 的全脑慢－棘慢复合波。多见于伴有广泛性脑损害的患儿。

4.肌阵挛发作

为突发的全身或部分骨骼肌触电样短暂（<0.35 s）收缩,常表现为突然点头、前倾或后仰,而两臂快速抬起。重症者致跌倒,轻症者感到患儿"抖"了一下。发作中通常伴有全脑棘－慢或多棘－慢波爆发。大多见于有广泛性脑损伤的患儿。

5.阵挛性发作

仅有肢体、躯干或面部肌肉节律性抽动而无强直发作成分。

6.强直性发作

突发的全身肌肉强直收缩伴意识丧失,使患儿固定于某种姿势,但持续时间较肌阵挛长,约5～60 s。常见到角弓反张、伸颈、头仰起、头躯体旋转或强制性张嘴、睁眼等姿势。通常有跌倒和发作后症状。发作间期EEG背景活动异常,伴多灶性棘—慢或多棘—慢波爆发。

7.失张力性发作

全身或躯体某部分的肌肉张力突然短暂性丧失伴意识障碍。全身性失张力发作者表现为患儿突然跌倒、头着地甚至头部碰伤。部分性失张力发作者表现为点头样或肢体突然下垂动作。EEG见节律性或不规则、多灶性棘慢复合波。

8.痉挛

这种发作最常见于婴儿痉挛,表现为同时出现点头、伸臂(或屈肘)、弯腰、踢腿(或屈腿)或过伸样等动作,其肌肉收缩的整个过程大约1～3 s,肌收缩速度比肌阵挛发作慢,持续时间较长,但比强直性发作短。

(三)癫痫(或惊厥)持续状态和癫痫综合征

1.癫痫(或惊厥)持续状态

凡一次性癫痫发作(或惊厥发作)持续30分钟以上,或反复发作而间歇期意识无好转超过30分钟者,均称为癫痫或惊厥持续状态(SE)。各种癫痫发作均可发生持续状态,但临床以强直—阵挛持续状态最常见。

2.小儿时期常见的几种癫痫和癫痫综合征

大多数癫痫患儿均以前述某一种发作类型为其主要临床表现。全身性发作中,以原发性或继发性强直—阵挛发作或阵挛性发作最常见。局灶性发作中以局灶性运动和复杂局灶性发作居多,后者又称颞叶癫痫。部分患儿因具有一组相同发作症状与体征,同属于某种特殊癫痫综合征,在治疗和预后的估计上有其特殊性。为此,国际抗癫痫联盟于1989年进一步提出了癫痫和癫痫综合征的分类。以下介绍儿科常见的几种癫痫综合征。

(1)伴中央颞区棘波的儿童良性癫痫:是儿童最常见的一种癫痫综合征,占小儿时期癫痫的15％～20％。约30％患者有类似家族史。多认为属常染色体显性遗传,但外显率低且有年龄依赖性。通常于2～14岁间发病,9～10岁为发病高峰期,男孩略多于女孩。3/4的发作在入睡后不久及睡醒前。发作大多起始于口面部,呈局灶性发作,如唾液增多、喉头发声、不能主动发声或言语以及面部抽搐等,但很快继发全身性强直—阵挛发作伴意识丧失,此时才被家人发现,因此经常被描述为全身性抽搐。体检无异常。发作间期EEG背景正常,在中央区和颞中区可见棘、尖波或棘—慢复合波,一侧、两侧或交替出现,30％的患儿仅在睡眠记录中出现异常(图3-1)。本病预后良好,药物易于控制,生长发育不受影响,大多在15～19岁前停止发作,但不到2％的病例可能继续癫痫发作。

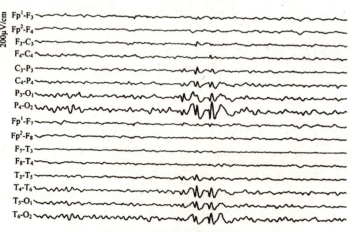

图3-1　伴中央颞棘波的小儿良性癫痫脑电图

（2）儿童失神癫痫：大多于3～13岁间发病，6～7岁为高峰，近2/3为女孩，有明显遗传倾向。表现为频繁的失神发作，一日数次甚至上百次。每次发作数秒钟，不超过30秒，因而不跌倒，也无明显体位改变。患儿对发作中情况不能回忆，无头痛、嗜睡等发作后症状，体格检查无异常。EEG为特征性全部性棘－慢复合波爆发，过度换气常可诱发特征EEG爆发图形和临床发作（图3-2）。药物易于控制，预后大多良好。

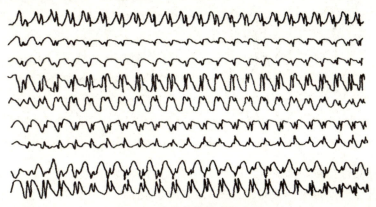

图3-2　小儿失神癫痫脑电图

（3）婴儿痉挛（又称West综合征）：本病以1岁前婴儿期起病（生后4～8月为高峰）、频繁的痉挛发作、特异性高幅失律EEG图形以及病后精神运动发育倒退为其基本临床特征。痉挛发作主要表现为屈曲型、伸展型和混合型3种形式，但以混合型和屈曲型居多。屈曲型痉挛发作时，婴儿呈点头哈腰屈（或伸）腿状。伸展型发作时婴儿呈角弓反张样。痉挛多成串地发作，每串连续数次或数十次，动作急速，可伴有婴儿哭叫。常于思睡和睡醒时加重。高幅失律EEG对本病诊断有价值，在不同步、不对称，并有爆发抑制交替倾向的高波幅慢波背景活动中，混有不规则的、多灶性棘、尖与多棘慢波爆发（图3-3）。睡眠记录更易获得典型高幅失律图形。其病因复杂，大致可分为隐原性和症状性两大类。后者是指发病前已有宫内、围产期或生后脑损伤证据，如精神运动发育迟缓、异常神经系统体征或头颅影像学改变等，治疗效果差，80%以上存在遗留智力低下。约20%的婴儿痉挛病例属隐原性，病前无脑损伤证据可寻，若早期治疗40%患儿可望获得基本正常的智能和运动发育。

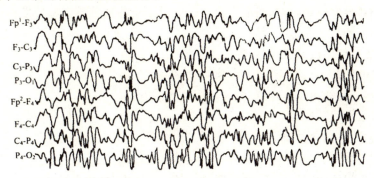

图3-3　婴儿痉挛脑电图

（4）Lennox-Gastaut综合征（简称LGS）：本综合征以儿童期（1～8岁）起病、频繁而多样的发作形式、EEG呈慢－棘慢（<3 Hz）复合波及智力运动发育倒退为基本特征。25%以上有婴儿痉挛病史。一天内可同时有多种形式发作，其中以强直性最多见，次为肌阵挛或失张力发作，还可有强直－阵挛、不典型失神等。非快速眼动（NREM）睡眠期较清醒时有更频繁发作。多数患儿的智力和运动发育倒退。EEG显示在异常慢波背景活动上重叠1.5～2.5 Hz慢－棘慢复合波（图3-4）。治疗困难，1/3以上患儿对多种抗癫痫药物无效，是儿童期一种主要的难治性癫痫。

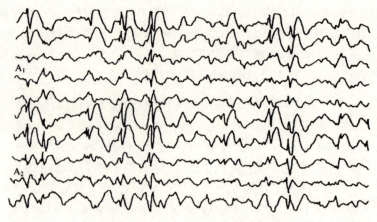

图 3-4 Lennox-Gastaut 综合征

(5)全面性癫痫伴热性惊厥附加征(GEFS+):近年,国际多数学者建议不再把热性惊厥(FS)诊断为癫痫,但认定为一种儿童时期常见的癫痫综合征 GEFS+。然而,与一般 FS 不同,GEFS+患儿于 6 岁后继续有频繁的、伴发热或无热的痫性发作,总发作次数超过一般 FS,甚至可达数十次(二至百余次)。小于 3 Hz 的慢棘-慢复合波为本病的 EEG 特征。GEFS+常有癫痫或 FS 家族史,一个家族中可有多种发作形式,多数仅表现为一般 FS,但部分于 6 岁后继续频繁的 FS(强直-阵挛性发作)发作,称为 FS+。

GEFS+的发生受遗传因素影响,一些人根据家系分析认定属常染色体显性遗传,由于不完全外显率,导致了临床各种表型。但有学者主张为复杂性多基因遗传,以此解释 GEFS+的表型异质性。近年初步锁定本病的两个基因座分别在 19 q 和 2 q 上。

四、诊断

确立癫痫诊断,应力求弄清以下 3 个问题:①其发作究竟是否为痫性发作;②若系痫性发作,进一步弄清是什么发作类型,抑或属于某一特殊的癫痫综合征;③尽可能明确或推测癫痫发作的病因。

(一)相关病史

1.发作史

癫痫患儿可无明显异常体征,详细而准确的发作史对诊断特别重要。癫痫发作应具有发作性和重复性这一基本特征。问清楚从先兆、发作起始到发作全过程,有无意识障碍,是局限性还是全身性发作,发作次数及持续时间,有无任何诱因,以及与睡眠的关系等。

2.提示与脑损伤相关的个人与过去史

如围产期异常、运动及智力发育落后、颅脑疾病与外伤史等。

3.家族病史

癫痫、精神病及遗传代谢病家族史。

(二)体格检查

尤其是与脑部疾患相关的阳性体征,如头围、智力低下、瘫痪、锥体束征或各种神经皮肤综合征等。

(三)辅助检查

癫痫定位检查的方法分为 3 大类,即:①脑电生理检查,如各种 EEG。②脑形态学检查,如 CT、MRI 等。③脑功能显像,如 MAR、DSA、脑代谢显像及脑神经受体显像。

1.脑电图(EEG)

脑电图是诊断癫痫最重要的实验室检查,不仅对癫痫的确诊,而且对临床发作分型和转归分析均有重要价值。EEG 中出现棘波、尖波、棘-慢复合波等痫样放电者,有利癫痫的诊断。多数痫样波的发放是间歇性的,EEG 描记时间越长,异常图形发现率越高。若仅做常规清醒描记,EEG 阳性率不到 40%,加上睡眠等各种诱发试验可增至 70%。故一次常规 EEG 检查正常不能排除癫痫的诊断。必要时可进一步做动态脑电图(AEEG)或录像脑电图(VEEG),连续做 24 小时或更长时程记录,可使阳性率提高至

80％～85％。若在长时程记录中出现"临床发作",不仅能获得发作期痫性发放图形,还可弄清楚癫痫波发放的皮层起源区,区分原发与继发性癫痫。实时的观察"临床发作"录像,能更好确认发作类型。若"临床发作"中无癫痫发作 EEG 伴随,癫痫发作的可能性就很小了。

2.影像学检查

当临床表现或脑电图提示为局灶性发作或局灶－继发全身性发作的患儿,应做颅脑影像学包括 CT、MRI 甚至功能影像学检查。

五、鉴别诊断

(一)婴幼儿擦腿综合征

发作时婴儿双腿用劲内收,或相互摩擦,神情贯注,目不转睛,有时两上肢同时用劲,伴出汗。本病发作中神志始终清楚,面红而无苍白青紫,可随时被人为中断,发作期和发作间期 EEG 正常,可与癫痫区别。

(二)婴幼儿屏气发作

多发生于 6～18 个月婴儿。典型表现是当遇到不愉快而引起啼哭时,立即出现呼吸停止,青紫和全身肌张力低下,可有短暂意识障碍,一般不超过 1 分钟。再现自主呼吸后随即一切恢复正常。与癫痫的区别在于本病明显以啼哭为诱因,意识丧失前先有呼吸暂停及青紫,EEG 无异常,随年龄增大发作逐渐减少,5 岁以后不再发作。

(三)睡眠障碍

1.夜惊

常见于 4～7 岁儿童,属非动眼睡眠期(NREM)的睡眠障碍。深睡中患儿突然坐起哭叫,表情惊恐,伴有瞳孔散大、出汗、呼吸急促等交感神经兴奋表现,不易唤醒。数分钟后即再度安静入睡。次日对发作无记忆。根据其发作的自限性,EEG 正常,可与癫痫区别。

2.梦魇

以学龄前或学龄期儿童居多。常发生在后半夜和动眼睡眠期(REM),患儿因噩梦而引起惊恐状发作。与夜惊不同,梦魇中患儿易被唤醒,醒后对刚才梦境能清楚回忆,并因此心情惶恐无法立即再睡。根据其 EEG 正常,对发作中梦境的清楚回忆,可与癫痫鉴别。

3.梦游症

梦游症也是 NREM 深睡期障碍。患儿从睡中突然起身,从事一些无目的的活动,如穿衣、搜寻、进食甚至开门窗等。发作中表情呆滞,自言自语地说一些听不懂的言词。醒后对发作无记忆。与精神运动性癫痫发作的区别在于各次发作中梦游症的异常行为缺少一致性,发作中 EEG 正常,患儿易被劝导回床,也无发作后意识恍惚或乏力等表现。

(四)偏头痛

本病是小儿时期反复头痛发作的主要病因。典型偏头痛主要表现为视觉先兆、偏侧性头痛、呕吐、腹痛和嗜睡等。儿童以普通型偏头痛多见,无先兆,头痛部位也不固定。常有偏头痛家族史,易伴恶心、呕吐等胃肠道症状。实际上临床极少有单纯的头痛性或腹痛性癫痫者,偏头痛决不会合并惊厥性发作或自动症,EEG 中也不会有局灶性痫性波放电。

(五)抽动性疾患

抽动是指突发性不规则肌群重复而间断的异常收缩(即所谓运动性抽动)或发声(即声音性抽动)。大多原因不明,精神因素可致发作加剧。主要表现为以下 3 种形式:①简单性抽动:仅涉及一组肌肉的短暂抽动如眨眼、头部抽动或耸肩等,或突然爆发出含糊不清的单音如吸气、清喉、吸吮、吹气甚至尖叫声。②复杂性抽动:多组肌群的协同动作,如触摸、撞击、踢腿、跳跃等,缺乏目的性,成为不适时机的异常突发动作,或模仿性姿势。③Tourette 综合征:是指多种运动性和语声性抽动症状持续 1 年以上的 21 岁以下儿童及青少年患者。可能与遗传因素有关。发作程度时轻时重,形式常有变化。5～10 岁之间发病,男孩更多见。初期可能仅为简单性抽动,以后发展为复杂性抽动,病情波动,并反复迁延不愈,甚至持续到成年。

（六）晕厥

晕厥是暂时性脑血流灌注不足引起的一过性意识障碍。年长儿多见，尤其青春期。常发生在患儿持久站立，或从蹲位骤然起立以及剧痛、劳累、阵发性心律不齐、家族性 QT 间期延长等情况中。晕厥前，患儿常有眼前发黑、头晕、苍白、出汗、无力等先兆，继而短暂意识丧失，偶有肢体强直或抽动，清醒后对发作情况不能回忆，并有疲乏感。与癫痫不同，晕厥患者意识丧失和倒地均逐渐发生，发作中少有躯体损伤，EEG 正常，头竖直－平卧倾斜试验呈阳性反应。

（七）癔病性发作

可与多种癫痫发作类型混淆。但癔病发作并无真正意识丧失，发作时慢慢倒下不会有躯体受伤，无大小便失禁或舌咬伤。抽搐动作杂乱无规律，瞳孔散大，深、浅反射存在，发作中面色正常，无神经系统阳性体征，无发作后嗜睡，常有夸张色彩。发作期与发作间期 EEG 正常，暗示治疗有效，与癫痫鉴别不难。

六、治疗

早期合理的治疗，能使 90% 以上癫痫患儿的发作得到完全或大部分控制，多数患儿可不再复发。家长、学校及社会应树立信心，批驳"癫痫是不治之症"这一错误观念。在帮助患儿接受正规治疗同时，应安排规律的生活、学习、作息，并注意其安全。

（一）药物治疗

合理使用抗癫痫药物是当前治疗癫痫的主要手段。

1.早期治疗

反复的癫痫发作将导致新的脑损伤，早期规则治疗者成功率高。但对首次发作轻微，且无其他脑损伤伴随表现者，也可待第二次发作后再用药。抗癫痫药物的使用可参考表 3-2。

2.根据发作类型选药

常用药物中，丙戊酸（VPA）与氯硝基安定（CZP）是对大多数发作类型均有效的广谱抗癫痫药；而抗癫痫新药中，主要是妥泰（托吡酯，TPM）和拉莫三嗪（LTG），这两种药物具有较广谱抗癫痫作用（表 3-3）。

表 3-2　**传统抗癫痫药物与抗癫痫新药**

	药物	剂量（mg/kg·d）	有效血度（μg/mL）	消除半衰期（h）	主要不良反应
传统抗癫痫药物	丙戊酸钠（VPA）	15～40	50～100	11～20	食欲和体重增加、肝功能损害等
	卡马西平（CBZ）	15～30	4～12	8～20	头晕、皮疹、白细胞减少、肝功能损害等
	苯妥英钠（PHT）	3～8	10～20	22	齿龈增生、共济失调、皮疹、白细胞减少
	苯巴比妥（PB）	3～5	20～40	48	多动、注意力不集中、皮疹
	乙琥胺（ESX）	20	40～120	55	胃肠道反应、头痛、白细胞减少
	氯硝基安定（CZP）	0.02～0.2	20～80	20～60	嗜睡、共济失调、流涎、全身松软
	硝基安定（NZP）	0.2～1	—	8～36	同 CZP
	促肾上腺皮质（ACTH）	25～40 单位	—	—	肾上腺皮质功能亢进
抗癫痫新药	妥泰（托吡酯）（TPM）	3～6	—	15	嗜睡、思维慢、食欲减退、体重减低、少汗
	拉莫三嗪（LTG）	5～15	1.5～3.0	20～30	皮疹、嗜睡头痛、共济失调、胃肠反应
	氨基烯酸（VGB）	40～80		5～6	嗜睡、精神压抑、视野缺失
	奥卡西平（OCBZ）	10～30	—	8～15	同 CBZ，但较 CBZ 轻

表 3-3　不同癫痫发作类型的药物选择

发作类型	抗癫痫药物	
	常用抗癫痫药物	抗癫痫新药
强直—阵挛性发作(原发和继发)	VAP、CBZ、PB、PHT、CZP	TPM、LTG
肌阵挛、失张力、强直性或不典型失神发作	VPA、CZP、NZP	TPM、LTG
失神发作	ESM、VPA、CZP	LTG
局灶性发作,继发性强直—阵挛发作	CBZ、VPA、PHT、PB、CZP	TPM
婴儿痉挛	ACTH、CZP、VPA、NZP	VGB、TPM、LTG

3.单药或联合用药的选择

近 3/4 的病例仅用一种抗癫痫药物即能控制其发作。对于应用一种药物不能控制着,应考虑选择 2～3 种作用机制互补的药物联合治疗。

4.用药剂量个体化

从小剂量开始,依据疗效、患者依从性和药物血浓度逐渐增加并调整剂量,达最大疗效或最大血浓度时为止。一般经 5 个半衰期服药时间可达该药的稳态血浓度。

5.长期规则服药以保证稳定血药浓度

一般应在服药后完全不发作 2～4 年,又经 3～6 月逐渐减量过程才能停药。婴幼儿期发病、不规则服药、EEG 持续异常以及同时合并大脑功能障碍者,停药后复发率高。青春期来临易致癫痫复发、加重,故要避免在这个年龄期减量与停药。

6.定期复查

密切观察疗效与药物不良反应。除争取持续无临床发作外,至少每年应复查一次常规 EEG 检查。针对所用药物主要不良反应,定期监测血常规、血小板计数或肝肾功能。在用药初期,联合用药、病情反复或更换新药时,均应监测药物血浓度。

(二)手术治疗

约有 20%～30% 的患儿对各种抗癫痫药物(AEDS)治疗无效而被称为难治性癫痫,对其中有明确局灶性癫痫发作起源的难治性癫痫,可考虑手术治疗。手术适应证:①难治性癫痫,有缓慢发展的认知障碍及神经功能受损表现。②病灶切除后不致引起难于接受的新病灶。③证实无代谢性疾病。④体检发现有定位及定侧的皮质功能障碍。⑤MRI 定位在一个半球的局部病变。⑥三大常规检查(MRI、PET、V-EEG)有一致性定侧及定位表现。

近年对儿童难治性癫痫的手术治疗有增多趋势,其中 2/3 因颞叶病灶致癫痫难治而行病灶切除,术后约 60% 发作缓解,36% 有不同程度改善。其他手术方式包括非颞叶皮层区病灶切除术、病变半球切除术以及不切除癫痫灶的替代手术(如胼胝体切断术、软脑膜下皮层横切术)。

手术禁忌证包括:伴有进行性大脑疾病、严重精神智能障碍(IQ<70),或活动性精神病,或术后会导致更严重脑功能障碍的难治性癫痫患者。

(三)癫痫持续状态(ES)的急救处理

1.尽快控制 ES 发作

立即静脉注射有效而足量的抗癫痫药物,通常首选地西泮,大多在 1～2 分钟内止惊,每次剂量 0.3～0.5 mg/kg,一次总量不超过 10 mg。原液可不稀释直接静脉推注,速度不超过 1～2 mg/min(新生儿 0.2 mg/min)。必要时 0.5～1 小时后可重复一次,24 小时内可用 2～4 次。静脉注射困难时同样剂量经直肠注入比肌注见效快,5～10 分钟可望止惊。静脉推注中要密切观察有无呼吸抑制。与地西泮同类的有效药物还有劳拉西泮或氯硝西泮。此外,苯妥英钠、苯巴比妥都属于抢救 ES 的第一线药物,其作用各有特色,可单独或联合应用。

2.支持治疗

主要包括:①生命体征监测,重点注意呼吸循环衰竭或脑疝体征;②保持呼吸道通畅,吸氧,必要时人工机械通气;③监测与矫治血气、血糖、血渗透压及血电解质异常;④防治颅压增高。

(四)其他

1.干细胞移植

人类颞叶癫痫的主要病理改变是海马硬化,即选择性神经细胞丢失和胶质细胞增生。用移植细胞替代丢失的神经元,可修复损伤的神经系统,阻断颞部癫痫的发生与发展,并克服药物治疗和手术治疗的缺点,从根本上治愈癫痫。供体细胞主要是胚胎细胞,如将绿色荧光蛋白(GFP)转基因骨髓基质干细胞(BMSCS)移植至致痫鼠后能够存活、迁移,并能够改善癫痫鼠的脑细胞功能。这可成为一种有效的癫痫治疗手段。

2.神经肽 Y(NPY)

在中枢神经系统中,有相当数量的不同类型的中间神经元以它们各自所表达的一系列神经肽的不同而被区分,而中间神经元在调节中枢神经兴奋性的过程中,神经肽起着非常关键的作用。神经肽 Y(NPY)能够强有力地抑制人类齿状回的兴奋性突触传递,在动物模型中具有强大的抗痫作用。

(李彩云)

第九节　小儿惊厥

惊厥是小儿时期常见的急症,由大脑细胞群神经元的过量异常放电所致的大脑功能的暂时性紊乱,表现为全身或局部肌肉抽搐,可伴有不同程度的意识障碍。若惊厥持续超过 30 min,或频繁惊厥中间无清醒期者,称为惊厥持续状态;当惊厥持续 20 min 以上者,可致脑损伤。有时惊厥后产生暂时性肢体瘫痪,称为 Todd 麻痹。

一、病因

小儿惊厥可由各种原因引起,可发生于各年龄组,但以 2 岁内多见。

(一)感染性疾病

多数伴发热,但严重感染可以不发热。感染性又分为颅内感染与颅外感染。

1.颅内感染性疾病

细菌性脑膜炎、脑脓肿、结核性脑膜炎、颅内静脉窦炎;病毒性脑炎、脑膜炎;隐球菌性脑膜炎;脑寄生虫病,如脑型肺吸虫病、血吸虫病、包虫病、脑型疟疾及脑囊虫病等。

2.颅外感染性疾病

可以是因感染所致的高热引起惊厥(热性惊厥)或为感染的中毒症状。常见的颅外感染有呼吸道感染(上呼吸道感染、急性扁桃体炎、中耳炎、肺炎等)、消化道感染(细菌性、病毒性胃肠炎)、泌尿道感染(急性肾盂肾炎)、全身性感染和传染病(败血症、幼儿急疹、麻疹、猩红热、伤寒、感染性中毒性脑病及 Reye 综合征)。

(二)非感染性疾病

多为无热惊厥,但非感染性惊厥亦可为发热诱发。

1.颅内非感染性疾病

主要为癫痫,可为原发性(多为遗传性)癫痫,亦可为症状性癫痫(颅脑外伤、颅内出血、脑肿瘤、脑血管病变、中枢神经感染后、中枢神经系统畸形、脑变性、脱髓鞘病及急性脑水肿等)引起。

2.颅外非感染性疾病

(1)代谢性:低血糖症、水中毒、低钠血症、高钠血症、低镁血症、低钙血症等。

(2)遗传代谢缺陷:半乳糖血症、苯丙酮尿症、维生素 B_6 依赖症、枫叶糖尿症、高氨基酸血症等。

(3)中毒性:药物中毒有中枢兴奋剂、氨茶碱、抗组胺药、山道年、异烟肼等;食物中毒如毒蕈、白果、核仁、木薯、发芽马铃薯、霉变甘蔗等;农药与杀鼠药如有机磷、有机氯、磷化锌、安妥等。

(4)各种原因引起的脑缺氧(窒息和心源性急性脑缺氧等)。

二、诊断

详细询问病史,如惊厥发作年龄、发作形式、发作频度、发作持续时间,是否伴有发热,病变是静止还是进行性的;体格检查应全面,包括全身和神经系统的检查,注意与惊厥有关的异常特征,如智力、行为、皮肤异常色素斑(脱色斑与牛奶咖啡色斑)、头颅大小及外形、肝脾肿大、肢体活动情况、前囟、眼底及病理反射等;根据具体情况,选择性做实验室的辅助检查,以明确病因诊断。

(一)惊厥发作

对于任何突然发生的发作,形式刻板,伴有意识障碍,都应想到惊厥发作的可能。若医生能亲自看到发作过程,病儿瞳孔散大,且对光反应消失,而病儿对发作过程不能回忆,则惊厥的诊断即可成立。脑电图检查是诊断小儿惊厥性疾病的重要辅助检查,若临床上有发作,脑电图呈痫样放电或弥漫性改变,惊厥的诊断可以确定。

须与惊厥鉴别的阵发性发作的疾病有:

1.屏气发作

见于6个月~4岁小儿,因疼痛,或要求得不到满足时,突然急哭、屏气、发绀,严重者可有意识丧失和抽惊痉,但睡眠时不发作,脑电图检查正常。

2.昏厥

多见于年长的女孩,发作前有长时间的站立,或有紧张、恐惧心理,发作时往往眼前发黑、面色苍白,然后倒下,脑电图检查多为正常。

3.多发性抽动

多发生于2~15岁,常表现为不自主的眨眼、缩鼻子、张嘴或努嘴、摇头、耸肩等,突然发作,但发作时患者意识清楚,若思想集中时可自控片刻,入睡后消失,脑电图检查正常或未见痫样放电。

4.交叉性擦腿动作

见于婴幼儿,主要见于女孩,发作时面部涨红、多汗,两大腿夹紧、并屈腿上下摩擦外阴部,发作时病儿意识清楚,但当转移注意力可中止发作。

5.癔病性抽搐

一般为年长儿,有情感性诱因,发作时病儿四肢似呈大幅度抽动,但患儿意识清楚,瞳孔不散大,对光反应敏感,发作后无昏睡,脑电图阴性,精神暗示治疗可终止,且病儿不会跌倒、自伤和大小便失禁等。

6.睡眠障碍

夜惊是入睡后不久突然坐起来、恐惧状,数分钟后安静下来入睡。梦游是睡眠中小儿突然坐起来,下床做一些无目的动作。睡眠肌阵挛是入睡后不久肢体不规则的抽动。夜惊、梦游和睡眠肌阵挛常常和复杂部分性发作相混淆,而睡眠脑电图诱发试验对鉴别诊断很有价值。

(二)分析惊厥的病因

首先区别是感染性还是非感染性,感染性是颅内感染还是颅外感染,同样地,对非感染性惊厥者要区别是颅内病变还是全身性系统性疾病。

重要的惊厥病因特点如下:

1.热性惊厥

这是小儿惊厥最常见的病因,3%~4%小儿有过热性惊厥。热性惊厥最常见于6个月至5岁的小儿,最后复发年龄不超过6~7岁;先发热后惊厥,发热≥38.5℃,惊厥发作多在初热的24 h内;惊厥呈全身性,伴意识丧失,惊厥持续10 min内,不超过15 min,发作后很快清醒;多伴有呼吸道、消化道感染,而无中枢神经系统感染及其他脑损伤;惊厥发作后2周脑电图正常;患儿体格检查和精神运动发育正常,往往有家族遗传倾向史。在下列情况患儿虽为发热惊厥,但不能诊断为热性惊厥。①中枢神经系统感染。②中枢神经疾病,如颅脑外伤、颅内出血、占位、脑水肿及癫痫发作伴发热者。③严重的全身性代谢紊乱,如低血糖、低钠血症、苯丙酮尿症。④明显遗传性疾病,如结节性硬化、多发性神经纤维瘤病等神经皮肤综合征。⑤新生儿期的有热惊厥。热性惊厥根据发作特点和预后不同分为两型。单纯性热性惊厥:发作为全身性,持续数秒至数分钟,不超过 15 min,24 h 内多无复发,发作后无神经系统异常;复杂性热性惊厥:发作呈局灶性,持续15 min以上,24 h 内有重复发作,发作后为暂时性麻痹。前者发展为癫痫约 2%～3%,后者发展为癫痫有 50%左右。

2.急性中毒性脑病

某些急性感染过程中,可能由于病原体毒素、机体的过敏反应、脑血管痉挛、脑缺血缺氧、脑水肿、水电解质紊乱等引起的脑病,可见于急性细菌性痢疾、肺炎、百日咳、伤寒、败血症等疾病的极期,除有原发性疾病的症状、体征外,常伴有急性的意识障碍、惊厥、昏迷等。腰穿示脑脊液压力增高,而脑脊液中蛋白和细胞数多为正常或升高。

3.癫痫

大发作时意识丧失、瞳孔散大、对光反应消失、口吐白沫、四肢抽动、大小便失禁,具有反复发作史,间歇期脑电图呈两侧对称性同步放电。局灶运动性发作,呈部分性抽搐,多不伴意识障碍,脑电图呈局灶性痫样放电。

4.中枢神经系统感染

一般均有感染症状,如发热、意识障碍、中枢感染后的颅内高压症,如头痛、呕吐及脑膜刺激征,拟为中枢感染时应做腰穿,送脑脊液常规、生化和找病原体。脑炎者应做 EEG,化脓并发脑脓肿时做脑 CT 扫描。

5.神经皮肤综合征

包括结节性硬化、多发性神经纤维瘤病、脑面血管瘤病及色素失禁症等,体检时应注意皮肤有无皮脂腺瘤、树叶状色素脱色斑、牛奶咖啡斑及面部葡萄酒色的血管痣,多有遗传性家族史。

6.低钙惊厥

低钙惊厥为婴儿期常见的无热惊厥原因之一,可由维生素 D 缺乏性佝偻病、甲状旁腺功能减退(原发性或手术后)、慢性肾功能不全以及酸中毒纠正后发生的低钙惊厥,可表现手足搐搦症、喉痉挛或全身性惊厥。大多数有佝偻病体征,血钙 1.7～2.0 mmol/L(7～8 mg/dL),血磷高于正常,心电图呈 Q-T 延长。

7.低血糖症

婴幼儿和新生儿时期低血糖可出现惊厥,甚至意识障碍。大多由功能性或肝脏疾病引起,病前常有纳呆或减食、饥饿、感染、吐泻等前驱症,多为晨起惊厥,年长儿可伴有面色苍白、出汗、恶心、心悸等。血糖测定是必要的。

8.维生素 B_6 依赖症

由于母孕期呕吐而服用大量维生素 B_6,可使新生儿对其依赖,惊厥常发生于出生后数小时至数天内。而维生素 B_6 缺乏所致惊厥,常发生于 10 个月内,若静脉注射维生素 $B_6$25～100 mg,可使惊厥停止,可作为诊断性治疗。

9.Reye 综合征

常发生于婴幼儿,前驱期常有轻微的上呼吸道感染症状,继之出现顽固性呕吐、抽搐、昏迷,而肝脏增大,血清 GPT 增高,血氨明显升高,血糖常降低。

10.阿—斯综合征

系完全性房室传导阻滞引起的急性脑缺血所致,当心脏停搏 5～10 s 就可致昏厥,停搏 15 s 以上就发生惊厥,心脏听诊和心电图检查异常。

11.高血压脑病

主要由急性肾炎、慢性肾炎、长期大剂量激素应用、嗜铬细胞瘤及肾血管畸形等所致,往往先有复视、一过性失明、头痛、呕吐、眼底动脉痉挛及乳头水肿,或视网膜出血、渗出,血压明显升高,当血压骤升引起惊厥,甚至昏迷。

(三)惊厥发病年龄、季节及急慢性发作,对惊厥的病因鉴别诊断有帮助

1.各年龄组惊厥病因不尽相同

新生儿期,新生儿出生后 3 d 内主要有产伤、颅内出血、窒息、低血糖,4～7 d 常见病因有低钙血症、低镁血症、核黄疸、化脑和颅脑畸形;婴幼儿期,婴儿常为热性惊厥、化脑、中毒性脑病及癫痫;学龄前期,小儿多为中毒、颅脑外伤、中枢感染、肿瘤及癫痫。

2.发病季节

热性惊厥终年可见;春季惊厥常由低钙惊厥、流脑引起;夏季有乙脑、中毒性菌痢及肠道病毒性脑炎。

3.起病方式

急性非反复发作的常见病因有热性惊厥、中枢神经系统感染、颅内出血、外伤及中毒等;慢性且反复发作的常见有癫痫、外伤后、中枢感染后及脑变性病等。惊厥伴有局灶性体征时多考虑脑内炎症、脑血管病变、脑肿瘤、脑脓肿等;急性起病,惊厥伴发热,多注意中枢神经系统感染,腰穿应列为常规检查。

三、治疗

惊厥发作时应尽快地控制,并积极寻找病因给予治疗。

(一)一般处理

(1)保持安静,禁止一切不必要的刺激。

(2)加强护理,防止外伤。

(3)保持呼吸道通畅,及时吸去喉部分泌物,防止吸入性窒息。

(4)严重者给氧,减少缺氧性脑损伤。

(二)止痉

特别对惊厥持续状态或频繁惊厥者应尽早控制惊厥。一般先给一次控制惊厥的负荷量,以尽快达到有效血药浓度,然后再给予维持量,以保证维持有效的血药浓度。

1.地西泮(安定)

为首选药,因静脉给药数秒钟可进入脑组织,数分钟内于血和脑组织达到峰值,因再分布于 30 min 后很快下降,其剂量为每次 0.25～0.5 mg/kg,速度 1 min 不大于 1 mg,必要时可在15～30 min 后重复静脉注射,最大剂量每次不超过 10 mg。不应肌肉注射,因不易吸收,但直肠给药吸收亦快。一般在经用本药止痉后,用苯巴比妥每次 10 mg/kg 维持。

2.苯巴比妥钠

止惊效果好,维持时间长,不良反应少。苯巴比妥一次负荷量 15～20 mg/kg,12 h 后给维持剂量 4～5 mg/kg,5 岁不超过 250 mg,12 岁不超过 500 mg。

3.氯硝西泮

作用快,持续时间长达 18～24 h,剂量每次 0.05～0.1 mg/kg,静滴/肌注,每天 1 次。

4.水合氯醛

每次 50 mg/kg 保留灌肠,止痉作用亦快,必要时 30～60 min 后重复。

5.丙戊酸钠静脉注射液

作用快,持续作用 10～12 h,对心脏呼吸无抑制作用,每天剂量通常在 20～30 mg/kg,当与肝酶诱导作用的抗惊厥药物合用时,每天剂量应增加 5～10 mg/kg,与苯巴比妥联合应用时,苯巴比妥剂量应减少。

(三)对症治疗

热性惊厥者应给予药物降温和物理降温;伴有颅内压增高或频繁惊厥发作或癫痫持续状态者应给予甘露醇降颅压,同时纠正水和电解质紊乱。

(四)病因治疗

对于病因应积极寻找并治疗,这在治疗惊厥时是不可忽视的。积极治疗中枢神经系统感染;纠正低血糖症、低镁血症、低钙血症;去除颅内肿瘤和颅内血肿;对于癫痫反复发作者应予以规范的抗癫痫药物治疗。

(李彩云)

第十节 蛛网膜下隙出血

蛛网膜下隙出血(SAH)是各种原因引起的脑血管突然破裂,血液流至蛛网膜下隙的统称。它并非一种疾病,而是某些疾病的临床表现,其中 70%～80% 属于外科范畴。临床将蛛网膜下隙出血分为自发性和外伤性两类。本节仅述自发性蛛网膜下隙出血,占急性脑血管意外的 15% 左右。

一、病因

自发性蛛网膜下隙出血常见的病因为颅内动脉瘤和脑(脊髓)血管畸形出血,约占自发性蛛网膜下隙出血的 70%,前者较后者多见。其他原因有动脉硬化、脑底异常血管网症(烟雾病,Moyamoya 病)、颅内肿瘤卒中、血液病、动脉炎、脑炎、脑膜炎及抗凝治疗的并发症,但均属少见。

二、临床表现

(一)出血症状

发病前多数患者有情绪激动、用力、排便、咳嗽等诱因。发病突然,有剧烈头痛、恶心呕吐、面色苍白、全身冷汗。半数患者可出现精神症状,如烦躁不安、意识模糊、定向力障碍等。以一过性意识障碍多见,严重者呈昏迷状态,甚至出现脑疝而死亡。20% 出血后有抽搐发作。有的还可出现眩晕、项背痛或下肢疼痛。脑膜刺激征明显,常在蛛网膜下隙出血后 1～2 d 内出现。

颅内动脉瘤在首次破裂出血后,如未及时适当治疗,部分患者可能会再次或 3 次出血。死于再出血者约占本病的 1/3。

(二)脑神经损害

以一侧动眼神经麻痹常见,占 6%～20%,提示存在同侧颈内动脉-后交通动脉动脉瘤或大脑后动脉动脉瘤。

(三)偏瘫

在出血前后出现偏瘫和轻偏瘫者约占 20%。由于病变或出血累及运动区皮质和其传导束所致。

(四)视力视野障碍

蛛网膜下隙出血可沿视神经鞘延伸,眼底检查可见玻璃体膜下片块状出血,发病后 1 h 内即可出现,这是诊断蛛网膜下隙出血的有力证据。出血量过大时,血液可浸入玻璃体内,引起视力障碍。10%～20% 可见视盘水肿。当视交叉、视束或视放射受累时产生双颞偏盲或同向偏盲。

(五)其他

约 1% 的颅内动静脉畸形和颅内动脉瘤可出现颅内杂音。部分蛛网膜下隙出血发病后数日可有低热。

临床常见的自发性蛛网膜下隙出血的鉴别诊断见表 3-4。

表 3-4 自发性蛛网膜下隙出血的鉴别诊断

鉴别指标	动脉瘤	动静脉畸形	动脉硬化	烟雾病	脑瘤卒中
发病年龄	40～60 岁	小于 35 岁	超过 50 岁	青少年多见	30～60 岁
出血前症状	无症状,少数动眼神经麻痹	常见癫痫发作	高血压史	可见偏瘫	颅压高和病灶症状
血压	正常或增高	正常	增高	正常	正常
复发出血	常见且有规律	年出血率2%	可见	可见	少见
意识障碍	多较严重	较重	较重	有轻有重	较重
脑神经麻痹	第Ⅱ～Ⅵ对脑神经	无	少见	少见	颅底肿瘤常见
偏瘫	少见	较常见	多见	常见	常见
眼症状	可见玻璃体出血	可有同向偏盲	眼底动脉硬化	少见	视盘水肿
CT 检查	蛛网膜下隙高密度	增强可见 AVM 影脑萎缩或梗死灶	脑室出血铸型或梗死灶		增强后可见肿瘤影
脑血管造影	动脉瘤和血管痉挛	动静脉畸形	脑动脉粗细不均	脑底动脉异常血管团	有时可见肿瘤染色

三、诊断

（一）头颅 CT

诊断急性 SAH 准确率几近 100％，显示脑沟与脑池密度增高。颈内动脉瘤破裂出血以大脑外侧裂最多。大脑中动脉瘤破裂血液积聚患侧外侧裂，也可流向环池、纵裂池。基底动脉瘤破裂后，血液主要聚积于脚间池与环池附近。出血后第 1 周内 CT 显示最清晰，1～2 周后出血逐渐吸收。

（二）头颅 MRI

发病后 1 周内的急性 SAH 在 MRI 很难查出，但可见动脉瘤及动静脉畸形等表现，磁共振血管造影（MRA）是非创伤性的脑血管成像方法，对头颈及颅内血管性疾病可作为诊断的筛选手段。

（三）脑血管造影

脑血管造影是确定 SAH 病因的必须手段，应视为常规检查。尽早检查，能及时明确动脉瘤大小、部位、单发或多发，有无血管痉挛；动静脉畸形的供应动脉和引流静脉，以及侧支循环情况。

（四）腰椎穿刺

对 CT 已确诊的 SAH 不再需要作腰穿检查。因为伴有颅内压增高的 SAH，腰穿可能诱发脑疝。如为动脉瘤破裂造成的 SAH，腰穿有导致动脉瘤再次破裂出血的危险。

四、治疗

（一）一般治疗

出血急性期，患者应绝对卧床休息，可应用止血剂。头痛剧烈者可给止痛、镇静剂，并应保持大便通畅。当伴颅内压增高时，应用甘露醇溶液脱水治疗。

（二）尽早病因治疗

如开颅动脉瘤夹闭，动静脉畸形或脑肿瘤切除等。

（李彩云）

第十一节　脑性瘫痪

脑性瘫痪（cerebral palsy）简称脑瘫，是指出生前到出生后 1 个月内由各种原因引起的脑损伤所致的非进行性综合征。主要表现为中枢性运动功能障碍及姿势异常，严重者可伴有智力低下、癫痫、行为异常、视听觉或语言功能障碍。发达国家患病率在 1‰～4‰，我国在 2‰左右。

一、病因

病因不一，可由多种因素引起，约 1/4 的病例找不到病因。足月脑瘫患儿出生前因素占主要地位，而早产脑瘫患儿出生时及新生儿期因素占主要地位。

（一）出生前因素

母孕早期感染、严重营养缺乏、中毒、放射线照射，胎儿期的发育畸形等。

（二）出生时因素

主要是各种原因（如胎盘早剥、脐带绕颈等）引起的脑缺氧，以及早产、颅内出血等。

（三）出生后因素

新生儿期严重感染、胆红素脑病（核黄疸）、惊厥、窒息等。

二、分类

（一）根据运动功能障碍特点分型

1.痉挛型

最常见，占脑瘫的 60％～70％。病变波及锥体束。表现为肌张力增高，肌力差、肢体活动受限。上肢内收，肘腕关节屈曲，手指屈曲呈紧握拳状，拇指内收，双下肢伸直，大腿内收，髋关节内旋，踝关节跖屈，足尖着地,双腿交叉呈剪刀状。腱反射亢进,锥体束征阳性。

2.手足徐动型

约占脑瘫的 20%。主要病变在锥体外系统。表现为难以控制的、无目的的不自主运动或手足徐动,入睡时消失。常有语言困难,多数患儿无惊厥,通常无锥体束征,智力发育障碍不严重。

3.强直型

很少见。主要为锥体外系症状。全身肌张力显著增高,常伴严重智力低下。

4.共济失调型

较少见。主要病变在小脑。症状表现为步态不稳、肌张力低下。

5.震颤型

很少见。表现为四肢震颤。

6.肌张力低下型

本型多为婴幼儿脑瘫的暂时阶段,以后大多转为痉挛型或手足徐动型。

7.混合型

(二)按受累的部位的不同分型

①四肢瘫。②双瘫。③截瘫。④偏瘫。⑤双重性偏瘫。⑥三肢瘫。⑦单瘫。

三、临床表现

脑瘫以出生后非进行性运动发育异常为特征,临床表现由于受损的部位不同而异,但其共有症状为。①运动发育落后,主动运动减少。患儿不能完成同龄正常儿应能完成的动作。②肌张力异常,大多肌张力增高,但也可表现为肌张力低下,因不同的类型有其不同的表现。③姿势异常,其姿势与肌张力异常及原始反射延缓消失有关。④反射异常,一般表现为原始反射延缓消失,保护性反射延缓出现。痉挛性脑瘫可表现腱反射亢进,踝阵挛及 Babinski 征阳性。脑瘫患儿除运动障碍外,常合并其他功能障碍,常见的有智力低下、癫痫、斜视,其次有眼震、发音障碍、听力障碍、小头畸形、关节脱位等。

四、诊断

一般诊断不难。主要依据病史及体检。1/2～2/3 的患儿 CT、MRI 异常,但正常者不能否认脑瘫的诊断。影像学的检查往往只对查找病因、判断预后有参考价值。

早期诊断很重要。如小儿常有过度哭闹、入睡困难、喂养困难、过度敏感、易激惹、护理困难等表现时应作详细检查,以排除脑瘫的可能。

五、预防

积极做好孕妇及新生儿保健工作,如预防感染、早产、难产;分娩时防止窒息及颅内出血;提高对新生儿疾病的防治工作,如预防和治疗高胆红素血症等。

六、鉴别诊断

(一)脑白质营养不良

为遗传性疾病,起病于 1～2 岁或更晚。症状呈进行性加重,表现为步态不稳,痉挛性双侧瘫痪,惊厥,语言障碍,视神经萎缩等,最终呈去大脑强直状态。

(二)婴儿型脊髓性肌萎缩

患儿智力正常,腱反射消失,肌张力低下,可资鉴别。

(三)脊髓病变

包括脊髓炎、脊髓压迫症。截瘫呈进行性,双下肢可不对称,可有感觉障碍平面。当出现脑脊液循环障碍时,可见脑脊液蛋白量增加。

七、治疗

目的是促进各系统功能的恢复和正常发育、纠正异常姿势、减轻其伤残程度。

(一)治疗原则

早期发现、早期治疗有助于神经的分化和髓鞘的发育,容易取得疗效。

（二）综合治疗

1.以功能训练为主

（1）体能运动训练：针对各种运动障碍和异常姿势进行物理学手段治疗。

（2）技能训练：重点训练上肢和手的精细运动，提高患儿独立生活技能。

（3）语言训练：包括听力、发音、语言和咀嚼吞咽功能的协同矫正。

2.矫形器的应用

功能训练中，配合使用一些支具或辅助器械，有助于矫正异常姿势，抑制异常反射。

3.手术治疗

主要用于痉挛型，目的是矫正畸形，恢复或改善肌力与肌张力的平衡。

4.其他

如高压氧舱、水疗、电疗等，对功能训练有辅助作用。

5.加强家庭训练

本病的康复是个长期过程，家庭训练占有一定的位置，应加强其父母的信心及功能训练手法学习，在医生指导下共同制订训练计划，合理、适度地进行训练。

八、预后

轻症瘫痪、智力正常或接近正常者，瘫痪的肢体经过锻炼可得到改善，预后较好。瘫痪严重、智力低下者则较难恢复，常因感染、严重营养不良而危及生命。

（李彩云）

第十二节　重症肌无力

重症肌无力（myasthenia gravis）是累及神经肌肉接头处突触后膜上乙酰胆碱受体（Ache）的自身免疫性疾病，临床表现为肌无力，且活动后加重，休息后或给予胆碱酯酶抑制剂后症状减轻或消失。

一、病因及发病机制

重症肌无力发病的基本环节是机体产生对自身乙酰胆碱受体的抗体，使神经肌肉接头处突触后膜上的乙酰胆碱受体破坏，造成神经指令信号不能传给肌肉，使肌肉的随意运转发生障碍，但机体为何产生自身抗体，原因不清楚。临床观察到不少患者胸腺肥大，认为可能与胸腺的慢性病毒感染有关，本病也具有某些遗传学特征，研究发现不同的人群发病率不同，一些人类白细胞抗原（HLA）型别的人群发病率高，女性 $HLA-A_1B_8$ 及 DW_3，男性 $HLA-A_2B_3$ 人群发病率明显高于其他人群。

二、临床表现

根据发病年龄和临床特征，本病可分为以下三种常见类型。

（一）新生儿一过性重症肌无力

如果母亲患重症肌无力，其所生新生儿中有 1/7 的概率患本症。原因是抗乙酰胆碱受体抗体通过胎盘，攻击新生儿乙酰胆碱受体。患儿出生后数小时或数天出现症状，表现为哭声细弱、吸吮吞咽无力，重者出现呼吸肌无力而呈现缺氧症状。体征有肌肉松弛、腱反射减弱或消失。很少有眼外肌麻痹眼睑下垂症状。有家族史者易于识别。肌注新斯的明或腾喜龙症状立即减轻有特异性识别价值。本病为一过性，多数于 5 周内恢复。轻症不需治疗，重症则应给予抗胆碱酶药物。血浆交换治疗是近年来出现的治疗办法，疗效较好，至于为何重症肌无力母亲所生的新生儿多数无症状，原因可能是新生儿乙酰胆碱受体与母亲的乙酰胆碱受体抗原性不一样，不能被抗体识别而免受攻击。

（二）新生儿先天性重症肌无力

新生儿先天性重症肌无力又名新生儿持续性肌无力，患儿母亲无重症肌无力，本病多有家族史，为常染色体隐性遗传。患儿出生后主要表现为上睑下垂,眼外肌麻痹。全身性肌无力、哭声低弱及呼吸困难较少见。肌无力症状较轻,但持续存在,血中抗乙酰胆碱受体抗体滴度不高,抗胆碱酶药物治疗无效。

(三)儿童型重症肌无力

儿童型重症肌无力是最多见的类型。2～3岁为发病高峰,女性多于男性,根据临床特征分为眼肌型,全身型及脑干型。①眼肌型:最多见,单纯眼外肌受累,表现为一侧或双侧眼睑下垂,晨轻暮重,也可表现为眼球活动障碍、复视、斜视等,重者眼球固定。②全身型:有一组以上肌群受累,主要累及四肢,轻者一般活动不受严重影响,仅表现为走路及走动作不能持久,上楼梯易疲劳。常伴眼外肌受累,一般无咀嚼、吞咽、构音困难。重者常需卧床、伴有咀嚼、吞咽、构音困难,并可有呼吸肌无力。腱反射多数减弱或消失,少数可正常。无肌萎缩及感觉异常。③脑干型:主要表现为吞咽困难及声音嘶哑,可伴有限睑下垂及肢体无力。

三、预后

儿童型重症肌无力可自行缓解或缓解与急性发作交替,或缓慢进展。呼吸道感染可诱发本病或使症状加重。据报道眼肌型第1次起病后,约1年患儿自行缓解。以眼肌症状起病者,若2年后不出现其他肌群症状,则一般不再出现全身型症状,预后好。脑干型可致营养不良或误吸,预后较差。呼吸肌严重受累者可至呼吸衰竭而死亡。

四、诊断及鉴别诊断

根据病变主在要侵犯骨骼肌及一天内症状的波动性,上午轻、下午重的特点对病的诊断当无困难。同时对用下列检查进一步确诊。

(一)疲劳试验(Jolly试验)

使受累肌肉重复活动后症状明显加重。如嚼肌力弱者可使其重复咀嚼动作30次以上则加重以至不能咀嚼,此为疲劳试验阳性,可帮助诊断。

(二)抗胆碱酯酶药物试验

1.腾喜龙(tensilon)试验

腾喜龙0.2 mg/kg或0.5 mg/kg,1 min后再给,以注射用水稀释1 mL,静脉注射,症状迅速缓缓解则为阳性。持续10 min左右又恢复原状。

2.新斯的明(neostigmine)试验

甲基硫酸新斯的明0.04 mg/kg(新生儿每次0.1～1.15 mg)肌注,20 min后症状明显减轻则为阳性,可持续2 h左右。为对抗新斯的明的毒蕈碱样反应(瞳孔缩小、心动过缓、流涎、多汗、腹痛、腹泻、呕吐等)应准备好肌肉注射阿托品。

(三)神经重复频率刺激检查

必须在停用新斯的明17 h后进行,否则可出现假阴性。典型改变为低频(2～3 Hz)和高频(10 Hz以上)重复刺激均能使肌动作电位波幅递减,递减幅度10%以上为阳性。80%的病例低频刺激时呈现阳性反应,用单纤维肌电图测量同一神经支配的肌纤维电位间的间隔时间延长。神经传导速度正常。

(四)AChR抗体滴度测定

对MG的诊断具有特征性意义。90%以上全身型MG病例的血清中AChR抗体滴度明显增高(高于是10 nmol/L),但眼肌型的病例多正常或仅AChR抗体滴度轻度增高。

五、治疗

(一)药物治疗

1.抗胆碱酯酶药物

常用者有下列数种。

(1)溴化新斯的明:口服剂量每日0.5 mg/kg(即吡啶斯的明2 mg/kg),分为每4 h 1次(5岁内);每日0.25 mg/kg(即吡啶斯的明1 mg/kg),分为每4 h 1次(5岁以上)。逐渐加量,一旦出现毒性反应则停止加量。

(2)吡啶斯的明(mestinon)：口服剂量每日 2 mg/kg，分为每 4 h 1 次（5 岁内）；每日 1 mg/kg，分为每 4 h 1 次（5 岁以上）。逐渐加量，一旦出现毒性反应则停止加量。

(3)美斯的明：口服剂量（成人）为每次 5～10 mg，每日 3～4 次。

(4)辅助药物如氯化钾、麻黄素等可加强新斯的明药物的作用。

2.皮质类固醇

可选用强的松每日 1.5 mg/kg 口服；也有人主张用大剂量冲击疗法，但在大剂量冲击期间有可能出现呼吸肌瘫痪。因此，应做好气管切开、人工呼吸的准备。如症状缓解则可逐渐减量至最小的有效剂量维持治疗，同时应补充钾盐。长期应用者应注意骨质疏松、股骨头坏死等并发症。无论全身型或眼肌型病儿均可一开始即用皮质类固醇治疗治疗后期可加用抗胆碱酯酶药。

3.免疫抑制剂

可选用硫唑嘌呤或环磷酰胺，应随时检查血象，一旦发现白细胞下降低于 $3×10^9/L$ 时应停用上述药物，同时注意肝肾功能的变比。

忌用对神经－肌肉传递阻滞的药物，如各种氨基糖甙类抗生素、奎宁、奎尼丁、普鲁卡因酰胺、心得安、氯丙嗪以及各种肌肉松弛剂等。

(二)胸腺组织摘除术

对胸腺增长者效果好。适应证为年轻女性患者，病程短、进展快的病例。对合并胸腺瘤者也有一定疗效。对全身型重症肌无力患儿，目前主张使用。手术后继用强的松 1 年。

(三)放射治疗

如因年龄较大或其他原因不适于做胸腺摘除者可行深部 ^{60}Co 放射治疗。

(四)血浆置换法

如上述治疗均无效者可选用血浆置换疗法，可使症状迅速缓解，但需连续数周，且价格昂贵，目前尚未推广应用。

(五)危象的处理

一旦发生呼吸肌瘫痪，应立即进行气管切开，应用人工呼吸器辅助呼吸。但应首先确定为何种类型的危象，进而对症治疗。

1.肌无力危象(myasthenic crisis)

为最常见的危象，往往由于抗胆碱酯酶药量不足引起。可用腾喜龙试验证实，如注射后症状明显减轻则应加大抗胆碱酯酶药物的剂量。

2.胆碱能危象

由于抗胆碱酯酶药物过量引起。患者肌无力加重，并出现肌束颤动及毒蕈碱样反应。可静脉注入腾喜龙 2 mg，如症状如重则立即停用抗胆碱酯酶药物，待药物排出后可重新调整剂量，或改用皮质类固醇类药物等其他疗法。

3.反跳危象

出于对抗胆碱酯酶药物不敏感，腾喜龙试验无反应。此时应停止应用抗胆碱酯酶药物而用输液维持。过一段时间后如对抗胆碱酯酶药物有效时可再重新调整用量，或改用其他疗法。

在危象的处理过程中，保证气管切开护理的无菌操作，雾化吸入，勤吸痰，保持呼吸道通畅，防止肺不张、肺部感染等并发症是抢救成活的关键。

（李彩云）

第四章 消化系统疾病

第一节 胃食管反流病

胃食管反流(GER)是指胃内容物反流入食管,分生理性和病理性两种。生理情况下,由于小婴儿食管下端括约肌(LES)发育不成熟或神经肌肉协调功能差,可出现反流,往往出现于日间餐时或餐后,又称"溢乳"。病理性反流是由于 LES 的功能障碍和(或)与其功能有关的组织结构异常,以致 LES 压力低下而出现的反流,常常发生于睡眠、仰卧及空腹时,引起一系列临床症状和并发症,即胃食管反流病(GERD)。

一、病因和发病机制

(一)食管下端括约肌(LES)

(1)LES 压力降低是引起 GER 的主要原因。LES 是食管下端平滑肌形成的功能高压区,是最主要的抗反流屏障。正常吞咽时 LES 反射性松弛,静息状态保持一定的压力使食管下端关闭,如因某种因素使上述正常功能发生紊乱时,LES 短暂性松弛即可导致胃内容物反流入食管。

(2)LES 周围组织作用减弱。例如,缺少腹腔段食管,致使腹内压增高时不能将其传导至 LES 使之收缩达到抗反流的作用;小婴儿食管角(由食管和胃贲门形成的夹角,即 His 角)较大(正常为 30°~50°);膈肌食管裂孔钳夹作用减弱;膈食管韧带和食管下端黏膜瓣解剖结构存在器质性或功能性病变时以及胃内压、腹内压增高等,均可破坏正常的抗反流功能。

(二)食管与胃的夹角(His 角)

由胃肌层悬带形成,正常是锐角,胃底扩张时悬带紧张使角度变锐起瓣膜作用,可防止反流。新生儿 His 角较钝,易反流。

(三)食管廓清能力降低

正常情况下,食管廓清能力是依靠食管的推动性蠕动、唾液的冲洗、对酸的中和作用、食物的重力和食管黏膜细胞分泌的碳酸氢盐等多种因素发挥作用。当食管蠕动减弱、消失或出现病理性蠕动时,食管清除反流物的能力下降,这样就延长了有害的反流物质在食管内停留时间,增加了对黏膜的损伤。

(四)食管黏膜的屏障功能破坏

屏障作用是由黏液层、细胞内的缓冲液、细胞代谢及血液供应共同构成的。反流物中的某些物质,如胃酸、胃蛋白酶以及十二指肠反流入胃的胆盐和胰酶使食管黏膜的屏障功能受损,引起食管黏膜炎症(图 4-1)。

(五)胃、十二指肠功能失常

胃排空能力低下,使胃内容物及其压力增加,当胃内压增高超过 LES 压力时可使 LES 开放。胃容量增加又导致胃扩张,致使贲门食管段缩短,使其抗反流屏障功能降低。十二指肠病变时,幽门括约肌关闭不全则导致十二指肠胃反流。

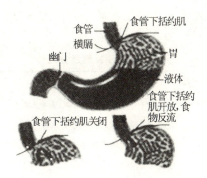

图 4-1　胃食管反流模式图

二、临床表现

(一)呕吐

新生儿和婴幼儿以呕吐为主要表现。多数发生在进食后,呕吐物为胃内容物,有时含少量胆汁,也有表现为溢奶、反刍或吐泡沫。年长儿以反胃、反酸、嗳气等症状多见。

(二)反流性食管炎常见症状

1.烧心

烧心见有表达能力的年长儿,位于胸骨下端,饮用酸性饮料可使症状加重,服用抗酸剂症状减轻。

2.咽下疼痛

婴幼儿表现为喂奶困难、烦躁、拒食,年长儿诉咽下疼痛,如并发食管狭窄则出现严重呕吐和持续性咽下困难。

3.呕血和便血

食管炎严重者可发生糜烂或溃疡,出现呕血或黑便症状。严重的反流性食管炎可发生缺铁性贫血。

(三)Barrette 食管

由于慢性 GER,食管下端的鳞状上皮被增生的柱状上皮所替代,抗酸能力增强,但更易发生食管溃疡、狭窄和腺癌。症状为咽下困难、胸痛、营养不良和贫血。

(四)其他全身症状

1.呼吸系统疾病

仅流物直接或间接可引发反复呼吸道感染、吸入性肺炎,难治性哮喘,早产儿窒息或呼吸暂停及婴儿猝死综合征等。

2.营养不良

营养不良主要表现为体重不增和生长发育迟缓、贫血。

3.其他

如声音嘶哑、中耳炎、鼻窦炎、反复口腔溃疡、龋齿等。部分患儿可出现精神神经症状。①Sandifer 综合征:是指病理性 GER 患儿呈现类似斜颈样的一种特殊"公鸡头样"的姿势。此为一种保护性机制,以期保持气道通畅或减轻酸反流所致的疼痛,同时伴有杵状指、蛋白丢失性肠病及贫血。②婴儿哭吵综合征:表现为易激惹、夜惊、进食时哭闹等。

三、诊断

GER 临床表现复杂且缺乏特异性,单一检查方法都有局限性,故诊断需采用综合技术。凡临床发现不明原因反复呕吐、咽下困难、反复发作的慢性呼吸道感染、难治性哮喘、生长发育迟缓、营养不良、贫血、反复出现窒息、呼吸暂停等症状时都应考虑到 GER 的可能以及严重病例的食管黏膜炎症改变。

四、辅助检查

(一)食管钡餐造影

适用于任何年龄,但对胃滞留的早产儿应慎重。可对食管的形态、运动状况、钡剂的反流和食管与胃连接部的组织结构做出判断,并能观察到食管裂孔疝等先天性疾患,检查前禁食 3～4h,分次给予相当于正常摄食量的钡剂(表 4-1)。

表 4-1　GRE X 射线分级

分级	表现
0 级	无胃内容物反流入食管下端
1 级	少量胃内容物反流入食管下端
2 级	反流至食管,相当于主动脉弓部位
3 级	反流至咽部
4 级	频繁反流至咽部,且伴有食管运动障碍
5 级	反流至咽部,且有钡剂吸入

(二)食管 pH 动态监测

将微电极放置在食管括约肌的上方,24h 连续监测食管下端 pH,如有酸性 ER 发生则 pH 下降。通过计算机分析可反映 GER 的发生频率、时间,反流物在食管内停留的状况以及反流与起居活动、临床症状之间的关系,借助一些评分标准,可区分生理性和病理性反流,是目前最可靠的诊断方法。

(三)食管动力功能检查

应用低顺应性灌注导管系统和腔内微型传感器导管系统等测压设备,了解食管运动情况及 LES 功能。对于 LES 压力正常患儿应连续测压,动态观察食管运动功能。

(四)食管内镜检查及黏膜活检

食管内镜检查及黏膜活检可确定是否存在食管炎病变及 Barrette 食管。内镜下食管炎可分为 3 度:Ⅰ度为充血;Ⅱ度为糜烂和(或)浅溃疡;Ⅲ度为溃疡和域狭窄。

(五)胃—食管同位素闪烁扫描

口服或胃管内注入含有 ^{99m}Tc 标记的液体,应用 R 照相机测定食管反流量,可了解食管运动功能,明确呼吸道症状与 GER 的关系。

(六)超声学检查

B 型超声可检测食管腹段的长度、黏膜纹理状况、食管黏膜的抗反流作用,同时可探查有无食管裂孔疝。

五、鉴别诊断

(1)以呕吐为主要表现的新生儿、小婴儿应排除消化道器质性病变,如肠旋转不良、肠梗阻、先天性幽门肥厚性狭窄、胃扭转等。

(2)对反流性食管炎伴并发症的患儿,必须排除由于物理性、化学性、生物性等致病因素引起组织损伤而出现的类似症状。

六、治疗

治疗的目的是缓解症状,改善生活质量,防治并发症。

(一)一般治疗

1.体位治疗

将床头抬高 15°～30°,婴儿采用仰卧位,年长儿左侧卧位。

2.饮食治疗

适当增加饮的稠厚度,少量多餐,睡前避免进食。低脂、低糖饮食,避免过饱。肥胖患儿应控制体重。避免食用辛辣食品、巧克力、酸性饮料、高脂饮食。

(二)药物治疗

包括 3 类,即促胃肠动力药、抑酸药、黏膜保护剂。

1.促胃肠动力药

促胃肠动力药能提高 LES 张力,增加食管和胃蠕动,促进胃排空,从而减少反流。①多巴胺受体拮抗剂:多潘立酮(吗叮啉)为选择性、周围性多巴胺受体拮抗剂,促进胃排空,但对食管动力改善不明显。常用剂量为每次 0.2～0.3 mg/kg,每日 3 次,饭前半小时及睡前口服。②通过乙酰胆碱起作用的药物:西沙必利(普瑞博思),为新型全胃肠动力剂,是一种非胆碱能非多巴胺拮抗剂。主要作用于消化道壁肌间神经丛运动神经元的 5-羟色胺受体,增加乙酰胆碱释放,从而诱导和加强胃肠道生理运动。常用剂量为每次 0.1～0.2 mg/kg,3 次/日口服。

2.抗酸和抑酸药

主要作用为抑制酸分泌以减少反流物对食管黏膜的损伤,提高 LES 张力。①抑酸药:H_2 受体拮抗剂,常用西咪替丁、雷尼替丁;质子泵抑制剂,奥美拉唑(洛赛克)。②中和胃酸药:如氢氧化铝凝胶,多用于年长儿。

3.黏膜保护剂

如硫酸铝、硅酸铝盐、磷酸铝等。

4.外科治疗

采用上述治疗后,大多数患儿症状能明显改善和痊愈。具有下列指征可考虑外科手术。①内科治疗6～8周无效,有严重并发症(消化道出血、营养不良、生长发育迟缓)。②严重食管炎伴溃疡、狭窄或发现有食管裂孔疝者。③有严重的呼吸道并发症,如呼吸道梗阻、反复发作吸入性肺炎或窒息、伴支气管肺发育不良者。④合并严重神经系统疾病。

(丛方方)

第二节　消化性溃疡

消化性溃疡(peptic ulcer)是指胃和十二指肠的慢性溃疡。各年龄均可发病,学龄儿童多见,婴幼儿多为继发性溃疡,胃溃疡和十二指肠溃疡发病率相近;年长儿多为原发性十二指肠溃疡,男孩多于女孩。

一、病因和发病机制

原发性消化性溃疡的病因复杂,与诸多因素有关,确切发病机制至今尚未完全阐明,目前认为溃疡的形成是由于对胃和十二指肠黏膜有损害作用的侵袭因子(酸、胃蛋白酶、胆盐、药物、微生物及其他有害物质)与黏膜自身的防御因素(黏膜屏障、黏液重碳酸盐屏障、黏膜血流量、细胞更新、前列腺素、表皮生长因子等)之间失去平衡的结果。

(一)胃酸和胃蛋白酶

胃酸和胃蛋白酶是胃液的主要成分,也是对胃和十二指肠黏膜有侵袭作用的主要因素。十二指肠溃疡患者基础胃酸、壁细胞数量及壁细胞对刺激物质的敏感性均高于正常人,且胃酸分泌的正常反馈抑制亦发生缺陷,故酸度增高是形成溃疡的重要原因。因胃酸分泌随年龄而增加,因此年长儿消化性溃疡发病率较婴幼儿为高。胃蛋白酶不仅能水解食物蛋白质的肽链,也能裂解胃液中的糖蛋白、脂蛋白及结缔组织、破坏黏膜屏障。消化性溃疡患者胃液中蛋白酶及血清胃蛋白酶原水平均高于正常人。

(二)胃和十二指肠黏膜屏障

胃和十二指肠黏膜在正常情况下,被其上皮所分泌的黏液覆盖,黏液与完整的上皮细胞膜及细胞间连接形成一道防线,称黏液-黏膜屏障,能防止食物的机械摩擦,阻抑和中和腔内 H^+ 反渗至黏膜,上皮细胞分泌黏液和 HCO_3^-,可中和弥散来的 H^+。在各种攻击因子的作用下,这一屏障功能受损,即可影响黏膜血循环及上皮细胞的更新,使黏膜缺血、坏死而形成溃疡。

(三)幽门螺杆菌(helicobacter pylori,Hp)感染

小儿十二指肠溃疡幽门螺杆菌检出率约为 52.6%～62.9%,被根除后复发率即下降,说明幽门螺杆菌

在溃疡病发病机制中起重要作用。

(四)遗传因素

消化性溃疡属常染色体显性遗传病,20%～60%患儿有家族史,O型血的人十二指肠溃疡或胃溃疡发病率较其他型的人高,2/3的十二指肠溃疡患者家族血清胃蛋白酶原升高。

(五)其他

外伤、手术后、精神刺激或创伤;暴饮暴食,过冷、油炸食品;对胃黏膜有刺激性的药物如阿司匹林、非甾体抗炎药、肾上腺皮质激素等。继发性溃疡是由于全身疾病引起的胃、十二指肠黏膜局部损害,见于各种危重疾病所致的应激反应。

二、病理

新生儿和婴儿多为急性溃疡,溃疡为多发性,易穿孔,亦易愈合。年长儿多为慢性,单发。十二指肠溃疡好发于球部,胃溃疡多发生在胃窦、胃体交界的弯侧。溃疡大小不等,胃镜下观察呈圆形或不规则圆形,也有呈椭圆形或线形,底部有灰白苔,周围黏膜充血、水肿。球部因黏膜充血、水肿,或因多次复发后,纤维组织增生和收缩而导致球部变形,有时出现假憩室。胃和十二指肠同时有溃疡存在时称复合溃疡。

三、临床表现

年龄不同,临床表现多样,年龄越小,越不典型。

(一)年长儿

以原发性十二指肠溃疡多见,主要表现为反复发作脐周及上腹部胀痛、烧灼感,饥饿时或夜间多发;严重者可出现呕血、便血、贫血;部分病例可有穿孔,穿孔时疼痛剧烈并放射至背部。也有仅表现为贫血、粪便潜血试验阳性者。

(二)学龄前期

多数为十二指肠溃疡。上腹部疼痛不如年长儿典型,常为不典型的脐周围疼痛,多为间歇性。进食后疼痛加重,呕吐后减轻。消化道出血亦常见。

(三)婴幼儿期

十二指肠溃疡略多于胃溃疡。发病急,首发症状可为消化道出血或穿孔。主要表现为食欲差,进食后呕吐。腹痛较为明显,不很剧烈。多在夜间发作,吐后减轻,腹痛与进食关系不密切。可发生呕血、便血。

(四)新生儿期

应激性溃疡多见,常见原发病有:早产儿窒息缺氧、败血症、低血糖、呼吸窘迫综合征和中枢神经系统疾病等。多数为急性起病,呕血、黑便。生后24～48h亦可发生原发性溃疡,突然出现消化道出血、穿孔或两者兼有。

四、并发症

主要为出血、穿孔和幽门梗阻。常可伴发缺铁性贫血。重症可出现失血性休克。如溃疡穿孔至腹腔或邻近器官,可出现腹膜炎、胰腺炎等。

五、实验室及辅助检查

(一)粪便隐血试验

素食3d后检查,阳性者提示溃疡有活动性。

(二)胃液分析

用五肽胃泌素法观察基础酸排量和酸的最大分泌量,十二指肠溃疡患儿明显增高。但有的胃溃疡患者胃酸正常或偏低。

(三)幽门螺杆菌检测方法

可通过胃黏膜组织切片染色与培养,尿素酶试验,核素标记尿素呼吸试验检测Hp。或通过血清学检测抗Hp的IgG～IgA抗体,PCR法检测Hp的DNA。

(四)胃肠X线钡餐造影

发现胃和十二指肠壁龛影可确诊;溃疡对侧切迹,十二指肠球部痉挛、畸形对本病有诊断参考价值。

（五）纤维胃镜检查

纤维胃镜检查是当前公认诊断溃疡病准确率最高的方法。内窥镜观察可估计溃疡灶大小、溃疡周围炎症的轻重、溃疡表面有无血管暴露和评估药物治疗的效果，同时又可采取黏膜活检做病理组织学和细菌学检查。

六、诊断和鉴别诊断

诊断主要依靠症状、体征、X线检查及纤维胃镜检查。由于小儿消化性溃疡的症状和体征不如成人典型，常易误诊和漏诊，对有临床症状的患儿应及时进行胃镜检查，尽早明确诊断。有腹痛者应与肠痉挛、蛔虫症、结石等鉴别；有呕血者在新生儿和小婴儿与新生儿出血症、食管裂孔疝、败血症鉴别；年长儿与食管静脉曲张破裂及全身出血性疾病鉴别。便血者与肠套叠、憩室、息肉、过敏性紫癜鉴别。

七、治疗

原则是消除症状，促进溃疡愈合，防止并发症的发生。

（一）一般治疗

饮食定时定量，避免过饥、过饱、过冷，避免过度疲劳及精神紧张。注意饮食，禁忌吃刺激性强的食物。

（二）药物治疗

1.抗酸和抑酸剂

目的是减低胃、十二指肠液的酸度，缓解疼痛，促进溃疡愈合。

（1）H_2受体拮抗剂：可直接抑制组织胺、阻滞乙酰胆碱和胃泌素分泌，达到抑酸和加速溃疡愈合的目的。常用西咪替丁（cimetidine），10～15mg/（kg·d），分4次于饭前10min至30min口服；雷尼替丁（ranitidine），3～5mg/（kg·d），每12h一次，或每晚一次口服；或将上述剂量分2～3次，用5%～10%葡萄糖液稀释后静脉滴注，肾功能不全者剂量减半。疗程均为4～8周。

（2）质子泵抑制剂：作用于胃黏膜壁细胞，降低壁细胞中的H^+、K^+-ATP酶活性，阻抑H^+从细胞浆内转移到胃腔而抑制胃酸分泌。常用奥美拉唑（omeprazole），剂量为0.7mg/（kg·d），清晨顿服，疗程2～4周。

2.胃黏膜保护剂

（1）硫糖铝：常用剂量为10～25mg/（kg·d），分4次口服，疗程4～8周。肾功能不全者禁用。

（2）枸橼酸铋钾：剂量6～8mg/（kg·d），分3次口服，疗程4～6周。本药有导致神经系统不可逆损害和急性肾功能衰竭等不良反应，长期大剂量应用时应谨慎，最好有血铋监测。

（3）呋喃唑酮：剂量5～10mg/（kg·d），分3次口服，连用2周。

（4）蒙脱石粉：麦滋林-S（marzulene-S）颗粒剂亦具有保护胃黏膜、促进溃疡愈合的作用。

3.抗幽门螺杆菌治疗

幽门螺杆菌与小儿消化性溃疡的发病密切相关，根除幽门螺杆菌可显著地降低消化性溃疡的复发率和并发症的发生率。临床上常用的药物有：枸橼酸铋钾6～8mg/（kg·d）；羟氨苄青霉素50mg/（kg·d）；克拉霉素15～30mg/（kg·d）；甲硝唑25～30mg/（kg·d）。

由于幽门螺杆菌栖居部位环境的特殊性，不易被根除，目前多主张联合用药（二联或三联）。以铋剂为中心药物的治疗方案为：枸橼酸铋钾6周＋羟氨苄青霉素4周，或＋甲硝唑2～4周，或＋呋喃唑酮2周。亦有主张使用短程低剂量二联或三联疗法者，即奥美拉唑＋羟氨苄青霉素或克拉霉素2周，或奥美拉唑＋克拉霉素＋甲硝唑2周，根除率可达95%以上。

（三）外科治疗

外科治疗的指征为：①急性大出血。②急性穿孔。③器质性幽门梗阻。

（丛方方）

第三节　小儿胃炎

胃炎是指由各种物理性、化学性或生物性有害因子引起的胃黏膜或胃壁炎症性改变的一种疾病。在我国小儿人群中胃炎的确切患病率不清。根据病程分为急性和慢性两种，后者发病率高。

一、诊断依据

(一)病史

1.发病诱因

对于急性胃炎应首先了解患儿近期有无急性严重感染、中毒、创伤及精神过度紧张等，有无误服强酸、强碱及其他腐蚀剂或毒性物质等。对于慢性胃炎而言不良的饮食习惯是主要原因，应了解患儿饮食有无规律、有无偏食、挑食；了解患儿有无过冷、过热饮食，有无食用辣椒、咖啡、浓茶等刺激性调味品，有无食用粗糙的难以消化的食物；了解患儿有无服用非甾体类消炎药或肾上腺皮质激素类药物等；还要了解患儿有无对牛奶或其他奶制品过敏等。

2.既往史

有无慢性疾病史，如慢性肾炎、尿毒症、重症糖尿病、肝胆系统疾病、儿童结缔组织疾病等；有无家族性消化系统疾病史；有无十二指肠-胃反流病史等。

(二)临床表现

1.急性胃炎

多急性起病，表现为上腹饱胀、疼痛、嗳气、恶心及呕吐，呕吐物可带血呈咖啡色，也可发生较多出血，表现为呕血及黑便。呕吐严重者可引起脱水、电解质及酸碱平衡紊乱。失血量多者可出现休克表现。有细菌感染者常伴有发热等全身中毒症状。

2.慢性胃炎

常见症状有腹痛、腹胀、呃逆、反酸、恶心、呕吐、食欲缺乏、腹泻、无力、消瘦等。反复腹痛是小儿就诊的常见原因，年长儿多可指出上腹痛，幼儿及学龄前儿童多指脐周不适。

(三)体格检查

1.急性胃炎

可表现为上腹部或脐周压痛。呕吐严重者可出现脱水、酸中毒体征，如呼吸深快、口渴、口唇黏膜干燥且呈樱红色、皮肤弹性差、尿少等。并发较大量消化道出血时可有贫血或休克表现。

2.慢性胃炎

一般无明显特殊体征，部分患儿可表现为消瘦、面色苍黄、舌苔厚腻、腹胀、上腹部或脐周轻度压痛等。

(四)并发症

长期慢性呕吐、食欲缺乏可引起消瘦或营养不良，严重呕吐可引起脱水、酸中毒和电解质紊乱，长期慢性小量失血可引起贫血，大量失血可引起休克。

(五)辅助检查

1.胃镜检查

可见黏膜广泛充血、水肿、糜烂、出血，有时可见黏膜表面的黏液斑或反流的胆汁。幽门螺杆菌(Hp)感染性胃炎时，可见到胃黏膜微小结节形成(又称胃窦小结节或淋巴细胞样小结节增生)。同时可取病变部位组织进行 Hp 或病理学检查。

2.X 线上消化道钡餐造影

胃窦部有浅表炎症者有时可呈胃窦部激惹征，黏膜纹理增粗、迂曲、锯齿状，幽门前区呈半收缩状态，可见不规则痉挛收缩。气、钡双重造影效果较好。

3.实验室检查

(1)幽门螺杆菌检测方法有胃黏膜组织切片染色与培养、尿素酶试验、血清学检测、核素标记尿素呼吸试验。

(2)胃酸测定:多数浅表性胃炎患儿胃酸水平与胃黏膜正常小儿相近,少数慢性浅表性胃炎患儿胃酸降低。

(3)胃蛋白酶原测定:一般萎缩性胃炎中影响其分泌的程度不如盐酸明显。

(4)内因子测定:检测内因子水平有助于萎缩性胃炎和恶性贫血的诊断。

二、诊断中的临床思维

典型的胃炎根据病史、临床表现、体检、X线钡餐造影、纤维胃镜及病理学检查基本可确诊。但由于引起小儿腹痛的病因很多,急性发作的腹痛必须与外科急腹症、肝、胆、胰、肠等腹内脏器的器质性疾病以及腹型过敏性紫癜等鉴别。慢性反复发作的腹痛应与肠道寄生虫、肠痉挛等鉴别。

(一)急性阑尾炎

该病疼痛开始可在上腹部,常伴有发热,部分患儿呕吐,典型疼痛部位以右下腹为主,呈持续性,有固定压痛点、反跳痛及腹肌紧张、腰大肌试验阳性等体征,白细胞总数及中性粒细胞增高。

(二)过敏性紫癜

腹型过敏性紫癜由于肠壁水肿、出血、坏死等可引起阵发性剧烈腹痛,常位于脐周或下腹部,可伴有呕吐或吐咖啡色物,部分患儿可有黑便或血便。但该病患儿可出现典型的皮肤紫癜、关节肿痛、血尿及蛋白尿等。

(三)肠蛔虫症

常有不固定腹痛、偏食、异食癖、恶心、呕吐等消化道功能紊乱症状,有时出现全身过敏症状。往往有吐、排虫史,粪便查找虫卵,驱虫治疗有效等可协助诊断。

(四)肠痉挛

婴儿多见,可出现反复发作的阵发性腹痛,腹部无特异性体征,排气、排便后可缓解。

(五)心理因素所致非特异性腹痛

心理因素所致非特异性腹痛是一种常见的儿童期身心疾病。病因不明,与情绪改变、生活事件、精神紧张、过度焦虑等有关。表现为弥漫性、发作性腹痛,持续数十分钟或数小时而自行缓解,可伴有恶心、呕吐等症状。临床及辅助检查往往无阳性发现。

三、治疗

(一)急性胃炎

1.一般治疗

病儿应注意休息,进食清淡流质或半流质饮食,必要时停食1~2餐。药物所致急性胃炎首先停用相关药物,避免服用一切刺激性食物。及时纠正水、电解质紊乱。有上消化道出血者应卧床休息,保持安静,检测生命体征及呕吐与黑便情况。

2.药物治疗

分4类。

(1)H_2受体拮抗药:常用西咪替丁,每日10~15 mg/kg,分1~2次静脉滴注或分3~4次每餐前或睡前口服;雷尼替丁,每日3~5 mg/kg,分2次或睡前1次口服。

(2)质子泵抑制剂:常用奥美拉唑(洛赛克),每日0.6~0.8 mg/kg,清晨顿服。

(3)胃黏膜保护药:可选用硫糖铝、十六角蒙脱石粉、麦滋林-S颗粒剂等。

(4)抗生素:合并细菌感染者应用有效抗生素。

3.对症治疗

主要针对腹痛、呕吐和消化道出血的情况。

(1)腹痛:腹痛严重且除外外科急腹症者可酌情给予抗胆碱能药,如10%颠茄合剂、甘颠散、溴丙胺太林、山莨菪碱、阿托品等。

(2)呕吐：呕吐严重者可给予爱茂尔、甲氧氯普胺、多潘立酮等药物止吐。注意纠正脱水、酸中毒和电解质紊乱。

(3)消化道出血：可给予卡巴克洛或凝血酶等口服或灌胃局部止血，必要时内镜止血。注意补充血容量，纠正电解质紊乱等。有休克表现者，按失血性休克处理。

(二)慢性胃炎

1.一般治疗

慢性胃炎又称特发性胃炎，缺乏特殊治疗方法，以对症治疗为主。养成良好的饮食习惯及生活规律，少吃生冷及刺激性食物。停用能损伤胃黏膜的药物。

2.病因治疗

对感染性胃炎应使用敏感的抗生素。确诊为 Hp 感染者可给予阿莫西林、庆大霉素等口服治疗。

3.药物治疗

分 4 类。

(1)对症治疗：有餐后腹痛、腹胀、恶心、呕吐者，用胃肠动力药。如多潘立酮（吗丁啉），每次 0.1 mg/kg，3～4次/天，餐前 15～30min 服用。腹痛明显者给予抗胆碱能药，以缓解胃肠平滑肌痉挛。可用硫酸阿托品，每次 0.01 mg/kg，皮下注射。或溴丙胺太林，每次 0.5 mg/kg，口服。

(2)黏膜保护药：①胶体次枸橼酸铋，6～8 mg/(kg·d)，分 2 次服用。大剂量铋剂对肝、肾和中枢神经系统有损伤，故连续使用本剂一般限制在 4～6 周之内为妥。②硫糖铝（胃溃宁），10～25 mg/(kg·d)，分 3 次餐前 2h 服用，疗程 4～8 周，肾功能不全者慎用。③麦滋林-S，每次 30～40 mg/kg，口服 3 次/天，餐前服用。

(3)抗酸药：一般慢性胃炎伴有反酸者可给予中和胃酸药，如氢氧化铝凝胶、复方氢氧化铝片（胃舒平），于餐后 1h 服用。

(4)抑酸药：仅用于慢性胃炎伴有溃疡病、严重反酸或出血时，疗程不超过 2 周。①H_2 受体拮抗药：西咪替丁 10～15 mg/(kg·d)，分 2 次口服，或睡前一次服用。雷尼替丁 4～6 mg/(kg·d)，分 2 次服或睡前一次服用。②质子泵抑制药：如奥美拉唑（洛赛克）0.6～0.8 mg/kg，清晨顿服。

四、治疗中的临床思维

(1)绝大多数急性胃炎患儿经治疗在 1 周左右症状消失。

(2)急性胃炎治愈后若不注意规律饮食和卫生习惯，或再服用能损伤胃黏膜的药物时仍可急性发作。在有严重感染等应急状态下更易复发，此时可短期给予 H_2 受体拮抗药预防应急性胃炎的发生。

(3)慢性胃炎患儿因缺乏特异性治疗，消化系统症状可反复出现，造成患儿贫血、消瘦、营养不良、免疫力低下等。可酌情给予免疫调节药治疗。

(4)小儿慢性胃炎胃酸分泌过多者不多见，因此要慎用抗酸药。主要选用饮食治疗。避免医源性因素，如频繁使用糖皮质激素或非甾体类消炎药等。

（丛方方）

第四节　婴幼儿腹泻病

婴幼儿腹泻病(diarrhea disease)是一组由多病原、多因素引起的以腹泻为主要临床表现的消化道疾病。近年来本病发病率及病死率已明显降低，但仍是婴幼儿的重要常见病和死亡病因。2 岁以下多见，约半数为 1 岁以内。

一、病因

(一)易感因素

(1)婴幼儿期生长发育快,所需营养物质相对较多,胃肠道负担重,经常处于紧张的工作状态,易发生消化功能紊乱。

(2)消化系统发育不成熟,胃酸和消化酶分泌少,消化酶活性低,对食物质和量的变化耐受力差;胃内酸度低,胃排空较快,对进入胃内的细菌杀灭能力弱。

(3)血清免疫球蛋白(尤以 IgM 和 IgA)和肠道分泌型 IgA 均较低。

(4)正常肠道菌群对入侵的病原体有拮抗作用,而新生儿正常肠道菌群尚未建立,或因使用抗生素等引起肠道菌群失调,易患肠道感染。

(5)人工喂养:母乳中含有大量体液因子(SIgA、乳铁蛋白)、巨噬细胞和粒细胞、溶菌酶、溶酶体,有很强的抗肠道感染作用。家畜乳中虽有某些上述成分,但在加热过程中被破坏,而且人工喂养的食物和食具极易受污染,故人工喂养儿肠道感染发生率明显高于母乳喂养儿。

(二)感染因素

1.肠道内感染

肠道内感染可由病毒、细菌、真菌、寄生虫引起,以前两者多见,尤其是病毒。

(1)病毒感染:人类轮状病毒(human rotavirus)是婴幼儿秋冬季腹泻的最常见的病原;诺沃克病毒(Norwalk virus)多侵犯儿童及成人;其他如埃可病毒、柯萨奇病毒、腺病毒、冠状病毒等都可引起肠道内感染。

(2)细菌感染(不包括法定传染病)。

大肠杆菌:①致病性大肠杆菌:近年来由此菌引起的肠炎已较少见,但仍可在新生儿室流行。②产毒性大肠杆菌:是较常见的引起肠炎的病原。③出血性大肠杆菌:可产生与志贺菌相似的肠毒素而致病。④侵袭性大肠杆菌:可侵入结肠黏膜引起细菌性痢疾样病变和临床症状。⑤黏附-集聚性大肠杆菌:黏附于下段小肠和结肠黏膜而致病。

空肠弯曲菌:又名螺旋菌或螺杆菌,是肠炎的重要病原菌,可侵入空肠、回肠、结肠。有些菌株可产生肠毒素。

耶尔森菌:为引起肠炎较常见的致病菌。

其他细菌和真菌:鼠伤寒杆菌、变形杆菌、绿脓杆菌和克雷伯杆菌等有时可引起腹泻,在新生儿较易发病。长期应用广谱抗生素引起肠道菌群失调,可诱发白色念珠菌、金葡菌、难辨梭状芽孢杆菌、变形杆菌、绿脓杆菌等引起的肠炎。长期用肾上腺皮质激素使机体免疫功能下降,易发生白色念珠菌或其他条件致病菌肠炎。

(3)寄生虫感染:如梨形鞭毛虫、结肠小袋虫等。

2.肠道外感染

患中耳炎、上呼吸道感染、肺炎、肾盂肾炎、皮肤感染、急性传染病等可出现腹泻。肠道外感染的某些病原体(主要是病毒)也可同时感染肠道引起腹泻。

(三)非感染因素

1.饮食因素

①喂养不当可引起腹泻,多为人工喂养儿。②过敏性腹泻,如对牛奶或大豆过敏而引起腹泻。③原发性或继发性双糖酶(主要为乳糖酶)缺乏或活性降低,肠道对糖的消化吸收不良而引起腹泻。

2.气候因素

腹部受凉使肠蠕动增加,天气过热使消化液分泌减少,而由于口渴、吃奶过多,增加消化道负担而致腹泻。

3.精神因素

精神紧张致胃肠道功能紊乱,也可引起腹泻。

二、发病机制

导致腹泻的机制有以下几方面。①渗透性腹泻:因肠腔内存在大量不能吸收的具有渗透活性的物质而引起的腹泻。②分泌性腹泻:肠腔内电解质分泌过多而引起的腹泻。③渗出性腹泻:炎症所致的液体大量渗出而引起的腹泻。④动力性腹泻:肠道运动功能异常而引起的腹泻。但临床上不少腹泻并非由某种单一机制引起,而是在多种机制共同作用下发生的。

(一)非感染性腹泻

由于饮食量和质不恰当,食物消化、吸收不良,积滞于小肠上部,致酸度减低,肠道下部细菌上窜并繁殖(即内源性感染),使消化功能更加紊乱。在肠内可产生小分子短链有机酸,使肠腔内渗透压增高,加之食物分解后腐败性毒性产物刺激肠道,使肠蠕动增加,而致腹泻。

(二)感染性腹泻

1.细菌肠毒素作用

有些肠道致病菌分泌肠毒素,细菌不侵入肠黏膜组织,仅接触肠道表面,一般不造成肠黏膜组织学损伤。肠毒素抑制小肠绒毛上皮细胞吸收 Na^+、Cl^- 及水,促进肠腺分泌 Cl^-,使肠液中 Na^+、Cl^-、水分增加,超过结肠的吸收限度而导致腹泻,排大量无脓血的水样便,并可导致脱水、电解质紊乱。

2.细菌侵袭肠黏膜作用

有些细菌可侵入肠黏膜组织,造成广泛的炎症反应,如充血、水肿、炎症细胞浸润、溃疡、渗出。大便初为水样,后以血便或黏冻状大便为主。大便常规检查与菌痢同。可有高热、腹痛、呕吐、里急后重等症状。

3.病毒性肠炎

轮状病毒颗粒侵入小肠绒毛的上皮细胞,小肠绒毛肿胀缩短、脱落,绒毛细胞毁坏后其修复功能不全,使水、电解质吸收减少,而导致腹泻。肠腔内的碳水化合物分解吸收障碍,又被肠道内细菌分解,产生有机酸,增加肠内渗透压,使水分进入肠腔而加重腹泻。轮状病毒感染仅有肠绒毛破坏,故粪便镜检阴性或仅有少量白细胞。

三、临床表现

(一)各类腹泻的临床表现

1.轻型腹泻

多为饮食因素或肠道外感染引起。每天大便多在 10 次以下,呈黄色或黄绿色,稀糊状或蛋花汤样,有酸臭味,可有少量黏液及未消化的奶瓣。大便镜检可见大量脂肪球。无中毒症状,精神尚好,无明显脱水、电解质紊乱。多在数日内痊愈。

2.重型腹泻

多由肠道内感染所致。有以下 3 组症状。

(1)严重的胃肠道症状:腹泻频繁,每日大便 10 次以上,多者可达数十次。大便水样或蛋花汤样,有黏液,量多,倾泻而出。粪便镜检有少量白细胞。伴有呕吐,甚至吐出咖啡渣样物。

(2)全身中毒症状:发热,食欲低下,烦躁不安,精神萎靡,嗜睡,甚至昏迷、惊厥。

(3)水、电解质、酸碱平衡紊乱症状。

脱水:由于吐泻丧失体液和摄入量减少所致。由于体液丢失量的不同及水与电解质丢失的比例不同,可造成不同程度、不同性质的脱水。

代谢性酸中毒:重型腹泻都有代谢性酸中毒,脱水越重酸中毒也越重,原因是①腹泻时,大量碱性物质如 Na^+、K^+ 随大便丢失。②进食少和肠吸收不良,使脂肪分解增加,产生大量中间代谢产物——酮体。③失水时血液变稠,血流缓慢,组织缺氧引起乳酸堆积和肾血流量不足,排酸保碱功能低下。

低钾血症:胃肠道分泌液中含钾较多,呕吐和腹泻可致大量失钾;腹泻时进食少,钾的入量不足;肾脏保钾的功能比保留钠差,在缺钾时,尿中仍有一定量的钾排出;由于以上原因,腹泻患儿都有不同程度的缺钾,尤其是久泻和营养不良者。但在脱水、酸中毒未纠正前,体内钾的总量虽然减少,而血钾多数正常。其主要原因是:①血液浓缩。②酸中毒时钾从细胞内向细胞外转移。③尿少使钾排出量减少。随着脱水、酸中毒的纠正,血钾被稀释,输入的葡萄糖合成糖原使钾从细胞外向细胞内转移;同时由于利尿后钾排出增加,腹泻不止时从大便继续失钾,因此血钾继续降低。

低钙和低镁血症:进食少,吸收不良,由大便丢失钙、镁,使体内钙、镁减少,但一般为轻度缺乏。久泻或有活动性佝偻病者血钙低。但在脱水时,由于血液浓缩,体内钙总量虽低,而血钙浓度不低;酸中毒可使钙离子增加,故可不出现低钙症状。脱水和酸中毒被纠正后,血液稀释,离子钙减少,可出现手足搐搦和惊厥。极少数久泻和营养不良者,偶见低镁症状,故当输液后出现震颤、手足搐搦或惊厥,用钙治疗无效时,应想到可能有低镁血症。

3.迁延性和慢性腹泻

病程连续超过 2 周者称迁延性腹泻,超过 2 个月者称慢性腹泻。多与营养不良和急性期未彻底治疗有关,以人工喂养儿多见。凡迁延性腹泻,应注意检查大便中有无真菌孢子和菌丝及梨形鞭毛虫。应仔细查找引起病程迁延和转为慢性的原因。

(二)不同病因所致肠炎的临床特点

1.轮状病毒肠炎

又称秋季腹泻。多发生在秋冬季节。多见于 6 个月至 2 岁小儿,起病急,常伴发热和上呼吸道感染症状,多先有呕吐,每日大便 10 次以上甚至数十次,量多,水样或蛋花汤样,黄色或黄绿色,无腥臭味,常出现水及电解质紊乱。近年报道,轮状病毒感染亦可侵犯多个脏器,偶可产生神经系统症状,如惊厥等;50％左右患儿血清心肌酶谱异常,提示心肌受累。本病为自限性疾病,病程多为 3～8d。大便镜检偶见少量白细胞。血清抗体一般在感染后 3 周上升。

2.三种类型大肠杆菌肠炎

(1)致病性大肠杆菌肠炎:以 5～8 月份多见。年龄多小于 1 岁,起病较缓,大便每日 5～10 次,黄绿色蛋花汤样,量中等,有霉臭味和较多黏液。镜检有少量白细胞。常有呕吐,多无发热和全身症状。重者可有脱水、酸中毒及电解质紊乱。病程 1～2 周。

(2)产毒性大肠杆菌肠炎:起病较急。重者腹泻频繁,大便量多,呈蛋花汤样或水样,有黏液,镜检偶见白细胞。可发生脱水、电解质紊乱、酸中毒。也有轻症者。一般病程约 5～10d。

(3)侵袭性大肠杆菌肠炎:起病急,高热,腹泻频繁,大便黏冻状,含脓血。常有恶心、呕吐、腹痛,可伴里急后重。全身中毒症状严重,甚至休克。临床症状与大便常规化验不能与菌痢区别,需做大便细菌培养加以鉴别。

3.鼠伤寒沙门菌小肠结肠炎

鼠伤寒沙门菌小肠结肠炎是小儿沙门菌感染中最常见者。全年均有发生,以 6～9 月发病率最高。年龄多为 2 岁以下,小于 1 岁者占 1/2～1/3。很多家禽、家畜、鼠、鸟、冷血动物是自然宿主。蝇、蚤可带菌传播。经口感染。起病较急,主要症状为腹泻,有发热、厌食、呕吐、腹痛等。大便一般每日 6～10 次,重者每日可达 30 次以上。大便初为黄绿色稀水便或黏液便,病程迁延时呈深绿色黏液脓便或脓血便。大便镜检有多量白细胞及红细胞。轻症排出数次不成形大便后即痊愈。腹泻频繁者迅速出现严重中毒症状、明显脱水及酸中毒,甚至发生休克和 DIC。少数重者呈伤寒败血症症状,并出现化脓灶。一般病程约2～4周。

4.金黄色葡萄球菌肠炎

多因长期应用广谱抗生素引起肠道菌群失调,使耐药的金葡菌在肠道大量繁殖,侵袭肠壁而致病。腹泻为主要症状,轻症日泻数次,停药后即逐渐恢复。重症腹泻频繁,大便有腥臭味,水样,黄或暗绿似海水色,黏液较多,有假膜出现,少数有血便,伴有腹痛和中毒症状,如发热、恶心、呕吐、乏力、谵妄,甚至休克。大便镜检有大量脓细胞和成簇的革兰氏阳性球菌。大便培养有金葡菌生长,凝固酶阳性。

5.真菌性肠炎

多见于 2 岁以下,常为白色念珠菌所致。主要症状为腹泻,大便稀黄,有发酵气味,泡沫较多,含黏液,有时可见豆腐渣样细菌块(菌落),偶见血便。大便镜检可见真菌孢子和假菌丝,真菌培养阳性,常伴鹅口疮。

四、实验室检查

(一)轮状病毒检测

1.电镜检查

采集急性期(起病 3d 以内)粪便的滤液或离心上清液染色后电镜检查,可查见该病毒。

2.抗体检查

(1)补体结合反应:以轮状病毒阳性大便作抗原,作补体结合试验,阳性率较高。

(2)酶联免疫吸附试验(ELISA):能检出血清中 IgM 抗体。较补体结合法更敏感。

(二)细菌培养

可从粪便中培养出致病菌。

(三)真菌检测

(1)涂片检查:从大便中找真菌,发现念珠菌孢子及假菌丝则对诊断有帮助。

(2)可做培养和病理组织检查。

(3)免疫学检查。

五、诊断和鉴别诊断

根据发病季节、病史(包括喂养史和流行病学资料)、临床表现和大便性状可以做出临床诊断。必须判定有无脱水(程度和性质)、电解质紊乱和酸碱失衡。积极寻找病因。需要和以下疾病鉴别。

(一)生理性腹泻

多见于 6 个月以下婴儿,外观虚胖,常有湿疹。生后不久即腹泻,但除大便次数增多外,无其他症状,食欲好,生长发育正常,到添加辅食后便逐渐转为正常。

(二)细菌性痢疾

常有接触史,发热、腹痛、脓血便、里急后重等症状及大便培养可资鉴别。

(三)坏死性肠炎

中毒症状严重,腹痛、腹胀、频繁呕吐、高热。大便初为稀水黏液状或蛋花汤样,后为血便或"赤豆汤样"便,有腥臭味,隐血强阳性,重症常有休克。腹部 X 线检查有助于诊断。

六、治疗

治疗原则为:调整饮食,预防和纠正脱水,合理用药,加强护理,防治并发症。

(一)饮食疗法

应强调继续饮食,满足生理需要。轻型腹泻停止喂不易消化的食物和脂肪类食物。吐泻严重者应暂时禁食,一般不禁水。禁食时间一般不超过 4~6h。母乳喂养者继续哺乳,暂停辅食。人工喂养者可先给米汤、稀释牛奶、脱脂奶等。

(二)护理

勤换尿布,冲洗臀部,预防上行性泌尿道感染和红臀。感染性腹泻注意消毒隔离。

(三)控制感染

病毒性肠炎不用抗生素,以饮食疗法和支持疗法为主。非侵袭性细菌所致急性肠炎除对新生儿、婴儿、衰弱儿和重症者使用抗生素外,一般也不用抗生素。侵袭性细菌所致肠炎一般需用抗生素治疗。

水样便腹泻患儿多为病毒及非侵袭性细菌所致,一般不用抗生素,应合理使用液体疗法,选用微生态制剂和黏膜保护剂。如伴有明显中毒症状不能用脱水解释者,尤其是对重症患儿、新生儿、小婴儿和衰弱患儿(免疫功能低下)应选用抗生素治疗。

黏液、脓血便患者多为侵袭性细菌感染,应根据临床特点,针对病原经验性选用抗菌药物,再根据大便细菌培养和药敏试验结果进行调整。针对大肠杆菌、空肠弯曲菌、耶尔森菌、鼠伤寒沙门菌所致感染选用庆大霉素、卡那霉素、氨苄青霉素、红霉素、氯霉素、头孢霉素、诺氟沙星、环丙沙星、呋喃唑酮、复方新诺明等。均可有疗效,但有些药如诺氟沙星、环丙沙星等喹诺酮类抗生素小儿一般禁用,卡那霉素、庆大霉素等氨基糖苷类抗生素又可致使耳聋或肾损害,故6岁以下小儿禁用。金黄色葡萄球菌肠炎、假膜性肠炎、真菌性肠炎应立即停用原使用的抗生素,根据症状可选用万古霉素、新青霉素、利福平、甲硝唑或抗真菌药物治疗。

(四)液体疗法

1.口服补液

世界卫生组织推荐的口服补液盐(ORS)可用于腹泻时预防脱水以及纠正轻、中度患儿的脱水。新生儿和频繁呕吐、腹胀、休克、心肾功能不全等患儿不宜口服补液。补液步骤除无扩容阶段外,与静脉补液基本相同。

(1)补充累积损失:轻度脱水约为50mL/kg,中度脱水约为80~100mL/kg,在8~12h内服完。

(2)维持补液阶段:脱水纠正后将ORS溶液加等量水稀释后使用。口服液量和速度根据大便量适当增减。

2.静脉补液

中度以上脱水或吐泻严重或腹胀者需静脉补液。

1)第一天(24h)补液。

(1)输液总量:包括补充累积损失量、继续损失量及生理需要量。按脱水程度定累积损失量,按腹泻轻重定继续损失量,将3项加在一起概括为以下总量,可适用于大多数病例,轻度脱水约90~120mL/kg,中度脱水约120~150mg/kg,重度脱水约150~180mL/kg。

(2)溶液种类:按脱水性质而定。补充累积损失量等渗性脱水用1/2~2/3张含钠液,低渗性脱水用2/3张含钠液,高渗性脱水用1/3张含钠液,补充继续损失量用1/2~1/3张含钠液,补充生理需要量用1/4~1/5张含钠液。根据临床表现判断脱水性质有困难时,可先按等渗性脱水处理。

(3)补液步骤及速度:主要取决于脱水程度和继续损失的量及速度。

扩容阶段:重度脱水有明显周围循环障碍者首先用2∶1等张含钠液(2份生理盐水+1份1.4% $NaHCO_3$ 液)20mg/kg(总量不超过300mL),于30~60min内静脉注射或快速点滴,以迅速增加血容量,改善循环功能和肾功能。

以补充累积损失量为主的阶段:在扩容后根据脱水性质选用不同溶液(扣除扩容液量)继续静脉补液。中度脱水无明显周围循环障碍者不需扩容,可直接从本阶段开始。本阶段(8~12h)滴速宜稍快,一般为每小时8~10mL/kg。

维持补液阶段:经上述治疗,脱水基本纠正后尚需补充继续损失量和生理需要量。输液速度稍放慢,将余量于12~16h内滴完,一般约每小时5mL/kg。

各例病情不同,进水量不等,尤其是大便量难以准确估算,故需在补液过程中密切观察治疗后的反应,随时调整液体的成分、量和滴速。

(4)纠正酸中毒:轻、中度酸中毒一般无需另行纠正,因在输入的溶液中已有一部分碱性液,而且经过输液后循环和肾功能改善,酸中毒随即纠正。对重度酸中毒可另加碳酸氢钠等碱性液进行纠正。

(5)钾的补充:一般患儿按3~4mmol/(kg·d)[约相当于氯化钾200~300mg/(kg·d)],缺钾症状明显者可增至4~6mmol/(kg·d)[约相当于氯化钾300~450mg/(kg·d)]。必须在肾功能恢复较好(有尿)后开始补钾。含钾液体绝对不能静脉推注。若患儿已进食,食量达正常一半时,一般不会缺钾。

(6)钙和镁的补充:一般患儿无需常规服用钙剂。对有营养不良或佝偻病者应早给钙。在输液过程中如出现抽搐,可给10%葡萄糖酸钙5~10mL静脉缓注,必要时重复使用。若抽搐患儿用钙剂无效,应考虑低血镁的可能,可测血清镁,用25%硫酸镁每次0.1mL/kg,深部肌内注射,每6h一次,每日3~4次,症状缓解后停用。

2)第二天以后(24h后)的补液:经过24h左右的补液后,脱水、酸中毒、电解质紊乱已基本纠正。以后的补液主要是补充生理需要量和继续损失量,防止发生新的累积损失,继续补钾,供给热量。一般生理需要量按60~80mL/(kg·d),用1/5张含钠液补充;继续损失量原则上丢多少补多少,如大便量一般,可在

30mL/(kg·d)以下,用1/2~1/3张含钠液补充。生理需要量和继续损失量可加在一起于12~24h内匀速静点。无呕吐者可改为口服补液。

（五）对症治疗

1.腹泻

对一般腹泻患儿不宜用止泻剂,应着重病因治疗和液体疗法。仅在经过治疗后一般状态好转、中毒症状消失、而腹泻仍频者,可用鞣酸蛋白、次碳酸铋、氢氧化铝等收敛剂。微生态疗法有助于肠道正常菌群的生态平衡,有利于控制腹泻。常用制剂有双歧杆菌、嗜酸乳酸杆菌和粪链球菌制剂。肠黏膜保护剂如蒙脱石粉能吸附病原体和毒素,维持肠细胞的吸收和分泌功能,增强肠道屏障功能,阻止病原微生物的攻击。

2.腹胀

多为肠道细菌分解糖产气而引起,可肌注新斯的明,肛管排气。晚期腹胀多因缺钾,宜及早补钾预防。若因中毒性肠麻痹所致腹胀除治疗原发病外可用酚妥拉明。

3.呕吐

多为酸中毒或全身中毒症状,随着病情好转可逐渐恢复。必要时可肌注氯丙嗪。

（六）迁延性和慢性腹泻的治疗

迁延性腹泻常伴有营养不良等症,应仔细寻找引起病程迁延的原因,针对病因治疗。

（1）对于肠道内细菌感染,应根据大便细菌培养和药敏试验选用抗生素,切忌滥用,以免引起肠道菌群失调。

（2）调整饮食不宜过快,母乳喂养儿暂停辅食,人工喂养儿可喂酸乳或脱脂乳,口服助消化剂如胃蛋白酶、胰酶等。应用微生态调节剂和肠黏膜保护剂。或辅以静脉营养,补充各种维生素。

（3）有双糖酶缺乏时,暂停乳类,改喂豆浆或发酵奶加葡萄糖。

（4）中医辨证论治,并可配合中药、推拿、捏脊、针灸等。

（丛方方）

第五节　急性阑尾炎

急性阑尾炎是儿童最常见的急腹症,可发生在小儿任何年龄,3岁以下婴幼儿的患病率为5.0%~9.6%,1岁以内的小儿阑尾炎很少见,随年龄增长,患病率逐渐增多。在小儿由于病情进展较快,加以早期诊断困难,年龄越小,症状越不典型,并以穿孔性阑尾炎的发生率较高,术后并发症多,因此,及时诊断和正确处理非常重要。男女患病率基本相等。

阑尾炎的主要原因是由于管腔梗阻、细菌感染、神经反射等因素相互影响和作用。急性阑尾分为四种类型:单纯性阑尾炎;化脓性阑尾炎;坏疽性阑尾炎;梗阻性阑尾炎。

一、诊断

（一）病史

由于小儿年龄和临床各型阑尾炎的病理表现不同,症状也有其特点和规律。

1.腹痛

腹痛是最常见、最早出现的症状,腹痛为阵发性,从上腹部或脐部开始,由轻到重,数小时后疼痛渐转移至右下腹的阑尾部位,为持续性钝痛,阵发性加剧。当阑尾腔有阻塞时可表现为阵发性绞痛,阑尾发生穿孔形成弥漫性腹膜炎时,则全腹都有持续性的腹痛。活动时腹痛加重,患儿喜欢卧于右侧,双腿稍曲,并保持该体位以减少疼痛。如盲肠游离时,阑尾位置不固定,压痛点可偏离麦氏点,在其下方或脐部周围,有的疼痛可位于盆腔。

2.恶心及呕吐

恶心及呕吐是常见的症状,较成人多见,呕吐常发生在腹痛开始后的数小时,也有的患儿先出现呕吐。早期的呕吐多是反射性的,呕吐物多为食物,晚期患儿呕吐系腹膜炎肠麻痹所致,呕吐物为黄绿色的胆汁及肠液,呕吐量多。

3.腹泻及便秘

如阑尾病变侵及盆腔,炎症刺激乙状结肠促使排便次数增加,有的患儿开始仅表现为腹泻,易误诊为肠炎。

4.发热

体温在38℃左右,大多为先腹痛后发热,并且随着病情加重而逐渐升高,如早期就有高热和腹痛的患儿,应注意是否有全身的感染。体温呈持续性不断升高,提示阑尾可能有穿孔。

5.精神异常

由于腹痛和感染的刺激作用,大多患儿呈嗜睡状、活动减少、无力、反应迟钝、腹肌紧张减轻等。也有的表现为烦躁不安、哭闹等。

（二）查体

1.全身体征

患儿喜右侧屈髋卧位,以减少腹壁的张力,选择疼痛最轻的位置。呈急性病容,有的患儿有脱水征。

2.腹部体征

（1）腹部压痛:右下腹麦氏点固定压痛是急性阑尾炎的典型体征。但小儿阑尾位置不固定,故压痛点可在右中腹、脐部附近、下腹中部等。病初时压痛可能在右下腹,弥漫性腹膜炎时全腹均有压痛,腹部呼吸运动可不同程度的受限。盆腔位的阑尾炎压痛点在下腹部。

（2）腹肌紧张:是腹壁腹膜受刺激、腹肌反射性收缩所致。压痛部位出现腹肌紧张提示阑尾已化脓坏死而形成阑尾周围炎或腹膜炎。弥漫性腹膜炎时,全腹性腹肌紧张,但仍以右下腹最为明显。但小儿腹壁肌层薄弱,腹肌紧张不足以反应腹膜受刺激情况,即使阑尾穿孔腹肌仍可不紧张,尤其是婴幼儿。

（3）反跳痛:由于阑尾炎症对腹膜的刺激,可出现右下腹反跳痛,即轻压右下腹逐渐至深处,迅速抬手时患儿有剧痛,可波及下腹甚至全腹。

（4）腹部包块:阑尾周围脓肿的患儿右下腹可触及包块。

（5）皮肤过敏:急性阑尾炎合并梗阻时,右下腹皮肤可出现感觉过敏,蛲虫性阑尾炎时更明显。

（6）结肠充气试验:用手从左下腹推压降结肠移向横结肠,因气体压力传至盲肠,产生疼痛为阳性。

（7）腰大肌刺激征和举腿试验:盲肠后位阑尾炎时二者均可阳性,腰大肌刺激征即是患儿左侧卧位,右髋关节过伸,腰大肌受到刺激疼痛。

（8）肛门指诊:直肠右前方有炎性浸润和增厚、黏膜水肿、肥厚,甚至可触及条索状的尾,有盆腔脓肿形成时有触痛及波动感。

（三）辅助检查

1.血液检查

单纯性阑尾炎的白细胞总数和中性粒细胞增多,白细胞总数可升高到$(1.0～1.2)×10^9/L$,化脓性阑尾炎可达$(1.2～1.4)×10^9/L$以上,有脓肿形成或弥漫性腹膜炎时则在$2.0×10^9/L$以上,并且中性粒细胞占$85\%～95\%$,如中性粒细胞增多至85%以上多反应病情较重。也有少数阑尾炎患儿白细胞升高不明显。

2.尿及大便常规检查

一般无特殊改变。

3.B超检查

B超下正常阑尾无影像显示,当阑尾炎时可见阑尾显影,阑尾的直径增大,$≥6mm$则可以确定阑尾炎诊断,对异位阑尾也能做出正确诊断。有报道B超诊断符合率大于96%。

（四）诊断要点

（1）患者有腹痛、呕吐、发热。

（2）腹部查体表现为右下腹固定压痛、肌紧张及反跳痛。

（3）血常规：白细胞升高，中性粒细胞升高。

（五）鉴别诊断

1.肠痉挛

小儿腹痛的常见原因，患病率高于阑尾炎。典型的症状是突然发生阵发性腹痛，但每次仅持续10～20min，无明显压痛点，疼痛可自行缓解，无发热，一般不需特殊治疗。

2.急性胃肠炎

有的患儿在腹泻出现前有腹痛、呕吐及发热，可误诊阑尾炎。胃肠炎有不洁饮食史，开始有发热、痉挛性腹痛和多次腹泻，腹痛多无固定部位，压痛和腹肌紧张不明显，便常规检查可见白细胞和脓球。

3.急性肠系膜淋巴结炎

该病的发生与上呼吸道感染有关，当回盲部的淋巴结受炎症累及时，可与急性阑尾炎相混淆。本病可有体温升高，胃肠道症状不明显，右下腹虽有不固定的轻微压痛，但无腹肌紧张。白细胞计数略有升高。

4.过敏性紫癜

早期有腹痛出现，但不局限在右下腹，随后可出现散在的斑点，关节肿胀，有时便血。腹部的压痛与腹壁的肌紧张相一致，有时要经过反复多次的检查方能确定。

5.卵巢囊肿扭转

右侧的卵巢囊肿扭转可引起右下腹疼痛、压痛、反跳痛及肌紧张，易误诊为阑尾炎。该病虽然腹部体征比较明显，但白细胞升高不明显。做腹部直肠双合诊可触及球形包块，右下腹穿刺抽出血性液体可确诊。B超可以协助诊断。

二、治疗

小儿阑尾炎穿孔率高，延误治疗可发生腹膜炎，特别是婴幼儿阑尾壁薄，大网膜短，穿孔时间短，可发生于腹痛后6h。所以不论何种类型的急性阑尾炎原则上均行早期手术治疗。有下列情况可试行保守治疗。①发病超过3d，病情比较稳定，局部有炎性包块，有阑尾脓肿形成者。②腹膜炎有局限趋势，下腹部压痛及右下腹炎性浸润已有减轻者。

对急性单纯性阑尾炎，炎症较轻，患儿家长不同意手术或阑尾周围脓肿已局限，可采用非手术疗法。

（一）中草药疗法

常用的方剂为大黄牡丹皮汤加减：大黄、牡丹皮、桃仁各10g，金银花、冬瓜子、败酱草、薏苡仁各25g，枳壳、桔梗、甘草各5g。

（二）抗生素的全身治疗

阑尾炎60%以上为需氧菌与厌氧菌混合感染，首选联合用药。先锋霉素及甲硝唑合用，亦可用氨苄西林、庆大霉素和甲硝唑。输液纠正脱水和电解质紊乱。密切观察病情的发展，如炎性包块不断扩大或软化，疼痛未见减轻，高热不退，中毒症状日趋严重，需手术将阑尾脓肿切开引流。

三、诊疗体会

（一）诊断方面

根据典型的转移性右下腹痛史，固定的右下腹压痛、肌紧张及反跳痛，可诊断为阑尾炎。但准确的查出有无腹部压痛、肌紧张，腹痛的部位和范围是非常重要的。所以查体时动作要轻柔，并随时注意患儿的面部表情。在触诊时对比检查两侧腹部，观察触不同部位时的患儿反应，有时要经过反复多次的检查方能确定。检查时从左侧腹→上腹部→右下腹，由浅到深，由轻到重。浅层触诊时了解腹部皮肤有无敏感区，中层触诊时可了解到腹部的压痛、反跳痛及肌紧张，深层检查可判断局部有无炎性包块和脓肿。对疑有阑尾炎而诊断困难，可试行腹部穿刺，穿刺麦氏点，将穿刺液做镜检，细菌涂片及生化检查。肛门指诊，在直肠右前方有炎性浸润和增厚，盆腔有脓肿时有触痛及包块。有的患者表现为腹泻为主，往往误诊为肠炎，经抗生素治疗也能有所好转,炎症局限,形成脓肿,所以当腹泻患者经治疗腹痛不见明显好转,应注意腹部查体,有下腹压痛。有的患者表现为尿痛,腹部压痛位于脐下,这是阑尾与膀胱粘连所致。

（二）治疗方面

单纯性阑尾炎保守治疗多能治愈,化脓性和穿孔性阑尾炎抗生素治疗效果较差,主张早期手术治疗,以免抗生素治疗无效,形成阑尾周围脓肿和肠管粘连,增加手术难度。

四、患儿教育

该病早期治疗,尤其早期手术,并发症少,治疗效果良好。

（丛方方）

第六节　急性胰腺炎

小儿急性胰腺炎比较少见,发病与胰液外溢入胰腺间质及其周围组织有关。现多认为与病毒感染、药物、胰分泌管阻塞以及某些全身性疾病或暴饮暴食有关。至少半数以上是由腮腺炎病毒或上腹部钝伤引起,仍有 30％病例找不到病因。

一、诊断

（一）病史

病前有饱餐等诱因,继发于身体其他部位的细菌或病毒感染:如急性流行性腮腺炎、肺炎、细菌性痢疾、扁桃体炎等。

（二）临床表现

多发生在 4 岁以上小儿,主要表现为上腹疼痛、恶心、呕吐及腹压痛。呕吐物为食物与胃、十二指肠分泌液。严重病例除急性重病容外,可有脱水及早期出现休克症状,并因肠麻痹而致腹胀。由于胰腺头部水肿压迫胆总管末端可出现黄疸,但在小儿则罕见。

轻度水肿型病例有上腹压痛（剑突下或略偏左侧）,可能为腹部唯一体征。严重病例除腹胀外,腹部有压痛及肌紧张而以剑突下部为最明显。个别病儿的脐部或腰部皮肤呈发绀色,系皮下脂肪被外溢胰液分解,毛细血管出血所致。

（三）辅助检查

1.淀粉酶测定

常为主要诊断依据,若用苏氏（Somogyi）比色法测定,正常儿均在 64U 以下,而急性胰腺炎患儿则高达 500U 以上。血清淀粉酶值在发病 3h 后即可增高,并逐渐上升,24～28h 达高峰以后又渐下降。尿淀粉酶也同样变化,但发病后升高较慢,病变缓解后下降的时间比血清淀粉酶迟缓,且受肾功能及尿浓度的影响,故不如血清淀粉酶准确。其他有关急腹症如肠穿孔、肠梗阻、肠坏死时,淀粉酶也可升高,很少超过 300～500U。

2.血清脂肪酶测定

在发病 24h 后始升高,持续高值时间较长,可作为晚期患者的诊断方法。正常值为 0.5～1U。

3.腹腔穿刺

严重病例有腹膜炎者,难与其他原因所致腹膜炎相鉴别,如胰腺遭到严重破坏,则血清淀粉酶反而不增高,更造成诊断上的困难。此时如腹腔渗液多,可行腹腔穿刺。根据腹腔渗液的性质（血性、混有脂肪坏死）及淀粉酶测定有助于诊断。

4.B 型超声检查

对水肿型胰腺炎及后期并发胰腺囊肿者的确诊有价值,前者显示胰腺明显增大,后者显示囊性肿物与胰腺相连。

（四）诊断标准

（1）急性腹痛发作伴有上腹部压痛或腹膜刺激征。

（2）血、尿或腹水中胰酶升高。

（3）影像学检查、手术或活检见到胰腺炎症、坏死、出血等间接或直接的改变。具有含第 1 项在内的 2 项以上标准并排除其他急腹症者即可诊断。

二、治疗

（一）一般治疗

轻者进低脂、低蛋白流食；较重者应禁食，以减少胰腺分泌。严重者则须胃肠减压，减少胃酸避免促进胰腺分泌。禁食及胃肠减压时，宜输入营养物质（如合成营养液）并根据胃肠减压及出液量补充水、电解质等，以维持水电解质平衡。

（二）非手术治疗

1.抑制胰腺外分泌

（1）禁食和胃肠减压"可以减少胰液分泌，还可减轻呕吐和肠胀气。

（2）应用抗胆碱能药物：山莨菪碱、阿托品等，可减少胃酸和胰液分泌。

（3）应用 H_2 受体拮抗药：此类药有西咪替丁、雷尼替丁、奥美拉唑等，可减少胃酸分泌，间接抑制胰腺分泌，同时防止应激性胃黏膜病变的发生。

（4）应用生长抑素：为治疗急性出血坏死型胰腺炎效果较好的药物。

（5）缩胆囊素受体拮抗药：丙谷胺可明显减轻急性胰腺炎的病理改变及改善症状。

2.镇痛解痉

阿托品每次 0.01～0.02mg/kg，最大不超过 0.4mg，必要时 4～6h 重复 1 次。

3.控制胰腺感染

急性胰腺炎多数由胆管疾病引起，故多数应用抗生素。选用抗生素时，既要考虑菌种的敏感性，又要求该药对胰腺有较好的渗透性。首选药如西拉司丁（泰能）、环丙沙星、氧氟沙星，厌氧菌感染可用甲硝唑。

4.维持水电解质平衡及抗休克

脱水严重或出现休克的患儿，应首先恢复血容量，可输 2：1 溶液、血浆或全血等，按10～20mL/kg，于 30～60min 内输入，8～10h 纠正其累积损失量。应用多巴胺、多巴酚丁胺、山莨菪碱等抗休克治疗。有尿后补钾，并注意热量、维生素供给，同时要防治低钙血症、高糖血症等。

5.其他治疗

（1）应用抑制胰酶活性的药物：较重型的急性胰腺炎，在发病早期大量静脉给药。

（2）应用肾上腺糖皮质激素：可引起胰腺炎一般不主张用，仅适用于合并呼吸窘迫综合征和出血坏死胰腺炎伴有休克者。

（3）腹膜灌洗：清除或减少大量有害的血管活性因子。

（三）手术治疗

只有在以下情况时考虑手术：①诊断为急性胰腺炎，经过内科治疗 24～48h，症状及体征进一步恶化，出现并发症者。②胆源性急性胰腺炎处于急性状态，需要外科手术解除梗阻者。③疑有出血性坏死性胰腺炎，经短时间治疗不缓解。④胰腺假性囊肿形成，尤其较巨大者，病情缓解后，可行引流手术。⑤不能排除其他急腹症者。

（丛方方）

第七节　肠套叠

肠套叠系肠管的一部分及其附着的肠系膜套入邻近的肠腔内,是婴儿急性肠梗阻中最常见的一种疾病。多见于4～10个月以内,2岁以下幼儿,占发病数的80%,偶见成人及新生儿。男孩患病率为女孩的2～3倍。以春季发病者为多。

肠套叠的病因至今尚不明确,分原发性和继发性。继发性肠套叠少见,可继发梅克尔憩室、息肉、血管瘤、腹型紫癜等。原发性肠套叠约占95%,其发病可能与以下因素有关:饮食改变;回盲部解剖因素;病毒感染;回肠末端肠壁淋巴组织增生;肠痉挛及自主神经因素。

病理改变是肠套叠发生后,套入肠管发生循环障碍。早期静脉回流受阻,组织水肿充血,黏膜细胞分泌大量黏液,与血液和粪便混合形成果酱样排出。病情加重,动脉受累,导致肠壁缺血坏死。

一、诊断

(一)病史

各年龄组均可发病,多见于健康肥胖的婴儿,发病年龄多见于4～12个月,起病急骤,主要表现:

1.阵发性哭闹

占95%,患儿突然哭闹不安,面色苍白,尖叫,手足乱动,呈异常痛苦状,这是一种腹痛的表现,持续2～5min,不久痛止,小儿即安静如常,但后又发作哭闹,如此反复多次。以后哭闹就不如起病时那样剧烈,间歇期也延长,造成缓解的假象。发作间歇期一般从5min到半小时。

2.呕吐

占91.7%,早期是因肠系膜被牵拉而产生的反射性呕吐,呕吐物为奶汁及胃内容物。后转为胆汁及肠内容物,此乃系肠套叠致肠梗阻所致。

3.血便

占83.8%～95%,血便出现时间一般在起病后4～12h,排出暗红色果酱样粪便,有时仅为少许血丝。

(二)查体

主要的阳性体征是腹部肿块。有74%～89%病例可触及腹部肿块,多数在右季肋部和上腹中部如腊肠状,中等硬度,表面光滑,稍可活动。腹部肿块是对诊断最有价值的体征。儿童肠套叠腹部肿块较婴儿易触及。

(三)辅助检查

B超:超声检查可以发现腹部有同心圆或靶块样肿块影,腹部肠管胀气,可以诊断。

(四)诊断要点

(1)如果肠套叠的四个主要表现,阵发性哭闹、呕吐、血便和腹部肿块都具备时,肠套叠易于诊断。

(2)如果在早期病例上没发生便血,或由于腹胀没能触及腹部肿块,怀疑此病时,应做直肠指检,可以有指套染血或引起血便,有的患儿可以触到子宫颈样肿块。

(3)B超:超声检查可以发现腹部有同心圆或靶块样肿块影,可以诊断。

(五)鉴别诊断

(1)急性细菌性痢疾:因起病急,也有呕吐、腹痛及血便,易与肠套叠混淆,致误诊。但痢疾腹泻次数较多,大便以脓为主,早期就有发热,腹痛不及肠套叠剧烈,腹部不能触及肿块,大便镜检可见大量白细胞及吞噬细胞。而肠套叠以红细胞为主。不能鉴别者可行空气灌肠。

(2)还应与腹型紫癜、坏死性小肠炎、麦克尔憩室出血、结肠息肉并出血等相鉴别。

二、治疗

该病一旦确诊,肠套叠目前的治疗有非手术疗法和手术疗法两种方法。非手术疗法是空气灌肠。

三、诊疗体会

（一）诊断方面

如果肠套叠的四个主要表现都具备时,肠套叠易于诊断。但有的患儿表现往往不典型,有的患儿哭闹不规律,有的患儿无哭闹,仅表现为一过性面部表情痛苦,或一过性臀部厥起,身体屈曲。有的患儿虽发病超过 8h 但无血便。所以有上述四大症状之一时,应高度警惕肠套叠,可以行肛诊或 B 超检查,如不能排除可行诊断性空气灌肠。

（二）治疗方面

该病治疗只有两种办法,一是行 X 线透视下空气灌肠或 B 超检测下生理盐水灌肠;二是手术治疗。

四、患者教育

该病好发于婴儿,随年龄增长发病率明显减低。而且早期治疗多不需手术。婴儿添加副食应循序渐进。预防呼吸道和肠道感染。

（丛方方）

第八节　肠痉挛

肠痉挛是由于肠壁平滑肌阵阵强烈收缩而引起的阵发性腹痛,是小儿急性功能性腹痛中最常见的情况。以小婴儿最多见,学龄前及学龄儿童亦可遇到。特点是发作突然,发作间歇时缺乏异常体征。外科急腹症所致的腹痛,不属本病范畴。

一、诊断

（一）病史

原因尚不完全明了,现在比较公认的是部分患儿是由于对牛乳过敏。诱因较多,如上呼吸道感染、局部受凉、暴食、大量冷食、食物中糖量过多,引致肠内积气、消化不良以及肠寄生虫毒素的刺激等。

（二）临床表现

肠痉挛的临床特点是平素健康小儿突然发作阵发性腹痛,有时从睡眠中突然哭醒,有些患儿过去有同样发作史。每次发作持续时间多不长,从数分钟至数十分钟,时痛时止,多反复发作数十分钟至数小时而自愈,个别患儿可延至数日。腹痛轻重不等,严重者哭闹不止、翻滚、出汗,重者面色苍白、手中发凉。不发作时能步行就诊,但如果继发于上呼吸道感染时,可有发热等原发病表现。典型病例痉挛多发生在小肠,腹痛部位以脐周为主,如果痉挛发生在远端大肠则疼痛位于左下腹,发生在胃部则疼痛以上腹部为主,常伴呕吐,吐出食物后精神好转。多数患儿偶发1～2次后自愈,亦有不少患儿时愈时发,甚至迁延数年,绝大多数患儿随年龄增长而自愈。

（三）辅助检查

有关实验室检查正常。

二、治疗

（一）一般治疗

消除诱因,注意饮食。

（二）对症治疗

以解痉止痛为主。复方颠茄片,＞5 岁半片,按情酌定;山莨菪碱片剂和注射剂,每次 0.1～0.2 mg/kg。＜5 岁服用片剂不方便者,可用颠茄酊,每次 0.03～0.06 mg/kg,口服,3 次/天。

（丛方方）

第九节　上消化道出血

上消化道出血指屈氏韧带以上的消化道，包括食管、胃、十二指肠、上段空肠及肝、胆、胰腺等病变引起的出血，包括胃空肠吻合术后的空肠病变出血，排除口腔、鼻咽、喉部出血和咯血。上消化道出血是儿科临床常见的急症。其常见原因为消化性溃疡、急慢性胃炎、肝硬化合并食管或胃底静脉曲张破裂、胃痛、应激性溃疡等。消化道出血可发生在任何年龄。临床表现为呕血、便血，大量的消化道出血可导致急性贫血及出血性休克。

一、诊断步骤

(一)病史采集要点

上消化道出血可以是显性出血，也可以是隐性出血。其主要症状是呕血。呕血是指上消化道疾病(屈氏韧带以上的消化器官，包括食管、胃、十二指肠、肝、胆、胰疾病)或全身性疾病所致的急性上消化道出血，血液经口腔呕出。呕血或呕红色血液提示上消化道出血常为急性出血，通常来源于动脉血管或曲张静脉。呕咖啡样血系因出血缓慢或停止，红色的血红蛋白受胃酸作用变成褐色的正铁血红素所致。便血常提示下消化道出血，也可因活动性上消化道出血迅速经肠道排出所致。黑便通常提示上消化道出血，但小肠或右半结肠的出血也可有黑便。通常上消化道出血量达 $100 \sim 200$ mL 时才会出现黑便，在一次严重的出血后黑便可持续数日之久，不一定表示持续性出血。隐血试验阴性的黑色粪便可能因摄入铁剂、铋剂或各种食物所致，不应误认为出血所致的黑便。长期隐性出血可发生于消化道的任何部位。

小儿各年龄组消化道出血的常见病因有所不同。新生儿期出血多为出生时咽下母血或新生儿出血症、新生儿败血症、新生儿坏死性小肠结肠炎、新生儿血小板减少性紫癜、胃坏死出血以及严重的酸中毒等。1 个月至 2 岁多为消化性溃疡，反流性食管炎等。2 岁以上多为消化道溃疡、胆管出血。此外，还见于血小板减少性紫癜、过敏性紫癜、血友病以及白血病、胃肠道畸形等，可发生于任何年龄。

有进食或服用制酸剂可缓解的上腹部疼痛史的患者，提示消化性溃疡病。然而许多溃疡病出血的患者并无疼痛史。出血前有呕吐或干呕提示食管的 Mallory-Weiss 撕裂(胃贲门黏膜撕裂综合征)，然而有 50% 的撕裂症患者并无这种病史。出血史(如紫癜、淤斑、血尿)可能表明是一种出血素质(如血友病)。服药史可揭示曾使用过破坏胃屏障和损害胃黏膜的药物(如阿司匹林，非甾体类消炎药)，服用这些药物的数量和持续时间是重要的。

(二)体格检查

在对患者的生命体征做出评估后，体格检查应包括检查鼻咽部以排除来自鼻和咽部的出血。应寻找外伤的证据，特别是头、胸及腹部。蜘蛛痣、肝脾肿大和腹水是慢性肝病的表现。动静脉畸形尤其是胃肠黏膜的动静脉畸形可能与遗传性出血性毛细血管扩张症(Rendu-Osler-Weber 综合征)有关，其中消化道多发性血管瘤是反复发作性血管瘤的原因。皮肤指甲床和消化道的毛细血管扩张可能与硬皮病或混合性结缔组织病有关。

(三)门诊资料分析

急性消化道出血时，门诊化验应包括血常规、血型、出凝血时间、大便或呕吐物的隐血试验，肝功能及血肌酐、尿素氮等。

对疑有上消化道出血的患者应作鼻胃吸引和灌洗，血性鼻胃吸引物提示上消化道出血，但约 10% 的患者鼻胃吸引物阴性；咖啡样吸引物表明出血缓慢或停止；持续的鲜红色吸引物提示活动性大量出血。鼻胃吸引还有助于监测出血状况。

(四)进一步检查项目

1.内镜检查

在急性上消化道出血时，胃镜检查安全可靠，是当前首选的诊断方法，其诊断价值比 X 线钡剂检查为高,阳性率一般达 80%～90%以上。对一些 X 线钡剂检查不易发现的贲门黏膜撕裂症、糜烂性胃炎、浅溃疡,内镜可迅速做出诊断。X 线检查所发现的病灶(尤其存在两个病灶时),难以辨别该病灶是否为出血原因。而胃镜直接观察,即能确定,并可根据病灶情况作相应的止血治疗。

做纤维胃镜检查时应注意:

(1)胃镜检查的最好时机是在出血后 24～48 h 内进行。如若延误时间,一些浅表性黏膜损害部分或全部修复,从而使诊断的阳性率大大下降。

(2)处于失血性休克的患者,应首先补充血容量,待血压有所平稳后做胃镜较为安全。

(3)事先一般不必洗胃准备,但若出血过多,估计血块会影响观察时,可用冰水洗胃后进行检查。

2.X 线钡剂造影

尽管内镜检查的诊断价值比 X 线钡剂造影优越,但并不能取而代之。对已确定有上消化道出血而全视式内镜检查阴性或不明确的患者,也可考虑进行上消化道钡餐检查,因为一些肠道的解剖部位不能被一般的内镜窥见,而且由于某些内镜医师经验不足,有时会遗漏病变,这些都可通过 X 线钡剂检查得以补救。但在活动性出血后不宜过早进行钡剂造影,否则会引起再出血或加重出血。一般主张在出血停止、病情稳定 3 天后谨慎操作。注意残留钡剂可干扰选择性动脉造影及内镜的检查。

3.放射性核素扫描

经内镜及 X 线检查阴性的病例,可做放射性核素扫描。其方法是采用核素(例如 ^{99m}Tc)标记患者的红细胞后,再从静脉注入患者体内。当有活动性出血,而出血速度能达到 0.1 mL/min,核素便可以显示出血部位。注射一次 ^{99m}Tc 标记的红细胞,可以监视患者消化道出血达 24 h。经验证明,若该项检查阴性,则选择性动脉造影检查亦往往阴性。

4.选择性动脉造影

当消化道出血经内镜和 X 线检查未能发现病变时,应做选择性动脉造影。若造影剂外渗,能显示出血部位,则出血速度至少在 0.5～1.0 mL/min(750～1500 mL/d)。故最适宜于活动性出血时做检查,阳性率可达 50%～77%。而且,尚可通过导管滴注血管收缩剂或注入人工栓子止血。禁忌证是碘过敏或肾衰竭等。

二、诊断对策

(一)诊断要点

1.首先鉴别是否消化道出血

临床上常须鉴别呕血与咯血(详见表 4-2)。

表 4-2　呕血与咯血的鉴别

	咯血	呕血
病因	TB、支扩、肺炎、肺脓肿、肺癌、心脏病	消化性溃疡、肝硬化、胃癌
出血前症状	喉部痒感、胸闷、咳嗽	上腹不适、恶心、呕吐等
颜色	鲜红	棕黑、暗红、有时鲜红
出血方式	咯出	呕出
血中混合物	痰,泡沫	食物残渣、胃液
反应	碱性	酸性
黑便	除非咽下,否则没有	有,可为柏油便、呕血停止后仍持续数日
出血后痰性状	常有血痰数日	无痰

2.失血量的估计

对进一步处理极为重要。一般每日出血量在 5 mL 以上,大便色不变,但隐血试验就可以为阳性,50～100 mL 以上出现黑便。以呕血、便血的数量作为估计失血量的资料,往往不太精确。因为呕血与便血常分别混有胃内容与粪便,另一方面部分血液尚贮留在胃肠道内,仍未排出体外。因此可以根据血容量减少导致周围循环的改变,做出判断。

(1)一般状况:失血量少,血容量轻度减少,可由组织液及脾贮血所补偿,循环血量在 1 h 内即得改善,故可无自觉症状。当出现头晕、心慌、冷汗、乏力、口干等症状时,表示急性失血量较大;如果有晕厥、四肢冰凉、尿少、烦躁不安时,表示出血量大,若出血仍然继续,除晕厥外,尚有气短、无尿。

(2)脉搏:脉搏的改变是失血程度的重要指标。急性消化道出血时血容量锐减,最初的机体代偿功能是心率加快。小血管反射性痉挛,使肝、脾、皮肤血窦内的储血进入循环,增加回心血量,调整体内有效循环量,以保证心、肾、脑等重要器官的供血。一旦由于失血量过大,机体代偿功能不足以维持有效血容量时,就可能进入休克状态。所以,当大量出血时,脉搏快而弱(或脉细弱),脉搏每分钟增至 $100\sim120$ 次以上,再继续失血则脉搏细微,甚至扪不清。有些患者出血后,在平卧时脉搏、血压都可接近正常,但让患者坐或半卧位时,脉搏会马上增快,出现头晕、冷汗,表示失血量大。如果经改变体位无上述变化,测中心静脉压又正常,则可以排除有过大出血。

(3)血压:血压的变化同脉搏一样,是估计失血量的可靠指标。当急性失血占总血量的 20% 以上时,收缩压可正常或稍升高,脉压缩小。尽管此时血压尚正常,但已进入休克早期,应密切观察血压的动态改变。急性失血占总血量的 $20\%\sim40\%$ 时,收缩压可降至 $9.33\sim10.67$ kPa($70\sim80$ mmHg),脉压小。急性失血占总血量的 40% 时,收缩压可降至 $6.67\sim9.33$ kPa($50\sim70$ mmHg),更严重的出血,血压可降至零。

(4)血象:血红蛋白测定、红细胞计数、血细胞压积可以帮助估计失血的程度。但在急性失血的初期,由于血浓缩及血液重新分布等代偿机制,上述数值可以暂时无变化。一般需组织液渗入血管内补充血容量,即 $3\sim4$ h 后才会出现血红蛋白下降,平均在出血后 32 h,血红蛋白可被稀释到最大限度。如果患者出血前无贫血,血红蛋白在短时间内下降至 7 g 以下,表示出血量大。大出血后 $2\sim5$ h,白细胞计数可增高,但通常不超过 15×10^9/L。然而在肝硬化、脾功能亢进时,白细胞计数可以不增加。

(5)尿素氮:上消化道大出血后数小时,血尿素氮增高,$1\sim2$ 天达高峰,$3\sim4$ 天内降至正常。如再次出血,尿素氮可再次增高。尿素氮增高是由于大量血液进入小肠,含氮产物被吸收。而血容量减少导致肾血流量及肾小球滤过率下降,则不仅尿素氮增高,肌酐亦可同时增高。如果肌酐在 133 μmol/L(1.5 mg%)以下,而尿素氮$\geqslant$14.28 mmol/L(40 mg%),则提示上消化道出血量大。

3.失血恢复的评价

绝大多数消化道出血患者可自动停止(如约 80% 无门脉高压的上消化道出血患者可自行停止)。大量出血常表现为脉率$>$110 次/分,收缩压$<$100 mmHg(13.3 kPa),直立位血压下降$\geqslant$16 mmHg(2.1 kPa),少尿、四肢湿冷和由于脑血流灌注减少所致的精神状态的改变(精神混乱、定向力障碍、嗜睡、意识丧失、昏迷)。红细胞压积是失血的有价值指标,但若出血在几小时前发生,则不一定准确,因为通过血液稀释完全恢复血容量需要数小时。若有进一步出血的危险、血管并发症、合并其他病态或严重疾病者,通常需要输血使红细胞压积维持在 30 左右。在血容量适量恢复后,还需严密观察继续出血的征象(如脉搏加快、血压下降、呕新鲜血液、再次出现稀便或柏油样便等)。

(二)临床类型

消化道出血病因大致可归纳为四类:

1.出血性疾病

新生儿自然出血、过敏性出血(特别是过敏性紫癜)、血友病、白血病等。

2.感染性疾病

新生儿败血症、出血性肠炎、肠伤寒出血、胆管感染出血等。

3.胃肠道局部病变出血

常见病因有食管静脉曲张(门静脉压增高症)、婴幼儿溃疡病出血、异位或迷生胰、胃肠道血管瘤等。

(三)鉴别诊断要点

1.有严重消化道出血的患者

胃肠道内的血液尚未排出体外,仅表现为休克,此时应注意排除心源性休克(急性心肌梗死)、感染性或过敏性休克,以及非消化道的内出血(宫外孕或主动脉瘤破裂)。若发现肠鸣音活跃,肛检有血便,则提示为消化道出血。

2.出血的病因诊断

对消化道大出血的患者,应首先治疗休克,然后努力查找出血的部位和病因,以决定进一步的治疗方针和判断预后。上消化道出血的原因很多,大多数是上消化道本身病变所致,少数是全身疾病的局部表现。常见的病因包括溃疡病、肝硬化所致的食管、胃底静脉曲张破裂和急性胃黏膜损害。其他少见的病因有食管裂孔疝、食管炎、贲门黏膜撕裂症、十二指肠球炎、胃平滑肌瘤、胃黏膜脱垂、胆管出血等。

(1)消化性溃疡病:出血是溃疡病的常见并发症。溃疡病出血约占上消化道出血病例的50%,其中尤以十二指肠球部溃疡居多。致命性出血多属十二指肠球部后壁或胃小弯穿透溃疡腐蚀黏膜下小动脉或静脉所致。部分病例可有典型的周期性、节律性上腹疼痛,出血前数日疼痛加剧,出血后疼痛减轻或缓解。这些症状,对溃疡病的诊断很有帮助。但有30%溃疡病合并出血的病例并无上述临床症状。溃疡病除上腹压痛外,无其他特异体征,尽管如此,该体征仍有助于鉴别诊断。

(2)食管、胃底静脉曲张破裂:绝大部分病例是由于肝硬化、门脉高压所致。临床上往往出血量大,呕出鲜血伴血块,病情凶险,病死率高。如若体检发现有黄疸、肝掌、蜘蛛痣、脾大、腹壁静脉怒张、腹水等体征,诊断肝硬化不难。但确定出血原因并非容易。一方面大出血后,原先肿大的脾脏可以缩小,甚至扪不到,造成诊断困难;另一方面肝硬化并发出血并不完全是由于食管、胃底静脉曲张破裂,有1/3病例合并溃疡病或糜烂性胃炎出血。肝硬化合并溃疡病的发生率颇高。肝硬化合并急性糜烂性胃炎,可能与慢性门静脉淤血造成缺氧有关。因此,当临床不能肯定出血病因时,应尽快作胃镜检查,以便及时做出判断。

(3)急性胃黏膜损害:急性胃黏膜损害包括急性应激性溃疡病和急性糜烂性胃炎两种疾病。而两者主要区别在于病理学,前者病变可穿透黏膜层,以致胃壁穿孔;后者病变表浅,不穿透黏膜肌层。以前的上消化道出血病例中,诊断急性胃黏膜损害仅有5%。自从开展纤维胃镜检查,使急性胃黏膜损害的发现占上消化道出血病例的15%~30%。①急性糜烂性胃炎:应激反应、酗酒或服用某些药物(如阿司匹林、消炎痛、利血平、肾上腺皮质激素等)可引起糜烂性胃炎。病灶表浅,呈多发点、片状糜烂和渗血。②急性应激性溃疡:这是指在应激状态下,胃和十二指肠以及偶尔在食管下端发生的急性溃疡。应激因素常见有烧伤、外伤或大手术、休克、败血症、中枢神经系统疾病以及心、肺、肝、肾衰竭等严重疾患。

严重烧伤所致的应激性溃疡称柯林(Curling)溃疡,颅脑外伤、脑肿瘤及颅内神经外科手术所引起的溃疡称库兴(Cushing)溃疡,应激性溃疡的发生机制是复杂的。严重而持久的应激会引起交感神经强烈兴奋,血中儿茶酚胺水平增高,导致胃、十二指肠黏膜缺血。在许多严重应激反应的疾病中,尤其是中枢神经系统损伤时,可观察到胃酸和胃蛋白酶分泌增高(可能是通过丘脑下部-垂体-肾上腺皮质系统兴奋或因颅内压增高直接刺激迷走神经核所致)从而使胃黏膜自身消化。至于应激反应时出现的胃黏膜屏障受损和胃酸的 H^+ 回渗,亦在应激性溃疡的发病中起一定作用。归结起来是由于应激反应造成神经-内分泌失调,造成胃、十二指肠黏膜局部微循环障碍,胃酸、胃蛋白酶、黏液分泌紊乱,结果形成黏膜糜烂和溃疡。溃疡面常较浅,多发,边缘不规则,基底干净。临床主要表现是难以控制的出血,多数发生在疾病的第2~15天。因患者已有严重的原发疾病,故预后多不良。

(4)食管-贲门黏膜撕裂症:本症是引起上消化道出血的重要病因,约占8%。有食管裂孔疝的患者更易并发本症。多数发生在剧烈干呕或呕吐后,造成贲门或食管下端黏膜下层的纵行性裂伤,有时可深达肌层。常为单发,亦可多发,裂伤长度一般0.3~2 cm。出血量有时较大甚至发生休克。

(5)食管裂孔疝:多属食管裂孔滑动疝,食管胃连接处经横膈上的食管裂孔进入胸腔。由于食管下段、贲门部抗反流的保护机制丧失,易并发食管黏膜水肿、充血、糜烂甚至形成溃疡。食管炎以及疝囊的胃出现炎症可出血。以慢性渗血多见,有时大量出血。

(6)胆管出血:肝化脓性感染、肝外伤、胆管结石及出血性胆囊炎等可引起胆管出血。临床表现特点是出血前有右上腹绞痛,若同时出现发热、黄疸,则常可明确为胆管出血。出血后血凝块可阻塞胆管,使出血暂停。待胆汁自溶作用,逐渐增加胆管内压,遂把血凝块排出胆管,结果再度出血。因此,胆管出血有间歇发作倾向。此时有可能触及因积血而肿大的胆囊,积血排出后,疼痛缓解,肿大的胆囊包块亦随之消失。

三、治疗对策

(一)治疗原则

呕血、黑便或便血在被否定前应被视为急症。在进行诊断性检查之前或同时,应采用输血和其他治疗方法以稳定病情。所有患者需要有完整的病史和体格检查、血液学检查包括凝血功能检查(血小板计数、凝血酶原时间及部分凝血酶原时间),肝功能试验(胆红素、碱性磷酸酶、清蛋白、谷丙转氨酶、谷草转氨酶)以及血红蛋白和红细胞压积的反复监测。

1.一般治疗

加强护理,密切观察,安静休息,大出血者禁食。

2.补充有效循环血量

(1)补充晶体液及胶体液。

(2)中度以上出血,根据病情需要适量输血。

3.根据出血原因和性质选用止血药物

(1)炎症性疾患引起的出血:可用 H_2 受体拮抗剂,质子泵抑制剂。

(2)亦可用冰水加去甲肾上腺素洗胃。

(3)食管静脉曲张破裂出血:用三腔管压迫止血;同时以垂体后叶素静注,再静滴维持直至止血。

(4)凝血酶原时间延长者:可以静脉注射维生素 K_1,每日 1 次,连续使用 3～6 天;安络血,肌注或经胃管注入胃腔内,每 2～4 小时用 1 次。以适量的生理盐水溶解凝血酶,使配成每毫升含50～500单位的溶液,口服或经胃镜局部喷洒,每 1～6h 用 1 次。

4.内镜下止血

(1)食管静脉曲张硬化剂注射。

(2)喷洒止血剂。

(3)高频电凝止血。

(4)激光止血。

(5)微波组织凝固止血。

(6)热凝止血。

5.外科治疗

经保守治疗,活动性出血未能控制,宜及早考虑手术治疗。

(二)治疗计划

上消化道大出血的治疗原则是在积极抢救休克的同时进一步查明出血原因,随时按可能存在的病因做必要的检查和化验。一般是尽可能以非手术方法控制出血,纠正休克,争取条件确定病因诊断及出血部位,为必要的手术做好准备。在活动性消化道出血,特别是有咽反射功能不全和反应迟钝或意识丧失的患者中,由吸入血液所致的呼吸道并发症常可成为该病发病率和病死率的主要原因。为了防止意识改变这种并发症,应考虑作气管内插管以保证呼吸道畅通。

除按照一般原则抢救休克外,大出血的抢救尚须从下列四方面考虑:

1.镇静疗法

巴比妥类为最常用的镇静剂。吗啡类药物对出血效果较好,但须注意对小儿抑制呼吸中枢的危险性。应用冬眠合剂(降温或不降温方法),对严重出血患儿有保护性作用。但应特别注意对休克或休克前期患儿的特殊抑制作用,一般镇静剂均可使休克患儿中枢衰竭而致死亡,因此应先输液、输血、纠正血容量后,再给镇静剂。使用冬眠快速降温常可停止出血,延长生命,有利于抢救。

2.输液、输血疗法

等量快速输液、输血为抢救大出血的根本措施。一般靠估计失血量,以半小时内30～50 mL/kg速度加压输入。输完第一步血后测量血压如不升,可再重复半量为第二步,以后可再重复半量

（20～30 mL/kg），直至血压稳定为止。一般早期无休克之出血，可以输浓缩红细胞，有利于预防继续出血；晚期有休克时，应先输碱性等渗液及低分子右旋糖酐后再输浓缩红细胞，以免增加血管内凝血的机会。血红蛋白低于60 g/L则需输浓缩红细胞。一般输血输液后即可纠正休克，稳定血压；如仍不能升压，则应考虑出血不止而进行必要的止血手术。大量出血有时较难衡量继续出血的速度、肠腔内存血情况及休克引起心脏变化等。血容量是否已恢复，是否仍需输血输液，可借助于中心静脉压的测定。静脉压低，就可大量快速加压输血（液）每次20～30 mL/kg，以后再测静脉压，如仍低则再输血或输液，直至动脉压上升，中心静脉压正常为止。如果动脉压上升而中心静脉压仍低，则需再输一份，以防血压再降，休克复发。如静脉压过高，则立刻停止静脉输血，此时如估计血容量仍未补足，动脉压不升，则应改行动脉输血或输液，一份血（液）量仍为20～30 mL/kg。同时根据周围循环情况使用多巴胺、654-2，山莨菪碱等血管舒张药，根据心脏功能迅速使用速效强心剂，如西地兰或毒毛旋花子甙等，使心脏迅速洋地黄化。这样可以比较合理地控制输血量、心脏与动静脉活动情况。

3.止血药的应用

一般是从促进凝血方面用药。大出血，特别是曾使用大量代血浆或枸橼酸血者，同时给予6-氨基己酸为宜（小儿一次剂量为1～2 g，静滴时浓度为6-氨基己酸2 g溶于50 mL葡萄糖或生理盐水中）；也可用对羧基苄胺，其止血作用与前药相同，但作用较强，每次100 mg可与生理盐水或葡萄糖液混合滴入。新生儿出血宜使用维生素K_1肌注。出血患儿准备进行可能导致一些损伤的检查或手术以前，注射止血敏可减少出血。疑有其他凝血病或出血病者，按情况使用相应药物如凝血酶原。疑为门脉压高而出血者，可注射垂体后叶素，以葡萄糖水稀释滴入。疑为幽门溃疡出血者，可静脉注射阿托品0.05 mg/kg，或山莨菪碱等类似药物。局部用药如凝血酶及凝血物质，中药云南白药等均可口服或随洗胃注入胃内；引起呕吐者，则应避免口服。

4.止血术

对有局限出血病灶者，首先考虑内镜检查同时止血，一般食管、胃、十二指肠及胆管出血均可鉴别，并能进行必要的处理。如无内镜条件，或患儿不能耐受内镜，最可靠的止血术是外科手术止血。但外科手术需要一定的条件，最起码的条件是出血部位的大致确定，从而决定手术途径及切口的选择。至少要区别食管出血或胃肠出血，以决定进行开胸或开腹探查。使用气囊导尿管或三腔气囊管，成人用管也可用于小儿，但需根据食管的长度，适当减短食管气囊上方的长度，以防压迫气管。在止血的同时还可对出血部位进行鉴别。经鼻（婴儿可经口）插入胃中，吹起气囊，拉紧后将管粘在鼻翼上或加牵引，使压住贲门，而把胃与食管分隔成两室。然后以另一鼻孔将另一导尿管插入食管，用盐水冲洗（注意小量冲洗，以免水呛入气管）。如果食管内无出血，则可很快洗清。如果冲洗时仍有不同程度的出血，则可判断为食管（静脉曲张）出血。查完食管后，还可再经过该管的胃管冲洗，如能很快冲洗成清水，则可说明胃内无出血。如始终有鲜血洗出，则不能排除胃、十二指肠段出血，则需开腹探查胃、十二指肠（切开探查）、胆管、胰腺。屈氏韧带下用肠钳闭合空肠后冲洗。如果洗胃证明出血不在胃、十二指肠，则可直接探查小肠。小肠出血一般透过肠壁可以看到，但大量出血时，常不易看出原出血灶，则需采取分段夹住肠管后穿刺冲洗肠腔的办法。

一般消化道大出血，绝大多数可经非手术治疗而止血，当呕血、便血停止，排出正常黄色大便，或留置胃管的吸出物已无血时，应立即检查大便及胃液有无潜血。出血停止后，一般情况恢复，条件许可时，应再做如下检查：①钡餐X线检查若怀疑为上消化道出血，如食管静脉曲张、胃及十二指肠溃疡，可行上消化道钡餐X线检查。②纤维内镜检查胃、十二指肠镜可诊断与治疗胃、十二指肠病变及逆行胆管造影诊断肝胆病变。不少大出血患儿一次出血后，查不出任何原因，并且也不再发生出血。即使有过一两次大出血发作，而无明确的局部出血灶病变者，均不宜采取手术探查。但宜努力检查，争取明确诊断。只有出血不止，威胁生命，或屡次出血，严重影响健康（贫血不能控制）时，才考虑诊断性探查手术。

（三）治疗方案的选择

1.迅速补充血容量

大出血后，患者血容量不足，可处于休克状态，此时应首先补充血容量。在着手准备输血时，立即静脉输液。强调不要一开始单独输血而不输液,因为患者急性失血后血液浓缩,血较黏稠,此时输血并不能更有效地改善微循环的缺血、缺氧状态。因此主张先输液,或者紧急时输液、输血同时进行。当收缩压在6.67 kPa(50 mmHg)以下时,输液、输血速度要适当加快,甚至需加压输血,以尽快把收缩压升高至10.67~12 kPa(80~90 mmHg)水平,血压能稳住则减慢输液速度。输入库存血较多时,每600 mL血应静脉补充葡萄糖酸钙10 mL。对肝硬化或急性胃黏膜损害的患者,尽可能采用新鲜血。对于有心、肺、肾疾患者,要防止因输液、输血量过多、过快引起的急性肺水肿。因此,必须密切观察患者的一般状况及生命体征变化,尤其要注意颈静脉的充盈情况,最好通过测定中心静脉压来监测输入量。血容量已补足的指征有下列几点:四肢末端由湿冷、青紫转为温暖、红润;脉搏由快、弱转为正常、有力;收缩压接近正常,脉压差>4 kPa(30 mmHg);肛温与皮温差从>3 ℃转为<1℃;尿量>30 mL/h;中心静脉压恢复正常(5~13 cmH₂O)。

2.止血

应针对不同的病因,采取相应的止血措施。

(1)非食管静脉曲张出血的治疗。

组胺H₂受体拮抗剂和抗酸剂:胃酸在上消化道出血发病中起重要作用,因此抑制胃酸分泌及中和胃酸可达到止血的效果。消化性溃疡、急性胃黏膜损害、食管裂孔疝、食管炎等引起的出血,用该法止血效果较好。组胺H₂受体拮抗剂有甲氰咪胍(Cimetidine)及雷尼替丁(Ranitidine)等,已在临床广泛应用。甲氰咪胍口服后小肠吸收快,1~2h血浓度达高峰,抑酸分泌6 h。一般用口服,禁食者用静脉制剂。雷尼替丁抑酸作用比甲氰咪胍强6倍。抑酸作用最强的药是质子泵阻滞剂洛赛克(Losec)。

灌注去甲肾上腺素:去甲肾上腺素可以刺激α-肾上腺素能受体,使血管收缩而止血。胃出血时可用去甲肾上腺素8 mg,加入冷生理盐水100~200 mL,经胃管灌注或口服,每0.5~1 h灌注1次,必要时可重复3~4次。应激性溃疡或出血性胃炎避免使用。

内镜下止血法:①内镜下直接对出血灶喷洒止血药物。②高频电凝止血:电凝止血必须确定出血的血管方能进行,决不能盲目操作。因此,要求病灶周围干净。如若胃出血,电凝止血前先用冰水洗胃。对出血凶猛的食管静脉曲张出血,电凝并不适宜。操作方法是用凝固电流在出血灶周围电凝,使黏膜下层或肌层的血管凝缩,最后电凝出血血管。单极电凝比双极电凝效果好,首次止血率为88%,第二次应用止血率为94%。③激光止血:近年可供作止血的激光有氩激光(argon laser)及石榴石激光(Nd:YAG)两种。止血原理是由于光凝作用,使照射局部组织蛋白质凝固,小血管内血栓形成。止血成功率在80%~90%,对治疗食管静脉曲张出血的疗效意见尚有争议。激光治疗出血的合并症不多,有报道个别发生穿孔、气腹以及照射后形成溃疡,导致迟发性大出血等。④局部注射血管收缩药或硬化剂经内镜用稀浓度即1/10 000肾上腺素做出血灶周围黏膜下注射,使局部血管收缩,周围组织肿胀压迫血管,起暂时止血作用。继之局部注射硬化剂如1%十四烃基硫酸钠,使血管闭塞。有人用纯酒精作局部注射止血。该法可用于不能耐受手术的患者者。⑤放置缝合夹子:内镜直视下放置缝合夹子,把出血的血管缝夹止血,伤口愈合后金属夹子会自行脱落,随粪便排出体外。该法安全、简便、有效,可用于消化性溃疡或应激性溃疡出血,特别对小动脉出血效果更满意。⑥动脉内灌注血管收缩药或人工栓子经选择性血管造影导管,向动脉内灌注垂体加压素,0.1~0.2 U/min连续20 min,仍出血不止时,浓度加大至0.4 U/min。止血后8~24 h减量。注入人工栓子一般用明胶海绵,使出血的血管被堵塞而止血。

(2)食管静脉曲张出血的治疗。①气囊填塞:一般用三腔二囊管或四腔二囊管填塞胃底及食管中、下段止血。其中四腔二囊管专有一管腔用于吸取食管囊以上的分泌物,以减少吸入性肺炎的发生。食管囊和胃囊注气后的压力要求在4.67~5.33 kPa(35~40 mmHg),使之足以克服门脉压。初压可维持12~24 h,以后每4~6 h放气一次,视出血活动程度,每次放气5~30 min,然后再注气,以防止黏膜受压过久发生缺血性坏死。另外要注意每1~2h用水冲洗胃腔管,以免血凝块堵塞孔洞,影响胃腔管的使用。止血24 h后,放气观察1~2天才拔管。拔管前先喝些花生油,以便减少气囊与食管壁的摩擦。气囊填塞对中、小量食管静脉曲张出血效果较佳,对大出血可作为临时应急措施。止血有效率在40%~90%不等。

②垂体加压素:该药使内脏小血管收缩,从而降低门静脉压力以达到止血的目的。对中、小量出血有效,大出血时需配合气囊填塞。近年采用周围静脉持续性低流量滴注法,剂量 0.2～0.3 U/min,止血后减为 0.1～0.2 U/min 维持 8～12 h 后停药,当有腹痛出现时可减慢速度。③内镜硬化治疗:近年不少报道用硬化治疗食管静脉曲张出血,止血率在 86%～95%。有主张在急性出血时做,但多数意见主张先用其他止血措施,待止血 12 h 或 1～5 天后进行。硬化剂有 1%十四烃基硫酸钠、5%鱼肝油酸钠及 5%油酸乙醇胺等多种。每周注射 1 次,4～6 周为一疗程。并发症主要有食管穿孔、狭窄、出血、发热、胸骨后疼痛等。一般适于对手术不能耐受的患者。胃底静脉曲张出血治疗较难,有使用血管黏合剂止血成功。④抑制胃酸及其他止血药虽然控制胃酸不能直接对食管静脉曲张出血起止血作用,但严重肝病时常合并应激性溃疡或糜烂性胃炎,故肝硬化发生上消化道出血时可给予控制胃酸的药物。雷尼替丁对肝功能无明显影响,较甲氰咪胍为好。

3.手术治疗

在消化道大出血时做急症手术往往并发症及病死率比择期手术高,所以尽可能先采取内科止血治疗。只有当内科止血治疗无效,而出血部位明确时,才考虑手术治疗止血。手术疗法在上消化道出血的治疗中仍占重要的地位,尤其是胃十二指肠溃疡引起的出血,如经上述非手术疗法不能控制止血,患者的病情稳定,手术治疗的效果是令人满意的。凡对出血部位及其病因已基本弄清的上消化道出血病例,经非手术治疗未能奏效者,可改用手术治疗。手术的目的是首先控制出血,然后根据病情许可对病变部位做彻底的手术治疗。如经各种检查仍未能明确诊断而出血仍不停止者,可考虑剖腹探查,找出病因,针对处理。

（丛方方）

第五章 呼吸系统疾病

第一节 急性上呼吸道感染

急性上呼吸道感染(AURI)简称上感,俗称"感冒",是小儿最常见的疾病。系由各种病原体引起的上呼吸道炎症,主要侵犯鼻、咽、扁桃体及喉部。一年四季均可发病。若炎症局限在某一组织,即按该部炎症命名,如急性鼻炎、急性咽炎、急性扁桃体炎、急性喉炎等。急性上呼吸道感染主要用于上呼吸道局部感染定位不确切者。

一、病因

各种病毒和细菌均可引起,以病毒感染为主,可占原发性上呼吸道感染的90%以上,主要有鼻病毒、呼吸道合胞病毒、流感病毒、副流感病毒、腺病毒、单纯疱疹病毒、柯萨奇病毒、埃可病毒、冠状病毒、EB病毒等。少数可由细菌引起。由于病毒感染,上呼吸道黏膜失去抵抗力而继发细菌感染,最常见致病菌为A组溶血性链球菌、肺炎链球菌、流感嗜血杆菌、葡萄球菌等。近年来肺炎支原体亦不少见。

婴幼儿时期由于上呼吸道的解剖生理特点及免疫特点易患本病。营养障碍性疾病,如维生素D缺乏性佝偻病、锌或铁缺乏症,以及护理不当、过度疲劳、气候改变和不良环境因素等,给病毒、细菌的入侵造成了有利条件,则易致反复上呼吸道感染或使病程迁延。

二、临床表现

本病多发于冬春季节,潜伏期1～3 d,起病多较急。由于年龄大小、体质强弱及病变部位的不同,病情的缓急、轻重程度也不同。年长儿症状较轻,而婴幼儿症状较重。

(一)一般类型上感

1.症状

(1)局部症状:流清鼻涕、鼻塞、打喷嚏,也可有流泪、微咳或咽部不适。患儿多于3～4 d内不治自愈。

(2)全身症状:发热、烦躁不安、头痛、全身不适、乏力等。部分患儿有食欲不振、呕吐、腹泻、腹痛等消化系统的症状。有些患儿病初可出现脐部附近阵发性疼痛,多为暂时性,无压痛。可能是发热引起反射性肠痉挛或蛔虫骚动所致。如腹痛持续存在,多为并发性肠系膜淋巴结炎应注意与急腹症鉴别。

婴幼儿起病急,全身症状为主,局部症状较轻。多有发热,有时体温可达39 ℃～40 ℃,热程2～3 d至1周左右不等,起病1～2 d由于突发高热可引起惊厥,但很少连续多次,退热后,惊厥及其他神经症状消失,一般情况良好。

年长儿以局部症状为主,全身症状较轻,无热或轻度发热,自诉头痛、全身不适、乏力。极轻者仅鼻塞、流稀涕、喷嚏、微咳、咽部不适等,多于3～4 d内自愈。

2.体征

检查可见咽部充血,咽后壁滤泡肿大,如感染蔓延至鼻咽部邻近器官,可见相应的体征,如扁桃体充血肿大,可有脓性分泌物,下颌淋巴结肿大,压痛。肺部听诊多数正常,少数呼吸音粗糙或闻及痰鸣音。肠病毒感染者可见不同形态的皮疹。

（二）两种特殊类型上感

1.疱疹性咽峡炎

由柯萨奇 A 组病毒引起，多发于夏秋季节，可散发或流行。临床表现为骤起高热，咽痛，流涎，有时呕吐、腹痛等。体查可见咽部充血，在咽腭弓、腭垂、软腭或扁桃体上可见数个至十数个 2～4 mm 大小灰白色的疱疹，周围有红晕，1～2 d 后疱疹破溃形成小溃疡。病程一周左右。

2.咽－结合膜热

由腺病毒 3、7 型引起，多发生于春夏季，可在集体儿童机构中流行。以发热、咽炎和结膜炎为特征。临床表现为多呈高热、咽痛、眼部刺痛、结膜炎，有时伴有消化系统的症状。体查可见咽部充血、有白色点块状分泌物，周边无红晕，易于剥离，一侧或两侧滤泡性眼结膜炎，颈部、耳后淋巴结肿大。病程 1～2 周。

三、并发症

婴幼儿上呼吸道感染波及临近器官，引起中耳炎、鼻窦炎、咽后壁脓肿、颈部淋巴结炎，或炎症向下蔓延，引起气管炎、支气管炎、肺炎等。年长儿若患 A 组溶血性链球菌性咽峡炎可引起急性肾小球肾炎、风湿热等。

四、实验室检查

病毒感染者血白细胞计数在正常范围内或偏低，中性粒细胞减少，淋巴细胞计数相对增高。病毒分离、血清反应、免疫荧光、酶联免疫等方法，有利于病毒病原体的早期诊断。细菌感染者血白细胞可增高，中性粒细胞增高，在使用抗菌药物前进行咽拭子培养可发现致病菌。链球菌引起者可于感染 2～3 周后血中 ASO 滴度增高。

五、诊断和鉴别诊断

根据临床表现不难诊断，但应与以下疾病相鉴别。

（一）流行性感冒

由流感病毒、副流感病毒所致，有明显的流行病史。局部症状轻，全身症状重，常有发热、头痛、咽痛、四肢肌肉酸痛等，病程较长。

（二）急性传染病早期

上呼吸道感染常为急性传染病的前驱症状，如麻疹、流行性脑脊髓膜炎、脊髓灰质炎、猩红热、百日咳、伤寒等，应结合流行病史、临床表现及实验室资料等综合分析，并观察病情演变加以鉴别。

（三）急性阑尾炎

上呼吸道感染同时伴有腹痛应与急性阑尾炎鉴别，本病腹痛常先于发热，腹痛部位以右下腹为主，呈持续性，有肌紧张和固定压痛点，白细胞及中性粒细胞增高。

六、治疗

（一）一般治疗

(1)注意适当休息，多饮水，发热期间宜给流质或易消化食物。

(2)保持室内空气新鲜及适当的温度、湿度。

(3)加强护理，注意呼吸道隔离，预防并发症。

（二）抗感染治疗

1.抗病毒药物应用

病毒感染时不宜滥用抗生素。常用抗病毒药物：

(1)利巴韦林(病毒唑)：具有广谱抗病毒作用，10～15 mg/(kg·d)，口服或静脉滴注，或 2 mg 含服，1 次/2 h，6 次/天，疗程为 3～5 d。

(2)双嘧达莫(潘生丁)：有抑制 RNA 病毒及某些 DNA 病毒的作用，3～5 mg/(kg·d)，疗程为 3 d。

(3)双黄连针剂：60 mg/(kg·d)，加入 5%或 10%的葡萄糖液中静脉滴注，采用其口服液治疗也可取得良好的效果。

局部可用1％的利巴韦林滴鼻液,4次/天;病毒性结膜炎可用0.1％的阿昔洛韦滴眼,1次/1～2 h。

2.抗生素类药物

如果细菌性上呼吸道感染、病情较重、有继发细菌感染,或有并发症者可选用抗生素治疗,常用者有青霉素、复方新诺明和大环内酯类抗生素,疗程3～5 d。如证实为溶血性链球菌感染或既往有风湿热、肾炎病史者,青霉素疗程应为10～14 d。

(三)对症治疗

(1)退热:高热应积极采取降温措施,通常可用物理降温如冷敷、冷生理盐水灌肠、温湿敷或35％～50％的酒精(乙醇)溶液擦浴等方法,或给予阿司匹林、对乙酰氨基酚、布洛芬制剂口服或20％的安乃近肌内注射或滴鼻、小儿退热栓(吲哚美辛栓)肛门塞入,均可取得较好的降温效果。非超高热最好不用糖皮质激素类药物治疗。

(2)高热惊厥者可给予镇静、止惊等处理。

(3)咽痛者可含服咽喉片。

(4)鼻塞者可在进食前或睡前用0.5％的麻黄素液滴鼻。用药前应先清除鼻腔分泌物,每次每侧鼻孔滴入1～2滴,可减轻鼻黏膜充血肿胀,使呼吸道通畅,便于呼吸和吮乳。

(四)中医疗法

常用中成药如银翘散、板蓝根冲剂、感冒退热冲剂、小柴胡冲剂、藿香正气散等。上呼吸道感染在中医称"伤风感冒",根据临床辨证分为风寒感冒和风热感冒,分别选用辛温解表方剂和宜辛凉解表方剂,疗效可靠。

七、预防

(1)加强锻炼,以增强机体抵抗力和防止病原体入侵。

(2)提倡母乳喂养,经常到户外活动,多晒阳光,防治营养不良及佝偻病。

(3)患者应尽量不与健康小儿接触,在呼吸道发病率高的季节,避免去人多拥挤的公共场所。

(4)避免发病诱因,注意卫生,保持居室空气新鲜,在气候变化时注意增减衣服,避免交叉感染。

(5)对反复呼吸道感染的小儿可用左旋咪唑每日2.5 mg/kg,每周服2 d,3个月一疗程。或用转移因子,每周注射1次,每次4 U,连用3～4月。中药黄芪每日6～9 g,连服2～3个月,对减少复发次数也有一定效果。

(李文峰)

第二节　急性毛细支气管炎

急性毛细支气管炎是2岁以下婴幼儿特有的一种呼吸道感染性疾病,尤其以6个月内的婴儿最为多见,是此年龄最常见的一种严重的急性下呼吸道感染。以呼吸急促、三凹征和喘鸣为主要临床表现。主要为病毒感染,50％以上为呼吸道合胞病毒(RSV),其他副流感病毒、腺病毒亦可引起,RSV是本病流行时唯一的病原。寒冷季节发病率较高,多为散发性,也可成为流行性。发病率男女相似,但男婴重症较多。早产儿、慢性肺疾病及先天性心脏病患儿为高危人群。

一、诊断

(一)临床表现

1.症状

(1)2岁以内婴幼儿,急性发病。

(2)上呼吸道感染后2～3 d出现持续性干咳和发作性喘憋,咳嗽和喘憋同时发生,症状轻重不等。

(3)无热、低热、中度发热,少见高热。

2.体征

(1)呼吸浅快,60～80次/分,甚至100次/分以上;脉搏快而细,常达160～200次/分。

(2)鼻煽明显,有三凹征;重症面色苍白或发绀。

(3)胸廓饱满呈桶状胸,叩诊过清音,听诊呼气相呼吸音延长,呼气性喘鸣。毛细支气管梗阻严重时,呼吸音明显减低或消失,喘憋稍缓解时,可闻及弥漫性中、细湿啰音。

(4)因肺气肿的存在,肝脾被推向下方,肋缘下可触及,合并心力衰竭时肝脏可进行性增大。

(5)因不显性失水量增加和液体摄入量不足,部分患儿可出现脱水症状。

(二)辅助检查

1.胸部X线检查

可见不同程度的梗阻性肺气肿(肺野清晰,透亮度增加),约1/3的患儿有肺纹理增粗及散在的小点片状实变影(肺不张或肺泡炎症)。

2.病原学检查

可取鼻咽部洗液做病毒分离检查,呼吸道病毒抗原的特异性快速诊断,呼吸道合胞病毒感染的血清学诊断,都可对临床诊断提供有力佐证。

二、鉴别诊断

患儿年龄偏小,在发病初期即出现明显的发作性喘憋,体检及X线检查在初期即出现明显肺气肿,故与其他急性肺炎较易区别。但本病还需与以下疾病鉴别:

(一)婴幼儿哮喘

婴儿的第一次感染性喘息发作,多数是毛细支气管炎。毛细支气管炎当喘憋严重时,毛细支气管接近于完全梗阻,呼吸音明显降低,此时湿啰音也不易听到,不应误认为是婴幼儿哮喘发作。如有反复多次喘息发作,亲属有变态反应史,则有婴幼儿哮喘的可能。婴幼儿哮喘一般不发热,表现为突发突止的喘憋,可闻及大量哮鸣音,对支气管扩张药及皮下注射小剂量肾上腺素效果明显。

(二)喘息性支气管炎

发病年龄多见于1～3岁幼儿,常继发于上感之后,多为低至中等度发热,肺部可闻及较多不固定的中等湿啰音、喘鸣音。病情多不重,呼吸困难、缺氧不明显。

(三)粟粒性肺结核

有时呈发作性喘憋,发绀明显,多无啰音。有结核接触史或家庭病史,结核中毒症状,PPD试验阳性,可与急性毛细支气管炎鉴别。

(四)可发生喘憋的其他疾病

如百日咳、充血性心力衰竭、心内膜弹力纤维增生症、吸入异物等。

①因肺脏过度充气,肝脏被推向下方,可在肋缘下触及,且患儿的心率与呼吸频率均较快,应与充血性心力衰竭鉴别。②急性毛细支气管炎一般多以上呼吸道感染症状开始,此点可与充血性心力衰竭、心内膜弹力纤维增生症、吸入异物等鉴别。③百日咳为百日咳鲍特杆菌引起的急性呼吸道传染病,人群对百日咳普遍易感。目前我国百日咳疫苗为计划免疫接种,发病率明显下降。百日咳典型表现为阵发、痉挛性咳嗽,痉咳后伴1次深长吸气,发出特殊的高调鸡鸣样吸气性吼声,俗称"回勾"。咳嗽一般持续2～6周。发病早期外周血白细胞计数增高,以淋巴细胞为主。采用鼻咽拭子法培养阳性率较高,第1周可达90%。百日咳发生喘憋时需与急性毛细支气管炎鉴别,典型的痉咳、鸡鸣样吸气性吼声、白细胞计数增高以淋巴细胞为主、细菌培养百日咳鲍特杆菌阳性可鉴别。

三、治疗

该病最危险的时期是咳嗽及呼吸困难发生后的48～72小时。主要死因是过长的呼吸暂停、严重的失代偿性呼吸性酸中毒、严重脱水。病死率为1%～3%。

(一)对症治疗

吸氧、补液、湿化气道、镇静、控制喘憋。

（二）抗生素

考虑有继发细菌感染时，应想到金黄色葡萄球菌、大肠杆菌或其他院内感染病菌的可能。对继发细菌感染的重症患儿，应根据细菌培养结果选用敏感抗生素。

（三）并发症的治疗

及时发现和处理代谢性酸中毒、呼吸性酸中毒、心力衰竭及呼吸衰竭。并发心力衰竭时应及时采用快速洋地黄药物，如毛花苷 C。对疑似心力衰竭的患儿，也可及早试用洋地黄药物观察病情变化。

（1）监测心电图、呼吸和血氧饱和度，通过监测及时发现低氧血症、呼吸暂停及呼吸衰竭的发生。一般吸入氧气浓度在 40％以上即可纠正大多数低氧血症。当患儿出现吸气时呼吸音消失，严重三凹征，吸入氧气浓度在 40％仍有发绀，对刺激反应减弱或消失，血二氧化碳分压升高，应考虑做辅助通气治疗。病情较重的小婴儿可有代谢性酸中毒，需做血气分析。约 1/10 的患者有呼吸性酸中毒。

（2）毛细支气管炎患儿因缺氧、烦躁而导致呼吸、心跳增快，需特别注意观察肝脏有无在短期内进行性增大，从而判断有无心力衰竭的发生。小婴儿和有先天性心脏病的患儿发生心力衰竭的机会较多。

（3）过度换气及液体摄入量不足的患儿要考虑脱水的可能。观察患儿哭时有无眼泪，皮肤及口唇黏膜是否干燥，皮肤弹性及尿量多少等，以判断脱水程度。

（四）抗病毒治疗

利巴韦林、中药双黄连。

1.利巴韦林

常用剂量为每日 10～15 mg/kg，分 3～4 次。利巴韦林是于 1972 年首次合成的核苷类广谱抗病毒药，最初的研究认为，它在体外有抗 RSV 作用，但进一步的试验却未能得到证实。目前美国儿科协会不再推荐常规应用这种药物，但强调对某些高危、病情严重患儿可以用利巴韦林治疗。

2.中药双黄连

北京儿童医院采用双盲随机对照方法的研究表明，双黄连雾化吸入治疗 RSV 引起的下呼吸道感染是安全有效的方法。

（五）呼吸道合胞病毒（RSV）特异治疗

1.静脉用呼吸道合胞病毒免疫球蛋白（RSV-IVIG）

在治疗 RSV 感染时，RSV-IVIG 有两种用法。①一次性静脉滴注 RSV-IVIG 1 500 mg/kg。②吸入疗法，只在住院第 1 天给予 RSV-IVIG 制剂吸入，共 2 次，每次 50 mg/kg，约 20 分钟，间隔 30～60 分钟。两种用法均能有效改善临床症状，明显降低鼻咽分泌物中的病毒含量。

2.RSV 单克隆抗体

用法为每月肌内注射 1 次，每次 15 mg/kg，用于整个 RSV 感染季节，在 RSV 感染开始的季节提前应用效果更佳。

（六）支气管扩张药及肾上腺糖皮质激素

1.支气管扩张药

过去认为支气管扩张药对毛细支气管炎无效，目前多数学者认为，用 β 受体兴奋药治疗毛细支气管炎有一定的效果。综合多个研究表明，肾上腺素为支气管扩张药中的首选药。

2.肾上腺糖皮质激素

长期以来对糖皮质激素治疗急性毛细支气管炎的争议仍然存在，目前尚无定论。但有研究表明，糖皮质激素对毛细支气管炎的复发有一定的抑制作用。

四、疗效分析

1.病程

一般为 5～15 天。恰当的治疗可缩短病程。

2.病情加重

如果经过合理治疗病情无明显缓解，应考虑以下方面。①有无并发症出现，如合并心力衰竭者病程可延长。②有无先天性免疫缺陷或使用免疫抑制剂。③小婴儿是否输液过多，加重喘憋症状。

五、预后

预后大多良好。婴儿期患毛细支气管炎的患儿易于在病后半年内反复咳喘，随访 2～7 年有 20％～50％ 发生哮喘。其危险因素为过敏体质、哮喘家族史、先天小气道等。

（李文峰）

第三节　小儿肺炎

肺炎为小儿时期的常见病。引起肺炎的病因是细菌和病毒感染，病毒以呼吸道合胞病毒、腺病毒、流感病毒、副流感病毒为常见，细菌以肺炎链球菌、金黄色葡萄球菌、溶血链球菌、B 型流感杆菌为常见。此外，霉菌、肺炎支原体、原虫、误吸异物及机体变态反应也是引起肺炎的病因。

目前临床上尚无统一的肺炎分类方法，按病理分类可分为大叶性肺炎、支气管肺炎、间质性肺炎；按病原分类分为细菌性、病毒性、霉菌性、肺炎支原体性肺炎等。实际应用中若病原确定，即按确诊的病原分类，不能肯定病原时按病理形态分类。对上述两种分类方法诊断的肺炎还可按病程分类，病程在 1～3 个月为迁延性肺炎，3 个月以上为慢性肺炎。

不同病因引起的肺炎，其临床表现的共同点为发热、咳嗽、呼吸急促或呼吸困难、肺部啰音，而其病程、病理特点、病变部位及体征、X 射线检查表现各有特点，现分述如下：

一、支气管肺炎

支气管肺炎是婴幼儿期最常见的肺炎，全年均可发病，以冬春寒冷季节多发，华南地区夏季发病为数亦不少。先天性心脏病、营养不良、佝偻病患儿及居住条件差、缺少户外活动或空气污染较严重地区的小儿均较易发生支气管肺炎。

（一）病因

支气管肺炎的病原微生物为细菌和病毒。细菌感染中大部分为肺炎链球菌感染，其他如葡萄球菌、溶血性链球菌、流感嗜血杆菌、大肠杆菌、绿脓杆菌亦可致病，但杆菌类较为少见；病毒感染主要为腺病毒、呼吸道合胞病毒、流感病毒、副流感病毒的感染。此外，亦可继发于麻疹、百日咳等急性传染病。

（二）病理

支气管肺炎的病理改变因病原微生物不同可表现为两种类型：

1.细菌性肺炎

以肺泡炎症为主要表现。肺泡毛细血管充血，肺泡壁水肿，炎性渗出物中含有中性粒细胞、红细胞、细菌。病变侵袭邻近的肺泡呈小点片状灶性炎症，故又称为小叶性肺炎，此时间质病变往往不明显。

2.病毒性肺炎

以支气管壁、细支气管壁及肺泡间隔的炎症和水肿为主，局部可见单核细胞浸润。细支气管上皮细胞坏死，管腔被黏液和脱落的细胞、纤维渗出物堵塞，形成病变部位的肺泡气肿或不张。

上述两类病变可同时存在，见于细菌和病毒混合感染的肺炎。

（三）病理生理

由于病原体产生的毒素为机体所吸收，因而存在全身性毒血症。

（1）肺泡间质炎症使通气和换气功能均受到影响，导致缺氧和二氧化碳潴留。若肺部炎症广泛，机体的代偿功能不能缓解缺氧和二氧化碳潴留，则病情加重，血氧分压及氧饱和度下降，二氧化碳潴留加剧，出现呼吸功能衰竭。

（2）心肌对缺氧敏感，缺氧及病原体毒素两者作用可导致心肌劳损及中毒性心肌炎，使心肌收缩力减弱，又因缺氧、二氧化碳潴留引起肺小动脉收缩、右心排出阻力增加，可导致心力衰竭。

(3)中枢神经系统对缺氧十分敏感,缺氧和二氧化碳潴留致脑血管扩张、血管通透性增高,脑组织水肿、颅内压增高,表现有神态改变和精神症状,重症者可出现中枢性呼吸衰竭。

(4)缺氧可使胃肠道血管通透性增加,病原体毒素又可影响胃肠道功能,出现消化道症状,重症者可有消化道出血。

(5)肺炎早期由于缺氧,反射性地增加通气,可出现呼吸性碱中毒。机体有氧代谢障碍,酸性代谢产物堆积,加之高热,摄入水分和食物不足,均可导致代谢性酸中毒。二氧化碳潴留、血中 H^+ 浓度不断增加,pH 降低,产生呼吸性酸中毒。在酸中毒纠正时二氧化碳潴留改善,pH 上升,钾离子进入细胞内,血清钾下降,可出现低钾血症。

(四)临床表现

肺炎为全身性疾病,各系统均有症状。病情轻重不一,病初均有急性上呼吸道感染症状。

主要表现为发热、咳嗽、气急。发热多数为不规则型,热程短者数天,长者可持续 1～2 周;咳嗽频繁,婴幼儿常咳不出痰液,每在吃乳时呛咳,易引起乳汁误吸而加重病情;气急、呼吸频率增加至每分钟 40～60 次以上,鼻翼煽动、呻吟并有三凹征,口唇、鼻唇周围及指、趾端发绀,新生儿常口吐泡沫。肺部听诊早期仅为呼吸音粗糙,继而可闻及中、细湿啰音,哭闹时及吸气末期较为明显。病灶融合、肺实变时出现管状呼吸音。若一侧呼吸音降低伴有叩诊浊音时应考虑胸腔积液。体弱婴儿及新生儿的临床表现不典型,可无发热、咳嗽,早期肺部体征亦不明显,但常有呛乳及呼吸频率增快,鼻唇区轻度发绀。重症患儿可表现呼吸浅速,继而呼吸节律不齐,潮式呼吸或叹息样、抽泣样呼吸,呼吸暂停,发绀加剧等呼吸衰竭的症状。

1.循环系统

轻症出现心率增快,重症者心率增快可达 140～160 次/分以上,心音低钝,面色苍白且发灰,呼吸困难和发绀加剧。若患儿明显烦躁不安,肝脏短期内进行性增大,上述症状不能以体温升高或肺部病变进展解释,应考虑心功能不全。此外,重症肺炎尚有中毒性心肌炎、心肌损害的表现,或由于微循环障碍引起弥散性血管内凝血(DIC)的症状。

2.中枢神经系统

轻者可表现烦躁不安或精神萎靡,重者由于存在脑水肿及中毒性脑病,可发生痉挛、嗜睡、昏迷,重度缺氧和二氧化碳潴留可导致眼球结膜及视神经乳头水肿、呼吸不规则、呼吸暂停等中枢性呼吸衰竭的表现。

3.消化系统

轻者胃纳减退、轻微呕吐和腹泻,重症者出现中毒性肠麻痹、腹胀,听诊肠鸣音消失,伴有消化道出血症状(呕吐咖啡样物并有黑便)。

(五)辅助检查

血白细胞总数及中性粒细胞百分比增高提示细菌性肺炎,病毒性肺炎时白细胞计数大多正常。

1.病原学检查

疑为细菌性肺炎,早期可做血培养,同时吸取鼻咽腔分泌物做细菌培养,若有胸腔积液可做穿刺液培养,这有助于细菌病原体的确定。疑病毒性肺炎可取鼻咽腔洗液做免疫荧光检查、免疫酶检测、病毒分离或双份血清抗体测定以确定病原体。

2.血气分析

对气急显著伴有轻度中毒症状的病儿,均应做血气分析。病程中还需进行监测,有助于及时给予适当处理,并及早发现呼吸衰竭的病儿。肺炎患儿常见的变化为低氧血症、呼吸性酸中毒或混合性酸中毒。

3.X 线检查

多见于双肺内带及心膈角区、脊柱两旁小斑片状密度增深影,其边缘模糊,中间密度较深,病灶互相融合成片,其中可见透亮、规则的支气管充气影,伴有广泛或局限性肺气肿。间质改变则表现两肺各叶纤细条状密度增深影,行径僵直,线条可互相交错或呈两条平行而中间透亮影称为双轨征;肺门区可见厚壁透亮的环状影为袖口征,并有间质气肿,在病变区内可见分布不均的小圆形薄壁透亮区。

（六）诊断与鉴别诊断

根据临床表现有发热、咳嗽、气急,体格检查肺部闻及中、细水泡音即可做出诊断,还可根据病程、热程、全身症状以及有无心功能不全、呼吸衰竭、神经系统的症状来判别病情轻重,结合X线摄片结果及辅助检查资料初步做出病因诊断。免疫荧光抗体快速诊断法可及时做出腺病毒、呼吸道合胞病毒等病原学诊断。

支气管肺炎应与肺结核及支气管异物相鉴别。肺结核及肺炎临床表现有相似之处,均有发热、咳嗽,粟粒性肺结核患者尚有气促、轻微发绀,但一般起病不如肺炎急,且肺部啰音不明显,X线摄片有结核的特征性表现,结核菌素试验及结核接触史亦有助于鉴别。气道异物患儿有呛咳史,有继发感染或病程迁延时亦可有发热及气促,X线摄片在异物堵塞部位出现肺不张及肺气肿,若有不透光异物影则可明确诊断。此外,尚需与较少见的肺含铁血黄素沉着症等相鉴别。

（七）并发症

以脓胸、脓气胸、心包炎及败血症（包括葡萄球菌脑膜炎、肝脓疡）为多见,常由金黄色葡萄球菌引起,肺炎链球菌、大肠杆菌亦可引起化脓性并发症。患儿体温持续不降,呼吸急促且伴中毒症状,应摄胸片及作其他相应检查以了解并发症存在情况。

（八）治疗

1.护理

病儿应置于温暖舒适的环境中,室温保持在20℃左右,湿度以60％为佳,并保持室内空气流通。做好呼吸道护理,清除鼻腔分泌物、吸出痰液,每天2次做超声雾化使痰液稀释便于吸出,以防气道堵塞影响通气。配置营养适当的饮食并补充足够的维生素和液体,经常给患儿翻身、拍背、变换体位或抱起活动以利分泌物排出及炎症吸收。

2.抗生素治疗

根据临床诊断考虑引起肺炎的可能病原体,选择敏感的抗菌药物进行治疗。抗生素主要用于细菌性肺炎或疑为病毒性肺炎但难以排除细菌感染者。根据病情轻重和病儿的年龄决定给药途径,对病情较轻的肺炎链球菌性肺炎和溶血性链球菌性肺炎、病原体未明的肺炎可选用青霉素肌内注射,对年龄小而病情较重的婴幼儿应选用两种抗生素静脉用药。疑为金黄色葡萄球菌感染的患儿选用青霉素 P_{12}、头孢菌素、红霉素,革兰氏阴性杆菌感染选用第三代头孢菌素或庆大霉素、丁胺卡那霉素、氨苄西林,绿脓杆菌肺炎选用羧苄青霉素、丁胺卡那霉素或头孢类抗生素,支原体肺炎选用大环内酯类抗生素。一般宜在热降、症状好转、肺炎体征基本消失或X线摄片、胸透病变明显好转后2～7 d才能停药。病毒性肺炎应用抗生素治疗无效,但合并或继发细菌感染需应用抗生素治疗。

3.对症处理

（1）氧疗:无明显气促和发绀的轻症患儿可不予氧疗,但需保持安静。烦躁不安、气促明显伴有口唇发绀的患儿应给予氧气吸入,经鼻导管或面罩、头罩给氧,一般氧浓度不宜超过40％,氧流量1～2 L/min。

（2）心力衰竭的治疗:对重症肺炎出现心力衰竭时,除即给吸氧、镇静剂及适当应用利尿剂外,应给快速洋地黄制剂,可选用下列药物。①地高辛。口服饱和量:＜2岁为0.04～0.05 mg/kg,＞2岁为0.03～0.04 mg/kg,新生儿、早产儿为0.02～0.03 mg/kg;静脉注射量为口服量的2/3～3/4。首次用饱和量的1/3～1/2量,余量分2～3次给予,每4～8 h 1次。对先天性心脏病及心力衰竭严重者,在末次给药后12 h可使用维持量,为饱和量的1/5～1/4,分2次用,每12 h 1次。应用洋地黄制剂时应慎用钙剂。②毛花苷C（西地兰）。剂量为每次0.01～0.015 mg/kg,加入10％葡萄糖液5～10 mL中静脉推注,必要时间隔2～3 h可重复使用,一般用1～2次后改用地高辛静脉饱和量法,24 h饱和。此外,亦可选用毒毛花苷K（毒毛旋花子甙K）,饱和量0.007～0.01 mg/kg,加入10％葡萄糖10～20 mL中缓慢静脉注射。

（3）降温与镇静:对高热患儿应用物理降温,头部冷敷,冰袋或酒精擦浴。对乙酰氨基酚10～15 mg/kg或布洛芬5～10 mg/kg口服,亦可用安乃近5～10 mg/kg肌内注射或口服,烦躁不安者应用镇静剂,氯丙嗪(冬眠灵)和异丙嗪(非那根)各 0.5～1.0 mg/kg,或用苯巴比妥(鲁米那)5 mg/kg,肌内注射,亦可用地西泮(安定)每次 0.2～0.3 mg/kg(呼吸衰竭者应慎用)。

(4)祛痰平喘:婴幼儿咳嗽及排痰能力较差,除及时清除鼻腔分泌物及吸出痰液外,可用祛痰剂稀释痰液,用沐舒坦口服或痰易净雾化吸入,亦可选用中药。对咳嗽伴气喘者应用氨茶碱、复方氯喘、爱纳灵等解除支气管痉挛。

(5)对因低钾血症引起腹胀患儿应纠正低钾,必要时可应用胃肠减压。

4.肾上腺皮质激素的应用

一般肺炎不需应用肾上腺皮质激素,尤其疑为金黄色葡萄球菌感染时不应使用,以防止感染播散。重症肺炎、有明显中毒症状或喘憋较甚者,可短期使用,选用地塞米松或氢化可的松,疗程不超过 3～5 d。

5.维持液体和电解质平衡

肺炎病儿应适当补液,按每天 60～80 mL/kg 计算,发热、气促或入液量少的患儿应适当增加入液量,采用生理维持液(1∶4)均匀静脉滴注,适当限制钠盐。肺炎伴腹泻有重度脱水者应按纠正脱水计算量的 3/4 补液,速度宜稍慢。对电解质失衡的患儿亦应适当补充。

6.脑水肿的治疗

纠正缺氧,使用脱水剂减轻脑水肿,减低颅压。可采用 20%甘露醇每次 1.0～1.5 g/kg,每4～6 h静脉注射,或短程使用地塞米松每天 5～10 mg,一般疗程不超过 3 d。

7.支持治疗

对重症肺炎、营养不良、体弱患儿应用少量血或血浆做支持疗法。

8.物理疗法

病程迁延不愈者使用理疗,帮助炎症吸收。局部使用微波、超短波或红外线照射,每天 1 次,7～10 d为 1 个疗程,或根据肺部炎症部位不同采用不同的体位拍击背部亦有利于痰液引流和分泌物排出。

9.并发症的治疗

并发脓胸及脓气胸时应给予适当抗生素,供给足够的营养,加强支持治疗,胸腔穿刺排脓,脓液多或稠厚时应作闭合引流。并发气胸时应做闭合引流,发生高压气胸情况紧急时可在第二肋间乳线处直接用空针抽出气体以免危及生命。

(九)预后

轻症肺炎经治疗都能较快痊愈。重症肺炎处理及时,大部分患儿可获痊愈。体弱、营养不良、先天性心脏病、麻疹、百日咳等急性传染病合并肺炎或腺病毒及葡萄球菌肺炎者病情往往危重。肺炎病死者大部分为重症肺炎。

(十)预防

首先应加强护理和体格锻炼,增强小儿的体质,防止呼吸道感染,按时进行计划免疫接种,预防呼吸道传染病,均可减少肺炎的发病。

二、腺病毒肺炎

腺病毒肺炎是小儿发病率较高的病毒性肺炎之一,其特点为重症患者多,病程长,部分患儿可留有后遗症。腺病毒上呼吸道感染及肺炎可在集体儿童机构中流行,出生 6 个月～2 岁易发本病,我国北方发病率高于南方,病情亦较南方为重。

1.病因

病原体为腺病毒,我国流行的腺病毒肺炎多数由 3 型及 7 型引起,但 11、5、9、10、21 型亦有报道。临床上 7 型重于 3 型。

2.病理

腺病毒肺炎病变广泛,表现为灶性或融合性、坏死性肺浸润和支气管炎,两肺均可有大片实变坏死,以两下叶为主,实变以外的肺组织可有明显气肿。支气管、毛细支气管及肺泡有单核细胞及淋巴细胞浸润,上皮细胞损伤,管壁有坏死、出血,肺泡上皮细胞显著增生,细胞核内有包涵体。

3.临床表现

潜伏期为 3～8 d,起病急骤,体温在 1～2 d 内升高至39 ℃～40 ℃,呈稽留不规则高热,轻症者 7～10 d 退热,重者持续 2～3 周。咳嗽频繁,多为干咳;同时出现不同程度的呼吸困难及阵发性喘憋。疾病早期即可呈现面色灰白、精神委靡、嗜睡,伴有纳呆、恶心、呕吐、腹泻等症状,疾病到第 1～2 周可并发心力衰竭,重症者晚期可出现昏迷及惊厥。

肺部体征常在高热 4～7 d 后才出现,病变部位出现湿啰音,有肺实变者出现呼吸音减低,叩诊呈浊音,明显实变期闻及管状呼吸音。肺部体征一般在病程第 3～4 周渐渐减少或消失,重症者至第 4～6 周才消失,少数病例可有胸膜炎表现,出现胸膜摩擦音。

部分病儿皮肤出现淡红色斑丘疹,肝、脾肿大,DIC 时表现皮肤、黏膜、消化道出血症状。

4.辅助检查

早期胸部 X 线摄片无变化,一般在 2～6 d 出现,轻者为肺纹理增粗或斑片状炎症影,重症可见大片状融合影,累及节段或整个肺叶,以两下肺为多见,轻者 3～6 周,重者 4～12 周病变才逐渐消失。部分病儿可留有支气管扩张、肺不张、肺气肿、肺纤维化等后遗症。

周围血象在病变初期白细胞总数大多减少或正常,以淋巴细胞为主,后期有继发感染时白细胞及中性粒细胞可增多。

5.诊断

主要根据典型的临床表现、抗生素治疗无效、肺部 X 线摄片显示典型病变来诊断。病原学确诊要依据鼻咽洗液病毒检测、双份血清抗体测定,目前采用免疫荧光法及免疫酶技术作快速诊断有助于及时确诊。

6.治疗

对腺病毒肺炎尚无特效治疗方法,以综合治疗为主。对症治疗、支持疗法有镇静、退热、吸氧、雾化吸入,纠正心力衰竭,维持水、电解质平衡。若发生呼吸衰竭应及早进行气管插管,并使用人工呼吸机。有继发感染时应适当使用抗生素,早期患者可使用利巴韦林(三氮唑核苷)。

腺病毒肺炎病死率为 5%～15%,部分患者易遗留迁延性肺炎、肺不张、支气管扩张等后遗症。

三、金黄色葡萄球菌肺炎

金黄色葡萄球菌肺炎是儿科临床常见的细菌性肺炎之一,病情重,易发生并发症。由于耐药菌株的出现,治疗亦较为困难。全年均可发病,以冬春季为多。近年来发病率有下降。

1.病因与发病机制

病原菌为金黄色葡萄球菌,具有很强的毒力,能产生溶血毒素、血浆凝固酶、去氧核糖核酸分解酶、杀白细胞素。病原菌由人体体表或黏膜进入体内,由于上述毒素和酶的作用,使其不易被杀灭,并随血液循环播散至全身,肺脏极易被累及。尚可有其他迁徙病灶,亦可由呼吸道感染后直接累及肺脏导致肺部炎症。

2.病理

金黄色葡萄球菌肺炎好发于胸膜下组织,以广泛的出血坏死及多个脓肿形成特点。细支气管及其周围肺泡发生的坏死使气道内气体进入坏死区周围肺间质和肺泡,由于脓性分泌物充塞细支气管,成为活瓣样堵塞,使张力渐增加而形成肺大泡(肺气囊肿)。邻近胸膜的脓肿破裂出现脓胸、气胸或脓气胸。

3.临床表现

本病多见于婴幼儿,病初有急性上呼吸道感染的症状,或有皮肤化脓性感染。数日后突然高热,呈弛张型,新生儿或体弱婴儿可低热或无热。病情发展迅速,有较明显的中毒症状,面色苍白,烦躁不安或嗜睡,呼吸急促,咳嗽频繁伴气喘,伴有消化道症状如纳呆、腹泻、腹胀,重者可发生惊厥或休克。

患儿有发绀、心率增快。肺部体征出现较早,早期有呼吸音减低或散在湿啰音,并发脓胸、脓气胸时表现呼吸音减低,叩诊浊音,语颤减弱。伴有全身感染时因播散的部位不同而出现相应的体征。部分患者皮肤有红色斑丘疹或猩红热样皮疹。

4.辅助检查

实验室检查白细胞总数及中性粒细胞均增高,部分婴幼儿白细胞总数可偏低,但中性粒细胞百分比仍高。痰液、气管吸出物及脓液细菌培养获得阳性结果,有助于诊断。

X线摄片早期仅为肺纹理增多,一侧或两侧出现大小不等、斑片状密度增深影,边缘模糊。随着病情进展可迅速出现肺大泡、肺脓肿、胸腔积脓、气胸、脓气胸。重者可有纵隔积气、皮下积气、支气管胸膜瘘。病变持续时间较支气管肺炎为长。

5.诊断与鉴别诊断

根据病史起病急骤、有中毒症状及肺部X线检查显示,一般均可做出诊断,脓液培养阳性可确诊病原菌。临床上需与肺炎链球菌、溶血性链球菌及其他革兰氏阴性杆菌引起的肺部化脓性病变相鉴别,主要依据病情和病程及病原菌培养阳性结果。

6.治疗

金黄色葡萄球菌肺炎一般的治疗原则与支气管肺炎相同,但由于病情均较重,耐药菌株增多,应选用适当的抗生素积极控制感染并辅以支持疗法。及早、足量使用敏感的抗生素,采用静脉滴注以维持适当的血浓度,选用青霉素 P_{12} 或头孢菌素如头孢唑啉加用氨基糖苷类药物,用药后应观察 $3\sim5$ d,无效再改用其他药物。对耐甲氧西林或耐其他药物的菌株(MRSA)宜选用万古霉素。经治疗症状改善者,需在热降、胸片显示病变吸收后再巩固治疗 $1\sim2$ 周才能停药。

并发脓胸需进行胸腔闭合引流,并发气胸当积气量少者可严密观察,积气量多或发生高压气胸应即进行穿刺排出气体或闭合引流。肺大泡常随病情好转而吸收,一般不需外科治疗。

7.预后

由于近年来新的抗生素在临床应用,病死率已有所下降,但仍是儿科严重的疾病,体弱儿及新生儿预后较差。

四、衣原体肺炎

衣原体是一类专一细胞内寄生的微生物,能在细胞中繁殖,有独特的发育周期及独特的酶系统,是迄今为止最小的细菌,包括沙眼衣原体、鹦鹉热衣原体、肺炎衣原体和猪衣原体四个种。其中,肺炎衣原体和沙眼衣原体是主要的人类致病原。鹦鹉热衣原体偶可从动物传给人,而猪衣原体仅能使动物致病。衣原体肺炎主要是指由沙眼衣原体和肺炎衣原体引起的肺炎,目前也有鹦鹉热衣原体引起肺炎的报道,但较为少见。

衣原体都能通过细菌滤器,均含有 DNA、RNA 两种核酸,具有细胞壁,含有核糖体,有独特的酶系统,许多抗生素能抑制其繁殖。衣原体的细胞壁结构与其他的革兰阴性杆菌相同,有内膜和外膜,但都缺乏肽聚糖或胞壁酸。衣原体种都有共同抗原成分脂多糖(LPS)和独特的发育周期,包括具有感染性、细胞外无代谢活性的原体(elementary body,EB)和无感染性、细胞内有代谢活性的网状体(reticular body,RB)。具有感染性的原体可通过静电吸引特异性的受体蛋白黏附于宿主易感细胞表面,被宿主细胞通过吞噬作用摄入胞质。宿主细胞膜通过空泡(vacuole)将 EB 包裹,接受环境信号转化为 RB。EB 经摄入 $9\sim12$ 小时后,即分化为 RB,后者进行二分裂,形成特征性的包涵体,约 36 小时后,RB 又分化为 EB,整个生活周期为 $48\sim72$ 小时。释放过程可通过细胞溶解或细胞排粒作用或挤出整个包涵体而离开完整的细胞。RB在营养不足、抗生素抑制等不良条件下并不转化为 EB,从而不易感染细胞,这可能与衣原体感染不易清除有关。这一过程在不同衣原体种间存在着差异,是衣原体长期感染及亚临床感染的生物学基础。

衣原体在人类致病是与免疫相关的病理过程。人类感染衣原体后,诱发机体产生细胞和体液免疫应答,但这些免疫应答的保护作用不强,因此常造成持续感染、隐性感染及反复感染。衣原体在人类致病是与迟发型超敏反应相关的病理过程。有关衣原体感染所造成的免疫病理损伤,现认为至少存在两种情况。①衣原体繁殖的同时合并反复感染,对免疫应答持续刺激,最终表现为迟发型超敏反应(DTH)。②衣原体进入一种特殊的持续体(PB),PB 形态变大,其内病原体的应激反应基因表达增加,产生应激反应蛋白,而应激蛋白可参与迟发型超敏反应,且在这些病原体中可持续检到多种基因组。当应激条件去除,PB 可转换为正常的生长周期,如 EB。现发现宿主细胞感染愈合后,可像正常未感染细胞一样,当给予适当的环境条件,EB 可再度生长。有关这一衣原体感染的隐匿过程,尚待阐明。

(一)沙眼衣原体肺炎

沙眼衣原体(Chlamydia trachomatis,CT)用免疫荧光法可分为 12 个血清型,即 A～K 加 B_6 型,A、B、B_6、C 型称眼型,主要引起沙眼,D～K 型称眼－泌尿生殖型,可引起成人及新生儿包涵体结膜炎(副沙眼)、男性及女性生殖器官炎症、非细菌性膀胱炎、胃肠炎、心肌炎及新生儿肺炎、中耳炎、鼻咽炎和女婴阴道炎。

1.发病机制

所有沙眼衣原体感染均可趋向于持续性、慢性和不显性的形式。CT 主要是人类沙眼和生殖系统感染的病原,偶可引起新生儿、小婴儿和成人免疫抑制者的肺部感染。分娩时胎儿通过 CT 感染的宫颈可出现新生儿包涵体性结膜炎和新生儿肺炎。CT 主要经直接接触感染,使易感的无纤毛立方柱状或移行的上皮细胞(如结膜、后鼻咽部、尿道、子宫内膜和直肠黏膜)发生感染。常引起上皮细胞的淋巴细胞浸润性急性炎症反应。一次感染不能产生防止再感染的免疫力。

2.临床表现

活动性 CT 感染妇女分娩的婴儿有 10%～20% 出现肺炎。出生时 CT 可直接感染鼻咽部,以后下行至肺引起肺炎,也可由感染结膜的 CT 经鼻泪管下行到鼻咽部,再到下呼吸道。大多数 CT 感染表现为轻度上呼吸道症状,而症状类似流行性感冒,而肺炎症状相对较轻,某些患者表现为急性起病伴一过性的肺炎症状和体征,但大多数起病缓慢。上呼吸道症状可自行消退,咳嗽伴下呼吸道症状感染体征可在首发症状后数日或数周出现,使本病有一个双病程的表现。CT 肺炎有非常特征性的表现,常见于 6 个月以内的婴儿,往往发生在 1～3 个月龄,通常在生后 2～4 周发病。但目前已经发现有生后 2 周即发病者。常起病隐匿,大多数无发热,起始症状通常是鼻炎,伴鼻腔黏液分泌物和鼻塞。随后发展为断续的咳嗽、也可表现为持续性咳嗽、呼吸急促,听诊可闻及湿啰音,喘息较少见。一些 CT 肺炎病例主要表现为呼吸增快和阵发性单声咳嗽。有时呼吸增快为唯一线索,约半数患儿可有急性包涵体结膜炎,可同时有中耳炎、心肌炎和胸腔积液。

与成熟儿比较,极低出生体重儿的 CT 肺炎更严重,甚至是致死性的,需要长期辅以机械通气,易产生慢性肺部疾病,从免疫力低下的 CT 下呼吸道感染患者体内,可在感染后相当一段时间仍能分离到 CT,现发现毛细支气管炎患者 CT 感染比例较多,CT 是启动抑或加重了毛细支气管炎症状尚待研究。已发现新生儿 CT 感染后,在学龄期发展为哮喘。对婴幼儿 CT 感染 7～8 年再进行肺功能测试,发现大多数表现为阻塞性肺功能异常。CT 与慢性肺部疾病间的关系有待阐明。

3.实验室检查

CT 肺炎患儿外周血的白细胞总数正常或升高,嗜酸性粒细胞计数增多,超过 $400/\mu l$。

CT 感染的诊断为从结膜或鼻咽部等病损部位取材涂片或刮片(取材要带柱状上皮细胞,而不是分泌物)发现 CT 或通过血清学检查确诊。新生儿沙眼衣原体肺炎可同时取眼结膜刮屑物培养和(或)涂片直接荧光法检测沙眼衣原体。经吉姆萨染色能确定患者有否特殊的胞质内包涵体,其阳性率分别为:婴儿中可高达 90%,成人包涵体结膜炎为 50%,但在活动性沙眼患者中仅有 10%～30%。对轻症患者做细胞检查无帮助。

早在 20 世纪 60 年代已经开展了 CT 的组织细胞培养,采用组织培养进行病原分离是衣原体感染诊断的金标准。一般都是将传代细胞悬液接种在底部放有玻片的培养瓶中,待细胞长成单层后,将待分离的标本种入。经在 CO_2 温箱中孵育并进行适当干预后再用异硫氰酸荧光素标记的 CT 特异性单克隆抗体进行鉴定。常用来观察细胞内形成特异的包涵体及其数目、CT 感染细胞占细胞总数的百分率或折算成使 50% 的组织细胞出现感染病变的 CT 量(TCID50)等指标。研究发现,因为取材木杆中的可溶性物质可能对细胞培养有毒性作用。用以取样的拭子应该是塑料或金属杆,如果在 24 小时内不可能将标本接种在细胞上,应保存在 4 ℃或置 －70 ℃储存待用。用有抗生素的培养基作为衣原体转运培养基能最大限度地提高衣原体的阳性率和减少其他细菌过度生长。培养 CT 最常用的细胞为用亚胺环己酮处理的 McCoy 或 Hela 细胞。离心法能促进衣原体吸附到细胞上。培养 48~72 小时用 CT 种特异性免疫荧光单克隆抗体和姬姆萨或碘染色可查到胞浆内包涵体。

血清抗体水平的测定是目前应用最广泛的诊断衣原体感染的依据。

(1)衣原体微量免疫荧光法(micro－immunofluoresxence,MIF):是衣原体最敏感的血清学检测方法,最常作为回顾性诊断。该试验先用鸡胚或组织细胞培养衣原体,并进一步纯化抗原,将浓缩的抗原悬液加在一块载玻片上,按特定模式用抗原进行微量滴样。将患者的血清进行系列倍比稀释后加在抗原上,然后用间接免疫荧光方法测定每一种衣原体的特异抗原抗体反应。通用的诊断标准是。①急性期和恢复期的两次血清抗体滴度相差 4 倍,或单次血清标本的 IgM 抗体滴度≥1:16 和(或)单次血清标本的 IgG 抗体滴度>1:512 为急性衣原体感染。②IgM 滴度>1:16 且 1:16<IgG<1:512 为既往有衣原体感染。③单次或双次血清抗体滴度<1:16 为从未感染过衣原体。

(2)补体结合试验:可检测患者血清中的衣原体补体结合抗体,恢复期血清抗体效价较急性期增高 4 倍以上有确诊意义。

(3)酶联免疫吸附法(ELISA):可用于血清中 CT 抗体的检测,由于衣原体种间有交叉反应,不主张单独应用该方法检测血清标本。

微量免疫荧光法(micro－immunofluoresxence,MIF)检查衣原体类抗体是目前国际上标准的且最常用的衣原体血清学诊断方法,由于可检测出患儿血清中存在的高水平的非母体 IgM 抗体,尤其适用于新生儿和婴儿沙眼衣原体肺炎的诊断。由于不同的衣原体种间可能存在着血清学交叉反应,血清标本应同时检测三种衣原体的抗体并比较抗体滴度,以滴度最高的作为感染的衣原体种,但是不能广泛采用这种检查法。新生儿肺炎患者 IgM 增高,而结膜炎患儿则无 IgM 抗体增高。

分子生物学方法正成为诊断 CT 感染的主要技术手段之一,采用荧光定量聚合酶链反应技术(real time PCR)和巢式聚合酶链反应技术(nested PCR)是诊断 CT 感染的新途径,可早期快速、特异地检测出标本中的 CT 核酸。

4.影像学表现

胸片和肺 CT 表现为肺气肿伴间质或肺泡浸润影,多为间质浸润和肺过度充气,也可见支气管肺炎或网状、结节样阴影,偶见肺不张。

5.诊断

根据患儿的年龄、相对特异的临床症状以及 X 线非特异性征象,并有赖于从结膜或鼻咽部等分离到 CT 或通过血清学检查等实验室手段确定诊断。

胸部影像学变化见图 5-1。

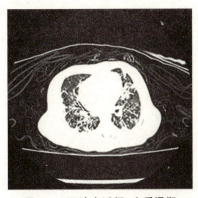

图 5-1　双肺广泛间、实质浸润

6.鉴别诊断

(1)RSV 肺炎:多见于婴幼儿,大多数病例伴有中高热,持续 4～10 日,初期咳嗽、鼻塞,常出现气促、呼吸困难和喘憋,肺部听诊多有细小或粗、中啰音。少数重症病例可并发心力衰竭。胸片多数有小点片状阴影,可有不同程度的肺气肿。

(2)粟粒性肺结核:多见于婴幼儿初染后 6 个月内,特别是 3 个月内,起病可急可缓,缓者只有低热和结核中毒症状,多数急性起病,症状以高热和严重中毒症状为主,常无明显的呼吸道症状,肺部缺乏阳性体征,但 X 线检查变化明显,可见在浓密的网状阴影上密度均匀一致的粟粒结节,婴幼儿病灶周围反应显著及易于融合,点状阴影边缘模糊,大小不一而呈雪花状,病变急剧进展可形成空洞。

(3)白色念珠菌肺炎:多发生在早产儿、新生儿、营养不良儿童、先天性免疫功能缺陷及长期应用抗生素、激素以及静脉高营养患者,常表现为低热、咳嗽、气促、发绀、精神委靡或烦躁不安,胸部体征包括叩诊浊音和听诊呼吸音增强,可有管音和中小水泡音。X 线检查有点状阴影、大片实变,少数有胸腔积液和心包积液,同时有口腔鹅口疮,皮肤或消化道等部位的真菌病。可同时与大肠埃希菌、葡萄球菌等共同致病。

7.治疗

治疗药物主要为红霉素,新生儿和婴儿的用量为红霉素每日 40 mg/kg,疗程 2～3 周,或琥乙红霉素每日 40～50 mg/kg,分 4 次口服,连续 14 日;如果对红霉素不能耐受,度过新生儿期的小婴儿应立即口服磺胺类药物,可用磺胺异噁唑每日 100 mg/kg,疗程 2～3 周;有报道应用阿莫西林、多西环素治疗,疗程 1～2 周;或有报道用氧氟沙星,疗程 1 周。但国内目前不主张此类药物用于小儿。

现发现,红霉素疗程太短或剂量太小,常使全身不适、咳嗽等症状持续数日。单用红霉素治疗的失败率是 10%～20%,一些婴儿需要第 2 个疗程的治疗。有研究发现阿奇霉素短疗程 20 mg/(kg·d),每日顿服连续 3 日与红霉素连续应用 14 日的疗效是相同的。

此外,要强调呼吸道管理和对症支持治疗也很重要。

由于局部治疗不能消灭鼻咽部的衣原体,不主张对包涵体结膜炎进行局部治疗,这种婴儿仍有发生肺炎或反复发生结膜炎的危险。对 CT 引起的小婴儿结膜炎或肺炎均可用红霉素治疗 10～14 日,红霉素用量为每日 50 mg/kg,分 4 次口服。

对确诊为衣原体感染患儿的母亲(及其性伴)也应进行确定诊断和治疗。

8.并发症和后遗症

衣原体能在宿主细胞内长期处于静止状态。因此多数患者无症状,如果未治疗或治疗不恰当,衣原体结膜炎能持续数月,且发生轻的瘢痕形成,但能完全吸收。慢性结膜炎可以单独发生,也可作为赖特尔(Reiter)综合征的一部分,赖特尔(Reiter)综合征包括尿道炎、结膜炎、黏膜病和反应性关节炎。

9.预防

为了防止孕妇产后并发症和胎儿感染应在妊娠后 3 个月做衣原体感染筛查,以便在分娩前完成治疗。对孕妇 CT 生殖道感染应进行治疗。产前进行治疗是预防新生儿感染的最佳方法。红霉素对胎儿无毒性,可用于治疗。新生儿出生后,立即涂红霉素眼膏,可有效预防结膜炎。

美国 CDC 推荐对于 CT 感染孕妇可阿奇霉素 1 次 1 g 或阿莫西林 500 mg 口服,3 次/日,连续 7 日作为一线用药,也可红霉素 250 mg,2 次/日,连续 14 日,或乙酰红霉素 800 mg,2 次/日,连续 14 日是一种可行的治疗手段。

(二)肺炎衣原体肺炎

肺炎衣原体(Chlamydia pneumoniae,CP)仅有一个血清型,称 TWAR 型,是 1986 年从患急性呼吸道疾病的大学生呼吸道中分离到的。目前认为 CP 是一个主要的呼吸道病原,CP 感染与哮喘及冠心病的发生存在着一定的关系。CP 在体内的代谢与 CT 相同,在微生物学特征上与 CT 不同的是,其原体为梨形,原体内没有糖原,主要外膜蛋白上没有种特异抗原。

CP 可感染各年龄组人群,不同地区 CP 感染 CAP 的比例是不同的,在 2%～19% 波动,与不同人群和选用的检测方法不同有关。大多数研究选用的是血清学方法,儿童下呼吸道感染率的报道波动在

0～18％,一个对 3～12 岁采用培养方法的 CAP 多中心研究发现的 CP 感染率为 14％,而 MP 感染率是 22％,其中小于 6 岁组 CP 感染率是 15％。大于 6 岁组 CP 感染率是 18％,有 20％的儿童同时存在 CP 和 MP 感染,有报道 CP 感染镰状细胞贫血患者 10％～20％出现急性胸部综合征,10％支气管炎症和 5％～10％儿童出现咽炎。

1.发病机制

CP 广泛存在于自然界,但迄今感染仅见于人类。这种微生物能在外界环境生存 20～30 小时,动物实验证明:要直接植入才能传播,空气飞沫传播不是 CP 有效的传播方式。临床研究报道发现,呼吸道分泌物传播是其主要的感染途径,无症状携带者和长期排菌状态可能促进这种传播。其潜伏期较长,传播比较缓慢,平均潜伏期为 30 日,最长可达 3 个月。感染没有明显的季节性,儿童时期其感染的性别差异不明显。现已发现,在军队、养老院等同一居住环境中出现人之间的 CP 传播和 CP 感染暴发流行。在某些家庭内 CP 的暴发流行中,婴幼儿往往首先发病,并占发患者数中的多数,甚至有时感染仅在幼儿间传播。初次感染多见于 5～12 岁小儿,但从抗体检查证明整个青少年期和成人期可以又有新的或反复感染,老年期达到顶峰,其中 70％～80％血清为阳性反应。血清学流行病学调查显示学龄儿童抗体阳性率开始增加,青少年达 30％～45％,提示存在无症状感染。大约在 15 岁前感染率无性别差异。15 岁以后男性多于女性。流行周期为 6 个月到 2～3 年,有少数地方性流行报道。大概成年期感染多数是再感染,同时可能有多种感染。也有研究发现:多数家庭或集体成员中仅有一人出现 CP 感染,这说明不易发生传播。

在 CP 感染的症状期及无症状期均可由呼吸道检出 CP。已经证明在症状性感染后培养阳性的时间可长达 1 年,无症状性感染时常见抗体反应阳性。尚不清楚症状的存在是否会影响病原的传播。

与 CT 仅侵犯黏膜上皮细胞不同,CP 可感染包括巨噬细胞、外周血细胞、动脉血管壁内皮细胞及平滑肌在内的几种不同的细胞。CP 可在外周血细胞中存活并可通过血液循环及淋巴循环到达全身各部位。CP 感染后,细胞中有关炎细胞因子 IL－1、IL－8、IFN－a 等以及黏附因子 ICAM－1 表达增多,并可诱导白细胞向炎症部位趋化,既可有利于炎症反应的局部清除,同时也会造成组织的损伤。

2.临床表现

青少年和年轻成人 CP 感染可以为流行性,也可为散发性,CP 以肺炎最常见。青少年中约 10％的肺炎、5％的支气管炎、5％的鼻窦炎和 1％的喉炎和 CP 感染有关。Saikku 等在菲律宾 318 名 5 岁以下的急性下呼吸道感染患者中,发现 6.4％为急性 CP 感染,3.2％为既往感染。Hammerschlag 等对下呼吸道感染的患者,经培养确定 5 岁以下小儿 CP 感染率为 24％,5～18 岁为 41％,最小的培养阳性者仅为 14 个月大。CP 感染起病较缓慢,早期多为上呼吸道感染症状,类似流行性感冒,常合并咽喉炎、声音嘶哑和鼻窦炎,无特异性临床表现。1～2 周后上感症状逐渐减轻而咳嗽逐渐加重,并出现下呼吸道感染征象,肺炎患者症状轻到中等,包括发热、不适、头痛、咳嗽,常有咽炎,多数表现为咽痛、发热、咳嗽,以干咳为主,可出现胸痛、头痛、不适和疲劳。听诊可闻及湿啰音并常有喘鸣音。CP 肺炎临床表现相差悬殊,可从无症状到致死性肺炎。儿童和青少年感染大部分为轻型病例,多表现为上呼吸道感染和支气管炎,肺炎患者较少。而成人则肺炎较多,尤其是在已有慢性疾病或 CP(TWAR)重复感染的老年患者。CP 在免疫力低下的人群可引起重症感染,甚至呼吸衰竭。

CP 感染的潜伏期为 15～23 日,再感染的患者呼吸道症状往往较轻,且较少发展为肺炎。

与支原体感染一样,CP 感染也可引起肺外的表现,如结节性红斑、甲状腺炎、脑炎和 Gullain－Barre 综合征等。

CP 可激发哮喘患者喘息发作,囊性纤维化患者病情加重,有报道从急性中耳炎患者的渗液中分离出 CP,CP 往往与细菌同时致病。有 2％～5％的儿童和成人可表现为无症状呼吸道感染,持续 1 年或 1 年以上。

3.实验室检查

诊断 CP 感染的特异性诊断依据组织培养的病原分离和血清学检查。CP 在经亚胺环己酮处理的 HEP－2 和 HL 细胞培养基上生长最佳。标本的最佳取材部位为鼻咽后部,如检查 CT 那样用金属丝从胸水中也分离到该病原。有报道经胰酶和(或)乙二胺四乙酸钠(EDTA)处理后的标本 CP 培养的阳性率高。已有从胸水中分离到CP的报道。

用荧光抗体染色可能直接查出临床标本中的衣原体,但不是非常敏感和特异。用EIA法可检测一些临床标本中的衣原体抗原,因EIAs采用的是多克隆抗体或属特异单克隆抗体,可同时检测CP和CT。而微量免疫荧光法(MIF),可使用CP单一抗原,而不出现同时检测其他衣原体种。急性CP感染的血清学诊断标准为:患者MIF法双份血清IgG滴度4倍或4倍以上升高或单份血清IgG滴度≥1:512;和(或)IgM滴度≥1:16或以上,在排除类风湿因子所致的假阳性后可诊断为近期感染;如果IgG≥1:16但≤1:512提示曾经感染。这一标准主要根据成人资料而定。肺炎和哮喘患者的CP感染研究显示有50%测不到MIF抗体。不主张单独应用IgG进行诊断。IgG滴度1:16或以上仅提示既往感染。IgA或其他抗体水平需双份血清进行回顾分析才能进行诊断,不能提示既往持续感染。

MIF和补体结合试验方法敏感性在各种方法不一致,CDC建议应严格掌握诊断标准。

由于与培养的结果不一致,不主张血清酶联免疫方法进行CP感染诊断,有关CP儿童肺炎和哮喘儿童CP感染的研究发现,有50%儿童培养证实为CP感染,而并无血清学抗体发现。而且,单纯应用血清学方法不能进行临床微生物评价。

采用各种聚合酶链反应技术(PCR)如荧光定量PCR和Nested PCR等可早期快速并特异地进行CP感染的诊断,已有不少关于其应用并与培养和血清学方法进行对比的研究,有研究报道以16SrRNA特异靶序列为目的基因的荧光定量PCR方法诊断CP感染具有较好的特异性,操作较为简单,且能将标本中的病原体核酸量化,但目前尚无此PCR商品药盒。

4.影像学表现

开始主要表现为单侧肺泡浸润,位于肺段和亚段,可见于两肺的任何部位,下叶及肺的周边部多见。以后可进展为双侧间质和肺泡浸润。胸部X线表现多较临床症状重。胸片示肺叶浸润影,并可有胸腔积液。

5.诊断及鉴别诊断

临床表现上不能与MP等引起的非典型肺炎区分开来,听诊可发现啰音和喘鸣音,胸部影像常较患儿的临床表现重,可表现为轻度、广泛的或小叶浸润,可出现胸腔积液,可出现白细胞稍高和核左移,也可无明显的变化。培养是诊断CP感染的特异方法,最佳的取材部位是咽后壁标本,也可从痰、咽拭子、支气管灌洗液、胸水等标本中取材进行培养。

CP感染的表现与MP不好区分,CP肺炎患者常表现为轻到中度的全身症状,如发热、乏力、头痛、咳嗽、持续咽炎,也可出现胸腔积液和肺气肿,重症患者常出现肺气肿。

MP肺炎:多见于学龄儿童及青少年,婴幼儿也不少见,潜伏期2~3周,症状轻重不等,主要特点是持续剧烈咳嗽,婴幼儿可出现喘息,全身中毒症状相对较轻,可伴发多系统、多器官损害,X线所见远较体征显著,外周血白细胞数大多数正常或增高,血沉增快,血清特异性抗体测定有诊断价值。

6.治疗

与肺炎支原体肺炎相似,但不同之处在于治疗的时间要长,以防止复发和清除存在于呼吸道的病原体。体外药物敏感试验显示四环素、红霉素及一些新的大环丙酯类(阿奇霉素和克拉红霉素)和喹诺酮类(氟嗪酸)抗生素有活性。对磺胺类耐药。首选治疗为红霉素,新生儿和婴儿的用量为红霉素每日40 mg/kg,疗程2~3周,一般用药24~48小时体温下降,症状开始缓解。有报道单纯应用一个疗程,部分病例仍可复发,如果无禁忌,可进行第二疗程治疗。也可采用克拉霉素和阿奇霉素治疗,其中阿奇霉素的疗效要优于克拉霉素,用法为克拉霉素疗程21日,阿奇霉素疗程5日,也可应用利福平、罗红霉素、多西环素进行治疗。

有研究发现,选用红霉素治疗2周,甚至四环素或多西环素治疗30日者仍有复发病例。可能需要2周以上长期的治疗,初步资料显示CP肺炎患儿服用红霉素悬液40~50 mg/(kg·24 h),连续10~14日,可清除鼻咽部病原的有效率达80%以上。克拉霉素每日10 mg/kg,分2次口服,连续10日,或阿奇霉素每日10 mg/kg,口服1日,第2~5日阿奇霉素每日5 mg/kg,对肺炎患者的鼻咽部病原的清除率达 80% 以上。

7.预后

CP 感染的复发较为常见，尤其抗生素治疗不充分时，但较少累及呼吸系统以外的器官。

有再次治疗出现持续咳嗽的患者。

8.预防

CP 肺炎按一般呼吸道感染预防即可。

（三）鹦鹉热衣原体肺炎

鹦鹉热衣原体（Chlamydia psittaci，CPs），CPs 和 CT 沙眼衣原体仅有 10% 的 DNA 同源。可通过 CPs 包涵体不含糖原、包涵体形态和对磺胺类药物的敏感性与 CT 沙眼衣原体相鉴别。CPs 有多个不同的种，可感染大多数的鸟类和包括人在内的哺乳动物，目前认为 CPs 菌株至少有 5 个生物变种，单克隆抗体测定显示鸟生物变种至少有 4 个血清型，其中鹦鹉和火鸡血清型是美国鸟类感染的最重要血清型。

1.发病机制

虽然原先命名为鹦鹉热（psittacosis），实际上所有的鸟类，包括家鸟和野鸟均是 CPs 的天然宿主。对人类威胁最大的是家禽加工厂（特别是火鸡加工厂）、饲养鸽子和笼中宠鸟。近几年在美国通过对家禽喂含四环素的饲料和对进口鸟在检疫期用四环素治疗，这种感染率已经降低。这种病原体可存在于鸟排泄物、血、腹腔脏器和羽毛内。引起人类感染的主要机制大概是由于吸入干的排泄物；吸入粪便气溶胶、粪尘和含病原的动物分泌物是感染的主要途径。作为感染源的鸟类可无症状或表现拒食、羽毛竖立、无精打采和排绿水样便。受染的鸟类可以是无症状或仅有轻微症状，但在感染后仍能排菌数月。易患鹦鹉热的高危人群包括养鸟者、鸟的爱好者、宠物店的工作人员。人类感染常见于长期或密切接触者，但据报道约 20% 的鹦鹉热患者无鸟类接触史。但是在家禽饲养场发生鹦鹉热流行时，也有仅接触死家禽、切除死禽内脏者发病。已有报道人类发生反复感染者可持续携带病原体达 10 年之久。

鹦鹉热几乎只是成人的疾病，可能因为小儿接触鸟类或加工厂或在家庭内接触的可能性较少。

病原体吸入呼吸道，经血液循环侵入肝、脾等单核－吞噬细胞系统，在单核吞噬细胞内繁殖后，再血行播散至肺和其他器官。肺内病变常开始于肺门区域，血管周围有炎症反应，并向周围扩散小叶性和间质性肺炎，以肺叶或肺段的下垂部位最为明显，细支气管及支气管上皮引起脱屑和坏死。早期肺泡内充满中性粒细胞及水肿渗出液，不久即被多核细胞所代替，病变部位可产生实变及少量出血，肺实变有淋巴细胞浸润，可出现肺门淋巴结肿大。有时产生胸膜炎症反应。肝脏可出现局部坏死，脾常肿大，心、肾、神经系统以及消化道均可受累产生病变。

有猜测存在人与人之间的传播，但尚未证实。

2.临床表现

鹦鹉热既可以是呼吸道感染，也可以是以呼吸系统为主的全身性感染。儿童鹦鹉热的临床表现可从无症状感染到出现肺炎、多脏器感染不等。潜伏期平均为 15 日，一般为 5～21 日，也可长达 4 周。起病多隐匿，病情轻时如流感样，也可突然发病，出现发热、寒战、头痛、出汗和其他许多常见的全身和呼吸道症状，如不适无力、关节痛、肌痛、咯血和咽炎。发热第一周可达 40 ℃ 以上，伴寒战和相对缓脉，常有乏力，肌肉关节痛，畏光，鼻出血，可出现类似伤寒的玫瑰疹，常于病程 1 周左右出现咳嗽，咳嗽多为干咳，咳少量黏痰或痰中带血等。肺部很少有阳性体征，偶可闻及细湿啰音和胸膜摩擦音，双肺广泛受累者可有呼吸困难和发绀。躯干部皮肤可见一过性玫瑰疹。严重肺炎可发展为谵妄、低氧血症甚至死亡。头痛剧烈，可伴有呕吐，常被疑诊为脑膜炎。

3.实验室检查

白细胞常不升高，可出现轻度白细胞升高，同时可有门冬氨酸氨基转移酶（谷丙转氨酶）、碱性磷酸酶和胆红素增高。

有报道 25% 鹦鹉热患者存在脑膜炎，其中半数脑脊液蛋白增高（400～1 135 mg/L），未见脑脊液中白细胞增加。

4.影像学表现

CPs 肺炎胸片常有异常发现,肺部主要表现为不同程度的肺部浸润,如弥漫性支气管肺炎或间质性肺炎,可见由肺门向外周放射的网状或斑片状浸润影,多累及下叶,但无特异性。单侧病变多见,也可双侧受累,肺内病变吸收缓慢,偶见大叶实变或粟粒样结节影及胸膜渗出。可出现胸腔积液。肺内病变吸收缓慢,有报道治疗 7 周后有 50% 的患者病灶不能完全吸收。

5.诊断

由于临床表现各异,鹦鹉热的诊断困难。与鸟类的接触史非常重要,但 20% 的鹦鹉热患者接触史不详。尚无人与人之间传播的证据。出现高热、严重头痛和肌痛症状的肺炎患者,结合患者有鸟接触史等阳性流行病学资料和血清学检查确定诊断。

从胸水和痰中可培养出病原体,CPs 与 CP、CT 的培养条件是相同的,由于其潜在的危险,鹦鹉热衣原体除研究性实验室外一般不能培养。

实验室检查诊断多数是靠特异性补体结合性抗体检测。特异性补体结合试验或微量免疫荧光试验阳性,恢复期(发病第 2～3 周)血清抗体效价比急性期增高 4 倍或单次效价为 1∶32 或以上即可确定诊断。诊断的主要方法是血清补体结合试验,是种特异性的。

补体结合(complement fixation,CF)抗体试验不能区别是 CP 还是 CPs,如小儿抗体效价增高,更多可能是 CP 感染的血清学反应。

CDC 认为鹦鹉热确诊病例需要符合临床疾病过程、鸟类接触病史,采用以下三种方法之一进行确定:呼吸道分泌物病原学培养阳性;相隔 2 周血 CF 抗体 4 倍上升或 MIF 抗体 4 倍以上升高;MIF 单份血清 IgM 抗体滴度大于或等于 16。

可疑病例必须在流行病学上与确诊病例密切相关,或症状出现后单份 CF 或 MIF 抗体在 1∶32 以上。

由于 MIF 也用于诊断 CP 感染,用 MIF 检测可能存在与其他衣原体种或细菌感染间的交叉反应,早期针对鹦鹉热采用四环素进行治疗,可减少抗体反应。

6.鉴别诊断

(1)MP 肺炎:多见于学龄儿童及青少年,婴幼儿也不少见,潜伏期 2～3 周,症状轻重不等,主要特点是持续剧烈咳嗽,婴幼儿可出现喘息,全身中毒症状相对较轻,可伴发多系统、多器官损害,X 线所见远较体征显著,外周血白细胞数大多数正常或增高,血沉增快,血清特异性抗体测定有诊断价值。

(2)结核病:小儿多有结核病接触史,起病隐匿或呈现慢性病程,有结核中毒症状,肺部体征相对较少,X 线所见远较体征显著,不同类型结核有不同特征性影像学特点,结核菌素试验阳性、结核菌检查阳性,可较早出现全身结核播散病灶等明确诊断。

(3)真菌感染:不同的真菌感染的临床表现多样,根据患者有无免疫缺陷等基础疾患、长期应用抗生素、激素等病史、肺部影像学特征、病原学组织培养、病理等检查,经试验和诊断性治疗明确诊断。

7.治疗

CPs 对四环素、氯霉素和红霉素敏感,但不主张四环素在 8 岁以下小儿应用。新生儿和婴儿的用量为红霉素每日 40 mg/kg,疗程 2～3 周。也有采用新型大环内酯类抗生素,应注意鹦鹉热的治疗显效较慢,发热等临床症状一般要在 48～72 小时方可控制,有报道红霉素和四环素这两种抗生素对青少年的用量为每日 2 g,用 7～10 日或热退后继续服用 10 日。复发者可进行第二个疗程,发生呼吸衰竭者,需氧疗和进一步机械呼吸治疗。

多西环素 100 mg bid 或四环素 500 mg qid 在体温正常后再继续服用 10～14 日,对危重患者可用多西环素 4.4 mg/(kg·d)每 12 小时口服 1 次,每日最大量是 100 mg。对 9 岁以下不能用四环素的小儿,可选用红霉素 500 mg Po qid。由于初次感染往往并不能产生长久的免疫力,有治疗 2 个月后病情仍复发的报道。

8.预后

鹦鹉热患者应予隔离,痰液应进行消毒;应避免接触感染的鹦鹉等鸟类或禽类可预防感染;加强国际进口检疫和玩赏鸟类的管理。未经治疗的死亡率是 15%～20%,若经适当治疗的死亡率可降至 1% 以下,严重感染病例可出现呼吸衰竭,有报道孕妇感染后可出现胎死宫内。

9.预防

病原体对大多数消毒剂、热等敏感,对酸和碱抵抗。严格鸟类管理,应用鸟笼,并避免与病鸟接触;对可疑鸟类分泌物应进行消毒处理,并对可疑鸟隔离观察 30～45 日;对眼部分泌物多、排绿色水样便或体重减轻的鸟类应隔离;避免与其他鸟类接触,不能买卖。接触的人应严格防护,穿隔离衣,并戴 N95 型口罩。

五、支原体肺炎

(一)病因

支原体是细胞外寄生菌,属暗细菌门、柔膜纲、支原体目、支原体科(Ⅰ、Ⅱ)、支原体属(Ⅰ、Ⅱ)。支原体广泛寄居于自然界,迄今已发现支原体有 60 余种,可引起动物、人、植物等感染。支原体的大小介于细菌与病毒之间,是能独立生活的病原微生物中最小者,能通过细菌滤器,需要含胆固醇的特殊培养基,在接种 10 日后才能出现菌落,菌落很小,病原直径为 125～150 nm,与黏液病毒的大小相仿,含 DNA 和 RNA,缺乏细胞壁,呈球状、杆状、丝状等多种形态,革兰染色阴性。目前肯定对人致病的支原体有 3 种,即肺炎支原体(mycoplasma pneumoniae,MP)、解脲支原体及人型支原体。其中肺炎支原体是人类原发性非典型肺炎的病原体。

(二)流行病学

MP 是儿童时期肺炎或其他呼吸道感染的重要病原之一。本病主要通过呼吸道飞沫传染。全年都有散发感染,秋末和冬初为发病高峰季节,每 2～6 年可在世界范围内同时发生流行。MP 感染的发病率各地报道差异较大,一般认为 MP 感染所致的肺炎在肺炎总数中所占的比例可因年龄、地区、年份以及是否为流行年而有所不同。

(三) 发病机制

直接损害:肺炎支原体缺乏细胞壁,且没有其他与黏附有关的附属物,故其依赖自身的细胞膜与宿主靶细胞膜紧密结合。当肺炎支原体侵入呼吸道后,借滑行运动定位于纤毛毡的隐窝内,以其尖端特殊结构(即顶器)牢固的黏附于呼吸道黏膜上皮细胞的神经氨酸受体上,抵抗黏膜纤毛的清除和吞噬细胞的吞噬。与此同时,MP 会释放有毒代谢产物,如氨、过氧化氢、蛋白酶及神经毒素等,从而造成呼吸道黏膜上皮的破坏,并引起相应部位的病变,这是 MP 的主要致病方式。P1 被认为是肺炎支原体的主要黏附素。

免疫学发病机制:人体感染 MP 后体内先产生 IgM,后产生 IgG、SIgA。由于 MP 膜上的甘油磷脂与宿主细胞有共同抗原成分,感染后可产生相应的自身抗体,形成免疫复合物,如在出现心脏、神经系统等并发症的患者血中,可测到针对心肌、脑组织的抗体。另外,人体感染 MP 后炎性介质、酸性水解酶、中性蛋白水解酶和溶酶体酶、氧化氢等产生增加,导致多系统免疫损伤,出现肺及肺外多器官损害的临床症状。

肺炎支原体多克隆激活 B 淋巴细胞,产生非特异的与支原体无直接关联的抗原和抗体,如冷凝集素的产生。比较而言,肺炎支原体引起非特异性免疫反应比特异的免疫反应明显。

由于肺炎支原体与宿主细胞有共同抗原成分,可能会被误认为是自身成分而允许寄生,逃避了宿主的免疫监视,不易被吞噬细胞摄取,从而得以长时间寄居。

肺炎支原体肺炎的发病机制尚未完全阐明,目前认为肺炎支原体的直接侵犯和免疫损伤均存在,是二者共同作用的结果,但损害的严重程度及作用时间长短不清。

(四)病理表现

支原体肺炎主要病理表现为间质性肺炎和细支气管炎,有些病例病变累及肺泡。局部黏膜充血、水肿、增厚,细胞膜损伤,上皮细胞纤毛脱落,有淋巴细胞、嗜酸性粒细胞、中性粒细胞、巨噬细胞浸润。

(五)临床表现

潜伏期 2～3 周,高发年龄为 5 岁以上,婴幼儿也可感染,目前认为肺炎支原体感染有低龄化趋势。起病一般缓慢,主要症状为发热、咽痛和咳嗽。热度不一,可呈高热、中等度热或低热。咳嗽有特征性,病程早期以干咳为主,呈阵发性,较剧烈,类似百日咳,影响睡眠和活动。后期有痰,黏稠,偶含小量血丝。支原体感染可诱发哮喘发作,一些患儿伴有喘息。若合并中等量以上胸腔积液,或病变广泛尤其以双肺间质性浸润为主时,可出现呼吸困难。婴幼儿的临床表现可不典型,多伴有喘鸣和呼吸困难,病情多较严重,可发生多系统损害。肺部体征少,可有呼吸音减低,病程后期可出现湿性啰音,肺部体征与症状以及影像学表现不一致,为支原体肺炎的特征。我们在临床上发现,肺炎支原体可与细菌、病毒混合感染,尤其是与肺炎链球菌、流感嗜血杆菌、EB病毒等混合感染,使病情加重。

(六)影像学表现

胸部X线表现如下。①间质病变为主:局限性或普遍性肺纹理增浓,边界模糊有时伴有网结状阴影或较淡的斑点阴影,或表现单侧或双侧肺门阴影增大,结构模糊,边界不清,可伴有肺门周围斑片阴影(图5-2)。②肺泡浸润为主:病变的大小形态差别较大,以节段性浸润常见,其内可夹杂着小透光区,形如支气管肺炎。也可呈肺段或大叶实变,发生于单叶或多叶,可伴有胸膜积液(图5-3、图5-4)。③混合病变:同时有上两型表现。

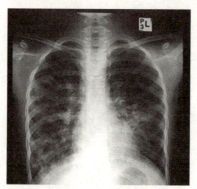

图5-2 支原体肺炎(间质病变为主)

双肺纹理增浓,边界模糊,伴有网结状阴影和左肺门周围片状阴影

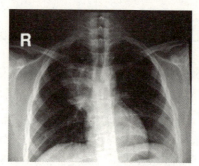

图5-3 支原体肺炎(肺泡浸润为主)

右上肺浸润,其内夹杂着小透光区

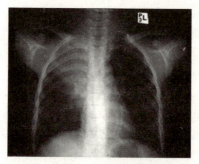

图5-4 右上肺实变

由于支原体肺炎的组织学特征是急性细支气管炎,胸部CT除上述表现外,可见网格线影、小叶中心性结节、树芽征以及支气管管壁增厚、管腔扩张(图5-5)。树芽征表现反映了有扩大的小叶中心的细支气

管,它们的管腔为黏液、液体所嵌顿。在 HRCT 上除这些征象外,还可见马赛克灌注、呼气时空气潴留的气道阻塞。

重症支原体肺炎可发生坏死性肺炎,胸部 CT 强化扫描后可显示坏死性肺炎。影像学完全恢复的时间长短不一,有的肺部病变恢复较慢,病程较长,甚至发生永久性损害。国外文献报道以及临床发现,在相当一部分既往有支原体肺炎病史的儿童中,HRCT 上有提示为小气道阻塞的异常表现,包括马赛克灌注、支气管扩张、支气管管壁增厚、血管减少、呼气时空气潴留,病变多累及两叶或两叶以上(图 5-6),即遗留BO 或单纯支气管扩张征象,其部位与全部急性期时胸片所示的浸润区位置一致,这些异常更可能发生于支原体抗体滴度较高病例。

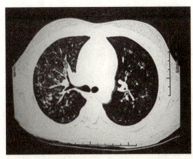

图 5-5　小叶中心性结节、树芽征、支气管管壁增厚、管腔扩张

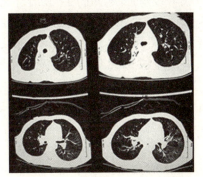

图 5-6　CT 显示马赛克灌注、右肺中叶支气管扩张

(七)难治性或重症支原体肺炎

根据我们的病例资料分析,肺炎支原体肺炎的临床表现、病情轻重、治疗反应以及胸部 X 线片表现不一。一些病例发病即使早期应用大环内酯类抗生素治疗,体温持续升高,剧烈咳嗽,胸部 X 线片示一个或多个肺叶高密度实变、不张或双肺广泛间质性浸润(图 5-7,图 5-8),常合并中量胸腔积液,支气管镜检查发现支气管内黏稠分泌物壅塞,或伴有坏死黏膜,病程后期亚段支气管部分或完全闭塞,致实变、肺不张难于好转,甚至出现肺坏死,易遗留闭塞性细支气管炎和局限性支气管扩张。双肺间质性改变严重者可发生肺损伤和呼吸窘迫,并可继发间质性肺炎。这些病例为难治性或重症支原体肺炎。

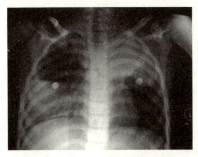

图 5-7　双肺实变

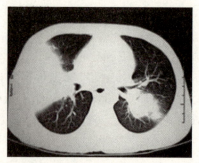

图 5-8　双肺实变

（八）肺外并发症

（1）神经系统疾病：在肺炎支原体感染的肺外并发症中，无论国内国外，报道最多的为神经系统疾病。发生率不明。与肺炎支原体感染相关的神经系统疾病可累及大脑、小脑、脑膜、脑血管、脑干、脑神经、脊髓、神经根、周围神经等，表现有脑膜脑炎、急性播散性脑脊髓膜炎、横断性脊髓炎、无菌性脑膜炎、周围神经炎、吉兰－巴雷综合征、脑梗死、Reye 综合征等。我们在临床发现，肺炎支原体感染引起的脑炎最常见。近期我们收治 1 例肺炎支原体肺炎合并胸腔积液患儿，发生右颈内动脉栓塞，导致右半侧脑组织全部梗死，国外有类似的病例报道。神经系统疾病可发生于肺炎支原体呼吸道感染之前、之中、之后，少数不伴有呼吸道感染而单独发生。多数病例先有呼吸道症状，相隔 1～3 周出现神经系统症状。临床表现因病变部位和程度不同而异，主要表现为发热、惊厥、头痛、呕吐、神志改变、精神症状、脑神经障碍、共济失调、瘫痪、舞蹈－手足徐动等。脑脊液检查多数正常，异常者表现为白细胞升高、蛋白升高、糖和氯化物正常，类似病毒性脑炎。脑电图可出现异常。CT 和 MRI 多数无明显异常。病情轻重不一，轻者很快缓解，重者可遗留后遗症。

（2）泌尿系统疾病：在与肺炎支原体感染相关的泌尿系统疾病中，最常见的为急性肾小球肾炎综合征，类似链球菌感染后急性肾小球肾炎，表现为血尿、蛋白尿、水肿、少尿、高血压，血清补体可降低。与链球菌感染后急性肾小球肾炎相比，潜伏期一般较短，血尿恢复快。文献认为与肺炎支原体感染相关的肾小球肾炎的发生率有升高趋势，预后与其病理损害有关，病理损害重，肾功能损害也重，病程迁延，最终可进展为终末期肾衰竭。病理类型可多种多样，有膜增生型、系膜增生型、微小病变型等。肺炎支原体感染也可引起 IgA 肾病，小管性－间质性肾炎，少数患者可引起急性肾衰竭。

（3）心血管系统疾病：肺炎支原体感染可引起心肌炎和心包炎，甚至心功能衰竭。常见的表现为心肌酶谱升高、心律失常（如传导阻滞、室性期前收缩等）。肺炎支原体肺炎可合并川崎病或肺炎支原体感染单独引起川崎病，近年来有关肺炎支原体感染与川崎病的关系已引起国内的关注。此外，肺炎支原体肺炎可引起心内膜炎，我们曾收治肺炎支原体肺炎合并心内膜炎的患儿，心内膜出现赘生物。

（4）血液系统：以溶血性贫血多见。另外，也可引起血小板数减少、粒细胞减少、再生障碍性贫血、凝血异常，出现脑、肢体动脉栓塞以及 DIC。国外文献有多例报道肺炎支原体感染合并噬血细胞综合征、类传染性单核细胞增多征。由于目前噬血细胞综合征、传染性单核细胞增多征的发病率有增多趋势，除与病毒感染相关外，肺炎支原体感染的致病作用不容忽视。由于肺炎支原体可与 EB 病毒混合感染，当考虑肺炎支原体为传染性单核细胞增多征的病因时，应慎重。

（5）皮肤黏膜表现：皮疹多见，形态多样，有红斑、斑丘疹、水疱、麻疹样或猩红热样丘疹、荨麻疹及紫癜等，但以斑丘疹和疱疹为多见，常发生在发热期和肺炎期，持续 1～2 周。最严重的为 Stevens－Johnson 综合征。

（6）关节和肌肉病变：表现为非特异性肌痛、关节痛、关节炎。非特异性肌痛多为腓肠肌疼痛。有时关节痛明显，关节炎以大中关节多见，可游走。

（7）胃肠道系统：可出现腹痛、腹泻、呕吐、肝损害。肺炎支原体肺炎引起的肝功能损害较常见，经保肝治疗，一般能恢复，目前尚未见肝坏死的报道。也可引起上消化道出血、胰腺炎、脾大。

（九）实验室检查

目前国内外采用的 MP 诊断方法主要包括经典的培养法、血清学抗体检测和核酸检测方法。

MP 的分离培养和鉴定可客观反映 MP 感染的存在，作为传统的检测手段，至今仍是支原体鉴定的金标准。其缺点是费时耗力，由于 MP 对培养条件要求苛刻，生长缓慢，做出判定需 3～4 周。当标本中 MP 数量极少、培养基营养标准不够或操作方法不当时，均会出现假阴性。由于 MP 培养困难、花费时间长，多数实验室诊断均采用血清学方法，如补体结合试验（complement fixation test，CFT 或 CF）、颗粒凝集试验（particle agglutination test，PAT 或 PA）、间接血凝试验（indirect hemagglutination test，IHT）和不同的 ELISA 法等。近年多采用颗粒凝集法（PA）测定 MP 抗体，值得注意其所测得的抗体 90% 为 MP IgM，但也包含了 10% 左右的 MP IgG，PA 法阳性为滴度＞1∶80。除 MP IgM 外还可检测 MP IgA 抗体，其出现较 IgM 稍晚，但持续时间长，特异性强，测定 MP IgA 可提高 MP 感染诊断的敏感性和特异性。

PCR 的优点在于可检测经过处理用于组织学检测的组织，或已污染不能进行分离培养的组织。只需一份标本，1 日内可完成检测，与血清学方法比较，可检测更早期的感染，并具有高敏感性的优势，检测标本中的支原体无须是活体。已有报道将实时 PCR（real time PCR）技术应用于 MP 感染诊断，该技术将 PCR 的灵敏性和探针杂交的特异性合二为一，是目前公认的准确性和重现性最好的核酸分子技术。Matezou 等应用此方法在痰液中检测 MP，发现 22% MP IgM 阴性的 MP 感染病例。有学者认为如果将实时 PCR 和 EIA 检测 MP IgM 相结合，则在 MP 感染急性期可达到 83% 阳性检出率。Daxboeck 等对 29 例 MP 感染致 CAP 患者的血清用实时 PCR 技术与常规 PCR 技术作对比研究显示：所有标本常规 PCR 均阴性，但实时 PCR 检出 15 例 MP 感染（52% 阳性率），该研究不仅证明实时 PCR 的敏感性，更对传统观念做了修正，即 MP 感染存在支原体血症。

（十）诊断

血清 IgG 抗体呈 4 倍以上升高或降低，同时 MP 分离阳性者，有绝对诊断意义。血清 IgM 抗体阳性伴 MP 分离阳性者，也可明确 MP 感染诊断。如仅有 4 倍以上抗体改变或下降至原来的 1/4，或 IgM 阳性（滴度持续＞1∶160），推测有近期感染，应结合临床表现进行诊断。目前国内在阳性标准上并不统一，这直接影响到对 MP 流行病学的评估和资料间比较。

（十一）鉴别诊断

1.细菌性肺炎

重症支原体肺炎患儿影像学表现为大叶实变伴胸腔积液，外周血中性粒细胞升高，CRP 明显升高，与细菌性肺炎难于鉴别。支原体肺炎的肺泡炎症与间质炎症常混合存在，即在大片实变影周围或对侧有网点状、网结节状阴影，常有小叶间隔增厚、支气管血管束增粗和树芽征等间质性改变，这在细菌性肺炎少见。另外，支原体肺炎的胸水检查常提示白细胞轻度升高，以淋巴细胞为主。病原学检查如支原体抗体阳性，痰液和胸水细胞培养是可靠的鉴别诊断依据。

2.肺结核

浸润性肺结核见于年长儿，临床表现为发热、咳嗽，肺部体征不多，重者可出现肺部空洞和支气管播散。支气管播散表现为小叶中心结节、树芽征、支气管壁增厚、肺不张等征象。由于浸润性肺结核和支原体肺炎的发病年龄、临床和影像表现相似，二者易混淆。鉴别点如下：浸润性肺结核出现支气管播散表现病程相对较长，起病缓慢，浸润阴影有空洞形成。支原体肺炎支原体抗体阳性，而浸润性肺结核 PPD 皮试阳性、痰液结核分枝杆菌检查阳性。支原体肺炎经大环内酯类抗生素有效。另外，因支原体肺炎可引起肺门淋巴结肿大，易误诊为原发性肺结核，但原发性肺结核除肺门淋巴结肿大外，往往伴有气管或支气管旁淋巴结肿大，并彼此融合、PPD 皮试阳性。支原体肺炎也可引起双肺类似粟粒样阴影，易误诊为急性血行播散性肺结核，但支原体肺炎粟粒阴影的大小、密度、分布不均匀，肺纹理粗乱，增多或伴网状阴影，重要的鉴别依据仍是 PPD 皮试、支原体抗体检测以及对大环内酯类抗生素的治疗反应。

（十二）后遗症

国外文献报道，支原体肺炎后可以导致长期的肺部后遗症，如支气管扩张、肺不张、闭塞性细支气管炎

（bronchiolitis obliterans，BO）、闭塞性细支气管炎伴机化性肺炎（bronchiolitis obliterans organising pneumonia，BOOP）、单侧透明肺、肺间质性纤维化。

（十三）治疗

小儿 MPP 的治疗与一般肺炎的治疗原则基本相同，宜采用综合治疗措施。包括一般治疗、对症治疗、抗生素、糖皮质激素等。

1.抗生素

大环内酯类抗生素、四环素类抗生素、氟喹诺酮类等，均对支原体有效，但儿童主要使用的是大环内酯类抗生素。

大环内酯类药物中的红霉素仍是治疗 MP 感染的主要药物，红霉素对消除支原体肺炎的症状和体征明显，但消除 MP 效果不理想，不能消除肺炎支原体的寄居。常用为 50 mg/（kg·d），轻者可分次口服，重症可考虑静脉给药，疗程一般主张不少于 2～3 周，停药过早易于复发。红霉素对胃肠道刺激大，并可引起血胆红素及转氨酶升高，以及有耐药株产生的报道。

近年来使用最多的不是红霉素而是阿奇霉素，阿奇霉素在人的细胞内浓度高而在细胞外浓度低。阿奇霉素口服后 2～3 小时达血药峰质量浓度，生物利用率为 37%，具有极好的组织渗透性，组织水平高于血药浓度 50～100 倍，而血药浓度只有细胞内水平的 1/10，服药 24 小时后巨噬细胞内阿奇霉素水平是红霉素的 26 倍，在中性粒细胞内为红霉素的 10 倍。其剂量为 10 mg/（kg·d），1 次/日。

文献中有许多关于治疗 MPP 的疗效观察文章，有学者认为红霉素优于阿奇霉素；有学者认为希舒美（阿奇霉素）可代替红霉素静脉滴注；有学者认为克拉霉素在疗程、依从性、不良反应上均优于阿奇霉素；也有学者认为与红霉素比较，阿奇霉素可作为治疗 MPP 的首选药物，但目前这些观察都不是随机、双盲、对照研究，疗效标准几乎都是临床症状的消失，无病原清除率的研究。

2.肾上腺糖皮质激素的应用

目前认为在支原体肺炎的发病过程中，有支原体介导的免疫损伤参与，因此，对重症 MP 肺炎或肺部病变迁延而出现肺不张、支气管扩张、BO 或有肺外并发症者，可应用肾上腺皮质激素治疗。根据国外文献以及临床总结，糖皮质激素在退热、促进肺部实变吸收、减少后遗症方面有一定作用。可根据病情，应用甲泼尼龙、氢化可的松、地塞米松或泼尼松。

3.支气管镜治疗

根据临床观察，支原体肺炎病程中呼吸道分泌物黏稠，支气管镜下见黏稠分泌物阻塞支气管，常合并肺不张。因此，有条件者，可及时进行支气管镜灌洗。

4.肺外并发症的治疗

目前认为并发症的发生与免疫机制有关。因此，除积极治疗肺炎、控制 MP 感染外，可根据病情使用激素，针对不同并发症采用不同的对症处理办法。

（李文峰）

第四节　支气管哮喘

支气管哮喘是一种以嗜酸性粒细胞、肥大细胞、T 细胞等多种炎性细胞参与的气道慢性炎症性疾病，患者气道具有对各种激发因子刺激的高反应性。临床以反复发作性喘息、呼吸困难、胸闷或咳嗽为特点。常在夜间和（或）清晨发作或加剧，多数患者可自行缓解或治疗后缓解。

一、病因

（一）遗传因素

遗传过敏体质（特异反应性体质，Atopy-特应质）对本病的形成关系很大，多数患儿有婴儿湿疹、过敏性鼻炎和（或）食物（药物）过敏史。本病多数属于多基因遗传病，遗传度 70%～80%，家族成员中气道的

第五章
呼吸系统疾病

高反应性普遍存在,双亲均有遗传基因者哮喘患病率明显增高。国内报道约 20％的哮喘患儿家族中有哮喘患者。

(二)环境因素

1.感染

最常见的是呼吸道感染。其中主要是病毒感染,如呼吸道合胞病毒、腺病毒、副流感病毒等,此外支原体、衣原体以及细菌感染都可引起。

2.吸入过敏原

如灰尘、花粉、尘螨、烟雾、真菌、宠物、蟑螂等。

3.食入过敏原

主要是摄入异类蛋白质如牛奶、鸡蛋、鱼、虾等。

4.气候变化

气温突然下降或气压降低,刺激呼吸道,可激发哮喘。

5.运动

运动性哮喘多见于学龄儿童,运动后突然发病,持续时间较短。病因尚未完全明了。

6.情绪因素

情绪过于激动,如大笑、大哭引起深吸气,过度吸入冷而干燥的空气可激发哮喘。另外情绪紧张时也可通过神经因素激发哮喘。

7.药物

如阿司匹林可诱发儿童哮喘。

二、发病机制

20 世纪 70 年代和 80 年代初的"痉挛学说",认为支气管平滑肌痉挛导致气道狭窄是引起哮喘的唯一原因,因而治疗的宗旨是解除支气管痉挛。80 年代和 90 年代初的"炎症学说",认为哮喘发作的重要机制是炎性细胞浸润,炎性介质引起黏膜水肿,腺体分泌亢进,气道阻塞。因此,在治疗时除强调解除支气管平滑肌痉挛外,还要针对气道的变应性炎症,应用抗炎药物。这是对发病机制认识的一个重大进展。过敏原进入机体可引发两种类型的哮喘反应。

(一)速发型哮喘反应(immediate asthmatic reaction,IAR)

进入机体的抗原与肥大细胞膜上的特异性 IgE 抗体结合,而后激活肥大细胞内的一系列酶促反应,释放多种介质,引起支气管平滑肌痉挛而发病。患儿接触抗原后 10 分钟内产生反应,10～30 分钟达高峰,1～3 小时过敏原被机体清除,自行缓解,往往表现为突发突止。

(二)迟发型哮喘反应(late asthmatic reaction,LAR)

过敏原进入机体后引起变应性炎症,嗜酸粒细胞、中性粒细胞、巨噬细胞等浸润,炎性介质释放,一方面使支气管黏膜上皮细胞受损、脱落、神经末梢暴露,另一方面使肺部的微血管通透性增加、黏液分泌增加,阻塞气道,使呼吸道狭窄,导致哮喘发作。患儿在接触抗原后一般 3 小时发病,数小时达高峰。24 小时后过敏原才能被清除。

此外,无论轻患者或是急性发作的患者,其气道反应性均高,都可有炎症存在,而且这种炎症在急性发作期和无症状的缓解期均存在。

三、临床表现

起病可急可缓。婴幼儿常有 1～2 天的上呼吸道感染表现,年长儿起病较急。发作时患儿主要表现为严重的呼气性呼吸困难,严重时端坐呼吸,患儿焦躁不安,大汗淋漓,可出现发绀。肺部检查可有肺气肿的体征:两肺满布哮鸣音(有时不用听诊器即可听到),呼吸音减低。部分患儿可闻及不同程度的湿啰音,且多在发作好转时出现。

根据年龄及临床特点分为婴幼儿哮喘、儿童哮喘和咳嗽变异性哮喘。

哮喘持续发作超过 24 小时,经合理使用拟交感神经药物和茶碱类药物,呼吸困难不能缓解者,称之为哮喘持续状态。但需要指出,小儿的哮喘持续状态不应过分强调时间的限制,而应以临床症状持续严重为主要依据。

四、辅助检查

(一)血常规

白细胞大多正常,若合并细菌感染可增高,嗜酸性粒细胞增高。

(二)血气分析

一般为轻度低氧血症,严重患者伴有二氧化碳潴留。

(三)肺功能检查

呼气峰流速(peak expiratory,PEF)减低,指肺在最大充满状态下,用力呼气时所产生的最大流速;1秒钟最大呼气量降低。

(四)过敏原测定

可作为发作诱因的参考。

(五)X线检查

在发作期间可见肺气肿及肺纹理增重。

五、诊断

支气管哮喘可通过详细询问病史做出诊断。不同类型的哮喘诊断条件如下。

(一)婴幼儿哮喘

(1)年龄小于3岁,喘憋发作不低于3次。

(2)发作时双肺闻及以呼气相为主的哮鸣音,呼气相延长。

(3)具有特异性体质,如湿疹、过敏性鼻炎等。

(4)父母有哮喘病等过敏史。

(5)除外其他疾病引起的哮喘。

符合1、2、5条即可诊断哮喘;如喘息发作2次,并具有2、5条诊断可疑哮喘或喘息性支气管炎;若同时有3和/或4条者,给予哮喘诊断性治疗。

(二)儿童哮喘

(1)年龄不低于3岁,喘息反复发作。

(2)发作时双肺闻及以呼气相为主的哮鸣音,呼气相延长。

(3)支气管舒张剂有明显疗效。

(4)除外其他可致喘息、胸闷和咳嗽的疾病。

疑似病例可选用1‰肾上腺素皮下注射,0.01 mL/kg,最大量不超过每次0.3 mL,或用舒喘灵雾化吸入,15分钟后观察,若肺部哮鸣音明显减少,或FEV上升不低于15%,即为支气管舒张试验阳性,可诊断支气管哮喘。

(三)咳嗽变异性哮喘

各年龄均可发病。①咳嗽持续或反复发作超过1个月,特点为夜间(或清晨)发作性的咳嗽,痰少,运动后加重,临床无感染征象,或经较长时间的抗生素治疗无效。②支气管扩张剂可使咳嗽发作缓解(基本诊断条件)。③有个人或家族过敏史,过敏原皮试可阳性(辅助诊断条件)。④气道呈高反应性,支气管舒张试验阳性(辅助诊断条件)。⑤除外其他原因引起的慢性咳嗽。

六、鉴别诊断

(一)毛细支气管炎

此病多见于1岁以内的婴儿,病原体为呼吸道合胞病毒或副流感病毒,也有呼吸困难和喘鸣,但其呼吸困难发生较慢,对支气管扩张剂反应差。

(二)支气管淋巴结核

可引起顽固性咳嗽和哮喘样发作,但阵发性发作的特点不明显,结核菌素试验阳性,X线检查有助于诊断。

（三）支气管异物

患儿会出现哮喘样呼吸困难,但患儿有异物吸入或呛咳史,肺部 X 线检查有助于诊断,纤维支气管镜检可确诊。

七、治疗

（一）治疗原则

坚持长期、持续、规范、个体化的治疗原则。

1.发作期

快速缓解症状、抗炎、平喘。

2.持续期

长期控制症状、抗炎、降低气道高反应性、避免触发因素、自我保健。

（二）发作期治疗

1.一般治疗

注意休息,去除可能的诱因及致敏物。保持室内环境清洁,适宜的空气湿度和温度,良好的通风换气和日照。

2.平喘治疗

（1）肾上腺素能 β_2 受体激动剂:松弛气道平滑肌,扩张支气管,稳定肥大细胞膜,增加气道的黏液纤毛清除力,改善呼吸肌的收缩力。①沙丁胺醇（salbutamol,舒喘灵,喘乐宁）气雾剂每揿 100 μg。每次 1～2 揿,每日 3～4 次。0.5％水溶液每次 0.01～0.03 mL/kg,最大量 1 mL,用2～3 mL生理盐水稀释后雾化吸入,重症患儿每 4～6 小时一次。片剂每次 0.1～0.15 mg/kg,每天 2～3 次。或小于 5 岁每次 0.5～1 mg,5～14 岁每次 2 mg,每日 3 次。②博利康尼（brethine,特布他林,terbutaline）每片 2.5 mg,1～2 岁每次 1/4～1/3 片,3～5 岁每次 1/3～2/3 片,6～14 岁每次 2/3～1 片,每日 3 次。③其他 β_2 受体激动剂,如美喘清等。

（2）茶碱类:氨茶碱口服每次 3～5 mg/kg,每 6～8 小时一次,严重者可静脉给药,应用时间长者,应监测血药浓度。

（3）抗胆碱类药:可抑制支气管平滑肌的 M 样受体,引起支气管扩张,也能抑制迷走神经反射所致的支气管平滑肌收缩。以 β_2 受体阻滞剂更为有效。可用溴化羟异丙托品（ipratropine bromide,atrovent,爱喘乐）,对心血管系统作用弱,用药后峰值出现在 30～60 分钟,其作用部位以大中气道为主,而 β_2 受体激动剂主要作用于小气道,故两种药物有协同作用。气雾剂每揿20 μg,每次 1～2 揿,每日 3～4 次。

3.肾上腺皮质激素的应用

肾上腺皮质激素可以抑制特应性炎症反应,减低毛细血管通透性,减少渗出及黏膜水肿,降低气道的高反应性,故在哮喘治疗中的地位受到高度重视。除在严重发作或持续状态时可予短期静脉应用地塞米松或氢化可的松外,多主张吸入治疗。常用的吸入制剂有:①丙酸培氯松气雾剂（BDP）:每揿 200 μg。②丙酸氟替卡松气雾剂（FP）:每揿 125 μg。以上药物根据病情每日1～3次,每次 1～2 揿。现认为每日 200～400 μg是很安全的剂量,重度年长儿可达到600～800 μg,病情一旦控制,可逐渐减少剂量,疗程要长。

4.抗过敏治疗

（1）色甘酸钠（sodium cromoglycate,SOG）:能稳定肥大细胞膜,抑制释放炎性介质,阻止迟发性变态反应,抑制气道高反应性。气雾剂每揿 2 mg,每次 2 揿,每日 3～4 次。

（2）酮替芬:为碱性抗过敏药,抑制炎性介质释放和拮抗介质,改善 β 受体功能。对儿童哮喘疗效较成人好,对已发作的哮喘无即刻止喘作用。每片 1 mg。小儿每次 0.25～0.5 mg,1～5 岁 0.5 mg,5～7 岁 0.5～1 mg,7 岁以上 1 mg,每天 2 次。

5.哮喘持续状态的治疗

哮喘持续状态是支气管哮喘的危症,需要积极抢救治疗,否则会因呼吸衰竭导致死亡。

(1)一般治疗:保证液体入量。因机体脱水时呼吸道分泌物黏稠,阻塞呼吸道使病情加重。一般补1/4～1/5张液即可,补液的量根据病情决定,一般24小时液体需要量为1 000～1 200 mL/m²。如有代谢性酸中毒,应及时纠正,注意保持电解质平衡。如患儿烦躁不安,可适当应用镇静剂,但应避免使用抑制呼吸的镇静剂(如吗啡、杜冷丁)。如合并细菌感染,应用抗生素。

(2)吸氧:保证组织细胞不发生严重缺氧。

(3)迅速解除支气管平滑肌痉挛:静脉应用氨茶碱、甲基泼尼松龙,超声雾化吸入布地奈德及特布他林。若经上述治疗仍无效,可用异丙肾上腺素静脉滴注,剂量为0.5 mg加入10%葡萄糖100 mL中(5 μg/mL),开始以每分钟0.1 μg/kg缓慢静点,在心电图及血气监测下,每15～20分钟增加0.1 μg/kg,直到氧分压及通气功能改善,或达6 μg/(kg·min),症状减轻后,逐渐减量维持用药24小时。如用药过程中心率达到或超过200次/分或有心律失常应停药。

(4)机械通气:严重患者应用呼吸机辅助呼吸。

(三)缓解期治疗及预防

(1)增强抵抗力,预防呼吸道感染,可减少哮喘发病的机会。

(2)避免接触过敏原。

(3)根据不同情况选用适当的免疫疗法,如转移因子、胸腺肽、脱敏疗法、气管炎菌苗、死卡介苗。

(4)可用丙酸培氯松吸入,每日不超过400 μg,长期吸入,疗程达1年以上;酮替芬用量同前所述,疗程3个月;色甘酸钠长期吸入。

总之,哮喘是一种慢性疾病,仅在发作期治疗是不够的,需进行长期的管理,提高对疾病的认识,配合防治、控制哮喘发作、维持长期稳定,提高患者生活质量,这是一个非常复杂的系统工程。

(李文峰)

第五节　支气管扩张症

支气管扩张症是以感染及支气管阻塞为根本病因的慢性支气管病患,分为先天性与后天性两种。前者因支气管发育不良,后者常继发于麻疹、百日咳、毛细支气管炎、腺病毒肺炎、支气管哮喘、局部异物堵塞或肿块压迫。本病属于中医"肺络张"范畴,系痰热壅肺,瘀阻肺络所致。

一、诊断要点

(一)临床表现

慢性咳嗽,痰多,多见于清晨起床后或变换体位时,痰量或多或少,含稠厚脓液,臭味不重,痰液呈脓性,静置后可分层,反复咳血,时有发热。患儿发育差,发绀,消瘦,贫血。病久可有杵状指(趾)、胸廓畸形,最终可致肺源性心脏病。

(二)实验室检查

1.血常规

血红蛋白降低,急性感染时白细胞总数及中性粒细胞增高。可见核左移。

2.痰培养

可获致病菌,多为混合感染。

3.X线胸部平片

早期见肺纹理增多,粗而紊乱。典型后期变化为两中下肺野蜂窝状阴影,常伴肺不张、心脏及纵隔移位。继发感染时可见支气管周围炎症改变,必要时可行肺部CT检查。

4.支气管造影

示支气管呈柱状、梭状、囊状扩张,是确诊及决定是否手术与手术范围的重要手段,宜在感染控制后进行。

二、鉴别诊断

本病与慢性肺结核、慢性支气管炎、肺脓肿、先天性肺囊肿、肺隔离症、肺吸虫病等的鉴别主要在于 X 线表现不同。此外,痰液检查、结核菌素试验、肺吸虫抗原皮试等亦可帮助诊断。

三、中医治疗

(一)辨证论治

1.风热犯肺(初期)

主证:咳嗽痰多,痰稠色黄,可见血丝,口干欲饮,恶寒发热,咽喉痛痒,头痛,舌红苔薄黄,脉浮数。

治法:疏风清热,辛凉解表。

方药:桑菊饮加减。桑叶、菊花、黄芩、连翘、杏仁、桔梗、薄荷、甘草。

2.痰热壅肺(急性发作期)

主证:发热咳嗽,痰多浓稠,甚则咳血,口渴喜饮,尿黄便干,苔黄腻,脉滑数。

治法:清热涤痰肃肺。

方药:清金化痰汤加减。桑白皮、黄芩、栀子、知母、贝母、瓜蒌、桔梗、麦冬、橘红、茯苓、冬瓜仁、鱼腥草、白茅根。

3.肝火犯肺

主证:烦躁易怒,啼哭无常,咳嗽,痰中带血,或咳血深红色,口苦咽干,咳则胸胁牵痛,大便干结,小便黄,舌红,苔薄黄,脉弦数。

治法:清肝泻肺,和络止血。

方药:黛蛤散合泻白散加减。桑白皮、地骨皮、海蛤壳、青黛、粳米、甘草。

4.正虚邪恋(缓解期)

主证:咳嗽痰少,咳声无力,痰中带血,口干咽燥,神倦消瘦,舌淡红,脉虚细。

治法:益气养阴,兼清余邪。

方药:人参五味子汤合泻白散加减。人参、白术、茯苓、五味子、麦冬、桑白皮、地骨皮、仙鹤草、藕节、紫菀、阿胶、当归、炙甘草、大枣。

(二)其他疗法

1.中药成药

咳嗽痰多可选蛇胆川贝液、橘红丸、达肺丸。咯血可选十灰散、云南白药、三七粉。

2.单方验方

百合方由百合 2 份,白及 3 份,沙参与百部各 1 份组成,诸药研为散剂或制成丸剂,每次 3～6 g,每日 2 次,用于恢复期。

3.针灸

主穴取肺俞、巨骨、尺泽穴,配穴取列缺、孔最、太渊穴。每次针刺 3～5 穴,平补平泻法,留针 5～10 分钟,每日 1～2 次。

四、西医治疗

(一)一般治疗

多晒太阳,呼吸新鲜空气,注意休息,加强营养。

(二)排除支气管分泌物

(1)顺位排痰法每日进行 2 次,每次 20 分钟。

(2)痰稠者可服氯化铵,30～60 mg/(kg·d),分 3 次口服。

（3）雾化吸入：在雾化液中加入异丙肾上腺素有利痰液排出。

（三）控制感染

急性发作期选用有效抗生素，针对肺炎链球菌及流感嗜血杆菌有效的抗生素，如阿莫西林、磺胺二甲嘧啶、新的大环内酯类药物、二代头孢菌素是合理的选择。疗程不定，至少 7～10 日。

（四）人免疫球蛋白

对于低丙种球蛋白血症的患儿，人免疫球蛋白替代治疗能够防止支气管扩张病变的进展。

（五）咳血的处理

一般可予止血药，如酚磺乙胺、卡巴克络等。大量咳血可用垂体后叶素 0.3 U/kg，溶于 10% 葡萄糖注射液内缓慢静脉滴注。

（六）手术治疗

切除病肺为根本疗法。手术指征为，病肺不超过一叶或一侧、反复咳血或反复感染用药物不易控制、体位引流不合作、小儿内科治疗 9～12 个月以上无效、病儿一般情况日趋恶化者。

（李文峰）

第六节　脓胸和脓气胸

脓胸指胸膜急性感染并胸膜腔内有脓液积聚。若同时有气体进入脓腔则形成脓气胸。脓胸多继发于肺部感染、邻近器官感染和败血症，少数为原发性。多见于 2 岁以下的小儿，年长儿也较常见。最常见的病原是葡萄球菌和大肠杆菌，其他如肺炎球菌、链球菌也可引起；厌氧菌也为重要致病菌；偶可见结核菌、阿米巴及真菌感染。

一、临床表现

（一）病史采集要点

1.起病情况

多数患者急性起病，持续高热不退。因肺炎引起的表现为肺炎。持久不愈，体温持续不退或下降后复升，年长儿常诉胸痛。慢性脓胸者起病可较缓。

2.主要临床表现

除发热及胸痛表现外，大部分病儿呈轻度呼吸困难，少数病儿呼吸困难明显，可有发绀、鼻扇甚至端坐呼吸。晚期则见苍白、出汗、消瘦、无力等慢性消耗病容。发生张力性气胸时，可突然出现呼吸急促、鼻翼煽动，发绀、烦躁、持续性咳嗽、甚至休克。

3.既往病史

引起脓胸或脓气胸的疾病大致可分为两类：一类为胸膜腔周围的组织和器官炎症蔓延引起；另一类为血源性感染引起。因此要仔细询问患者有无这方面的病史。

（1）肺部感染病：如细菌性肺炎、肺脓肿、支气管扩张继发感染等。

（2）纵隔感染：如纵隔炎、食管炎、淋巴结破溃。

（3）膈下感染：如膈下脓肿、肝脓肿、腹膜炎等。

（4）胸壁的感染及创伤。

（二）体格检查要点

1.一般情况

急性起病者呈急性病容，面色灰白、精神萎靡，可见呼吸困难，发绀。晚期多见贫血、消瘦。病程长者可有营养不良及生长发育迟缓。

2.肺部体征

与积液多少有关。大量胸腔积液时患侧胸廓饱满，肋间隙增宽，呼吸运动减弱，气管和心脏向健侧移位,纵隔向健侧和心尖搏动移位。叩诊浊音或实音,语颤减低,呼吸音减低或完全消失。少量胸腔积液时仅叩诊浊音、呼吸音减低或无明显体征。继发于肺炎者可闻干湿啰音。伴脓气胸时,胸上部叩诊为鼓音。脓胸病程超过2周以上可出现胸廓塌陷,肋间隙变窄,胸段脊柱凸向对侧或侧弯,这些畸形在感染完全控制后可逐渐恢复。

3.其他

可见杵状指(趾)。

(三)门诊资料分析

1.血常规

白细胞总数及中性粒细胞增多,可有核左移,严重者可见中毒颗粒。

2.血白细胞碱性磷酸酶和血清C反应蛋白

可升高。

3.X线检查

积液少者肋膈角消失或膈肌运动受限。有时胸腔下部积液处可见弧形阴影;积液较多则患侧呈一片致密阴影,肋间隙增宽,严重者可见纵隔和心脏移位。有脓气胸时可见液平面。包裹性脓胸可见较固定的圆形或卵圆形密度均匀阴影,不随体位移动。不同体位摄片或透视有助于判断胸膜积液量的多少、积液位置、有无包裹等。

(四)进一步检查项目

1.胸腔穿刺

若抽出脓液为诊断重要依据。脓液性状与病原菌有关。金黄色葡萄球菌引起者,常为黄绿色或黄褐色黏稠脓液;肺炎双球菌、链球菌引起者脓液稀薄呈淡黄色;大肠杆菌引起者,脓液为黄绿色,有腐败臭味;厌氧菌引起者,脓液有恶臭。胸水比重常高于1.018,蛋白质高于3.0 g,Rivalta试验阳性。

2.脓液培养和直接涂片

有助于病原学诊断。

3.超声波检查

可确定胸腔积液的有无、部位及多少、胸膜的厚度及有无气体存在。在超声引导下进行诊断性和治疗性穿刺可提高准确性。

4.必要时也可做CT协助诊断

二、诊断

(一)诊断要点

临床上出现高热、胸痛、咳嗽、呼吸困难表现,体检胸廓饱满、肋间隙增宽,叩诊浊音或实音,X线、B超有胸腔积液等表现,结合诊断性穿刺结果可确诊。

(二)鉴别诊断要点

常需与以下疾病鉴别:

1.大范围肺萎缩

脓胸肋间隙扩张,气管向对侧偏移;而肺萎缩肋间隙缩窄,气管向患侧偏,穿刺无脓液。

2.巨大肺大泡及肺脓肿

较难与本病鉴别。可根据穿刺减压后,肺组织复张分布情况进行鉴别。脓胸肺组织集中压缩在肺门,而肺大泡则外围有肺组织张开,并出现呼吸音。

3.膈疝

小肠疝入胸腔时胸片见多发气液影、胃疝入时见大液面易误为脓气胸,胸腔穿刺若为混浊或黏液、粪汁可资鉴别。

4.巨大膈下脓肿

胸腔可产生反应性积液,但肺组织无病变。穿刺放脓后无负压,或负压进气后X线摄片脓肿在膈下,

B超检查可进一步鉴别。

5.结缔组织病并发胸膜炎

胸水外观似渗出液或稀薄脓液,白细胞主要为多形核中性粒细胞。肾上腺皮质激素治疗后很快吸收有助于鉴别。

(三)临床类型

(1)根据起病急缓可分为急性或慢性脓胸。急性脓胸一般起病急骤,病程不超过6周~3个月。急性脓胸经过4~6周治疗脓腔未见消失,脓液稠厚并有大量沉积物,提示脓胸已进入慢性期。

(2)按病变累积的范围可分为全脓胸或局限性脓胸;全脓胸是指脓液占据整个胸膜腔,局限性脓胸是指脓液积存于肺与胸壁或横膈或纵隔之间,或肺叶与肺叶之间,也称包裹性脓胸。

(3)根据感染的病原体分为化脓菌、结核菌、真菌及阿米巴脓胸。化脓菌引起的脓胸一般起病急,中毒症状明显,脓液培养可明确致病菌,一般以葡萄球菌多见。结核性脓胸:由结核菌从原发综合征的淋巴结经淋巴管到达胸膜,或胸膜下的结核病灶蔓延至胸膜所致,常有胸痛、气急及结核中毒症状。真菌性脓胸:多由放线菌、白色念球菌累及胸膜所致。阿米巴脓胸:多由于阿米巴肝脓肿破入胸腔所致。脓肿破入胸腔时可发生剧烈胸痛和呼吸困难,甚至发生胸膜休克。

三、治疗

(一)治疗原则

(1)尽可能在短时间内有效控制原发感染,迅速排出胸腔积脓、消除脓腔,促使肺复张,以减少并发症和后遗症。

(2)应加强支持疗法,改善全身状况。

(二)治疗计划

1.一般治疗

脓胸时蛋白渗出量大,且感染本身对机体损害较大,患儿可很快出现营养不良,抵抗力低下及贫血,故应注意休息,加强营养,如给高蛋白高热量饮食,补充多种维生素,必要时配合静脉高营养及肠道营养,需要时可输血、血浆、多种氨基酸或静脉用丙种球蛋白等。咳嗽剧烈者给予镇咳剂。呼吸困难者氧气吸入。

2.抗感染治疗

根据脓液细菌培养及药物敏感试验,适当选用两种有效的抗生素联合应用。细菌培养结果未知之前,可选用广谱抗生素。一般抗生素治疗应持续3~4周,体温正常后应再给药2~3周。疑有厌氧菌感染者可用甲硝唑治疗,疗程4~6周。待体温、白细胞正常,脓液吸收后再渐停药。结核菌感染者应抗结核治疗,真菌感染者抗真菌治疗。

3.胸腔抽液

应及早反复进行,可每日或隔日一次。每次尽量将脓液抽尽,穿刺排脓后的次日,应行胸部透视,脓液增长较快的应每天一次将脓抽尽,否则可隔日一次,直到脓液消失为止。脓液黏稠可注入生理盐水冲洗,每次穿刺冲洗后可适当注入少量抗生素,一般常用青霉素20万单位或庆大霉素1万~2万单位,加生理盐水10~20 mL稀释后注入。

4.胸膜腔闭式引流

(1)适应证:①患儿年龄小,中毒症状重。②脓液黏稠,反复穿刺排脓不畅或包裹性不易穿刺引流。③张力性脓气胸。④有支气管胸膜瘘或内科治疗1个月,临床症状未见好转或胸壁已并发较严重感染者。

(2)方法:①发生张力性气胸时,引流部位一般在锁骨中线外2~3肋间。在局麻下切开皮肤1 cm,用套管针将引流管送入胸腔内2~3 cm,套管针或导管外端连接水封瓶,导管在水中深度2 cm,使胸内气体只能单方向引流出体外。直至引流管不再排气,胸腔内积液很少,肺大部分复张膨起时可将引流管夹住,再观察1~2天无其他变化时即可拔管。②引流是为了排脓,则引流部位应选择胸腔的偏下后方。病儿半仰卧位,患儿手术一侧的手臂上举,取腋中线右侧第6肋间,左侧第7~8肋间作引流,在局麻下切开皮层1~2 cm,用止血钳穿通肌层放引流管入胸腔,引流管远端接水封瓶。直到脓液残留很少量或无时可于引流后3～7天拔管,拔管前可试夹管观察一天,若体温正常,症状无加重即可拔管。拔管后应立即封闭切口,以免气体进入胸腔,引流期宜每日或隔日用生理盐水冲洗脓腔并注入适当抗生素。

5.电视辅助胸腔镜(VATS)

可分离包裹性脓胸使脓胸引流完全;也可清除肺表面的纤维素,直视下准确地放置引流管,达到促使肺复张和消灭脓腔的目的。

(三)治疗方案的选择

(1)急性脓胸应尽早选择敏感抗生素,积极排除脓液,渗出期内用大号针头胸穿抽脓或胸腔闭式引流治疗,脓胸进入到纤维脓性期,适合于胸腔镜处理。同时应加强支持疗法。

(2)慢性脓胸应改进原有脓腔的引流,根据情况选择开胸纤维板剥脱术,胸膜肺切除或胸廓成形术等。

(刘　宁)

第七节　特发性间质性肺炎

特发性间质性肺炎是一组原因不明的间质性疾病,主要病变为弥漫性的肺泡炎,最终可导致肺的纤维化,临床主要表现为进行性的呼吸困难、干咳,肺内可闻及 Velcro 啰音,常有杵状指(趾),胸部 X 线示双肺弥漫性的网点状阴影,肺功能为限制性的通气功能障碍。曾称为弥漫性间质性肺炎、弥漫性肺间质纤维化、特发性肺纤维化和隐原性致纤维化性肺泡炎(cryptogenic fibrosing alveolitis,CFA)。在欧洲,称为隐原性致纤维化性肺泡炎,但通常还包括结缔组织疾病导致的肺纤维化,不含结缔组织疾病导致的肺纤维化则称为孤立性 CFA(lone CFA)。特发性间质性肺炎过去均称为特发性肺纤维化(IPF),但随着人们认识的提高,发现特发性肺纤维化仅指普通间质性肺炎,不包括其他分型,因此,病理学家建议用特发性间质性肺炎作为称谓更为贴切。

一、病因

病因不明,可能与病毒和细菌感染、吸入的粉尘或气体、药物过敏、自身免疫性疾病有关。但均未得到证实。近年认为系自身免疫性疾病,可能与遗传因素有关,因有些病例有明显的家族史。

二、发病机制

特发性间质性肺炎的病理基础为肺泡壁的慢性炎症。肺损伤起因于肺组织对未知的创伤和刺激因素的一种炎症反应。首先肺泡上皮的损伤,随后大量的血浆蛋白成分的渗出,通过纤维化的方式愈合。最后导致了肺组织的重建,即完全被纤维组织取代。

在肺纤维化的发病过程中,肺泡上皮的损伤为启动因素。损伤发生后,肺脏可出现炎症、组织成型和组织重塑,为正常的修复过程。如果损伤严重且慢性化,则组织炎症和成型的时间延长,导致肺纤维化和肺功能的丧失。单核巨噬细胞在疾病的发生中起重要作用,可分泌中性粒细胞趋化因子,趋化中性粒细胞至肺泡壁,并释放细胞因子破坏细胞壁,引起肺泡炎的形成起重要的作用。目前研究认为肿瘤坏死因子、白细胞介素-1 在启动炎症的反应过程中起重要作用。单核巨噬细胞还能分泌血小板源性生长因子,而后者可刺激成纤维细胞增生和胶原产生。

三、病理及分型

1972 年 Liebow 基于特定的组织病理所见,将间质性肺炎分为 5 种不同的类型。①普通性间质性肺炎(UIP)。②脱屑性间质性肺炎(DIP)。③闭塞性细支气管炎伴间质性肺炎(BIP)。④淋巴细胞样间质性肺炎(LIP)。⑤巨细胞间质性肺炎(GIP)。

随着开胸肺活检和电视胸腔镜手术肺活检的开展,1998 年 Katzenstein 提出病理学的新分类。新的分类方法将间质性肺炎分为 4 类。①普通性间质性肺炎(UIP)。②脱屑性间质性肺炎(DIP)。③急性间质性肺炎(AIP)。④非特异性间质性肺炎(NSIP)。

因为淋巴细胞间质性肺炎多与反应性或肿瘤性的淋巴细胞增殖性疾病有关。因此将其剔除。闭塞性细支气管炎伴间质性肺炎（BIP）或 BOOP 因为原因不明，一部分与感染、结缔组织疾病、移植相关，并且对激素治疗反应好、预后好，因此不包括在内。

2002 年 ATS/ERS 新的病理分型将 IIP 分为七型，包括了 LIP 和 BOOP，并且提出了所有的最后诊断由病理医师和呼吸医师、放射科医师共同完成，即临床-影像-病理诊断（CRP 诊断）（表 5-1）。

表 5-1 2002 年 ATS/ERS 特发性间质性肺炎分型

过去组织学诊断	现在组织学诊断	CRP 诊断临床、放射、病理的诊断
普通间质性肺炎	普通间质性肺炎	特发性肺纤维化，也称为致纤维化性肺泡炎
非特性异性间质性肺炎	非特性异性间质性肺炎	非特性异性间质性肺炎
闭塞性细支气管炎伴机化性肺炎	机化性肺炎	隐原性机化性肺炎
急性间质性肺炎	弥漫性肺损害	急性间质性肺炎
呼吸性细支气管炎伴间质性肺炎	呼吸性细支气管炎	呼吸性细支气管炎伴间质性肺炎
脱屑性间质性肺炎	脱屑性间质性肺炎	脱屑性间质性肺炎
淋巴细胞间质性肺炎	淋巴细胞间质性肺炎	淋巴细胞间质性肺炎

四、临床表现

间质性肺炎往往起病不易被发现，自有症状到明确诊断往往需数月到数年。临床表现主要为呼吸困难、呼吸快及咳嗽。呼吸快很常见，尤其是婴儿，可表现为三凹征、喂养困难。而年长儿主要表现为不能耐受运动。咳嗽多为干咳，也是常见的症状，有时可以是小儿间质性肺疾病的唯一表现。其他症状包括咯血、喘息，年长儿可诉胸痛。还有全身的表现如生长发育停止、食欲缺乏、乏力、体重减少。感染者可有发热、咳嗽、咳痰的表现。急性间质性肺炎起病可快，很快出现呼吸衰竭。

深吸气时肺底部和肩胛区部可闻细小清脆的捻发音，又称 Velcro 啰音。很快出现杵状指（趾）。合并肺动脉高压的病例可有右心肥厚的表现如第二心音亢进和分裂。

五、实验室检查

（1）血气分析示低氧血症。

（2）肺功能：呈限制性通气功能障碍，部分患者为混合性通气功能障碍。

（3）KL-6：KL-6 的功能为成纤维细胞的趋化因子，KL-6 的增高反映间质纤维化的存在。KL-6 是具有较高敏感性和特异性的反映成人间质性肺疾病的指标，并能反应疾病的严重性。

（4）支气管肺泡灌洗液：特发性间质性肺炎时，支气管肺泡灌洗液（BALF）的细胞分析可帮助判断预后。淋巴细胞高可能对糖皮质激素反应好，中性粒细胞、嗜酸性粒细胞高可能对细胞毒性药比激素效果好。支气管肺泡灌洗液的肺泡巨噬细胞的数目也与预后有关。如前所述，＜63％的患者预示高死亡率。

（5）肺活检多采用开胸或经胸腔镜肺活检，有足够的标本有利于诊断。肺活检不仅可排除其他间质性肺疾病，还可对特发性间质性肺炎进行病理分型。

六、影像学检查

（一）胸片

主要为弥漫性网点状的阴影，或磨玻璃样影。

（二）肺高分辨 CT（HRCT）或薄层 CT

CT 可发现诊断 ILD 的一些特征性的表现，可决定病变的范围。高分辨 CT（HRCT）可显示肺的次小叶水平。主要表现为磨玻璃样影、网状影、实变影。可显示肺间隔的增厚。晚期可出现蜂窝肺，主要见于 UIP。含气腔的实变影主要见于 BOOP 和 AIP，很少见于其他间质性肺炎。结节影主要见于 BOOP，很少见于其他间质性肺炎。不同类型的间质性肺炎其影像学的表现不同。

七、诊断

间质性肺炎的临床无特异的表现，主要靠呼吸困难、呼吸快、运动不耐受引起注视，影像学的检查提供诊断线索。可结合病原学检查排除感染因素,如 HIV、CMV、EBV 的感染。可结合血清学的检查排除结缔组织病、血管炎、免疫缺陷病。确诊主要靠肺活检。

(1)辅助检查(非侵入性):血沉、细菌培养、病毒抗体检查等病原检查、自身抗体、24h 食管 pH 监测,以排除其他原因引起的弥漫性肺疾病。

(2)侵入性的检查:如纤维支气管镜的肺泡灌洗液的获取、肺组织病理检查。侵入性检查可分为非外科性(如 BALF、TBLB、经皮肺活检)和外科性的肺活检(如 VATS 和开胸肺活检)。

(3)肺活检为确诊的依据,肺活检可提供病理分型。根据病变的部位、分布范围,选取活检的方法。最后得到病理诊断。根据 2002 年的 ATS/ERS 的要求,所有的病例诊断由病理医师和呼吸医师、放射科医师共同完成,其临床-影像-病理诊断(CRP 诊断)。

八、鉴别诊断

(一)继发性的间质性肺疾病

病毒感染如 CMV、EBV、腺病毒感染均可导致间质性肺炎,但病毒感染均有感染的症状和体征,如发热、肝脾淋巴结的肿大,以及血清病毒学的证据。结缔组织疾病也可导致间质性肺炎的表现,但多根据其全身表现如多个脏器受累、关节的症状,以及自身抗体和 ANCA 阳性可协助鉴别诊断。

(二)组织细胞增生症

可有咳嗽、呼吸困难、肺部湿性啰音的表现,影像学肺内有弥漫的结节影和囊泡影。但同时多有发热、肝脾大及皮疹。多根据皮肤活检见大量的朗汉斯巨细胞确诊。

(三)闭塞性细支气管炎

为小儿时期较常见的小气道阻塞性疾病。多有急性肺损伤的病史如严重的肺炎、重症的渗出性多形红斑等,之后持续咳嗽、喘息为主要表现,肺内可闻及喘鸣音。肺高分辨 CT 可见马赛克灌注、过度通气、支气管扩张等表现。肺功能为阻塞性的通气功能障碍。

九、治疗

无特异治疗。

(1)常用肾上腺糖皮质激素,在早期病例疗效较好,晚期病例则疗效较差。①一般泼尼松开始每日用 1~2 mg/kg,症状缓解后可逐渐减量,小量维持,可治疗 1~2 年。如疗效不佳,可加用免疫抑制剂。②也有应用甲泼尼龙每日 10~30 mg/kg,连用 3 日,每月 1 次,连用 3 次。

(2)其他免疫抑制剂:对激素治疗效果不好的病例,可考虑选用免疫抑制剂如羟氯喹/硫唑嘌呤、环孢素、环磷酰胺等。

(3)N-乙酰半胱氨酸(NAC):IPF 的上皮损伤可能是氧自由基介导,因此推测抗氧化剂可能有效。欧洲多中心、大样本、随机的研究发现 NAC 可延缓特发性肺纤维化患者的肺功能下降的速度。

(4)其他还有干扰素、细胞因子抑制剂治疗特发性肺纤维化取得满意的报道。

(5)其他对症及支持疗法,可适当给氧治疗。有呼吸道感染时,可给抗生素。

十、不同类型 IIP 的特点

(一)急性间质性肺炎

急性间质性肺炎是一种不明原因的暴发性的疾病,常发生于既往健康的人,组织学为弥漫性的肺泡损害。AIP 病理改变为急性期(亦称渗出期)和机化期(亦称增殖期)。急性期的病理特点为肺泡上皮乃至上皮基底膜的损伤,炎性细胞进入肺泡腔内,在受损的肺泡壁上可见 Ⅱ 型上皮细胞再生并替代 Ⅰ 型上皮细胞,可见灶状分布的由脱落的上皮细胞和纤维蛋白所构成的透明膜充填在肺泡腔内。另可见肺泡隔的水肿和肺泡腔内出血。此期在肺泡腔内逐渐可见成纤维细胞成分,进而导致肺泡腔内纤维化。机化期的病理特点是肺泡腔内及肺泡隔内呈现纤维化并有显著的肺泡壁增厚。其特点为纤维化是活动的,主要由增生的成纤维细胞和肌成纤维细胞组成,伴有轻度胶原沉积。此外还有细支气管鳞状上皮化生(图 5-9)。

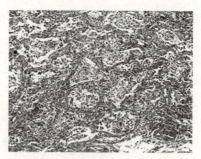

图 5-9　急性间质性肺炎机化期

男性,10岁,主因咳嗽伴气促乏力入院,入院后患儿呼吸困难,出现Ⅱ
型呼吸衰竭。图中可见弥漫性肺泡损伤,肺泡腔内有泡沫细胞渗出

　　AIP 发病无明显性别差异,平均发病年龄 49 岁,7～77 岁病例均有报道。无明显性别差异。起病急剧,表现为咳嗽、呼吸困难,随之很快进入呼吸衰竭,类似 ARDS。多数病例 AIP 发病前有"感冒"样表现,半数患者有发热。常规实验室检查无特异性。AIP 病死率极高(>60%),多数在1～2 个月内死亡。

　　急性间质性肺炎 CT 表现主要为弥漫的磨玻璃影和含气腔的实变影(图 5-10)。Johkoh T 等的报道中,36 例患者中均有区域性的磨玻璃样改变,见牵拉性的支气管扩张。33 例(92%)有含气腔的实变,并且区域性的磨玻璃改变和牵拉性的支气管扩张与疾病的病程有关。其他的表现包括支气管血管束的增厚和小叶间隔的增厚,分别占 86% 和 89%。

　　AIP 治疗上无特殊方法,死亡率极高,如果除外尸检诊断的 AIP 病例,死亡率可达 50%～88%(平均62%),平均生存期限短,多在1～2 个月死亡。近年应用大剂量的糖皮质激素冲击治疗有成功的报道。我们也有2 例诊断为急性间质性肺炎的患者应用激素治疗成功。

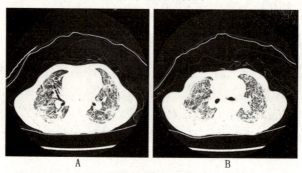

图 5-10　急性间质性肺炎

男性,10 岁,病理诊断为急性间质性肺炎。入院后 4 日,肺
CT 可见两肺弥漫的磨玻璃改变、实变影、牵拉性支气管扩张

　　(二)特发性肺纤维化

　　即普通间质性肺炎(usual interstitial pneumonia,UIP)。其病理特点为出现片状、不均一、分布多变的间质改变。每个低倍镜下都不一致,包括间质纤维化、间质炎症及蜂窝变与正常肺组织间呈灶状分布、交替出现。可见成纤维细胞灶分布于炎症区、纤维变区和蜂窝变区,为 UIP 诊断所必需的条件,但并不具有特异病理意义。成纤维细胞灶代表纤维化正在进行,并非既往已发生损害的结局。由此可见成纤维细胞灶、伴胶原沉积的瘢痕化和蜂窝变组成的不同时相病变共存构成诊断 UIP 的重要特征。

　　主要发生在成年人,男女比例约为 2:1。起病过程隐袭,主要表现为干咳气短,活动时更明显。全身症状有发热、倦怠、关节痛及体重下降。50% 患者体检发现杵状指(趾),大多数可闻及细小爆裂音(velcro啰音)。儿科少见。

　　实验室检查常出现异常,如血沉的增快,抗核抗体阳性,冷球蛋白阳性,类风湿因子阳性等。

　　UIP 的胸片和 CT 可发现肺容积缩小、线状、网状阴影、磨玻璃样改变及不同程度蜂窝状变。上述病变在肺底明显。1999 年 Johkoh T 报道,UIP 患者中,46％有磨玻璃样的改变,33％有网点状的影,20％有蜂窝状的改变,1％有片状实变。并且病变主要累及外周肺野和下肺区域。

肺功能呈中至重度的限制性通气障碍及弥散障碍。BALF 见中性粒细胞比例升高,轻度嗜酸性粒细胞增多。

治疗:尽管只有 10％～20％患者可见到临床效果,应用糖皮质激素仍是主要手段;有证据表明环磷酰胺/硫唑嘌呤也有一定效果,最近有报道秋水仙碱效果与激素相近。对治疗无反应的终末期患者可以考虑肺移植。

UIP 预后不良,死亡率为 59％～70％,平均生存期为 2.8～6 年。极少数患者自然缓解或稳定,多需治疗。而在儿童报道的 100 多例的 IPF 中,并无成纤维细胞灶的存在,因此,多数学者认为,小儿并无 UIP/IPF 的报道。并且在小儿诊断为 UIP 的患儿中,多数预后较好,也与成人的 UIP/IPF 不符合。

(三)脱屑性间质性肺炎

组织学特点为肺泡腔内肺泡巨噬细胞均匀分布,见散在的多核巨细胞。同时有轻中度肺泡间隔增厚,主要为胶原沉积而少有细胞浸润。在低倍镜下各视野外观呈单一均匀性分布,而与 UIP 分布的多样性形成鲜明对比。在成人多见于吸烟的人群。在小儿诊断的 DIP,与成人不同,与吸烟无关,并且比成人的 DIP 预后差。

DIP 男性发病是女性的 2 倍。主要症状为干咳和呼吸困难,通常隐匿起病。半数患者出现杵状指(趾)。实验室通常无特殊发现。肺功能表现为限制性通气功能障碍,弥散功能障碍,但不如 UIP 明显。

DIP 的主要影像学的改变在中、下肺区域,有时呈外周分布。主要为磨玻璃样改变,有时可见不规则的线状影和网状结节影。以广泛性磨玻璃状改变和轻度纤维化的改变多提示脱屑性间质性肺炎。与 UIP 不同,DIP 通常不出现蜂窝变,即使高分辨 CT(HRCT)上也不出现。

儿童治疗主要多采用糖皮质激素治疗,成人首先要戒烟和激素治疗。对糖皮质激素治疗反应较好。10 年生存率在 70％以上。在 Carrington 较大样本的研究中,27.5％在平均生存 12 年后死亡,更有趣的是 22％患者未经治疗而改善;在接受治疗的患者中 60％对糖皮质激素治疗有良好反应。在小儿 DIP 较成人预后差。

(四)呼吸性细支气管相关的间质性肺炎

与 DIP 极为相似。病理为呼吸性细支气管炎伴发周围的气腔内大量含色素的巨噬细胞聚积,与 DIP 的病理不同之处是肺泡巨噬细胞聚集只局限于这些区域而远端气腔不受累,而有明显的呼吸性细支气管炎。间质肥厚与 DIP 相似,所伴气腔改变只限于细支气管周围肺实质。近年来认为 DIP/RBILD 可能为同一疾病的不同结果,因为这两种改变并没有明确的组织学上的区别,而且表现和病程相似。

RBILD 发病平均年龄 36 岁,男性略多于女性,所有患者均是吸烟者,主要症状是咳嗽气短。杵状指(趾)相对少见。影像学上 2/3 出现网状-结节影,未见磨玻璃影;胸部影像学也可以正常。BALF 见含色素沉着的肺泡巨噬细胞。成人病例戒烟后病情通常可以改变或稳定;经糖皮质激素治疗的少数病例收到明显效果。可以长期稳定生存。

(五)非特异性的间质性肺炎

非特异性的间质性肺炎是近年提出的新概念,起初包括那些难以分类的间质性肺炎,随后不断加以摒除,逐渐演变为独立的临床病理概念。虽然 NSIP 的病因不清,但可能与下列情况相关:某些潜在的结缔组织疾病、药物反应、有机粉尘的吸入、急性肺损伤的缓解期等,也可见于 BOOP 的不典型的活检区域。这种情形类似于 BOOP,既可能是很多病因的继发表现,又可以是特发性的。所以十分强调结合临床影像和病理资料来诊断 NSIP。NSIP 的特点是肺泡壁内出现不同程度的炎症及纤维化,但缺乏诊断 UIP、DIP 或 AIP 的特异表现,或表现炎症伴轻度纤维化,或表现为炎症及纤维化的混合。病变可以呈灶状,间隔未受波及的肺组织,但病变在时相上是均一的,这一点与 UIP 形成强烈的对比。肺泡间隔内由淋巴细胞和浆细胞混合构成的慢性炎性细胞浸润是 NSIP 的特点。浆细胞通常很多,这种病变在细支气管周围的间质更明显(图 5-11)。

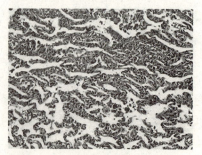

图 5-11　非特异性的间质性肺炎
可见肺泡间隔的增厚和淋巴细胞的浸润

在 NSIP,近 50％病例可见腔内机化病灶,显示 BOOP 的特征表现,但通常病灶小而显著,仅占整个病变的 10％以下;30％病例有片状分布的肺泡腔内炎性细胞聚积,这一点容易与 DIP 相区别,因为 NSIP 有其灶性分布和明显的间质纤维化;1/4 的 NSIP 可出现淋巴样聚合体伴发中心(所谓淋巴样增生),这些病变散在分布,为数不多;罕见的还有形成不良灶性分布的非坏死性肉芽肿。

NSIP 主要发生于中年人,平均年龄 49 岁,NSIP 也可发生于儿童,男:女=1:1.4。起病隐匿或呈亚急性经过。主要临床表现为咳嗽气短,渐进性呼吸困难。10％有发热。肺功能为限制性通气功能障碍。

NSIP 的影像学的改变主要为广泛的磨玻璃样改变和网状影,少数可见实变影。磨玻璃改变为主要的 CT 改变。其网点改变较 UIP 为细小。NSIP 和 UIP 之间的影像学有相当的重叠。BALF 见淋巴细胞增多。

NSIP 治疗用皮质激素效果好,复发时仍可以继续使用。与 UIP 相比,大部分 NSIP 患者对皮质激素有较好的反应和相对较好的预后,5 年内病死率为 15％～20％。Katzenstein 和 Fiorelli 研究中,11％死于本病,然而有 45％完全恢复,42％保持稳定或改善。预后取决于病变范围。

(六)隐原性机化性肺炎

病理为以闭塞性细支气管炎和机化性肺炎为主要特点的病理改变,两者在肺内均呈弥漫性分布。主要表现为终末细支气管、呼吸性细支气管、肺泡管及肺泡内均可见到疏松的结缔组织渗出物,其中可见到单核细胞、巨噬细胞、淋巴细胞及少量的嗜酸性粒细胞、中性粒细胞、肥大细胞,此外尚可见到成纤维细胞浸润。在细支气管、肺泡管及肺泡内可形成肉芽组织,导致管腔阻塞,可见肺泡间隔的增厚,组织纤维化机化后,并不破坏原来的肺组织结构,因而无肺泡壁的塌陷及蜂窝状的改变。

COP 多见于 50 岁以上的成年人,男女均可病,大多病史在 3 个月内,近期多有上感的病史。病初有流感样的症状如发热、咳嗽、乏力、周身不适和体重降低等,常可闻及吸气末的爆裂音。肺功能为限制性通气功能障碍。

COP 患者胸片最常见、最特征性的表现为游走性、斑片状肺泡浸润影,呈磨玻璃样,边缘不清。典型患者在斑片状阴影的部位可见支气管充气征,阴影在早期多为孤立性,随着病程而呈多发性,在两肺上、中、下肺野均可见到,但以中、下肺野多见。CT 扫描显示阴影大部分分布在胸膜下或支气管周围,斑片状阴影的大小一般不超过小叶范围。COP 患者的 CT 可见结节影。同时有含气腔的实变、结节影和外周的分布为 COP 患者的 CT 特点。BALF 见淋巴细胞的比例升高。

COP 对激素治疗反应好,预后较好。

(七)淋巴间质性肺炎

病理为肉眼上间质内肺静脉和细支气管周围有大小不等黄棕色的结节,坚实如橡皮。结节有融合趋势。镜下:肺叶间隔、肺泡壁、支气管、细支气管和血管周围可见块状混合性细胞浸润,以成熟淋巴细胞为主,有时可见生发中心,未见核分裂,此外还有浆细胞、组织细胞和大单核细胞等。浆细胞为多克隆,可有 B 细胞和 T 细胞,但是以一种为优势(图 5-12)。

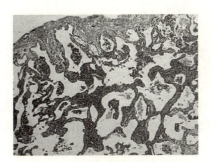

图 5-12　淋巴细胞间质性肺炎

男性,5 岁 8 个月,主因咳嗽、气促 1 年余,加重 3 个月入院,肺组
织示肺泡间隔增厚,有大量的淋巴细胞浸润,纤维组织增生

　　诊断的平均年龄为 50～60 岁,在婴儿和老人也可见到。在儿童,多与 HIV、EBV 感染有关。LIP 的临床表现为非特异性,包括咳嗽和进行性的呼吸困难。肺外表现为体重减轻、乏力。发热、胸痛和咯血少见。从就诊到确诊往往需要 1 年左右的时间。一些症状如咳嗽可在 X 线异常出现发生前出现。

　　肺部听诊可闻及肺底湿啰音,杵状指(趾),肺外淋巴结肿大、脾大少见。

　　最常见的实验室异常为异常丙种球蛋白血症,其发生率可达 80%。通常包括多克隆的高丙种球蛋白病。单克隆的高丙种球蛋白病和低丙球血症虽少见但也有描述。肺功能示限制性的肺功能障碍。一氧化碳弥散能力下降,氧分压下降。

　　淋巴间质性肺炎的影像学为网状结节状的渗出,边缘不整齐的小结。有时可见片状实变,大的多发结节。在小儿,可见双侧间质或网点状的渗出,通常有纵隔增宽,和肺门增大显示淋巴组织的过度发育。蜂窝肺在 1/3 成人病例中出现。胸腔渗出不常见。肺 CT 多示 2～4 mm 结节或磨玻璃样阴影。CT 可用于疾病的随访,长期的随访可显示纤维化的发展、支气管扩张的出现、微小结节、肺大疱、囊性变(图 5-13)。

　　治疗:目前尚无特效的疗法,主要为糖皮质激素治疗,有时可用细胞毒性药物。激素治疗有的病例症状改善,有的病例示肺部浸润进展,不久后恶化。用环磷酰胺和长春新碱等抗肿瘤治疗,效果不确实。

　　预后:33%～50% 的患者在诊断的 5 年内死亡,大约 5% LIP 转化为淋巴瘤。

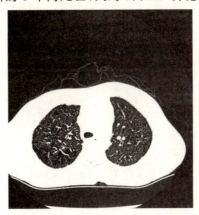

图 5-13　淋巴细胞间质性肺炎

男性,5 岁 8 个月,病理诊断为淋巴细胞间质性肺炎,2 年后肺内可见磨玻璃影和小囊泡影

(刘　宁)

第八节 阻塞性肺气肿

肺气肿是指终末细支气管远端(呼吸细支气管、肺泡管、肺泡囊和肺泡)的气道弹性减退,过度膨胀、充气和肺容积增大或同时伴有气道壁破坏的病理状态。按其发病原因肺气肿有如下几种类型:老年性肺气肿、代偿性肺气肿、间质性肺气肿、灶性肺气肿、旁间隔性肺气肿、阻塞性肺气肿。

一、病因

肺气肿病因极为复杂,简述如下:

(一)吸烟

纸烟含有多种有害成分,如焦油、尼古丁和一氧化碳等。吸烟者黏液腺者藻糖及神经氨酸含量增多,可抑制支气管黏膜纤毛活动,反射性引起支气管痉挛,减弱肺泡巨噬细胞的作用。

(二)大气污染

尸检材料证明,气候和经济条件相似情况下,大气污染严重地区肺气肿发病率比污染较轻地区为高。

(三)感染

呼吸道病毒和细菌感染与肺气肿的发生有一定关系。反复感染可引起支气管黏膜充血、水肿,腺体增生、肥大,分泌功能亢进,管壁增厚狭窄,引起气道阻塞。

(四)蛋白酶-抗蛋白酶平衡失调

体内的一些蛋白水解酶对肺组织有消化作用,而抗蛋白酶对于弹力蛋白酶等多种蛋白酶有抑制作用。

二、症状

慢性支气管炎并发肺气肿时,在原有咳嗽、咳痰等症状的基础上出现了逐渐加重的呼吸困难。最初仅在劳动、上楼或登山、爬坡时有气急;随着病变的发展,在平地活动时,甚至在静息时也感气急。当慢性支气管炎急性发作时,支气管分泌物增多,进一步加重通气功能障碍,胸闷、气急加剧,严重时可出现呼吸功能衰竭的症状,如发绀、头痛、嗜睡、神志恍惚等。

三、检查

(一)X线检查

胸廓扩张,肋间隙增宽,肋骨平行,活动减弱,膈降低且变平,两肺野的透亮度增加。

(二)心电图检查

一般无异常,有时可呈低电压。

(三)呼吸功能检查

对诊断阻塞性肺气肿有重要意义。

(四)血液气体分析

如出现明显缺氧、二氧化碳潴留时,则动脉血氧分压(PaO_2)降低,二氧化碳分压($PaCO_2$)升高,并可出现失代偿性呼吸性酸中毒,pH值降低。

(五)血液和痰液检查

一般无异常,继发感染时似慢性支气管炎急性发作表现。

四、治疗

(1)适当应用舒张支气管药物,如氨茶碱,β_2受体兴奋剂。如有过敏因素存在,可适当选用皮质激素。

(2)根据病原菌或经验应用有效抗生素,如青霉素、庆大霉素、环丙沙星、头孢菌素等。

(3)呼吸功能锻炼作腹式呼吸,缩唇深慢呼气,以加强呼吸肌的活动。增加膈的活动能力。

(4)家庭氧疗,每天12~15 h的给氧能延长寿命,若能达到每天24 h的持续氧疗,效果更好。

(5)物理治疗视病情制订方案,例如气功、太极拳、呼吸操、定量行走或登梯练习。

(6)预防。首先是戒烟。注意保暖,避免受凉,预防感冒。改善环境卫生,做好个人劳动保护,消除及避免烟雾、粉尘和刺激性气体对呼吸道的影响。

(刘　宁)

第九节　肺泡蛋白沉积病

肺泡蛋白沉积症(pulmonary alveolar proteinosis,PAP)是一种儿科少见病,以肺泡腔内充满大量过碘酸雪夫(periodic acid schiff,PAS)反应阳性的蛋白物质为主要病理特征。多见于 20～50 岁人群,男女比例为 2∶1～4∶1。患者因肺泡内过量聚集蛋白物质而造成肺通气和换气功能异常,出现呼吸困难。多数病例为获得性(特发性)PAP,少部分可继发于其他疾病或因吸入化学物质而引起。

一、肺泡表面活性物质的功能和代谢

肺泡表面活性物质的功能主要在于降低肺泡气水界面张力,防止肺泡萎陷。而发挥这一作用的主要是脂质成分,它约占表面活性物质成分的 90%,其余 10% 为蛋白质类。这些肺泡表面活性脂质、蛋白由肺泡Ⅱ型上皮细胞产生、储存并分泌入肺泡内,由Ⅱ型细胞和肺泡巨噬细胞吞噬吸收,并经由板层小体来循环。肺泡Ⅱ型细胞、肺泡巨噬细胞均参与了循环的过程。

肺泡表面活性物质的蛋白质类成分中有四种表面活性蛋白(surfactant protein,SP)完成了该类物质的功能,分别是两种水溶性蛋白质 SP-A、SP-D,两种疏水蛋白 SP-B、SP-C。SP-A 和 SP-B 与游离钙连接,构成管状鞘磷脂(表面活性物质形成过程的过度结构)的骨架。疏水蛋白 SP-B 和 SP-C 的主要功能在于催化磷脂进入肺泡气水界面,为磷脂层提供分子构架,并维持管状鞘磷脂的稳定(SP-B 与 SP-A 联合作用)。

粒细胞-巨噬细胞集落刺激因子(granulocyte-macrophage colony-stimulating factor,GM-CSF),可由肺泡上皮细胞产生,是一种 23kDa 的生长因子,在中性粒细胞、单核-巨噬细胞系统的增殖和分化方面起重要促进作用。它通过与肺泡巨噬细胞表面的特异性受体结合,促进肺泡巨噬细胞的最终分化,刺激其对表面活性物质的降解、病原的识别和吞噬、细菌杀灭等功能,达到对肺泡内脂质和蛋白物质的吞噬和降解作用,维持表面活性物质的代谢稳态。

二、病因和发病机制

自 1958 年 Rosen SH 等人首次对 PAP 进行总结报道以来,国内外学者经过大量实验研究,认识到PAP 是肺泡表面活性物质代谢异常的一种疾病,与肺泡巨噬细胞清除表面活性物质的功能下降有关。

基于目前对 PAP 发病机制的认识,可大致将该病分为先天性、继发性和获得性(特发性)3 种。

(一)先天性 PAP

组织病理学表现与年长儿和成年人病例相似。大部分先天性 PAP 为常染色体隐性遗传致病,常因SP-B 基因纯合子结构移位突变(121ins2)导致不稳定 SP-B mRNA 出现,引起 SP-B 水平下降,并继发SP-C加工过程的异常,出现 SP-C 增高。SP-B 缺乏造成板层小体和管状鞘磷脂生成的减少以及肺泡腔内蛋白物质的沉积,从而引起发病。有资料显示,SP-B 基因突变出现的频率是 1/3 000～1/1 000。SP-C 和SP-D 的基因变异引起 PAP,也可以引起新生儿呼吸窘迫,但是这两种情况的组织病理学变化与先天性SP-B 缺乏不同,且 SP-B 缺乏合并的 SP-C 异常加工在 SP-D 缺乏时不出现。

另外,一部分先天性 PAP 患儿并不存在上述缺陷,却发现 GM-CSF 特异性受体 βc 链的缺陷。GM-CSF的受体包括 2 部分:α 链(绑定单位)和 β 链(信号转导单位,它同时也是 IL-3 和 IL-5 的受体组成部分),该受体存在于肺泡巨噬细胞和肺泡Ⅱ型细胞表面,且在一些造血细胞表面也有这些受体存在。编码 GM-CSF/IL-3/IL-5 受体 βc 链的基因突变会导致 PAP 发病,且先天性 PAP 患者单核细胞与中性粒细胞的绑定以及细胞对 GM-CSF 和白介素 3 的反应在体外试验中有受损表现。大量临床资料证明这一类传导通路的异常与 PAP 发病有关。

2003 年,Mohammed Tredano 等人对 40 例不明原因呼吸窘迫的患儿进行了研究和分析,结果认为先天性 SP-B 缺乏是因 SFTPB 基因突变(常见:1549C 到 GAA 或 121ins2)造成的,具有常染色体隐性遗传特性,这一缺陷引起板层小体和管状鞘磷脂生成减少以及肺泡腔内蛋白物质沉积;而先天性 PAP 不一定存在 SP-B 缺乏,且存在 SP-B 缺乏者也不一定存在 SFTPB 基因突变;并主张将先天性 SP-B 缺乏与先天性 PAP 分别定义。

然而不论是 SFTPB 基因还是编码 GM-CSF/IL-3/IL-5 受体 βc 链的基因突变,均有大量资料证明此二者会导致肺泡内沉积大量脂质蛋白物质,且都有明显的常染色体隐性遗传倾向。故先天性 SP-B 缺乏是否为先天性 PAP 的一个亚型或本身就是一种独立的疾病,尚需进一步研究鉴别来建立统一的诊断和分类标准。

(二)继发性 PAP

个体暴露在能够使肺泡巨噬细胞数目减少或功能受损的条件下,引起表面活性物质清除功能异常即可产生 PAP,称继发性 PAP。长时间以来,人们发现很多可引起 PAP 的疾病,如赖氨酸尿性蛋白耐受不良、急性硅肺病和其他吸入综合征、免疫缺陷病、恶性肿瘤、造血系统疾病(如白血病)等。

赖氨酸尿性蛋白耐受不良作为一种少见的常染色体隐性遗传病,存在"y+L 氨基酸转移因子 1"基因突变,造成质膜转运氨基二羧酸能力缺陷,引起精氨酸、赖氨酸、鸟氨酸转运障碍,并出现多系统表现。BALF 超微结构检查可见多发的板层结构、致密体,这些都是在 PAP 患者中可见的,提示了本病同时存在有磷脂代谢的问题。本病尚可引起造血系统受累,使 βc 链的表达异常,最终导致 PAP。

急性硅肺病,与短期内大量接触高浓度的可吸入游离硅有关,最早是在 19 世纪 30 年代发现的一种少见的矽肺,为强调其在组织学上与 PAP 的相似,后来被称为"急性硅-蛋白沉着症"。其他吸入性物质如水泥尘、纤维素纤维、铝尘、二氧化钛等,均被证实与 PAP 的发生有关。但这些关联是否真的为发病原因尚不完全清楚。

一些潜在的免疫缺陷病,如胸腺淋巴组织发育不良、重症联合免疫缺陷、选择性 IgA 缺乏,或实质脏器移植后的类似医源性免疫抑制状态下,无功能的 T、B 淋巴细胞可能会直接干扰肺泡巨噬细胞和肺泡 Ⅱ 型上皮细胞调节的表面活性物质代谢稳态,从而出现 PAP。

PAP 还与潜在的恶性病有关,特别是造血系统恶性病。PAP 最常见继发于髓系白血病和骨髓增生异常综合征,在这二者中,肺泡巨噬细胞可能衍生自其自身的恶性克隆,或造血系统的异常造成其功能的特异性缺陷,使清除表面活性物质的功能受损。也有证据证明在髓系白血病患者中有 GM-CSF 信号转导的缺陷如 βc 表达的缺失,造成肺泡巨噬细胞对 GM-CSF 无反应,从而影响表面活性物质正常代谢引起 PAP 的发生。上述缺陷在造血功能成功重建后可被纠正,突出了造血系统异常在继发性 PAP 病因中的重要作用。另外研究还发现了另一重要机制:对 GM-CSF 无反应的异常白血病细胞替代或置换了正常的肺泡巨噬细胞,引起 PAP 发病。

(三)获得性(特发性)PAP

获得性 PAP 为最常见类型,约占 PAP 患者总数的 90%。随着多年来人们对肺泡表面活性物质代谢稳态、调节因素等研究的深入,逐渐认识到获得性 PAP 的发病与 GM-CSF 的作用密切相关。

通过培育 GM-CSF-和 βc-的小鼠进行试验,证实了 GM-CSF 的生理学作用,并发现这些小鼠不存在造血功能的异常,却有肺泡巨噬细胞清除表面活性物质功能的障碍,伴有肺部的淋巴细胞浸润。而同时表面活性物质的产生则不受影响,进一步论证了 PAP 并非表面活性物质生成过多,而是因清除障碍引起的过度沉积。

早在 26 年前就发现获得性 PAP 患者的支气管肺泡灌洗液和血清在体外可阻断单核细胞对促细胞分裂剂的反应,但一直未能找到原因。直到 1999 年,Nakata 等在获得性 PAP 患者支气管肺泡灌洗液和血清中发现一种能中和 GM-CSF 的自身抗体,而这种抗体是先天性和继发性 PAP 及其他肺疾病患者所没有的。

这种自身抗体可竞争性地抑制内源性 GM-CSF 与其受体 βc 链结合,从而阻断了 GM-CSF 的信号转导,造成一种活性 GM-CSF 缺乏的状态,引起肺泡巨噬细胞的吞噬功能、趋向能力、微生物杀灭能力的减低。且随后的研究中又证实在获得性 PAP 患者中不存在 GM-CSF 基因和受体 βc 的缺陷,更加明确了这一自身抗体在发病机制中的重要角色。这种抗体在全身循环系统中广泛存在,解释了进行双肺移植后病情复发的原因。GM-CSF 仅在肺泡巨噬细胞的最终分化和功能上是必要的,而在其他组织的巨噬细胞却不是必需的,解释了仅有肺部产生病变的原因。

正常人在生理状态下产生这种自身抗体的几率很小,仅有0.3%(4/1258)可以检测到。有自身免疫性疾病的患者比正常人更易产生这种自身抗体。

Thomassen 等人还发现 PAP 患者 BALF 中 GM-CSF 减低,同时,抑制性细胞因子 IL-10(一种 B 细胞刺激因子,它刺激 B 细胞的增殖和 GM-CSF 抗体的生成)增高。正常状态下单核细胞和肺泡巨噬细胞在黏多糖刺激下可分泌 GM-CSF,而 IL-10 可抑制这一现象。对 PAP 患者的 BALF 给予 IL-10 抗体来中和 IL-10 后,会使 GM-CSF 的生成得到增加。

三、病理改变

纤维支气管镜下,气管支气管一般无特殊异常,部分患者可有慢性感染的黏膜水肿表现。支气管肺泡灌洗液(bronchoalveolar lavage fluid,BALF)外观为米汤样混浊,可呈乳白色或淡黄色,静置后管底可见与灌洗液颜色相同的泥浆样沉淀物。BALF 涂片光镜下可见到大量无定形碎片,其内有巨噬细胞,PAS 染色阳性。

取肺组织活检,肉眼可见肺组织质地变硬,病变区肺组织可呈现小叶中心结节、腺泡结节及大片状改变,病变区与正常肺组织或代偿性肺气肿混合并存,切面可见白色或黄色液体渗出。光镜下,肺泡结构基本正常,其内 PAS 染色阳性的磷脂蛋白样物质充盈(图 5-14,图 5-15),肺泡间隔淋巴细胞浸润、水肿、成纤维细胞增生及胶原沉积形成小叶内间隔和小叶间隔增厚。电镜下可见肺泡腔中有絮状及颗粒状沉着物,肺泡Ⅱ型上皮细胞增生,胞质中可见板层小体,肺泡腔内有大量肺泡Ⅱ型细胞分泌的嗜锇性和絮状物质,肺间质变宽,可见成纤维细胞增生和大量胶原及弹性纤维,还可见淋巴细胞和肥大细胞浸润。

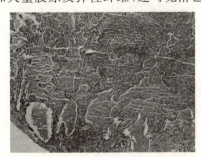

图 5-14　肺泡腔内填充均质粉染物质(HE 染色光镜×40)

2 岁女童,主因"气促干咳 8 个月,加重伴指趾端青紫、肿胀 6 个月"住院,经肺活检确诊 PAP

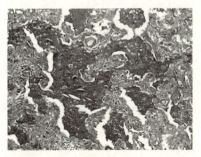

图 5-15　肺泡腔内填充均质粉染物质(PAS 染色光镜×100)

2 岁女童,主因"气促干咳 8 个月,加重伴指趾端青紫、肿胀 6 个月"住院,经肺活检确诊 PAP

四、临床表现

PAP临床表现多样,多数患者均隐匿起病,临床症状缺乏特异性,主要表现为进行性加重的气促和呼吸困难。早期多在中等量活动后自觉症状明显,随病情进展而出现呼吸困难、发绀、杵状指(趾)等表现;咳嗽也是PAP主要表现之一,多为干咳,偶尔可有咯血,合并呼吸道感染时可有脓性痰。干咳和呼吸困难的严重程度与肺泡内沉积物的量有关,但临床症状一般较影像学表现为轻。

另外可有乏力、盗汗、体重下降、食欲缺乏等一般症状。

查体可见慢性缺氧体征,如毛细血管扩张、发绀、杵状指(趾)等,肺部听诊呼吸音粗,多无干湿性啰音,部分病例可闻及捻发音或小爆裂音。

五、实验室检查

血象多正常,部分患者可见由慢性缺氧引起的红细胞和血红蛋白增高,合并感染者可有白细胞增高。大部分患者有乳酸脱氢酶不同程度上升。

血气分析呈现不同程度的低氧血症,可有过度通气。pH大多正常。

肺功能检查可见多数患者肺总量、残气量降低。以弥散功能降低为主,部分患者可有通气功能障碍。

六、影像学特点

胸部X线:X线表现可为云絮状密度增高影,高密度阴影内可见肺纹理影和增厚的网格状小叶间隔,病灶多对称分布于双侧中、下肺野,呈弥漫性磨玻璃样改变;有些病例高密度影呈自肺门向外发散状(蝶翼征),有支气管充气相,类似急性肺水肿表现。也可为两肺广泛分布的结节状阴影,其密度不均匀,大小不等,边缘模糊,部分融合,伴有小透亮区(图5-16)。

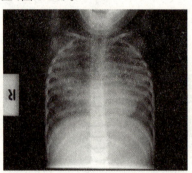

图5-16 肺泡蛋白沉积症胸片

女,2岁,经肺活检确诊PAP,胸部X线片示双肺弥漫性磨玻璃样改变

HRCT特征(图5-17,图5-18):①"碎石路"征(crazy paving appearance,CPA)由弥漫性磨玻璃影及其内部的网格状小叶间隔增厚组成。病理学上,磨玻璃影系低密度的磷脂蛋白充填肺泡腔所致。网格状阴影的形成多数认为是小叶间隔和小叶内间隔因水肿、细胞浸润或纤维化而增厚。②病变累及的范围和分布与肺段或肺叶的形态无关,其斑片状或补丁状阴影可跨段或跨叶、可累及部分或全部肺叶,病变可随机分布于肺野中央区、周围区或全肺野。病灶与正常肺组织之间分界清楚,且边缘形态各异,如直线状、不规则或成角等,呈典型的地图样分布。③实变区内可见支气管充气征,但表现为充气管腔细小且数量和分支稀少,这可能与充盈肺泡腔的磷脂蛋白密度较低和部分小气道被填充等有关。④病变形态学特征在短时间内不发生明显改变。⑤不伴有空洞形成、蜂窝改变、淋巴结肿大、胸腔积液和明显的实变区等。

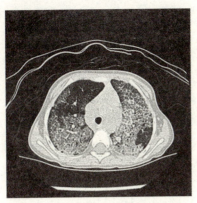

图 5-17 肺泡蛋白沉积症 HRCT

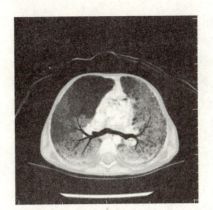

图 5-18 肺泡蛋白沉积症 HRCT

目前认为 CPA 仅为疾病在病程某一阶段内特定的影像改变,而并非 PAP 特征性表现,凡具有形成磨玻璃影和小叶间隔增厚等病理机制的疾病均可呈现 CPA,如多种原因的肺炎(卡氏肺囊虫性肺炎、外源性脂类肺炎、阻塞性肺炎、急性放射性肺炎和药物性肺炎等)、肺结核、肺出血、特发性间质性肺炎、外源性脂质性肺炎、肺炎型肺泡癌、弥漫性癌性淋巴管炎、成人呼吸窘迫综合征等多种肺弥漫性间质和实质性疾病。尚需结合患者临床表现和 HRCT 其他征象做好鉴别。

七、诊断及鉴别诊断

PAP 的确诊需以纤支镜或肺活检的病理检查结果为依据,结合患儿临床特点、影像学检查,可对大多数患者做出诊断。应注意与闭塞性细支气管炎、肺水肿、特发性肺含铁血黄素细胞沉着症、肺纤维化、结节病、肺泡细胞癌等相鉴别。

血清中表面活性蛋白含量增高可见于多数 PAP 患者,但缺乏特异性。特发性肺纤维化、肺炎、肺结核、泛细支气管炎患者中也可见。

八、治疗

以往曾针对 PAP 脂质蛋白沉积的病理特点使用糖皮质激素治疗、碘化钾溶液和胰蛋白酶雾化等方法,但效果均不肯定。也曾采用肺移植治疗 PAP,但有排异反应、并发症多、难度大、费用高,且临床观察和动物实验均发现移植肺仍会继续发生肺泡内表面活性物质的大量沉积,不但不能解决根本问题,而且在改善患者临床症状方面效果也不理想。

(一)全肺灌洗(whole lung lavage,WLL)

WLL 是目前为止公认行之有效的正规治疗方法。WLL 最早在 1960 年由 Ramirez-Rivera 提出,即在患者口服可待因的基础上,经皮-气管穿刺置入导管,以温生理盐水滴入,并通过改变患者体位来达到灌洗液各个肺段的目的。事实证明这种物理清除沉积物的方法在改善症状和肺功能方面作用显著,可提高 5 年存活率。随着全肺灌洗概念被广泛接受、纤维支气管镜技术的不断成熟、全身麻醉技术的常规应用,这一灌洗疗法逐渐被优化,安全性显著提高,每次灌洗液量逐渐加大,在同样一个治疗过程中完成双肺的连续灌洗,缩短治疗时间,减少患者痛苦。若灌洗过程中有低氧血症,必要时还可辅以部分体外膜式人工氧合法。

另外,局部肺叶肺段的灌洗是近来在灌洗治疗方法上的一个演变,操作简单安全,在大部分医院都可以开展。适用于不能耐受常规麻醉下全肺灌洗的患者,或那些轻症的仅用少量灌洗液就可以清除沉积物者。这一操作不需要气管插管、术后特殊护理和常规麻醉,常见的不良反应是剧烈咳嗽,可能因此中断操作,且灌洗液量限制在 2 L,约为全肺灌洗量的 1/10,因此需要更多的治疗次数,增加了患者痛苦。全肺灌洗可以增加巨噬细胞迁徙能力,并防止机会性致病菌感染,但肺叶灌洗不存在这些特点。

虽然大量文献证实了这种方法的有效性,但关于疗效评估目前尚无统一标准。全肺灌洗并不能做到一劳永逸,它只是物理性地清除沉积在肺泡腔的物质,并没有从根本上解决 PAP 的发病,故在灌洗治疗后虽有暂时性的病情缓解,但会复发,可能需要再次灌洗。病情缓解的平均持续时间约15个月,仅有少于20%的患者在1次灌洗后的3年随访时间内未再次出现PAP的症状。

全肺灌洗治疗可能出现的并发症包括低氧血症、血流动力学改变、肺炎、脓毒症、呼吸窘迫综合征和气胸。最常见的是低氧血症,特别是灌洗液的清空阶段,会减低气道压力,增加灌洗肺的灌注。血流动力学的不稳定在治疗过程中也可能出现,这使有创血压监测成为必要的配置并应该伴随灌洗治疗过程。全肺灌洗需要常规麻醉,并需要有经验的麻醉师和手术小组,且术后需要相应的护理配置。另外反复的气管插管会造成患者气管内肉芽肿的形成和狭窄。

总之,目前全肺灌洗仍是治疗PAP的标准方法之一,且有较好的发展前景。

（二）GM-CSF 的应用

随着特发性PAP患者有高滴定度的GM-CSF抗体的发现,引出了补充GM-CSF的治疗方法。

在既往多项研究中,给予患者5~9 μg/(kg·d)的剂量皮下注射GM-CSF,累计共10/21例患者对这种初始剂量反应好,也有一些患者对高剂量的用药反应好。疗效持续时间平均39周。但这一治疗的方法有效率比灌洗治疗低很多,且即使反应好的患者也需要约4~6周的时间方能提高动脉氧分压,显然对重症PAP患者不能作为应急手段来应用。

GM-CSF疗法一般耐受很好,既往报道的不良反应包括注射部位的皮肤红斑或硬结、粒细胞减少症（停药后可恢复）、发热、寒战、恶心、呕吐、低氧低血压综合征、面红、心动过速、肌肉骨骼痛、呼吸困难、僵直、不随意的腿部痉挛和晕厥等。虽然没有迟发毒性作用的报道,但是长时间监测对于明确其效果和不良反应仍是十分重要的。

GM-CSF作为一种针对获得性PAP发病机制的治疗,有确定效果,但探索最适剂量、最适疗程、与抗体滴度的关系、最适给药途径,需要进一步积累经验。

（三）造血干细胞和骨髓移植

实验证明βc链基因突变小鼠应用野生型小鼠的骨髓进行骨髓移植和造血系统重建可逆转肺部的病理改变;而仅仅进行肺移植,大多数小鼠在不久以后复发,提示骨髓移植有可能对部分继发于血液系统疾病的PAP患者有效。作为小儿或青少年少见的遗传性疾病,范可尼贫血和PAP均与GM-CSF/IL-3/IL-5受体β链功能缺失有关,目前有报道用同种异体造血干细胞移植来治疗这两种疾病。该方法作为治疗少见的单基因遗传病的一种新的手段,其疗效尚待进一步证实。

（四）基因治疗

针对先天性PAP表面活性蛋白B缺乏或GM-CSF/IL-3/IL-5受体βc链基因突变的PAP患者,在人上皮细胞的体外试验和小鼠的体内试验中,将带有SP-B和SP-A的DNA转入细胞体内,均有相应的表面活性蛋白的表达。GM-CSF缺乏的小鼠肺泡Ⅱ型细胞经过基因重组技术后,可选择性表达GM-CSF,改善PAP症状,提示基因治疗有可能成为PAP治疗的新途径。

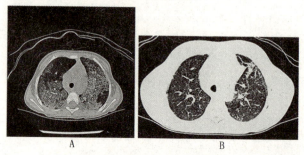

图5-19　治疗前后CT对比

A.治疗前;B.治疗后

两肺广泛间质改变及少许实质浸润,与图5-17对比,肺内病变大部吸收

（五）支持治疗

Uchida等人曾报道了GM-CSF抗体对中性粒细胞功能的影响。他们的研究表明PAP患者中性粒细

胞抗微生物功能在基础状态和受 GM-CSF 激活后的状态都存在缺陷。尤其是 PAP 患者中性粒细胞的吞噬指数和吞噬功能分别低于正常对照组的 90% 和 30%。中性粒细胞的基础黏附功能、全血的超氧化能力、对金葡菌的杀灭能力均减低。而且在体外实验中,中性粒细胞受 GM-CSF 活化后的功能也受损。因此,PAP 患者继发感染很常见,多见奴卡菌。任何感染征象的出现都应该给予强有力的治疗,包括支气管肺泡灌洗。

氧疗、支气管扩张剂、抗生素、呼吸支持等支持治疗,是防止感染、支气管痉挛和呼吸衰竭发生的有效措施。

双肺移植对那些肺灌洗无效的先天性 PAP 或 PAP 关联肺纤维化如硅沉着症或灌洗时反复气胸者适用。但有文献报道,移植后的肺仍可能再次发生 PAP 的改变。

九、预后

PAP 预后包括:病情稳定但症状持续存在;进行性加重;自行缓解。

有文献统计了 343 例 PAP 患者自确诊(包括最后尸检确诊的病例)之日起的生存时间,平均为 18 个月,最长的是 26 年。2 年、5 年和 10 年的实际生存率分别为 78.9%±8.2%、74.7%±8.1% 和 68.3%±8.6%。总体生存率在性别上相差不大(5 年,男 74% 女 76%)。5 岁以下的患者很少见,且预后差。

共有 24/303(7.9%)PAP 患者自发缓解。从诊断或出现症状到自发缓解的平均时间分别为 20 个月和 24 个月,没有人症状反复或加重,没有死亡。这些患者中 PAP 处于一种"休眠状态";是疾病的病理生理过程被逆转,还是仅仅在功能、症状和影像学上的严重程度减轻了,尚不明确。目前还没有一个非侵袭性的简单检查可以鉴别到底是病理生理学上的"治愈"了,还是疾病转入了一个亚临床状态。

如上述北京儿童医院确诊的 1 例 PAP 患儿(图 5-19A),放弃治疗 2 年后随访,在当地未予任何医疗干预,呼吸困难症状自行好转,杵状指(趾)和肢端发绀等体征减轻,活动耐量与正常儿童无异。复查肺 HRCT 如图 5-19B,可见肺内病变明显吸收好转,但仍有广泛间质病变;复查肺功能未见显著异常。

(刘　宁)

第十节　急性呼吸衰竭

由于直接或间接原因导致的呼吸功能异常,使肺脏不能满足机体代谢的气体交换需要,造成动脉血氧下降和/或二氧化碳潴留称为呼吸衰竭。呼吸衰竭有着明确的病理生理含义,单靠临床难以确诊,要根据血气分析做诊断。正常人动脉氧分压(PaO_2)为 $11.3 \sim 14.0$ kPa($85 \sim 105$ mmHg),二氧化碳分压($PaCO_2$)为 $4.7 \sim 6.0$ kPa($35 \sim 45$ mmHg),pH 值 $7.35 \sim 7.45$。若 PaO_2 低于 10.6 kPa(80 mmHg);$PaCO_2$ 高于 6.0 kPa(45 mmHg),可认为呼吸功能不全。如 PaO_2 低于 8.0 kPa(60 mmHg),$PaCO_2$ 高于 6.7 kPa(50 mmHg),即可诊断呼吸衰竭。应指出这是成人和儿童的标准,婴幼儿 PaO_2 及 $PaCO_2$ 均较年长儿低,诊断标准也应有所不同。在婴幼儿大致可以 PaO_2 小于 6.7 kPa(50 mmHg),$PaCO_2$ 大于 6.0 kPa(45 mmHg)作为诊断呼吸衰竭的标准。在不同类型呼吸衰竭和不同具体情况也不能一概套用上述标准。如:低氧血症型呼吸衰竭 $PaCO_2$ 可不增高,呼吸衰竭患儿吸氧后 PaO_2 可不减低。

小儿呼吸衰竭主要发生在婴幼儿,尤其是新生儿时期。它是新生儿和婴幼儿第一位死亡原因。由于对小儿呼吸生理的深入了解和医疗技术的进步,小儿呼吸衰竭的治疗效果已较过去明显提高,本节重点介绍新生儿和婴幼儿呼吸衰竭有关问题。

一、病因

呼吸衰竭的病因可分三大类,即呼吸道梗阻、肺实质性病变和呼吸泵异常。

(一)呼吸道梗阻

上呼吸道梗阻在婴幼儿多见。喉是上呼吸道的狭部,是发生梗阻的主要部位,可因感染、神经体液因素(喉痉挛)、异物、先天因素(喉软骨软化)引起。下呼吸道梗阻包括哮喘、毛细支气管炎等引起的梗阻。重症肺部感染时的分泌物、病毒性肺炎的坏死物,均可阻塞细支气管,造成下呼吸道梗阻。

(二)肺实质疾患

1.一般肺实质疾患

包括各种肺部感染如肺炎、毛细支气管炎、间质性肺疾患、肺水肿等。

2.新生儿呼吸窘迫综合征(RDS)

主要由于早产儿肺发育不成熟,肺表面活性物质缺乏引起广泛肺不张所致。

3.急性呼吸窘迫综合征(ARDS)

常在严重感染、外伤、大手术或其他严重疾患时出现,以严重肺损伤为特征。两肺间质和肺泡弥散的浸润和水肿为其病理特点。

(三)呼吸泵异常

呼吸泵异常包括从呼吸中枢、脊髓到呼吸肌和胸廓各部位的病变。共同特点是引起通气不足。各种原因引起的脑水肿和颅内高压均可影响呼吸中枢。神经系统的病变可以是软性麻痹,如急性感染性多发性神经根炎,也可以是强直性痉挛,如破伤风。呼吸泵异常还可导致排痰无力,造成呼吸道梗阻、肺不张和感染,使原有的呼吸衰竭加重。胸部手术后引起的呼吸衰竭也常属此类。

二、类型

(一)低氧血症型呼吸衰竭

低氧血症型呼吸衰竭又称Ⅰ型呼吸衰竭或换气障碍型呼吸衰竭。主要因肺实质病变引起。血气主要改变是动脉氧分压下降,这类患儿在疾病早期常伴有过度通气,故动脉 $PaCO_2$ 常降低或正常。若合并呼吸道梗阻因素,或疾病后期,$PaCO_2$ 也可增高。由于肺部病变,肺顺应性都下降,换气功能障碍是主要的病理生理改变,通气/血流比例失调是引起血氧下降的主要原因,也大多有不同程度的肺内分流增加。

(二)通气功能衰竭

通气功能衰竭又称Ⅱ型呼吸衰竭。动脉血气改变特点是 $PaCO_2$ 增高,同时 PaO_2 下降,可由肺内原因(呼吸道梗阻,生理死腔增大)或肺外原因(呼吸中枢、呼吸肌或胸廓异常)引起。基本病理生理改变是肺泡通气量不足。这类病儿若无肺内病变,则主要问题是 CO_2 潴留及呼吸性酸中毒。单纯通气不足所致的低氧血症不会很重,而且治疗较易。因通气不足致动脉氧分压低到危险程度以前,$PaCO_2$ 的增高已足以致命。

三、临床表现

(一)呼吸的表现

因肺部疾患所致呼吸衰竭,常有不同程度呼吸困难、三凹征、鼻煽等。呼吸次数多增快,到晚期可减慢。中枢性呼吸衰竭主要为呼吸节律的改变,严重者可有呼吸暂停。应特别指出,呼吸衰竭患儿呼吸方面表现可不明显,而类似呼吸困难的表现也可由非呼吸方面的原因引起,如严重代谢性酸中毒。单从临床表现难以对呼吸衰竭做出准确诊断。

(二)缺氧与二氧化碳潴留的影响

早期缺氧的重要表现是心率增快,缺氧开始时血压可升高,继则下降。此外,尚可有面色发青或苍白。急性严重缺氧开始时烦躁不安,进一步发展可出现神志不清、惊厥。当 $PaCO_2$ 在5.3 kPa(40 mmHg)以下时,脑、心、肾等重要器官供氧不足,严重威胁生命。

二氧化碳潴留的常见症状有出汗、烦躁不安、意识障碍等。由于体表毛细血管扩张,可有皮肤潮红、嘴唇暗红,眼结膜充血。早期或轻症心率快,血压升高,严重时血压下降,年长儿可伴有肌肉震颤等,但小婴儿并不多见。二氧化碳潴留的确切诊断要靠血液气体检查。以上临床表现仅供参考,并不经常可见。一般认为 $PaCO_2$ 升高到 10.6 kPa(80 mmHg)左右,临床可有嗜睡或谵妄,重者出现昏迷,其影响意识的程度与 $PaCO_2$ 升高的速度有关。若 $PaCO_2$ 在数日内逐渐增加,则机体有一定的代偿和适应,血 pH 值可只稍低或在正常范围,对病儿影响较小。若通气量锐减,$PaCO_2$ 突然增高,则血 pH 值可明显下降,当降至

7.20以下时,严重影响循环功能及细胞代谢,危险性极大。二氧化碳潴留的严重后果与动脉 pH 值的下降有重要关系。缺氧和二氧化碳潴留往往同时存在,临床所见常是二者综合的影响。

(三)呼吸衰竭时其他系统的变化

1.神经系统

烦躁不安是缺氧的早期表现,年长儿可有头痛。动脉 pH 值下降,CO_2 潴留和低氧血症严重者均可影响意识,甚至昏迷、抽搐,症状轻重与呼吸衰竭发生速度有关。因肺部疾患引起的呼吸衰竭可导致脑水肿,发生中枢性呼吸衰竭。

2.循环系统

早期缺氧心率加快,血压也可升高,严重者血压下降,也可有心律不齐。北医大报告婴幼儿肺炎极期肺动脉压增高,可能与缺氧所致血浆内皮素增加有关。唇和甲床明显紫绀是低氧血症的体征,但贫血时可不明显。

3.消化系统

严重呼吸衰竭可出现肠麻痹,个别病例可有消化道溃疡、出血,甚至因肝功能受损,谷丙转氨酶增高。

4.水和电解质平衡

呼吸衰竭时血钾多偏高,血钠改变不大,部分病例可有低钠血症。呼吸衰竭时有些病例有水潴留倾向,有时发生水肿,呼吸衰竭持续数日者,为代偿呼吸性酸中毒,血浆氯多降低。长时间重度缺氧可影响肾功能,严重者少尿或无尿,甚至造成急性肾功能衰竭。

四、诊断

虽然血气分析是诊断呼吸衰竭的主要手段,但对患儿病情的全面诊断和评价,不能只靠血气,还要根据病史、临床表现和其他检查手段做出全面的诊断分析。

(一)病史

在有众多仪器检查手段的当前,仍应详细了解病史,对呼吸衰竭诊断的重要性在于它仍是其他诊断手段所不能代替的,不但有助于我们了解病情发生的基础,还便于有针对性地治疗。以下是需要注意询问了解的内容。

(1)目前患何种疾病,有无感染或大手术,这都是容易发生 ARDS 的高危因素;有无肺、心、神经系统疾患,这些疾患有可能导致呼吸衰竭;有无代谢疾患,尿毒症或糖尿病酸中毒的呼吸表现可酷似呼吸衰竭,要注意鉴别。

(2)有无突然导致呼吸困难的意外情况,如呕吐误吸或异物吸入,这在婴幼儿尤易发生,是否误服了可抑制呼吸的药物。

(3)有无外伤史,颅脑外伤、胸部外伤均可影响呼吸,有无溺水或呼吸道烧伤。

(4)患儿曾接受何种治疗处理,是否用过抑制呼吸的药物,是否进行了气管插管或气管切开,有无因此导致气胸。

(5)有无发生呼吸困难的既往史,有无哮喘或呼吸道过敏史。

(6)新生儿要注意围产期病史,如母亲用药情况,分娩是否顺利,有无早产,是否有宫内窒息,有无引起呼吸窘迫的先天畸形(如横膈疝、食管闭锁)。

(二)可疑呼吸衰竭的临床表现

呼吸困难和气短的感觉、鼻煽,呼吸费力和吸气时胸骨上、下与肋间凹陷都反映呼吸阻力增大,患儿在竭力维持通气量,但并不都表明已发生呼吸衰竭,而呼吸衰竭患儿也不一定都有上述表现。呼吸衰竭时呼吸频率改变不一,严重者减慢,但在肺炎和 ARDS 早期,可以呼吸增快。胸部起伏情况对判断通气量有参考价值,呼吸衰竭时呼吸多较浅,呼吸音减弱,有经验者从呼吸音大致能粗略估计进气量的多少。

(三)血气分析

婴幼儿时期 PaO_2、$PaCO_2$ 和剩余碱(BE)的数值均较儿童低,不同年龄患儿呼吸衰竭的诊断应根据该年龄组血气正常值判断;忽略婴幼儿与儿童的不同,应用同一标准诊断呼吸衰竭是不妥当的。

通常 $PaCO_2$ 反映通气功能，PaO_2 反映换气功能，若 PaO_2 下降而 $PaCO_2$ 不增高表示为单纯换气障碍；$PaCO_2$ 增高表示通气不足，同时可伴有一定程度 PaO_2 下降，但是否合并有换气障碍，应计算肺泡动脉氧分压差。比较简便的方法是计算 PaO_2 与 $PaCO_2$ 之和，此值小于 14.6 kPa（110 mmHg）（包括吸氧患儿），提示换气功能障碍。

对于通气不足引起的呼吸衰竭，要根据病史和临床区别为中枢性还是外周性。中枢性通气不足常表现呼吸节律改变，或呼吸减弱；外周通气不足，常有呼吸道阻塞，气体分布不均匀或呼吸幅度受限制等因素，大多有呼吸困难。对于换气障碍引起的呼吸衰竭，可根据吸入不同浓度氧后血氧分压的改变，判断换气障碍的性质和程度。吸入低浓度（30%）氧时，因弥散功能障碍引起的 PaO_2 下降可明显改善；因通气/血流比例失调引起者可有一定程度改善；因病理的肺内分流增加引起者，吸氧后 PaO_2 升高不明显。根据吸入高浓度（60%以上）氧后动脉 PaO_2 的改变，可从有关的图中查知肺内分流量的大小。

（四）对呼吸衰竭患儿病情的全面评价

除肺功能外，要结合循环情况和血红蛋白数值对氧运输做出评价。患儿是否缺氧，不能只看 PaO_2，而要看组织氧供应能否满足代谢需要。组织缺氧时乳酸堆积。根据北京儿童医院对肺炎患儿乳酸测定结果，Ⅱ型呼吸衰竭乳酸增高者在婴幼儿占 54.2%，新生儿占 64.2%。临床诊断可参考剩余碱（BE）的改变判断有无组织缺氧。

要在病情演变过程中根据动态观察做出诊断。对呼吸性酸中毒患儿要注意代偿情况，未代偿者血液 pH 值下降，对患儿影响大。代偿能力受肾功能、循环情况和液体平衡各方面影响。急性呼吸衰竭的代偿需 5～7 d。因此，若患儿发病已数日，要注意患儿既往呼吸和血气改变，才能对目前病情做出准确判断。如发病 2 d 未代偿的急性呼吸衰竭与发病 8 d 已代偿的呼吸衰竭合并代谢性酸中毒可有同样的血气改变（$PaCO_2$ 增高，BE 正常）。

五、呼吸衰竭病程及预后

急性呼吸衰竭的病程视原发病而定，严重者可于数小时内导致死亡，亦可持续数天到数周，演变成慢性呼吸衰竭。原发病能治愈或自行恢复，现代呼吸衰竭抢救技术能使大多数患儿获救，关键在于防止抢救过程中的一系列并发症和医源性损伤，尤其是呼吸道感染。患儿年龄可影响病程，婴儿呼吸衰竭常在短时间内即可恢复或导致死亡，年长儿通常不致发展到呼吸衰竭地步，一旦发生，则治疗较难，且所需时间常比婴儿长。开始抢救的时间对病程长短也有重要影响，并直接影响预后。错过时机的过晚抢救，会造成被动局面，大大延长治疗时间，甚至造成脑、肾、心等重要生命器官的不可逆损害。

呼吸衰竭的预后与血气和酸碱平衡的改变有密切关系。有研究曾对 28 例血氧分压 < 4.66 kPa（36 mmHg）和 202 例 pH 值 < 7.2 的危重患儿进行分析。结果表明：危重低氧血症多见于新生儿（52.6%）和婴儿（44.9%），1 岁以上小儿仅占 2.5%。危重低氧血症的病死率高达 41%，危重低氧血症发生后 24 h 内死亡的病例占死亡总人数的 53%，可见其严重威胁患儿生命。

危重酸中毒的总病死率为 51%，其中单纯呼吸性酸中毒为 32%，危重呼吸衰竭患儿常有混合性酸中毒，其病死率高达 84%，危重酸中毒的严重性还表现在从发病到死亡的时间上，血液 pH 值越低，病死率越高，存活时间也越短。如以死亡患儿测定 pH 后平均存活时间计，pH 7.100～7.199 患儿平均为 31.7 h，pH 7.0～7.099 者 21.4 h，pH 6.90～6.999 者 18.5 h，pH 在 6.900 以下仅 11.2 h。虽然危重酸中毒有很高的病死率，但 pH 在 7.1 以下的 71 例患儿中仍有 21 例存活，其关键在于能否得到及时合理治疗。

六、治疗原则

呼吸衰竭治疗的目的在于改善呼吸功能，维持血液气体正常或近于正常，争取时间渡过危机，更好地对原发病进行治疗。近代呼吸衰竭的治疗是建立在对病理生理规律深刻了解的基础上，并利用一系列精密的监测和治疗器械，需要的专业知识涉及呼吸生理、麻醉科、耳鼻喉科、胸内科各方面，其发展日趋专业化，治疗效果也较过去有明显提高。处理急性呼吸衰竭，首先要对病情做出准确判断，根据原发病的病史及体检分析引起呼吸衰竭的原因及程度，对病情做出初步估计，看其主要是通气还是换气障碍（二者处理原则不同），然后决定治疗步骤和方法。要对早期呼吸衰竭进行积极处理，这样常可预防发生严重呼衰，减少并发症。严重濒危者则需进行紧急抢救,不要因等待检查结果而耽误时间。呼吸衰竭的治疗只是原发病综合治疗中的一部分,因此要强调同时进行针对原发病的治疗,有时原发病虽无特效疗法,但可自行恢复,则呼吸衰竭的治疗对患儿预后起决定性作用。

改善血气的对症治疗有重要作用,呼吸功能障碍不同,侧重点亦异。呼吸道梗阻患者重点在改善通气,帮助 CO_2 排出;ARDS 患者重点在换气功能,须提高血氧水平;而对肺炎患儿则要兼顾两方面,根据不同病例特点区别对待。本节重点讨论呼吸衰竭的一般内科治疗,呼吸急救技术和呼吸衰竭治疗的新方法。

要重视一般内科治疗,包括呼吸管理,应用得当,可使多数早期呼吸功能不全患儿,不致发展到呼吸衰竭。一旦发生呼吸衰竭,须应用呼吸急救技术时,要尽量从各方面减少对患儿的损伤,尽可能选用无创方法,充分发挥患儿自身恢复的能力。通过气管插管应用呼吸机是现代呼吸急救的重要手段,但可带来一系列不良影响。应用呼吸机时为减少肺损伤,近年特别强调"肺保护通气",值得重视。不同病情患儿,选用不同治疗呼吸衰竭的新方法,可解决一些过去不能解决的问题,减少或避免对患儿应用损伤更大的治疗,但临床上多数严重呼吸衰竭患儿,还是主要靠常规呼吸机治疗。

七、一般内科治疗

（一）呼吸管理

1.保持呼吸道通畅

呼吸道通畅对改善通气功能有重要作用。由积痰引起的呼吸道梗阻常是造成或加重呼吸衰竭的重要原因,因此在采用其他治疗方法前首先要清除呼吸道分泌物及其他可能引起呼吸道梗阻的因素,以保持呼吸道通畅。口、鼻、咽部的黏痰可用吸痰管吸出,气管深部黏痰常需配合湿化吸入,翻身拍背,甚至气管插管吸痰。昏迷患儿头部应尽量后仰,以免舌根后倒,阻碍呼吸。容易呕吐的患儿应侧卧,以免发生误吸和窒息。昏迷患儿为使舌根向前,唇齿张开,可用口咽通气道保持呼吸道通畅。要选择合适大小的通气道,以防管道太长堵塞会厌部,还要防止因管道刺激引起呕吐误吸。

2.给氧

（1）给氧对新生儿的作用:给氧可提高动脉氧分压,减少缺氧对机体的不良影响。此外,给氧对新生儿尚有下列作用。①吸入高浓度氧可使动脉导管关闭。②低氧血症时肺血管收缩导致肺动脉高压,给氧后肺动脉压下降,可减轻右心负担。③早产儿周期性呼吸和呼吸暂停可因给氧而减少或消失。④有利于肺表面活性物质的合成。⑤防止核黄疸。⑥防止体温不升。新生儿在 32 ℃～34 ℃环境下氧消耗量最小,低于此温度,为了维持体温,氧消耗量增加,若同时氧供应不足,则氧消耗量难以增加,不能产生足够热量维持体温,因而体温下降,给氧后可避免发生此种改变。

（2）给氧的指征与方法:严重呼吸窘迫患儿决定给氧多无困难,中等严重程度患儿是否需要给氧最好进行血氧分压测定。紫绀和呼吸困难都是给氧的临床指征。心率快和烦躁不安是早期缺氧的重要表现,在排除缺氧以外的其他原因后,可作为给氧的指征。由于医用氧含水分很少,不论任何方法给氧,都需对吸入氧进行充分湿化。常用给氧方法如下。①鼻导管给氧。氧流量儿童 1～2 L/min,婴幼儿 0.5～1 L/min,新生儿 0.3～0.5 L/min,吸入氧浓度 30%～40%。②开式口罩给氧。氧流量在儿童 3.5 L/min,婴幼儿 2～4 L/min,新生儿 1～2 L/min,氧浓度45%～60%左右。③氧气头罩。氧浓度可根据需要调节,通常 3～6 L/min,氧浓度 40%～50%。

（3）持续气道正压给氧:经鼻持续气道正压（CPAP）是 20 世纪 70 年代初开始用于新生儿的一种给氧方法,其特点是设备简单,操作容易,通常对患儿无损伤,效果明显优于普通给氧方法。最初 CPAP 通过气管插管进行,由于新生儿安静时用鼻呼吸,这是在新生儿可用经鼻 CPAP 的基础。经验表明,婴幼儿用经鼻 CPAP 也可取得良好效果。近十年来国外在 CPAP 仪器的改进和临床应用方面都有不少新进展。国内许多单位正规应用 CPAP 都取得满意效果,但还不够普遍,远未发挥 CPAP 应有的作用。

基本原理和作用:①CAPA 的主要作用。当肺实变、肺不张、肺泡内液体聚集时,肺泡不能进行气体交换,形成肺内分流。进行 CPAP 时,由于持续气流产生的气道正压,可使病变肺泡保持开放,使减少的功能残气增加,其增加量可达正常值的1/3～2/3,并减少肺泡内液体渗出,从而使肺内分流得到改善,血氧上升。②CPAP对血气的影响。CPAP的作用与单纯提高吸入氧浓度的普通给氧方法有本质的不同，它是通过改善换气功能而提高血氧的，而不必使用过高的吸入氧浓度。CPAP时PaO_2的增高与CPAP的压力值并非直线关系，而是与肺泡开放压有关，当CPAP压力增加到一定程度，大量肺泡开放时，PaO_2可有明显升高。应用CPAP对$PaCO_2$影响与肺部病变性质和压力大小有关，有些气道梗阻患儿由于应用CPAP后气道扩张，$PaCO_2$可下降；若气道梗阻严重或CPAP压力过高，可影响呼气，使$PaCO_2$增高。③CPAP对肺功能影响。应用CPAP时由于肺泡扩张，可使肺顺应性增加，呼吸省力，减少呼吸功，由于鼻塞增加气道阻力，也可使呼吸功增加。在正常新生儿0.1～0.5 kPa(1～5 cmH_2O)的CPAP可使声门上吸气和呼气阻力均减低，这是CPAP用于治疗上呼吸道梗阻所致呼吸暂停的基础。④近年研究还表明，CPAP有稳定胸壁活动、减少早产儿常见的胸腹呼吸活动不协调的作用，这有利于小婴儿呼吸衰竭的恢复。⑤早期应用CPAP的作用。CPAP早期应用，可及时稳定病情，避免气管插管带来不良影响，还可减少高浓度氧吸入的肺损伤，并减少呼吸机的应用，使感染、气胸等合并症减少。⑥CPAP还可作为撤离呼吸机时向自主呼吸过度的手段，使患儿较早脱离呼吸机。

应用CPAP的适应证：新生儿及婴幼儿肺部疾患、肺炎、肺不张、胎粪吸入综合征、肺水肿等所致低氧血症用普通给氧效果不好者，是应用CPAP最主要的适应证。新生儿呼吸窘迫综合征（RDS）是应用CPAP最合适的适应证。在20世纪70年代，由于CPAP的应用，使RDS病死率有较明显下降，但在危重RDS患儿，效果仍不理想，而需应用呼吸机。80年代后期以来肺表面活性物质气管内滴入是治疗RDS的一大进步，肺表面活性物质与经鼻CPAP联合早期应用，为在基层医院治疗中等病情的RDS提供了有效的新疗法。

仪器装置和用法：①装置：用简单的自制装置进行CPAP氧疗，虽然也可起一定作用，但效果较差。为取得良好效果，要应用专业的CPAP装置。CPAP氧疗器包括适用于新生儿到儿童的不同型号鼻塞、呼气阀、连接管道、水柱压差计、加温湿化器和支架等部分，应用时需要电源和瓶装氧气，该装置的主要不足是目前缺乏氧浓度控制。鼻塞由硅胶制成，外形乳头样，应用时选择适合鼻孔大小鼻塞，保证鼻孔密封不漏气。加温湿化器可向患儿提供温暖潮湿的吸入气，水柱压差计有利于监测气道压力，同时在压力过高时使气体逸出，起到安全阀作用。

（2）应用方法：CPAP的应用方法简易，但要在理解基本原理和仪器性能基础上再应用，以免发生误差。应用前将管道连接妥当，清除患儿鼻孔分泌物，开启氧气3～4 L/min，将鼻塞置于鼻孔内。开始时压力可保持在0.3～0.4 kPa(3～4 cmH_2O)，最大可达0.8 kPa(8 cmH_2O)。原则上用能保持血氧分压至7.98 kPa(60 mmHg)以上的最低压力。压力大小由氧流量（最大可达8～10 L/min）和呼气阀开口控制，也与患儿口腔和鼻塞密闭程度有关。

不良影响与并发症：正确应用CPAP对患儿大都没有不良影响，发生不良影响主要与持续气道正压有关，压力过大可导致气压伤、气胸，但在经鼻CPAP时，由于口腔经常开放，压力不至过高，故很少造成气压伤。由于大量气体进入胃内，在胃肠动力功能不良的小婴儿，易有腹胀（可通过胃管排气），在先天性胃壁肌层不全患儿，曾有胃穿孔的个例报告。由于长期应用鼻塞，可造成鼻前庭溃疡。国外报告在病情危重的早产儿可损伤鼻翼和鼻小柱，严重者坏死，形成狭窄，日后需整形手术。鼻损伤发生率不高，其发生与鼻塞应用时间长短和护理有密切关系。CPAP可增加气道阻力，从而增加呼吸功，使患儿呼吸费力，可成为导致治疗失败的原因。

（4）氧中毒：长期应用氧气治疗，要注意氧中毒。新生儿尤其是早产儿对高浓度氧特别敏感，吸入氧浓度大于60%，超过24 h肺内即有渗出、充血、水肿等改变，更长时间吸入高浓度氧，用呼吸机进行正压呼吸的患儿，肺部含气量逐渐减少，可出现增生性改变，严重者表现为广泛的间质性纤维化和肺组织破坏，即所谓"支气管肺结构不良"，肺氧中毒直接受吸入氧浓度影响，而与动脉氧分压无直接关系。新生儿，特别是早产儿长时间吸入高浓度氧，导致高于正常的动脉氧分压，主要影响视网膜血管，开始为血管收缩，继则血管内皮损害，引起堵塞，日后发生增生性变化，血管进入玻璃体，引起出血、纤维化，即晶体后纤维增生症，约30%可致盲。早产儿视网膜病与用氧时间长短和出生体重密切相关，吸入氧浓度也是一个重要因素。

在小婴儿应用 CPAP 时氧浓度不应超过 60％，过高的吸入氧浓度不宜超过 24 h。

3.雾化与湿化吸入

呼吸道干燥时，气管黏膜纤毛清除功能减弱。通过向呼吸道输送适当水分，保持呼吸道正常生理功能，已成为呼吸衰竭综合治疗中必不可少的内容。湿化的方式有加温和雾化两种。加温湿化是利用电热棒将水加热到 60 ℃左右，使吸入气接近体温并含有将近饱和水蒸气的温热、潮湿气体。此法比较适合于生理要求，对患儿不良反应少。应用时要注意水温不可过高，以防呼吸道烧伤。雾化的方法是将水变为直径 1～10 µm 大小的雾粒，以利进入呼吸道深部。通常应用的是以高压气体为动力的喷射式雾化器，可在给氧同时应用。雾化器内还可加入药物，最常用的是支气管扩张剂，进行呼吸道局部治疗。但同时可能增加将感染带入呼吸道深部的机会，故必须注意雾化液的无菌和雾化器的消毒。以对呼吸道局部进行药物治疗为目的之雾化吸入只需短时间间断应用，以湿化呼吸道为目的时持续应用加湿器较好。超声波雾化器雾量大，有较好的促进排痰作用，由于治疗时水雾的刺激，发生咳喘机会较多，不宜长时间应用，每次应用 0.5 h，每日数次即可。为了有效地引流黏痰，湿化吸入必须与翻身、拍背、鼓励咳嗽或吸痰密切配合，才能充分发挥作用。

胸部物理治疗包括体位引流，勤翻身，拍击胸背，吸痰等内容。翻身、拍背对防止肺不张，促进肺循环，改善肺功能有重要作用，方法简单而有效，但常被忽视。重症患儿活动少，尤应注意进行，通常 3～4 h 即应进行一次。湿化呼吸道只有与胸部物理治疗密切配合，才能确实起到保证呼吸道通畅的作用。

（二）控制感染

呼吸道感染常是引起呼吸衰竭的原发病或诱因，也是呼吸衰竭治疗过程中的重要并发症，其治疗成败是决定患儿预后的重要因素。应用呼吸机的患儿，呼吸道感染的病原以革兰氏阴性杆菌多见。抗生素治疗目前仍是控制呼吸道感染的主要手段。除抗生素治疗外，要采用各种方法增加机体免疫力。近年静脉输注丙种球蛋白取得较好效果。营养支持对机体战胜感染和组织修复都有极重要的作用。此外，还要尽量减少患儿重复受感染的机会，吸痰时工作人员的无菌操作和呼吸机管道的消毒（最好每日进行）必须认真做好，并在条件许可时尽早拔除气管插管。

（三）营养支持

营养支持对呼吸衰竭患儿的预后起重要作用。合理的营养支持有利于肺组织的修复，可增强机体免疫能力，减少呼吸肌疲劳。合理的营养成分还可减少排出 CO_2 的呼吸负担。首先要争取经口进食保证充足的营养，这对保持消化道正常功能有重要作用。呼吸衰竭患儿可因呼吸困难、腹胀、呕吐、消化功能减弱等原因，减少或不能经口进食，对此需通过静脉补充部分或全部营养。可通过外周静脉输入，必要时可经锁骨下静脉向中央静脉输入。

（四）药物治疗

1.呼吸兴奋剂

呼吸兴奋剂的主要作用是兴奋呼吸中枢，增加通气量，对呼吸中枢抑制引起的呼吸衰竭有一定效果，对呼吸道阻塞，肺实质病变或神经、肌肉病变引起的呼吸衰竭效果不大。在重症或晚期呼吸衰竭，呼吸兴奋剂是在没有进行机械呼吸条件时起辅助作用，因其疗效不确实，在急性呼吸衰竭的现代治疗中已不占重要地位。常用的呼吸兴奋剂有尼可刹米（可拉明）和山梗菜碱（洛贝林），回苏灵也有较好兴奋呼吸中枢的效果，可以皮下、肌肉或静脉注射，应用时若无效则应停止，不可无限制地加大剂量。多沙普仑为较新的呼吸兴奋剂，大剂量时直接兴奋延髓呼吸中枢与血管运动中枢，安全范围宽，不良反应少，可取代尼可刹米。用于镇静、催眠药中毒，0.5～1.5 mg/kg，静脉滴注，不宜用于新生儿。

2.纠正酸中毒药物的应用

呼吸性酸中毒的纠正，主要应从改善通气功能入手，但当合并代谢性酸中毒，血液 pH 值低于 7.20 时，应适当应用碱性液纠正酸中毒，常用 5％碳酸氢钠溶液，用量为每次 2～5 mL/kg，必要时可重复 1 次，通常稀释为 1.4％等渗溶液静脉滴注，只在少数情况下才直接应用。需注意碳酸氢钠只有在有相当的通气功能时才能发挥其纠正酸中毒的作用，否则输入碳酸氢钠将使 $PaCO_2$ 更高。使用碱性液纠正代谢性酸中毒时计算药物剂量的公式如下：

所需碱性液(mmol)＝0.3×BE(mmol)×体重(kg)

5%碳酸氢钠溶液1.68 mL＝1 mmol,要密切结合临床病情掌握用量,而不能完全照公式计算。最好在开始只用计划总量的1/2左右,在治疗过程中再根据血液酸碱平衡检查结果随时调整,以免治疗过度。

(五)呼吸肌疲劳的防治

目前儿科临床确诊呼吸肌疲劳还不易做到,难以进行针对性的特异治疗,但要在呼吸衰竭治疗的全程中把减少呼吸肌疲劳的发生和增强呼吸肌的能力作为一项重要工作,为此需注意:

(1)补充足够营养,以利呼吸肌组织的恢复和能源供应。

(2)注意呼吸肌的休息,也要适当锻炼。应用呼吸机也要尽可能发挥自主呼吸的作用。

(3)改善肺的力学特性(减少气道阻力,增加肺顺应性),减少呼吸功,减轻呼吸肌的负担。

(4)改善循环,让呼吸肌能有充足血液供应能源和养料。

(5)增加呼吸肌收缩能力,目前尚无理想药物能有效治疗呼吸肌疲劳,现有药物效果都不确切。氨茶碱和咖啡因类药物作用于骨骼肌细胞,抑制磷酸二酯酶,从而改变cAMP代谢,可使膈肌收缩力加强,预防和治疗膈肌疲劳。

八、呼吸急救技术

(一)建立人工呼吸道

当呼吸衰竭时,若一般内科处理难以维持呼吸道通畅时,就要建立人工呼吸道,这是保证正常气体交换的基本措施。根据病情和需要时间的长短,可有不同选择。共同的适应证如下。①解除上呼吸道梗阻。②引流下呼吸道分泌物。③咽麻痹或深昏迷时防止误吸。④应用呼吸机。常用的人工呼吸道是气管插管或气管切开;应用人工呼吸道时气管直接与外界交通,对患儿不良影响包括吸入气失去上呼吸道的生理保护作用,易于造成下呼吸道感染,不能有效咳嗽,不能讲话。

1.气管插管

气管插管操作简单,便于急救时应用,对患儿创伤较气管切开小。但因对咽喉刺激强,清醒患儿不易接受,且吸痰和管理不如气管切开方便。插管后要尽量避免碰导管,减少对咽喉的刺激。导管管腔易被分泌物堵塞,须注意定时吸痰,保护管腔和呼吸道的通畅。要将气管插管和牙垫固定好,保持插管的正确位置,防止其滑入一侧总支气管(插管常滑入右侧总支气管,使左侧呼吸音减弱或消失)或自气管脱出。气管插管可经口或经鼻进行。经口插管操作较简单,但插管较易活动,进食不便。经鼻插管容易固定,脱管机会少,便于口腔护理,但是插管操作和吸痰不如经口插管方便,插管可压迫鼻腔造成损伤,并将鼻部感染带入下呼吸道。决定插管留置时间主要应考虑的是喉损伤,影响因素包括患者一般状况,插管操作是否轻柔,插管的活动以及插管质量。应用刺激性小的聚氯乙烯插管可留置1周左右或更长时间。婴儿喉部软骨细胞成分多而间质少,较柔软,而年长儿则纤维性间质多,喉软骨较硬,故婴儿耐受气管插管时间较长。近年我们对新生儿和婴幼儿呼吸衰竭抢救都是进行气管插管,不做气管切开。年长儿呼吸衰竭的抢救,也可用气管插管代替气管切开,但长时间插管发生永久性喉损伤的严重性不容忽视。对于插管时间,由于病情不同,以及呼吸管理技术水平的差异,很难做出统一的、可允许的插管时限,在年长儿以不超过1～2周为宜。

凡呼吸衰竭病情危重、内科保守治疗无效需进行呼吸机治疗者,气管插管是建立人工呼吸道的首选方法。气管插管材料常用聚氯乙烯(一次性制品),硅橡胶管则可重复应用,过去的橡胶制品因刺激性大已不再用。各年龄选用气管插管大小见表5-2。实际上每个患儿用的号码可略有差别,总的原则是不要管径过大,以免压迫声门,但又不要太细,以防漏气太多。带气囊的气管插管多用于成人,小儿很少应用。经鼻气管插管比经口者略长,其长度大致可按耳屏到鼻孔的2倍计算。为保证气管插管发挥作用和治疗成功,根据多年经验,必须认真、细致地做好日常护理工作,包括呼吸道湿化,吸痰操作轻柔,注意无菌,防止脱管、堵管、插管滑入右侧和喉损伤。

表 5-2　不同年龄患儿气管插管的内径及长度

年龄	气管插管内经	最短长度
新生儿	3.0	110
6 月	3.5	120
1 岁半	4.0	130
3 岁	4.5	140
5 岁	5.0	150
6 岁	5.5	160
8 岁	6.0	180
12 岁	6.5	200
16 岁	7.0	210

注:法制号＝3.14(Ⅱ)×气管内径

2.气管切开

由于成功应用气管插管,气管切开在呼吸急救中的应用较过去减少。与气管插管比较,切开可减少呼吸道解剖死腔,便于吸痰,可长时间应用,不妨碍经口进食,但是手术创伤较大,肺部感染和气管损伤等并发症机会增多,更不能多次使用。气管切开适应证随年龄和病种不同而异。小婴儿气管切开并发症较多,且易使病程拖延,目前已很少应用。在儿童可望1～2周内病情有明显好转者,也大多用气管插管。若病情虽有好转,仍需继续用呼吸机治疗时,则应考虑气管切开。病情难以在短时间恢复的神经肌肉系统疾患病儿由于气管切开对保持呼吸道通畅和患儿安全有重要作用,切开不宜过迟,以免贻误治疗时机。严重呼吸衰竭患儿最好在气管插管和加压给氧下进行手术,气管切开后即应用呼吸机辅助呼吸,以确保安全。

目前国内大医院较多应用塑料气管切开套管,进口的塑料套管与套囊合而为一,没有内管,质地较柔软,对患儿较舒适,但要防止痰痂堵管。婴儿应用也有不带套囊的塑料套管。包括内、外管的银制套管已很少用。在年长儿机械通气应用时要外加套囊充气,以防漏气。气管切开的并发症较气管插管明显为多,包括感染、出血、气胸等,气管黏膜可因套管长期压迫而水肿、缺血、坏死。

(二)呼吸机的应用(略)

九、呼吸衰竭治疗新进展

(一)肺表面活性物质(PS)治疗

1.成分、作用、制剂

PS是一个极为复杂的系统,它是肺脏本身维持其正常功能而产生的代谢产物,主要成分是饱和卵磷脂,还有少量蛋白,其主要作用是降低肺泡气液界面表面张力,但其作用远不止于此,其他方面的作用还包括防止肺水肿、保持气道通畅和防御感染等。

PS的应用可以从力学结构改善肺功能,使因PS缺乏而萎陷的肺容易扩张,这比现有的方法用呼吸机使肺在正压下吹张,更接近生理要求,从而减少或缩短呼吸机应用时间及并发症。肺表面活性物质治疗还可阻断因其缺乏引起的恶性循环,提供体内合成的原料,为PS缺乏引起的呼吸衰竭提供了全新的治疗途径。

2.临床应用

RDS早期气管内滴入已成为西方先进国家治疗常规,它能改善氧合,缩短应用呼吸机时间,减少并发症,降低病死率。注入的PS能被肺组织吸收再利用,通常只需给药1～2次,最多3次。给药后由于肺泡扩张,换气功能改善,血氧分压迅速升高,肺的静态顺应性也有所改善,$PaCO_2$下降,胸片肺充气改善是普遍现象;应用呼吸机所需通气压力和吸入氧浓度也因肺部情况好转而下降,使肺损伤机会减少。

由于气道持续正压(CPAP)对RDS肯定的治疗作用,且所需设备简单,已有多篇报告肯定了PS和CPAP联合应用的治疗效果,它可成为减少或不用呼吸机治疗RDS的新方法,这对体重较大,中等病情早期患儿更适用。有对照的研究表明,PS＋CPAP与PS＋IMV的治疗方法比较,气胸和颅内出血在前者均较少,需治疗时间也较短。

PS在其他疾病所致呼吸衰竭患儿的应用效果不如RDS。肺表面活性物质减少在ARDS或其他肺损伤时的改变是继发的,肺Ⅱ型细胞受损害影响PS的合成与分泌,肺内渗出成分(血浆蛋白、纤维蛋白原等)和炎性产物对PS的抑制也是一个重要原因。

(二)吸入NO

1.临床应用

通常与呼吸机联合应用,目前的趋势是应用偏低的浓度,为10～20 ppm。甚至1～5 ppm也有效果;治疗反应与吸入浓度是否平行,文献报告结果不一,重要的是根据具体患者的反应调整浓度。

在呼吸衰竭患儿吸入NO改善氧合的效果与患儿肺部情况和呼吸机的应用方法有关。通常在早期应用或致病因素较单一者,效果较好。ARDS致病因素复杂,低氧血症不是影响预后的唯一因素,其应用效果较差。但吸入NO是否有良好反应可作为判断患儿预后的参考指标。肺的通气情况影响治疗效果。在有病变的肺,用高频通气或肺表面活性剂使肺泡扩张,有利于NO的进入,能达到较好治疗效果。在有肺病变时,吸入NO可有改善通气作用。因NO使肺血管扩张,可改善有通气、无血流肺泡的呼吸功能,使死腔减少。

2.吸入NO的不良影响

吸入NO的浓度必须严格控制,因为浓度过高会对患儿造成危害。

(1)高铁血红蛋白增加:NO吸入后,进入体循环与血红蛋白结合而失活,不再有扩张血管作用,同时形成没有携氧能力的高铁血红蛋白。因此,在NO吸入时要注意监测高铁血红蛋白的变化。临床应用的NO浓度20～40 ppm或更低,高铁血红蛋白的生成通常不会超过1%～2%。

(2)对肺的毒性:NO与O_2结合生成NO_2红色气体,对肺有明显刺激,可产生肺水肿。NO_2生成速度与吸入NO浓度、氧浓度及氧与NO接触时间有关,也受呼吸机类型的影响。根据美国职业安全和卫生管理局规定,工作环境中NO的安全浓度应小于6 ppm。

(3)其他毒副作用:进入体循环的NO与血红蛋白结合产生高铁血红蛋白,或NO与氧结合产生NO_2,对肺有损伤作用,由于应用技术的改进,目前已大都不成问题,但吸入NO可延长出血时间。新生儿肺动脉高压(PPHN)吸入40 ppm,NO15 min,出血时间延长1倍(血小板计数与血小板聚集正常),停用NO后可于短时间内恢复。长时间吸入NO产生脂类过氧化反应及NO浓度过高对肺表面活性物质失活的影响值得重视。

十、并发症及其防治

呼吸衰竭的并发症包括呼吸衰竭时对机体各系统正常功能的影响以及各种治疗措施(主要是呼吸机治疗)带来的危害,以下列举常见并发症:

(1)呼吸道感染。

(2)肺不张。

(3)呼吸肌与肺损伤。

(4)气管插管及气管切开的并发症。

(5)肺水肿与水潴留。

(6)循环系统并发症。

(7)肾脏和酸碱平衡。

十一、婴幼儿呼吸衰竭

本部分介绍发病最多,有代表性的是重症婴幼儿肺炎呼吸衰竭。肺炎是婴幼儿时期重要的常见病,也是住院患儿最重要的死因;主要死于感染不能控制而导致的呼吸衰竭及其并发症。对婴幼儿肺炎呼吸衰竭病理生理的深入认识和以此为基础的合理治疗,是儿科日常急救中的一项重要工作。

(一)通气功能障碍

肺炎病儿呼吸改变的特点首先是潮气量小,呼吸增快、表浅(与肺顺应性下降有关)。病情发展较重时,潮气量进一步减小。因用力加快呼吸,每分钟通气量虽高于正常,由于生理死腔增大,实际肺泡通气量却无增加,仅保持在正常水平或略低;动脉血氧饱和度下降,二氧化碳分压稍有增高。病情危重时,病儿极度衰竭,无力呼吸,呼吸次数反减少,潮气量尚不及正常的1/2,生理死腔更加增大,通气效果更加低下,结果肺泡通气量大幅度下降(仅为正常的1/4),以致严重缺氧,二氧化碳的排出也严重受阻,动脉血二氧化碳分压明显增高,呈非代偿性呼吸性酸中毒,pH值降到危及生命的水平,平均在 7.20 以下。缺氧与呼吸性酸中毒是重症肺炎的主要死因。在危重肺炎的抢救中,关键是改善通气功能,纠正缺氧和呼吸性酸中毒。

(二)动脉血气检查

婴幼儿肺炎急性期动脉血氧下降程度依肺炎种类而不同,以毛细支气管炎最轻,有广泛实变的肺炎最重,4 个月以下小婴儿肺炎由于代偿能力弱、气道狭窄等因素,PaO_2 下降较明显。换气功能障碍是引起 PaO_2 下降最重要的原因,肺内分流引起的缺氧最严重,合并先天性心脏病则 PaO_2 下降更低。肺炎患儿动脉 $PaCO_2$ 改变与 PaO_2 并不都一致,$PaCO_2$ 增加可有肺和中枢两方面原因。

(三)顺应性与肺表面活性物质

肺炎时肺顺应性大多有不同程度下降,病情越重,下降越明显,其原因是多方面的,炎症渗出、水肿、组织破坏均可使弹性阻力增加。另外,炎症破坏肺Ⅱ型细胞,使肺表面活性物质减少和其功能在炎性渗出物中的失活,均可使肺泡气液界面的表面张力增加,降低肺顺应性。我们观察到肺病变的轻重与顺应性及气管吸出物磷脂的改变是一致的,肺病变越重,饱和卵磷脂(肺表面活性物质主要成分)越低,顺应性也越差。顺应性下降是产生肺不张,引起换气障碍和血氧下降,以及肺扩张困难,通气量不足的一个基本原因。肺顺应性明显下降的肺炎患儿提示肺病变严重预后不良。上述改变为这类患儿用肺表面活性物质治疗提供了依据。

(四)两种不同类型的呼吸衰竭

1.呼吸道梗阻为主

这类患儿肺部病变并不一定严重,由于分泌物堵塞和炎症水肿造成细支气管广泛阻塞,呼吸费力导致呼吸肌疲劳,通气量不能满足机体需要。缺氧的同时都合并有较重的呼吸性酸中毒,引起脑水肿,较早就出现中枢性呼吸衰竭,主要表现为呼吸节律的改变或暂停,这种类型多见于小婴儿。

2.肺部广泛病变为主

此类患儿虽然也可能合并严重的呼吸道梗阻,但缺氧比二氧化碳潴留更为突出。因这类病儿肺内病变广泛、严重,一旦应用呼吸机,常需要较长时间维持。

以上是较典型的情况,临床常见的是混合型,难以确切区分,但不论何种类型,若得不到及时治疗,不能维持足够通气量将是最终导致死亡的共同原因。

(五)几个有关治疗的问题

1.针对病情特点的治疗原则

近年来重症肺炎患儿的呼吸衰竭,因广泛严重病变引起者已较少见,而主要是呼吸道梗阻、呼吸肌疲劳引起的通气功能障碍,如果及时恰当处理,大多能经一般内科保守治疗解决,少数需做气管插管进行机械呼吸。对后者应掌握"早插快拔"的原则,即气管插管时机的选择不要过于保守(要根据临床全面情况综合判断,而不能只靠血气分析),这样可及时纠正呼吸功能障碍,保存患儿体力,避免严重病情对患儿的进一步危害。由于通气和氧合有了保证,病情会很快好转,而病情改善后又要尽早拔管,这样可最大限度地减少并发症。

2.应用呼吸机特点

由于重症肺炎患儿肺顺应性差,气道阻力大,应用呼吸机的通气压力偏高,通常在 2.0～2.5 kPa(20～25 cmH₂O),不宜超过 3.0 kPa(30 cmH₂O)。为避免肺损伤,潮气量不应过大,为避免气体分布不均匀,机械呼吸频率不宜太快,一般在 25～30 次/分。为发挥自主呼吸能力,开始即可应用间歇强制通气(IMV 或 SIMV),并加用适当的 PEEP,吸入氧的浓度要根据血氧分压调节,以在30%～60%为好。由于呼吸机的应用保证了必要的通气量,不需再用呼吸兴奋剂,如患儿烦躁,自主呼吸与机械呼吸不协调,可适当应用镇静剂(安定、水合氯醛),很少需用肌肉松弛剂。

3.肺水肿

肺炎患儿多数有肺水肿,轻者仅见于间质,难以临床诊断,重者液体渗出至肺泡。肺水肿与炎症和缺氧引起的肺毛细血管渗透性改变有关。肺水肿还可发生于输液过多、气胸复张后或支气管梗阻解除后;胸腔积液短时间大量引流也可发生严重肺水肿。应用快速利尿剂(速尿1 mg/kg,肌注或静脉注射),可明显减轻症状。严重肺水肿应及时应用呼吸机进行间歇正压呼吸,并加用 PEEP,以利肺泡内水分回吸收。为防止肺水肿,液体摄入量应偏少,尤其静脉入量不宜多,婴幼儿通常以每日总入量在 60～80 mL/kg 为好。

4.难治的肺炎

目前难治的肺炎主要是那些有严重并发症的肺炎,其治疗重点应针对病情有所不同。合并先天性心脏病的患儿由于肺血多,伴肺动脉高压,心功能差,感染反复不愈,应积极改善心功能,对肺动脉高压可应用酚妥拉明,必要时试用吸入一氧化氮,其根本问题的解决在于手术校正畸形。合并营养不良的患儿,由于呼吸肌力弱,呼吸肌疲劳更易发生,同时免疫能力低下,影响机体战胜感染,应特别注意营养支持和增强免疫力。严重感染合并脓气胸者在成功的胸腔引流情况下,必要时仍可应用呼吸机,但压力宜偏低或应用高频通气,以利气胸愈合。强有力的抗生素和一般支持疗法必不可少。病变广泛严重,低氧血症难以纠正的可试用肺表面活性物质,也可试用吸入 NO,但这方面尚缺乏足够经验。

(刘 宁)

第六章 循环系统疾病

第一节 先天性心脏病

先天性心脏病(CHD)简称先心病,指胎儿时期心脏血管发育异常所导致的畸形,是小儿最常见的心脏病。发生率为活产婴儿的 4‰~12‰左右。按此比率,我国每年约有 10 万~15 万先心病的患儿出生,如未经治疗,约有 1/3 的患儿在出生后 1 个月内因病情严重和复杂畸形而夭折。近四五十年来,由于心导管检查、心血管造影和超声心动图等的应用,在低温麻醉和体外循环情况下,心脏直视手术的发展以及介入疗法的出现,使临床上先天性心脏病的诊断、治疗和预后都有了显著的进步。

一、病因

先天性心脏病的病因尚未完全明确,但现已了解有内、外两类因素,内在与遗传有关,为染色体异常或多基因突变引起。外在与环境因素有关,环境因素中较为主要的是宫内感染,如风疹、流行性感冒、流行性腮腺炎和柯萨奇病毒感染等。此外,还包括孕母缺乏叶酸,患代谢性疾病(糖尿病、高钙血症、苯丙酮尿症),接触过量放射线和服用某些药物(抗癌药、抗癫痫药、甲糖宁)。故对孕妇应加强保健工作,在妊娠早期积极预防风疹、流感等病毒性疾病和避免与有关的致病因素接触,对预防先天性心脏病有重要意义。

二、分类

根据左、右心腔或大动脉之间有无异常通路及血液分流的方向,可将先天性心脏病分为三大类。

(一)左向右分流型(潜在青紫型)

在左、右心或大动脉之间有异常通路,正常情况下由于体循环(左)压力高于肺循环(右),所以血液是从左向右分流,一般不出现青紫。当屏气、剧烈哭闹或任何病理情况致肺动脉和右心压力增高并超过左心压力时,则可使氧含量低的血液自右向左分流而出现青紫,故此型又称潜在青紫型。常见的有室间隔缺损、房间隔缺损和动脉导管未闭等。

(二)右向左分流型(青紫型)

在左、右心或大动脉之间有异常通路,由于畸形的存在,致使右心压力增高并超过左心,使血液从右向左分流或大动脉起源异常时,大量氧含量低的静脉血流入体循环,出现青紫,常见的有法洛四联症、大动脉错位等。

(三)无分流型(无青紫型)

在左、右心或大动脉之间无异常通路或分流,亦无青紫,如主动脉缩窄、肺动脉狭窄等。

三、诊断方法

先天性心脏病的诊断,主要依靠病史、体检和实验室检查三部分,首先仔细的病史询问和体格检查,可以对先天性心脏病做出大致判断,再进一步通过影像学检查明确其类型及具体解剖畸形。

(一)病史

1.母孕史

询问母亲妊娠最初 3 个月内有无感冒等病毒感染史,是否接触放射线或服用过影响胎儿发育的药物。

2.常见症状

重型患儿可出现吸奶有间歇、喂养困难、气促、多汗、易呕吐,反复呼吸道感染。有青紫者多发育迟缓,可出现蹲踞现象等。

3.发病年龄

一般在 3 岁以内发现心脏杂音以先天性心脏病的可能性为大。活动或哭闹后出现短暂青紫或持续性青紫，反复出现心力衰竭，均为先天性心脏病的重要症状。

(二)体格检查

1.一般表现

轻型先天性心脏病患儿外观多正常，重型先天性心脏病患儿生长发育较同龄儿落后。有青紫者体格瘦小，智力发育也可能受影响。患儿呼吸多急促，可有杵状指(趾)，一般在青紫出现后 1~2 年逐渐形成，眼结膜多充血。同时注意身体其他部位有无伴同的先天性畸形存在，如唇裂、腭裂等。注意颈动脉搏动，肝颈静脉回流征，肝脾大小、质地及有无触痛，下肢有无浮肿等心力衰竭的表现。

2.心脏检查

注意有无心前区隆起、心尖搏动的位置、强弱及范围，有无细震颤，心界大小，心音强弱及各瓣膜区有无杂音及杂音的位置、性质、时期、响度及传导方向，对鉴别先天性心脏病的类型有重要意义。

3.周围血管征

比较四肢动脉搏动及血压，如股动脉搏动微弱或消失，下肢血压低于上肢，提示主动脉缩窄。脉压增宽，伴毛细血管搏动和股动脉枪击音，提示动脉导管未闭或主动脉瓣关闭不全等。

(三)辅助检查

1.血常规

血红细胞、血红蛋白和血细胞比容增高，而血氧饱和度降低，提示有青紫型先天性心脏病。

2.X 线检查

可观察心脏的位置、形态、轮廓、搏动、房室有无增大以及有无肺门"舞蹈"等情况。

3.心电图

心电图能反映心律失常，心脏位置，心房、心室有无肥厚，心肌病变及心脏传导系统的情况。

4.超声心动图

属无创伤性检查技术，能显示心脏内部解剖结构，心脏功能及部分血流动力学信息，如：M 型超声心动图、二维超声心动图、彩色多普勒超声及三维超声心动图。

5.心导管检查

心导管检查是一种有创伤的检查，是先天性心脏病进一步明确诊断和决定手术前的一项重要检查方法之一。可了解心脏及大血管不同部位的氧含量和压力变化，明确有无分流及分流的部位。如导管进入异常通道则更有诊断价值。近年来心导管进一步被用于临床治疗，主要用于非青紫型先心病的介入治疗。

6.心血管造影

通过心导管检查仍不能明确诊断而又需考虑手术治疗的患儿，可做选择性心血管造影。

7.其他

放射性核素心血管造影、磁共振成像、电子束 CT 及多层螺旋 CT 等，以其无创伤性和某些独特的功能也越来越多的应用于先心病的检查。

四、几种临床常见的先天性心脏病

(一)室间隔缺损

室间隔缺损(VSD)是最常见的先天性心脏病，在我国约占小儿先天性心脏病的一半。它可单独存在，也可与其他心脏畸形同时存在。室间隔缺损分型根据缺损位置的不同，可分为以下三种类型。①干下型缺损：位于室上嵴上方，肺动脉瓣或主动脉瓣下。②室间隔膜部缺损：位于室上嵴下方或位于三尖瓣的后方。③室间隔肌部缺损：位于室间隔肌部。

1.血液动力学改变

在左、右心室间隔处有一异常通路，一般情况下左心室压力高于右心室，血液分流方向是自左向右，所以无青紫。分流致使肺循环血量增多和体循环血量减少,回左心血量增多,使左心房和左心室的负荷加重,出现左房、左室增大。随着病情的发展或分流量大时,可产生肺动脉高压,右室亦增大。当肺动脉高压显著,左向右分流逆转为双向分流或右向左分流,临床出现青紫(持续性),即称艾森曼格(Eisenmenger)综合征(图6-1)。

2.临床表现

(1)症状:小型缺损,缺损小于5 mm亦称罗杰(Roger)病,可无明显症状,生长发育不受影响。多于常规体检时发现。中型缺损(缺损为5～15 mm)和大型缺损(缺损大于15 mm)时,左向右分流多,表现为:①体循环缺血:影响生长发育,喂养困难、消瘦、乏力、活动后气短。②肺循环充血:易反复出现肺部感染和充血性心力衰竭。③潜在青紫:一般情况下无青紫,当屏气和剧哭等因素使肺循环阻力增高,出现右向左分流时,可暂时出现青紫。有时因扩大的左心房或扩张的肺动脉压迫喉返神经时可出现声音嘶哑。

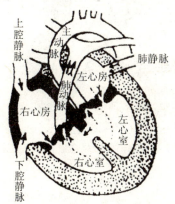

图6-1 室间隔缺损血液循环示意图

(2)体征:体检心界扩大,胸骨左缘第3～4肋间可闻及Ⅲ级以上粗糙的全收缩期杂音,向四周广泛传导,并可触及收缩期震颤。伴有肺动脉高压者,出现右向左分流时,患儿出现青紫,除杂音外,还有肺动脉区第二心音亢进。

(3)并发症:支气管肺炎、充血性心力衰竭、肺水肿和感染性心内膜炎。

3.辅助检查

(1)X线检查:小型缺损者,心肺无明显改变,或仅有轻度左心室增大或肺充血;中、大型缺损者心影增大,左、右心室增大,以左心室增大为主,左心房也常增大;大型缺损可出现右心室增大、肺动脉段突出、主动脉影缩小。肺野充血,肺门血管影增粗,透视下可见血管搏动增强,出现肺门"舞蹈"。

(2)心电图:小型缺损者正常或有轻度左心室肥大;中、大型缺损者左心室肥大或伴有右心室肥厚。严重合并心力衰竭者可有心肌劳损的图形。

(3)超声心动图:M型超声心动图可见左心室、左心房和右心室内径增宽,主动脉内径缩小。二维超声心动图可显示室间隔回声中断,并可提示缺损的位置和大小。多普勒彩超可直接见到分流的位置、方向和分流量的大小,还能确诊是否为多个缺损。

(4)右心导管检查:右心室血氧含量明显高于右心房,右心室和肺动脉压力升高。有时心导管可通过缺损进入左心室。

4.治疗

中、小型缺损可在门诊随访,有临床症状如反复呼吸道感染和充血性心力衰竭时进行抗感染、强心、利尿、扩管等内科治疗。大、中型缺损可行体外循环下直视术修补,目前随着介入医学的发展,应用介入疗法越来越多。

(二)房间隔缺损

房间隔缺损(ASD)约占先天性心脏病发病总数的5%～10%,女性较多见。房间隔缺损根据解剖病变分以下三型。①第一孔(原发孔)未闭型,占15%。②第二孔(继发孔)未闭型,占75%。③静脉窦型,占

5％,分上腔型、下腔型。④冠状静脉窦型,占 2％。

1.血液动力学改变

在左、右房间隔处有一异常通路,一般情况下左心房压力高于右心房压力,分流自左向右,分流量的大小取决于缺损大小。分流造成右心房和右心室负荷过重而产生右心房和右心室增大、肺循环血量增多和体循环血量减少。分流量大时可产生肺循环压力升高,晚期可导致肺小动脉肌层及内膜增厚,管腔狭窄,成年后出现艾森曼格综合征。当右心房压力高于左心房压力时,则可产生右向左分流,出现青紫(暂时性、持续性)(图 6-2)。

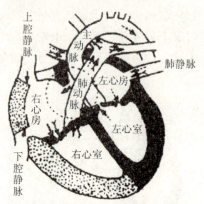

图 6-2 房间隔缺损血液循环示意图

2.临床表现

(1)症状:缺损小者可无症状,缺损大者表现为。①体循环缺血:生长发育迟缓、气促、乏力、体格瘦小和活动后心悸气促。②肺循环充血:易患呼吸道感染。③潜在青紫:当剧哭、肺炎或心衰时右心房压力超过左心房压力,出现暂时性右向左分流而出现青紫。

(2)体征体检:可见心前区隆起、心尖搏动弥散、心界扩大。由于右心室增大,大量的血液通过正常肺动脉瓣时(形成相对狭窄),在胸骨左缘第 2～3 肋间可闻及Ⅱ～Ⅲ级收缩期喷射性杂音。肺动脉瓣区第二心音亢进并伴有固定分裂。当肺循环血流量超过体循环 1 倍以上时,在胸骨左下第 4～5 肋间隙处可出现三尖瓣相对狭窄的舒张中期杂音。

(3)并发症:支气管肺炎、充血性心力衰竭、肺水肿和感染性心内膜炎。

3.辅助检查

(1)X 线检查:心脏外形呈轻、中度扩大,以右心房、右心室增大为主,肺动脉段突出,主动脉影缩小;肺野充血,肺门血管影增粗,透视下可见搏动增强,出现肺门"舞蹈"。

(2)心电图:典型心电图表现为电轴右偏和不完全性右束支传导阻滞,部分病例尚有右心房和右心室肥大。原发孔型房间隔缺损型常见电轴左偏及左心室肥大。

(3)超声心动图:M 型超声心动图显示右心房、右心室内径增宽及室间隔的矛盾运动。二维超声心动图可见房间隔回声中断,并可显示缺损的位置和大小。多普勒彩超可观察到分流的位置、方向和分流量的大小。

(4)心导管检查:可发现右心房血氧含量高于上、下腔静脉平均血氧含量;心导管可由右心房通过缺损进入左心房。合并肺静脉异位引流者应探查异位引流的肺静脉。

4.治疗

缺损小于 3 mm 的可在 3 个月内自然闭合,缺损大于 8 mm 的需手术治疗,一般于 3～5 岁时行体外循环下心脏直视术,反复呼吸道感染、心力衰竭或肺动脉高压者应尽早手术。也可通过介入性心导管术关闭缺损。

(三)动脉导管未闭

动脉导管未闭(PDA)占先天性心脏病总数的 15％～20％,女性较多见。根据导管的大小、长短和形态不同,可分为三型。①管型。②漏斗型。③窗型。

1.血液动力学改变

正常情况下,主动脉压力大于肺动脉压力,血液自主动脉经动脉导管向肺动脉分流,使体循环缺血、肺循环充血,回流到左心房和左心室的血量增加,出现左心房和左心室增大,肺动脉高压,当肺动脉压力超过主动脉时,即产生右向左分流(图6-3)。

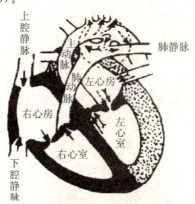

图6-3 动脉导管未闭血液循环示意图

2.临床表现

(1)症状:导管细者,分流量小,临床可无症状,仅在体检时发现心脏杂音。导管粗大者,分流量大,表现为。①体循环缺血:心悸、气短、咳嗽、乏力、多汗、生长发育落后。②肺循环充血:易患呼吸道感染和心力衰竭等。③合并严重肺动脉高压时,当肺动脉压力超过主动脉时,即产生右向左分流,造成下半身青紫,称为差异性青紫。偶见扩大的肺动脉压迫喉返神经而引起声音嘶哑。

(2)体征:可见患儿多消瘦,心前区隆起,心尖搏动增强,胸骨左缘第2肋间可闻及粗糙响亮的连续性机器样杂音,占据整个收缩期和舒张期,向左锁骨下、颈部和背部传导,杂音最响部位可伴有震颤,肺动脉瓣区第二心音增强,但多被杂音掩盖而不易辨别。当有肺动脉高压或心力衰竭时,主动脉与肺动脉舒张期压力差很小,可仅有收缩期杂音。由于舒张压降低,脉压差增大,可见周围血管征(+)包括水冲脉、指甲毛细血管搏动征和股动脉枪击音等。

(3)并发症:支气管肺炎、充血性心力衰竭、肺水肿和感染性心内膜炎。

3.辅助检查

(1)X线检查:导管较细、分流量小者可无异常发现,导管粗、分流量大者有左心室和左心房增大,肺动脉段突出,肺野充血,肺门血管影增粗,透视下可见左心室和主动脉搏动增强,出现肺门"舞蹈"征。有肺动脉高压时,右心室亦增大,主动脉影往往有所增大,此特征与室间隔和房间隔不同。

(2)心电图:导管细的心电图正常。导管粗和分流量大的可有左心室肥大和左心房肥大,合并肺动脉高压时双室肥大,严重时以右心室肥大为主。

(3)超声心动图:M型超声心动图显示左心房、左心室和主动脉内径增宽。二维超声心动图可显示肺动脉与降主动脉之间有导管存在。多普勒彩超可直接见到分流的方向和大小。

(4)心导管检查:肺动脉血氧含量高于右心室。肺动脉和右心室的压力可正常或不同程度升高。部分患儿导管可通过未闭的动脉导管由肺动脉进入降主动脉。

(5)心血管造影:逆行主动脉造影可见主动脉、肺动脉和未闭的动脉导管同时显影。

4.治疗

为防止心内膜炎,有效治疗和控制心功能不全和肺动脉高压,根据不同年龄和缺损大小不同均采取手术或介入疗法关闭动脉导管。早产儿动脉导管未闭可试用消炎痛促进关闭,口服剂量每次0.1~0.2 mg/kg,如未关闭可每隔8~12h重复给药1~2次,总剂量不超过0.6 mg/kg,也可用静脉给药。

(四)法洛四联症

法洛四联症(TOF)是存活婴儿中最常见的青紫型先天性心脏病,其发病率占先天性心脏病的

10%～15%。1888年法国医生 Etienne Fallot 详细描述了该病的病理改变及临床表现,故而得名。法洛四联症由4种畸形组成。①肺动脉狭窄,以漏斗部狭窄多见。②室间隔缺损。③主动脉骑跨,主动脉骑跨于室间隔之上。④右心室肥厚,为肺动脉狭窄后右心室负荷加重的结果。以上4种畸形中,肺动脉狭窄最重要。

1.血液动力学改变

由于肺动脉狭窄,血液进入肺循环受阻,右心室压力增高,引起右心室代偿性肥厚。狭窄严重时,右心室压力大于左心室,则出现右向左分流,由于主动脉骑跨于两心室之上,主动脉除接受左心室的血液外,还直接接受一部分来自右心室的静脉血,因而出现青紫。另外由于肺动脉狭窄,肺循环缺血,进行气体交换的血流量减少,更加重了缺氧和青紫的程度。在动脉导管关闭前肺循环量减少程度较轻可减轻肺循环缺血的程度,随着动脉导管的关闭和漏斗部狭窄的逐渐加重,青紫日益明显(图6-4)。

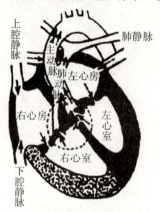

图 6-4　法洛四联症血液循环示意图

2.临床表现

(1)症状。①青紫:是法洛四联症的主要表现,其出现的早晚、轻重与肺动脉狭窄的程度有关。1/3患儿出生即有青紫,1/3在1岁内出现青紫,另1/3在1岁后出现青紫。青紫为全身性,以口唇、甲床、耳垂、鼻尖等毛细血管丰富的浅表部位最明显。由于血氧含量下降,稍一活动,如吃奶、哭闹、活动等,即可出现气急和青紫加重。②蹲踞症状:是法洛四联症的突出特点。患儿因动脉氧合不足,活动耐力下降,稍一活动即感心慌、气短、胸闷、呼吸困难,而每于行走或活动时,便主动下蹲休息片刻。由于蹲踞时下肢弯曲,使静脉受压,回心血量减少,减轻了心脏负担;同时下肢动脉受压,使体循环阻力增加,减少左向右分流,暂时缓解缺氧症状,是一种被迫的保护性体位。③阵发性缺氧发作是法洛四联症的重要表现之一。多见于婴儿期,多由吃奶、哭闹、排便、感染、寒冷及创伤等诱发,表现为阵发性呼吸困难,严重者可突发昏厥、抽搐甚至死亡。其原因是肺动脉漏斗部狭窄的基础上,突然发生该处肌部痉挛,引起一时性肺动脉梗阻,使脑缺氧加重所致。发生率约为20%～25%,2岁后有自然改善倾向。④并发症脑血栓、脑脓肿及感染性心内膜炎。

(2)体征:患儿体格发育落后,心前区可隆起,心尖搏动有抬举感,胸骨左缘第2～4肋间听到Ⅱ～Ⅲ级喷射性收缩期杂音,向心尖和锁骨下传导,可伴有震颤,为肺动脉狭窄所致。肺动脉第二心音减弱或消失,主动脉第二心音增强。由于患儿长期缺氧,致使指、趾端毛细血管扩张增生,局部软组织和骨组织也增生肥大,形成杵状指(趾)。

3.辅助检查

(1)血常规:周围血红细胞增多,红细胞可达$(5.0～8.0)\times10^{12}$/L,血红蛋白170～200 g/L,红细胞压积增高为53～80 Vol%,血小板降低,凝血酶原时间延长。

(2)X线检查:心脏大小正常或稍增大。典型者心影呈靴形,系由右心室肥大使心尖圆钝上翘和肺动脉狭窄使肺门血管影缩小,肺动脉段凹陷所致。肺纹理减少,肺野清晰。

(3)心电图:心电轴右偏,右心室肥大,严重者也可右心房肥大。

（4）超声心动图：M型超声心动图显示右心室内径增宽，流出道狭窄，左心室内径缩小。二维超声心动图可显示主动脉增宽，骑跨于室间隔上。多普勒彩超可见右心室血液直接注入骑跨的主动脉内。

（5）心导管检查：导管较易从右心室进入主动脉，有时能从右心室进入左心室。心导管从肺动脉向右心室退出时，可记录到肺动脉和右心室之间的压力差，根据压力曲线还可判断肺动脉狭窄的类型。主动脉血氧饱和度降低，证明由右向左的分流存在。

（6）心血管造影：造影剂注入右心室，可见主动脉和肺动脉几乎同时显影。主动脉影增粗且位置偏前、稍偏右。此外，尚可显示肺动脉狭窄的部位、程度和肺血管的情况。

4.治疗

（1）一般护理：平时多饮水，预防感染，及时补充液体，防止并发症。

（2）缺氧发作的治疗：发作轻者使患儿采取胸膝位可以缓解，重者立即吸氧，给予心得安每次0.1 mg/kg，必要时皮下注射吗啡每次 0.1～0.2 mg/kg。纠正酸中毒可给予 5％的碳酸氢钠1.5～5.0 mL/kg静脉注射。经常缺氧者可口服心得安 1～3 mg/(kg·d)。

（3）外科手术：轻者可于 5～9 岁行根治术，稍重患儿应尽早行根治术。

（李文峰）

第二节　病毒性心肌炎

病毒性心肌炎是病毒侵犯心脏所致的、以心肌炎性病变为主要表现的疾病，有的可伴有心包或心内膜炎症改变。本病临床表现轻重不一，预后大多良好，但少数可发生心力衰竭、心源性休克，甚至猝死。

一、病因与发病机制

近年来经动物实验及临床观察证明，可引起心肌炎的病毒有柯萨奇病毒（乙组和甲组）、埃可病毒、脊髓灰质炎病毒、腺病毒、传染性肝炎病毒、流感和副流感病毒、麻疹病毒、单纯疱疹病毒以及流行性腮腺炎病毒等，其中以柯萨奇病毒乙组（1～6 型）最常见。

本病的发病机制尚不完全清楚。一般认为在疾病早期，病毒及其毒素可经由血液循环直接侵犯心肌细胞产生病理变化。临床上可从心肌炎患者的鼻咽冲洗物或粪便中分离出病毒，并在恢复期血清中检测到相应病毒的中和抗体有 4 倍以上的升高，更重要的是从心肌炎死亡病例的心肌组织中直接分离出病毒，并可应用荧光抗体染色技术在心肌组织上找到特异性病毒抗原。这些均有力地支持病毒直接侵犯心脏的学说。另外，临床上在病毒感染后，往往经过一段潜伏期才出现心脏受累的征象，符合变态反应性疾患的规律；患者血中可测到抗心肌抗体的增加。部分患者表现为慢性心肌炎，符合自身免疫反应；这类病例的尸解中常可在心肌肉发现免疫球蛋白（IgG）及补体的沉淀等。以上现象说明本病的发病机制有变态反应或自身免疫反应参与。

二、病理

病变分布可为局灶性、散在或弥漫性，性质多以心肌间质组织和附近血管周围单核细胞、淋巴细胞及中性细胞浸润为主，少数为心肌变性，包括肿胀、断裂、溶解及坏死等变化。慢性病例多有心脏扩大、心肌间质炎症浸润及心肌纤维化形成的瘢痕组织，心包可有浆液渗出，个别发生粘连。病变可波及传导系统，甚至导致终生心律紊乱。

三、临床表现

患者多有轻重不等的前驱症状，主要为发热、周身不适、咽痛、肌痛、腹泻及皮疹等，某些病毒感染疾患，如麻疹、流行性腮腺炎等，则可有其特异性征象。

轻型患儿一般无明显症状，心电图可见过早搏动或 T 波降低等改变。心肌受累明显时，患儿常诉心前区不适、胸闷、心悸、头晕及乏力等，心脏有轻度扩大，伴心动过速、心音低钝及奔马律等。心电图多表现为频发早搏、阵发性心动过速或Ⅱ度以上房室传导阻滞,可导致心力衰竭及昏厥等。重症患者可突然发生心源性休克,表现为烦躁不安、面色苍白、四肢湿冷及末梢发绀等,可在数小时或数日内死亡。如反复发作心力衰竭,则心脏明显扩大,可并发严重心律紊乱或栓塞等,预后很差。

体征主要为心尖区第一音低钝,部分有奔马律,一般无明显器质性杂音,伴心包炎者可听到心包摩擦音,心界明显扩大。危重病例可能脉搏微弱及血压下降,两肺出现啰音及肝、脾肿大提示循环衰竭。

四、辅助检查

(一)心电图检查

多数表现为ST段偏移和T波低平、双向或倒置,可有QRS波群低电压。QT间期延长多发生在重症病例。窦房、房室或室内传导阻滞颇为常见,其中以Ⅰ度房室传导阻滞最多见。各种过早搏动中以室性早搏最常见,部分呈多源性;可有阵发性心动过速、心房扑动或颤动,甚至心室颤动。

以上改变虽非特异性,但极为常见,因而成为临床诊断的重要依据。

(二)X线检查

一般轻型病例心影属正常范围,伴心力衰竭或反复迁延不愈者心脏均有较明显的扩大,合并大量心包积液时则心影显著增大。心脏搏动大多减弱,可伴有肺淤血或肺水肿,有时可见少量胸腔积液。

(三)实验室检查

1.一般化验

急性期白细胞总数多增高,以中性粒细胞为主,部分病例血沉轻度增快。

2.血清酶的测定

血清谷草转氨酶(SGOT)和血清门冬氨酸氨基转移酶(AST)在急性期大多增高,但恢复较快。血清肌酸激酶(CK)在早期多有增高,其中以来自心肌的同工酶(CK-MB)为主,且较敏感。血清乳酸脱氢酶(SLDH)特异性较差,但其同工酶在心肌炎早期亦多增高。

3.病毒学诊断

疾病早期可从咽拭子、咽冲洗液、粪便、血液、心包液中分离出病毒,但需结合血清抗体测定才更有意义。一般采用病毒中和试验、补体结合试验及血凝抑制试验,如恢复期血清抗体滴度比急性期有4倍以上增高,则有助于病原诊断。此外,尚可应用免疫荧光技术及免疫电子显微镜检查等方法证实心肌标本中确有某一型病毒存在。

五、诊断与鉴别诊断

病毒性心肌炎的主要临床诊断依据有下列几项。①急、慢性心功能不全或心脑综合征。②有奔马律或心包摩擦音。③心电图系心律失常或明显ST-T改变。④心脏扩大。⑤发病同时或1~3周前有上呼吸道感染、腹泻等病毒感染史。⑥有明显乏力、苍白、多汗、心悸、气短、胸闷、头晕、心前区痛、手足凉、肌痛等症状中的至少两种,婴儿可有拒食、发绀、四肢凉、双眼凝视等,新生儿可结合母亲流行病学史做出诊断。⑦心尖区第一心音明显低钝或安静时心动过速。⑧病程早期血清肌酸磷酸激酶、谷草转氨酶或乳酸脱氢酶增高。以上各项中尤以前四项诊断意义较大。至于病原体诊断,由于标本取材不易,操作较复杂且需时较长,故多数不能及时做出结论。

临床上需与风湿性心肌炎、先天性心脏病及心内膜弹力纤维增生症等疾病相鉴别。

六、治疗

本病目前尚无特效治疗,可结合具体情况适当选择下列治疗措施。

(一)休息

在急性期至少应休息到热退后3~4周。有心功能不全及心脏扩大者应强调绝对卧床休息,以减轻心脏负担。一般总的休息时间不少于3~6个月,随后根据具体情况逐渐增加活动量。

(二)激素

可提高心肌糖原含量,促进心肌中酶的活力,改善心肌功能,同时可减轻心肌的炎性反应,并有抗休克作用。一般用于较重的急性病例,病程早期及轻症病例多不主张应用。常用泼尼松(强的松)剂量为每天1～1.5 mg/kg,用 3～4 周,症状缓解后逐渐减量停药,对急症抢救病例可应用地塞米松每天0.2～0.4 mg/kg或氢化可的松每天 15～20 mg/kg 静脉滴注。

（三）控制心力衰竭

常用地高辛或毛花苷C(西地兰)等。由于心肌炎患儿对洋地黄制剂较敏感,容易中毒,故剂量应偏小,一般用有效剂量的 1/2～2/3 即可。重症加用利尿剂,但需警惕电解质紊乱而引起心律失常。烦躁不安者宜给予苯巴比妥、地西泮(安定)等镇静剂。

（四）大剂量维生素 C 及能量合剂

维生素 C 可能增加冠状动脉血流量,改善心肌代谢,有助于心肌损害的恢复。一般应用3～5 g/d,以葡萄糖液稀释成10％～25％溶液静脉注射,每 2～3 周为 1 个疗程。

能量合剂有加强心肌营养、改善心肌功能的作用,常用三磷酸腺苷 20 mg、辅酶 A 50 U、胰岛素4～6 U、10％氯化钾 8 mL 溶于 10％葡萄糖液 250 mL 中,静脉滴注,每天或隔天一次。

（五）抢救心源性休克

加速静脉滴注大剂量肾上腺皮质激素或静脉推注大剂量维生素 C 常可获得积极效果。及时应用调节血管紧张度药物,如多巴胺、异丙肾上腺素及间羟胺(阿拉明)等加强心肌收缩力,维持血压及改善微循环。

近年来应用血管扩张剂硝普钠取得良好疗效,常用剂量为 5～10 mg 溶于 100 mL 5％葡萄糖溶液中,开始按每分钟 0.2 μg/kg 的速度滴注,以后每隔 5 min 增加 0.1 μg/kg,直到获得疗效或血压降低。最大剂量不超过每分钟 4～5 μg/kg。不良反应有疲乏、出汗、恶心、头痛、肌痉挛等,停药后即消失。亦可应用酚妥拉明,剂量为每分钟 1～20 μg/kg,主要扩张小动脉,可增强心肌收缩力。

（李文峰）

第三节　感染性心内膜炎

一、病因及发病机制

（一）病因

1.心脏的原发病变

感染性心内膜炎患儿中绝大多数均有原发性心脏病,其中以先天性心脏病最为多见。室间隔缺损最易罹患心内膜炎,其他依次为法洛四联症、主动脉瓣狭窄、主动脉瓣二叶畸形,动脉导管未闭、肺动脉瓣狭窄等。后天性心脏病中,风湿性瓣膜病占 14％,通常为主动脉瓣及二尖瓣关闭不全。二尖瓣脱垂综合征也可并发感染性心内膜炎。发生心内膜炎的心脏病变常因心室或血管内有较大的压力阶差,产生高速的血液激流,而经常冲击心膜面使之遭受损伤所致。心内膜下胶原组织暴露,血小板及纤维蛋白在此凝聚、沉积,形成无菌性赘生物。当菌血症时,细菌在上述部位黏附、定居并繁殖,形成有菌赘物,受累部位多在压力低的一侧,如室间隔缺损感染性赘生物在缺损的右缘,三尖瓣的隔叶与肺动脉瓣、动脉导管未闭在肺动脉侧,主动脉瓣关闭不全在左室等。约 8％患儿无原发性心脏病变,通常由于毒力较强的细菌或真菌感染引起,如金黄色葡萄状球菌、念珠菌等,见于 2 岁以下婴儿及长期应用免疫抑制剂者。

2.病原体

过去以草绿色(即溶血性)链球菌最多见,约占半数以上。近年来,葡萄球菌有增多趋势;其次为肠球菌、肺炎双球菌、β溶血性链球菌,还有大肠杆菌、绿脓杆菌及嗜血杆菌。真菌性心内膜炎的病原体以念珠菌属、曲霉菌属及组织胞浆菌属较多见。人工瓣膜及静脉注射麻醉剂的药瘾者,以金黄色葡萄球菌、绿脓杆菌及念珠菌属感染多见。

3.致病因素

在约1/3患儿的病史中可追查到致病因素,主要为纠治牙病及扁桃体摘除术。口腔及上呼吸道手术后发生的心内膜炎多为草绿色链球菌感染;脓皮病、导管检查及心脏手术之后的心内膜炎,常为金黄色或白色葡萄球菌感染;而肠道手术后的心内膜炎,则多为肠球菌或大肠杆菌感染。

(二)发病机制

1.喷射和文丘里效应

机械和流体力学原理在发病机制中似乎很重要。实验证明,将细菌气溶胶通地文丘里管喷至气流中,可见高压源将感染性液体推向低压槽中,形成具有特征性的菌落分布。在喷出高压源小孔后的低压槽中总是出现最大的沉淀环。这一模型有助于解释发生在不同心瓣膜和室间隔病损分布,亦可解释二尖瓣关闭不全发生感染性心内膜炎时瓣膜心房面邻近部位的特征性改变。当血流从左心室通过关闭不全的二尖瓣膜时,可发生文丘里效应,即血流通过狭窄的瓣膜孔后,压强降低,射流两侧产生涡流,悬浮物沉积两侧,使心房壁受到损害。主动脉瓣关闭不全时赘生物易发生在主动脉小叶心室面或腱索处。小型室内隔缺损,损害常发生右室面缺损处周围或与缺损相对的心室壁,后者为高速血流喷射冲击引起的损伤。其他如三尖瓣关闭不全、动静脉瘘、动脉导管未闭亦可根据文丘里效应预测其心内膜受损的部位。心脏先天性缺损血液分流量小或充血性心衰时,因缺损两侧压力阶差不大,故不易发生心内膜炎,这可能就是为什么单纯性房间隔缺损罕见心内膜炎,而小型室间隔缺损较易发生的原因。

2.血小板—纤维素栓

喷射文丘里效应损伤心脏心内膜面。在此基础上发生血小板—纤维素栓,而形成无菌性赘生物。

3.菌血症和凝集抗体

正常人可发生一过性菌血症,多无临床意义。但当侵入细菌的侵袭力强,如有循环抗体凝集素可有大量细菌黏附于已有的血小板—纤维素血栓上定居、繁殖,即可发病。

4.免疫学因素

感染性心内膜炎的发病与免疫学因素有关。许多感染性心内膜患者血液中IgG、IgM、巨球蛋白、冷球蛋白升高,类风湿因子阳性。肾脏损害,动脉内膜炎均支持免疫发病机制。有人对该症的淤血、条纹状出血、皮下小结做镜检,发现血管周围有细胞浸润及其他血管炎的表现。认为可能为过敏性血管炎。

二、临床表现及辅助检查

(一)临床表现

1.病史

大多数患者有器质性心脏病,部分患者发病前有龋齿、扁桃体炎、静脉插管或心内手术史。

2.临床症状

可归纳为三方面。①全身感染症状。②心脏症状。③栓塞及血管症状。

(1)一般起病缓慢,开始时仅有不规则发热,患者逐渐感觉疲乏、食欲减退,体重减轻,关节痛及肤色苍白。病情进展较慢,数日或者数周后出现栓塞征象,淤点见于皮肤与黏膜,指甲下偶尔见线状出血,或偶尔在指、趾的腹面皮下组织发生小动脉血栓,可摸到隆起的紫红色小结节,略有触痛,称欧氏小结。病程较长者则见杆状指、趾,故非青紫型先天性心脏病患儿出现杵状指、趾时,应考虑本病。

(2)心脏方面:若原有杂音的,其性质可因心瓣膜的赘生物而有所改变,变为较响较粗;原无杂音者此时可出现杂音,杂音特征为乐音性且易多变。约一半病儿由于心瓣膜病变、中毒性心肌炎、心肌脓肿等而导致充血性心力衰竭。

(3)其他症状:视栓塞累及的器官而异,一般为脾脏增大、腹痛、便血、血尿等,脾增大有时很显著,但肝的增大则不明显。并发于先天性心脏病时,容易发生肺栓塞,则有胸部剧痛、频咳与咯血,叩诊有实音或浊音,听诊时呼吸音减弱,须与肺炎鉴别。往往出现胸腔积液,可呈血色,并在短期内屡次发作上述肺部症状,约30%患者发生脑动脉栓塞,出现头痛、呕吐,甚至偏瘫、失语、抽搐及昏迷等。由脑栓塞引起的脑膜炎,脑脊液细曲培养往往阴性,糖及氯化物也可正常,与结核性或病毒性脑膜炎要仔细鉴别。神经症状的出现一般表示患者垂危。

(4)毒力较强的病原体如金黄色葡萄球菌感染,起病多急骤,有寒战、高热、盗汗及虚弱等全身症状,以脓毒败血症为主;肝、肾、脾、脑及深部组织可发生脓疡,或并发肺炎、心包炎、脑膜炎、腹膜炎及骨髓炎等,累及心瓣膜时可出现新杂音、心脏扩大及充血性心力衰竭,栓塞现象较多见。病情进展急剧时,可在数日或数周危及生命。如早期抢救,可在数周内恢复健康。心瓣膜损伤严重者,恢复后可遗留慢性心脏瓣膜病。

(二)辅助检查

1.一般血液检查

常见的血象为进行性贫血与白细胞增多,中性粒细胞升高。血沉增快,C-反应蛋白阳性。血清球蛋白常常增多,甚至清蛋白、球蛋白比例倒置,免疫球蛋白升高,循环免疫复合物及类风湿因子阳性。

2.血培养

血液培养是确诊的关键,对疑诊者不应急于用药,宜于早期重复地做血培养,并保留标本至2周之久,从而提高培养的阳性率,并做药敏试验。有人认为,在体温上升前1～2 h,10～15 min采血1次,连续6次,1～2 d内多次血培养的阳性率较分散于数日做血培养为高。血培养阳性率可达90%,如已用抗生素治疗,宜停用抗生素3 d后采取血标本做培养。

3.超声心动图

能检出赘生物的额外回波,大于2 mm的赘生物可被检出。应用M型超声心动图仪或心脏超声切面实时显像可探查赘生物的大小及有关瓣膜的功能状态,后者显示更佳。超声检查为无害性方法,可重复检查,观察赘生物大小及瓣膜功能的动态变化,了解瓣膜损害程度,对决定是否做换瓣手术有参考价值。诊断依据以上临床表现,实验室检查栓塞现象和血培养阳性者即可确诊。

三、治疗

(一)抗生素

应争取及早应用大剂量抗生素治疗,不可因等待血培养结果而延期治疗,但在治疗之前必先做几次血培养,因培养出的病原菌及其药物敏感试验的结果,对选用抗生素及剂量有指导意义;抗生素选用杀菌力强,应两种抗生素联合使用,一般疗程为4～6周。对不同的病原菌感染应选用不同的抗生素,参考如下。

1.草绿色链球菌

首选青霉素G 20～30万U/(kg·d),最大量2 000万U/d,分4次静脉滴注,1次/6 h,疗程4～6周。并加用庆大霉素4～6 mg/(kg·d),静脉滴注,1次/8 h,疗程2周。疗效不佳,可于5～7 d后加大青霉素用量。对青霉素过敏者,可换用头孢菌素类或万古霉素。

2.金黄色葡萄球菌

对青霉素敏感者选用青霉素2 000万U/d,加庆大霉素,用法同草绿色链球菌治疗,青霉素疗程6～8周。耐药者用新青霉素Ⅱ(苯甲异恶唑青霉素)或新青霉素Ⅲ(乙氧萘青霉素)200～300 mg/(kg·d),分4次静脉滴注,1次/6 h,疗程6～8周,加用庆大霉素静脉滴注2周。或再加利福平口服15～30 mg/(kg·d),分2次,疗程6周。治疗不满意或对青霉素过敏者可用头孢菌素类,选用头孢菌素Ⅰ(头孢噻吩)、头孢菌素Ⅴ(头孢唑啉)或头孢菌素Ⅳ(头孢雷定)200 mg/(kg·d),分4次,每6 h静脉滴注,疗程6～9周,或用万古霉素40～60 mg/(kg·d),每日总量不超过2 g,1次/(8～12 h),分2、3次静脉滴注,疗程6～8周。表皮葡萄球菌感染治疗同金黄色葡萄球菌。

3.革兰阴性杆菌或大肠杆菌

用氨苄青霉素300 mg/(kg·d)。分4次静脉滴注,1次/6 h,疗程4～6周;或用第2代头孢菌素类,选用头孢氧哌唑(先锋必素)或头孢噻肟二嗪(菌必治)200 mg/(kg·d),分4次静脉滴注,1次/6 h;菌必治可分2次注射,疗程4～6周;并加用庆大霉素2周,绿脓杆菌感染也可加用羟苄青霉素200～400 mg/(kg·d),分4次静脉滴注。

4.肠球菌

用青霉素 2 000 万 U/d,或氨苄青霉素 300 mg/(kg·d),分 4 次,1 次/6 h 静脉滴注,疗程6～8周,并加用庆大霉素。对青霉素过敏者,可换用万古霉素或头孢菌素类。

5.真菌

用二性霉素 B,开始用量 0.1～0.25 mg/(kg·d),以后每日逐渐增加 1 mg/(kg·d),静脉滴注 1 次。可合用 5-氟胞嘧啶 50～150 mg/(kg·d),分 3～4 次服用。

6.病菌不明或术后者

用新青霉素Ⅲ加氨苄青霉素及庆大霉素;或头孢菌素类菌必治或头孢哌酮;或用万古霉素。

(二)其他治疗

其他治疗包括休息、营养丰富的饮食、铁剂等,必要时可输血。并发心力衰竭时,应用洋地黄、利尿剂等。并发于动脉导管未闭的感染性动脉内膜炎病例,经抗生素治疗仍难以控制者,手术矫正畸形后,继续抗生素治疗常可迅速控制并发动脉内膜炎。

在治疗过程中,发热先退,自觉症状好转,淤斑消退,尿中红细胞消失较慢,约需 1 个月或更久;白细胞恢复也较慢,血沉恢复需 1.5 个月左右,终止治疗的依据为:体温、脉搏正常,自觉情况良好,体重增加,栓塞现象消失,血象及血沉恢复正常等,如血培养屡得阴性,则更可靠。停止治疗后,应随访 2 年。以便对复发者及时治疗。

(李文峰)

第四节　小儿高血压

小儿血压超过该年龄组平均血压的 2 个标准差以上,即在安静情况下,若动脉血压高于以下限值并确定无人为因素所致,应视为高血压(表6-1)。

表 6-1　各年龄组血压正常值

年龄组	正常值(kPa)	限值(kPa)
新生儿	10.7/6.7(80/50 mmHg)	13.4/8(100/60 mmHg)
婴儿	12.1/8(90/60 mmHg)	14.7/9.4(110/70 mmHg)
≤8 岁	(12.1～13.4)/(8～9.4)[(90～100)/(60～70)mmHg]	16.1/10.2(120/70 mmHg)
>8 岁	(13.4～14.7)/(9.4～10.2)[(100～110)/(70～80)mmHg]	17.4/12.1(130/90 mmHg)

小儿高血压主要为继发性,肾脏实质病变最常见。其中尤以各种类型的急慢性肾小球肾炎多见,其次为慢性肾盂肾炎、肾脏血管疾病。此外,皮质醇增多症、嗜铬细胞瘤、神经母细胞瘤及肾动脉狭窄等亦是小儿高血压常见的病因。高血压急症系指血压(特别是舒张压)急速升高引起的心、脑、肾等器官严重功能障碍甚至衰竭,又称高血压危象。高血压危象发生的决定因素与血压增高的程度、血压上升的速度以及是否存在合并症有关,而与高血压的病因无关。危象多发生于急进性高血压和血压控制不好的慢性高血压患儿。如既往血压正常者出现高血压危象往往提示有急性肾小球肾炎,而且血压勿需上升太高水平即可发生。如高血压合并急性左心衰,颅内出血时即使血压只有中度升高,也会严重威胁患儿生命。

一、病因

根据高血压的病因,分为原发性高血压和续发性高血压。小儿高血压 80% 以上为继发性高血压。

(一)继发性高血压

小儿高血压继发于其他病因者为继发性高血压。继发性高血压中 80% 可能与肾脏疾病有关,如急性和慢性肾功能不全、肾小球肾炎、肾病综合征、肾盂肾炎。其他涉及心血管疾病,如主动脉缩窄、大动脉炎;内分泌疾病,如原发性醛固酮增多症、库欣综合征、嗜铬细胞瘤、神经母细胞瘤等;中枢神经系统疾病及铅、汞中毒等。

(二)原发性高血压

病因不明者为原发性高血压,与下列因素有关。

1.遗传

根据国内外有关资料统计,高血压的遗传度在60%～80%,随着年龄增长,遗传效果更明显。检测双亲均患原发性高血压的正常血压子女的去甲肾上腺素、多巴胺浓度明显高于无高血压家族史的相应对照组,表明原发性高血压可能存在有遗传性交感功能亢进。

2.性格

具有A型性格(A型性格行为的主要表现是具有极端竞争性、时间紧迫性、易被激怒或易对他人怀有进攻倾向)行为类型的青少年心血管系统疾病的发生率高于其他类型者。

3.饮食

钠离子具有一定的升压作用,而食鱼多者较少患高血压病。因此,对高危人群应限制高钠盐饮食,鼓励多食鱼。

4.肥胖

肥胖者由于脂肪组织的堆积,使毛细血管床增加,引起循环血量和心输出量增加,心脏负担加重,日久易引起高血压和心脏肥大。另外高血压的肥胖儿童,通过减少体重可使血压下降,亦证明肥胖对血压升高有明显影响。

5.运动

对少儿运动员的研究表明,体育锻炼使心输出量增加、心率减慢、消耗多余的热量,从而有效地控制肥胖、高血脂、心血管适应能力低下等与心脑血管疾病有关的危险因素的形成与发展,为成人期心脑血管疾病的早期预防提供良好的基础。

二、临床表现

轻度高血压患儿常无明显症状,仅于体格检查时发现。血压明显增高时可有头晕、头痛、恶心、呕吐等,随着病情发展可出现脑、心脏、肾脏、眼底血管改变的症状。脑部表现以头痛、头晕常见,血压急剧升高常发生脑血管痉挛而导致脑缺血,出现头痛、失语、肢体瘫痪;严重时引起脑水肿、颅内压增高,此时头痛剧烈,并有呕吐、抽搐或昏迷,这种情况称为高血压脑病。心脏表现有左心室增大,心尖部可闻及收缩期杂音,出现心力衰竭时可听到舒张期奔马律。肾脏表现有夜尿增多、蛋白尿、管型尿,晚期可出现氮质血症及尿毒症。眼底变化,早期见视网膜动脉痉挛、变细,以后发展为狭窄,甚至眼底出血和视神经乳头水肿。某些疾患有特殊症状:主动脉缩窄,发病较早,婴儿期即可出现充血性心力衰竭,股动脉搏动明显减弱或消失,下肢血压低于上肢血压;大动脉炎多见于年长儿,有发热、乏力、消瘦等全身表现,体检时腹部可闻及血管性杂音;嗜铬细胞瘤有多汗、心悸、血糖升高、体重减轻、发作性严重高血压等症状。

三、实验室检查

①尿常规、尿培养、尿儿茶酚胺定性。②血常规和心电图、胸部正侧位照片。③血清电解质测定,特别是钾、钠、钙、磷。④血脂测定。总胆固醇、甘油三酯、高密度脂蛋白胆固醇、低密度脂蛋白胆固醇、载脂蛋白A、载脂蛋白B。⑤血浆肌酐、尿素氮、尿酸、空腹血糖测定。⑥肾脏超声波检查。如血压治疗未能控制,或有继发性高血压的相应特殊症状、体征,经综合分析,可选择性进行下列特殊检查。

(一)静脉肾盂造影

快速序列法,可见一侧肾排泄造影剂迟于对侧,肾轮廓不规则或显著小于对侧(直径相差1.5 cm以上),造影剂密度大于对侧,或输尿管上段和肾盂有压迹(扩张的输尿管动脉压迫所致)。由于仅能半定量估测肾脏大小和位置,且有假阳性和假阴性,目前已多不用。

(二)放射性核素肾图

^{131}I-Hippuran(^{131}I-马尿酸钠)肾图,测^{131}I-Hippuran从尿中排泄率,反映有效肾血流量。^{99m}Tc-DTPA(^{99m}锝—二乙烯三胺戊乙酸)肾扫描,反映肾小球滤过率。肾动脉狭窄时双肾血流量不对称,一侧大于对

侧 40%～60%;一侧同位素延迟出现;双肾同位素浓度一致,排泄一致。

(三)卡托普利—放射性核素肾图

卡托普利为血管紧张素转换酶(ACEI)抑制剂,由于阻止血管紧张素Ⅱ介导的肾小球后出球小动脉的收缩,因此服用卡托普利后行放射性核素肾图检查,可发现患侧肾小球滤过率急剧降低,而血浆流量无明显改变。

(四)肾动脉造影

可明确狭窄是双侧或单侧,狭窄部位在肾动脉或分支,并可同时行球囊扩张肾动脉成型术。如患儿肌酐超过 119 mmol/L,则造影剂总量应限制,并予适当水化和扩充容量。

(五)肾静脉血浆肾素活性比测定

手术前准备:口服呋塞米,成人每次 40 mg,1 d,2 次,小儿每次 1 mg/kg,1 d,2 次,共1～2 d,并给予低钠饮食,停用 β 受体阻滞剂,30 min 前给予单剂卡托普利,口服。结果患侧肾静脉肾素活性大于对侧1.5 倍以上。

(六)血浆肾素活性测定

口服单剂卡托普利 60 min 后测定血浆肾素活性,如大于 12 mg/(mL·h),可诊断肾血管性高血压,注意不能服用利尿剂等降压药物。

(七)内分泌检查

血浆去甲肾上腺素、肾上腺素和甲状腺功能测定。

四、诊断

目前我国小儿血压尚缺乏统一的标准,判断儿童高血压的标准常有三种。

(1)国内沿用的标准:学龄前期高于 14.6/9.3 kPa(110/70 mmHg),学龄期高于 16/10.7 kPa(120/80 mmHg),13 岁及以上则 18.7/12.0 kPa(140/90 mmHg)。

(2)WHO 标准:小于 13 岁者为高于 18.7/12.0 kPa(140/90 mmHg),13 岁及以上者为18.7/12 kPa(140/90 mmHg)。

(3)按 Londe 建议,收缩压和舒张压超过各年龄性别组的第 95 百分位数。目前倾向于应用百分位数。百分位是 1996 年美国小儿血压监控工作组推荐的,根据平均身高、年龄、性别组的标准,凡超过第95 百分位为高血压。具体标准见表 6-2。

表 6-2　小儿高血压的诊断标准 kPa(mmHg)

年龄(岁)	男	女
3	14.5/8.7(109/65)	14.2/9.1(107/68)
5	14.9/9.5(112/71)	14.7/9.5(110/71)
7	15.3/10.1(115/76)	15.1/9.9(113/74)
9	15.3/10.5(115/79)	15.6/10.3(117/77)
11	16.1/10.7(121/80)	16.2/10.5(121/79)
15	17.4/11.1(131/83)	17.1/11.1(128/83)
17	18.1/11.6(136/87)	17.2/11.2(129/84)

诊断高血压后进一步寻找病因,小儿高血压多数为继发性。通过详细询问病史,仔细体格检查,结合常规检查和特殊检查,常能做出明确诊断。经过各种检查均正常,找不出原因者可诊断为原发性高血压。

五、高血压急症处理原则

(1)处理高血压急症时,治疗措施应该先于复杂的诊断检查。

(2)对高血压脑病、高血压合并急性左心衰等高血压危象应快速降压,旨在立即解除过高血压对靶器官的进行性损害。恶性高血压等长期严重高血压者需比正常略高的血压方可保证靶器官最低限度的血流灌注,过快过度地降低血压可导致心、脑、肾及视网膜的血流急剧减少而发生失明、昏迷、抽搐、心绞痛或肾小管坏死等严重持久的并发症。故对这类疾病患儿降压幅度及速度均应适度。

（3）高血压危象系因全身细小动脉发生暂时性强烈痉挛引起的血压急骤升高所致。因此，血管扩张剂如钙拮抗剂、血管紧张素转换酶抑制剂及 α-受体、β-受体抑制剂的临床应用，是治疗的重点。这些药物不仅给药方便（含化或口服），起效迅速，而且在降压同时，还可改善心、肾的血流灌注。尤其是降压作用的强度随血压下降而减弱，无过度降低血压之虑。

（4）高血压危象常用药物及高血压危象药物的选择参考，见表6-3和表6-4。

表6-3　高血压危象常用药物

药物	剂量及用法	起效时间	持续时间	不良反应	相对禁忌
硝苯吡啶(NF)	0.3～0.5 mg/kg	含化5 min；口服30 min	6～8 h	心动过速，颜面潮红	
巯甲丙脯酸(CP)	1～2 mg/(kg·d)	口服30 min	4～6	皮疹、高钾血症，发热	肾动脉狭窄
柳胺苄心定(LB)	20～80 mg加入糖水中，2 mg/min 静滴(成人剂量)	5～10 min		充血性心衰、哮喘心动过速、AVB二度以上	
硝普钠(NP)	1 μg/(kg·min)开始静滴，无效可渐增至8 μg/(kg·min)	即时	停后2 min	恶心，精神症状，肌肉痉挛	高血压、脑病
氯苯甲噻二臻(diazoxide)	每次5 mg/kg静注，无效30 min可重复	1～2 min	4～24 h	高血糖呕吐	
肼苯哒嗪(HD)	每次0.1～0.2 mg/kg 静注或肌注	10 min	2～6 h	心动过速，恶心呕吐	充血性心衰，夹层主动脉瘤

表6-4　高血压急症药物选择

高血压危象	药物选择	高血压危象	药物选择
高血压脑病	NF、CP、LB、diazoxide、NP	急性左心衰	NP、CP、NF
脑出血	LB、CP、NF	急进性高血压	CP、NF、HD
蛛网膜下隙出血	NF、LB、CP、diazoxide	嗜铬细胞瘤	PM(酚妥拉明)、LB

六、高血压急症的表现

在儿童期高血压急症的主要表现为：①高血压脑病。②急性左心衰。③颅内出血。④嗜铬细胞瘤危象等。现分析如下。

（一）高血压脑病

高血压脑病为一种综合征，其特征为血压突然升高伴有急性神经系统症状。虽任何原因引起的高血压均发生本病，但最常见为急性肾炎。

1.临床表现

头痛并伴有恶心、呕吐，出现精神错乱，定向障碍，谵妄，痴呆；亦可出现烦躁不安，肌肉阵挛性颤动，反复惊厥甚而呈癫痫持续状态。也可发生一过性偏瘫，意识障碍如嗜睡、昏迷；严重者可因颅内压明显增高发生脑疝。眼底检查可见视网膜动脉痉挛或视网膜出血。脑脊液压力可正常亦可增高，蛋白含量增加。

本症应与蛛网膜下隙出血、脑肿瘤、癫痫大发作等疾病鉴别。蛛网膜下隙出血常有脑膜刺激症状，脑脊液为血性而无严重高血压。脑肿瘤、癫痫大发作亦无显著的血压升高及眼底出血。临床确诊高血压脑病最简捷的办法是给予降压药治疗后病情迅速好转。

2.急症处理

一旦确诊高血压脑病，应迅速将血压降至安全范围之内为宜[17.4/12.1 kPa(131/90 mmHg)左右]，降压治疗应在严密的观察下进行。

（1）降压治疗。

常用的静脉注射药物为：①柳胺苄心定：是目前唯一能同时阻滞 α、β 肾上腺素受体的药物，不影响心排出量和脑血流量。因此，即使合并心脑肾严重病变亦可取得满意疗效。本品因独具 α 和 β 受体阻滞作用,故可有效地治疗中毒性甲亢和嗜铬细胞瘤所致的高血压危象。②氯苯甲噻二嗪:因该药物可引起水钠潴留,可与速尿并用增强降压作用。又因本品溶液呈碱性,注射时勿溢到血管外。③硝普钠:也颇为有效,但对高血压脑病不做首选。该药降压作用迅速,维持时间短,应根据血压水平调节滴注速度。使用时应避光并新鲜配置,溶解后使用时间不宜超过6h,连续使用不要超过3d,当心硫氰酸盐中毒。

常用口服或含化药物为:①硝苯吡啶:通过阻塞细胞膜钙离子通道,减少钙内流,从而松弛血管平滑肌使血压下降。神志清醒,合作患儿可舌下含服,意识障碍或不合作者可将药片碾碎加水0.5～1 mL制成混悬剂抽入注射器中缓慢注入舌下。②琉甲丙脯酸:为血管紧张素转换酶抑制剂,对于高肾素恶性高血压和肾血管性高血压降压作用特别明显,对非高肾素性高血压亦有降压作用。

(2)保持呼吸道通畅,镇静,制止抽搐。可用苯巴比妥钠(8～10 mg/kg,肌内注射,必要时6 h后可重复)、安定(0.3～0.5 mg/kg肌肉或静脉缓注,注射速度在3 mg/min以下,必要时30 min后可重复)等止惊药物,但须注意呼吸。

(3)降低颅内压:可选用20%甘露醇(每次1 g/kg,每4 h或6 h,1次)、速尿(每次1 mg/kg)以及25%血清清蛋白(20 mL,每日1～2次)等,减轻脑水肿。

(二)颅内出血(蛛网膜下隙出血或脑实质出血)

1.临床表现及诊断

蛛网膜下隙出血起病突然,伴有严重头疼、恶心呕吐及不同程度意识障碍。若出血量不大,意识可在几分钟到几小时内恢复,但最后仍可逐渐昏睡或谵妄。若出血严重,可以很快出现颅内压增高的表现,有时可出现全身抽搐,颈项强直是很常见的体征,甚至是唯一的体征,伴有脑膜刺激症。眼底检查可发现新鲜出血灶。腰椎穿刺脑脊液呈均匀的血性,但发病后立即腰穿不会发现红细胞,要等数小时以后红细胞才到达腰部的蛛网膜下隙。1～3 d后可由于无菌性脑膜炎而发热,白细胞增高似与蛛网膜下隙出血的严重程度呈平行关系,因此,不要将诊断引向感染性疾病。CT脑扫描检查无改变。

脑实质出血起病时常伴头痛呕吐,昏迷较为常见,腰椎穿刺脑脊液压力增高,血性者占80%以上。除此而外,可因出血部位不同伴有如下不同的神经系统症状。

(1)壳核—内囊出血:典型者出现"三偏症",出血对侧肢体瘫痪和中枢性面瘫;出血对侧偏身感觉障碍;出血对侧的偏盲。

(2)脑桥出血:初期表现为交叉性瘫痪,即出血侧面瘫和对侧上、下肢瘫痪,头眼转向出血侧。后迅速波及两侧,出现双侧面瘫痪和四肢瘫痪,头眼位置恢复正中,双侧瞳孔呈针尖大小,双侧锥体束征。早期出现呼吸困难且不规则,常迅速进入深昏迷,多于24～48 h内死亡。

(3)脑室出血:表现为剧烈头痛呕吐,迅速进入深昏迷,瞳孔缩小,体温升高,可呈去大脑强直,双侧锥体束征。四肢软瘫,腱反射常引不出。

(4)小脑出血:临床变化多样,但是走路不稳是常见的症状。常出现眼震颤和肢体共济失调症状。

颅内出血可因颅内压增高发生心动过缓,呼吸不规则,严重者可发生脑疝。多数颅内出血的患儿心电图可出现巨大倒置T波,QT期间延长。血常规可见白细胞升高,尿常规可见蛋白、红细胞和管型,血中尿素氮亦可见升高。在诊断中尚需注意,颅内出血本身可引起急性高血压,即使患儿以前并无高血压史。此外,尚需与癫痫发作、高血压脑病以及代谢障碍所致昏迷相区别。

2.急症处理

(1)一般治疗:绝对卧床,头部降温,保持气道通畅,必要时做气管内插管。

(2)控制高血压:对于高血压性颅内出血的患儿,应及时控制高血压。但由于颅内出血常伴颅内压增高,因此,投予降压药物应避免短时间内血压下降速度过快和幅度过大,否则脑灌注压将受到明显影响。一般低压不宜低于出血前水平。舒张压较低,脉压差过大者不宜用降压药物。降压药物的选择以硝苯吡啶、琉甲丙脯酸和柳胺苄心定较为合适。

(3)减轻脑水肿:脑出血后多伴脑水肿并逐渐加重,严重者可引起脑疝。故降低颅内压,控制脑水肿是颅内出血急性期处理的重要环节。疑有继续出血者可先采用人工控制性过度通气、静脉注射速尿等措施降低颅内压,也可给予渗透性脱水剂如20%甘露醇(1 g/kg,每4～6 h,1次)以及25%的血清清蛋白(20 mL,每日1～2次)。短程大剂量激素有助于减轻脑水肿,但对高血压不利,故必须要慎用,更不宜长期使用。治疗中注意水电解质平衡。

(4)止血药和凝血药:止血药对脑出血治疗尚有争议,但对蛛网膜下隙出血,对羧基苄胺及6-氨基己酸能控制纤维蛋白原的形成,有一定疗效,在急性期可短时间使用。

(5)其他:经检查颅内有占位性病灶者,条件允许时可手术清除血肿,尤其对小脑出血、大脑半球出血疗效较好。

(三)高血压合并急性左心衰竭

1.临床表现及诊断

儿童期血压急剧升高时,造成心脏后负荷急剧升高。当血压升高到超过左心房所能代偿的限度时就出现左心衰竭及急性水肿。急性左心衰竭时,动脉血压,尤其是舒张压显著升高,左室舒张末期压力、肺静脉压力、肺毛细血管压和肺小动脉楔压均升高,并与肺淤血的严重程度呈正相关。当肺小动脉楔压超过4 kPa(30 mmHg)时,血浆自肺毛细血管大量渗入肺泡,引起急性肺水肿。急性肺水肿是左心衰竭最重要的表现形式。患儿往往面色苍白、口唇青紫、皮肤湿冷多汗、烦躁、极度呼吸困难,咯大量白色或粉红色泡沫痰,大多被迫采取前倾坐位,双肺听诊可闻及大量水泡音或哮鸣音,心尖区特别在左侧卧位和心率较快时常可闻及心室舒张期奔马律等。在诊断中应注意的是,即使无高血压危象的患儿,急性肺水肿本身可伴有收缩压及舒张压升高,但升高幅度不会太大,且肺水肿一旦控制,血压则自行下降。而急性左心衰竭肺水肿患儿眼底检查如有出血或渗出时,考虑合并高血压危象。

2.急症处理

(1)体位:患儿取前倾坐位,双腿下垂(休克时除外),四肢结扎止血带。止血带压力以低于动脉压又能阻碍静脉回流为度,相当于收缩压及舒张压之间,每15 min轮流将一肢体的止血带放松。该体位亦可使痰较易咳出。

(2)吗啡:吗啡可减轻左心衰竭时交感系统兴奋引起的小静脉和小动脉收缩,降低前、后负荷。对烦躁不安、高度气急的急性肺水肿患儿,吗啡是首选药物,可皮下注射盐酸吗啡0.1～0.2 mg/kg,但休克、昏迷及呼吸衰竭者忌用。

(3)给氧:单纯缺氧而无二氧化碳潴留时,应给予较高浓度氧气吸入,活瓣型面罩的供氧效果比鼻导管法好,提供的FiO_2可达0.3～0.6。肺水肿时肺部空气与水分混合,形成泡沫,妨碍换气。可使氧通过含有乙醇的雾化器,口罩给氧者乙醇浓度为30%～40%,鼻导管给氧者乙醇浓度为70%,1次不宜超过20 min。但乙醇的去泡沫作用较弱且有刺激性。近年有报道用二甲基硅油消泡气雾剂治疗,效果良好。应用时将瓶倒转,在距离患儿口腔8～10 cm处,于吸气时对准咽喉或鼻孔喷雾20～40次。一般5 min内生效,最大作用在15～30 min。必要时可重复使用。如低氧血症明显,又伴有二氧化碳潴留,应使用间歇正压呼吸配合氧疗。间歇正压呼吸改善急性肺水肿的原理,可能由于它增加肺泡压与肺组织间隙压,降低右心房充盈压与胸腔内血容量;增加肺泡通气量,有利于清除支气管分泌物,减轻呼吸肌工作,减少组织氧耗量。

(4)利尿剂:宜选用速效强效利尿剂,可静注速尿(每次1～2 mg/kg)或利尿酸钠(1 mg/kg,20 mL液体稀释后静注),必要时2 h后重复。对肺水肿的治疗首先由于速尿等药物有直接扩张静脉作用,增加静脉容量,使静脉血自肺部向周围分布,从而降低肺静脉压力,这一重要特点在给药5 min内即出现,其后才发挥利尿作用,减少静脉容量,缓解肺淤血。

(5)洋地黄及其他正性肌力药物:对急性左心衰竭患儿几乎都有指征应用洋地黄。应采用作用迅速的强心剂如西地兰静脉注射,1次注入洋地黄化量的1/2,余1/2分为2次,每隔4～6 h,1次。如需维持疗效,可于24 h后口服地高辛维持量。如仍需继续静脉给药,每6 h注射1次1/4洋地黄化量。毒毛旋花子苷K,1次静脉注射0.007～0.01 mg/kg,如需静脉维持给药,可8～12 h重复1次。使用中注意监护,以防洋地黄中毒。

多巴酚丁胺为较新、作用较强、不良反应较小的正性肌力药物。用法:静脉点滴

$5 \sim 10$ mg/(kg·min)。

(6)降压治疗：应采用快速降压药物使血压速降至正常水平以减轻左室负荷。硝普钠为一种强力短效血管扩张剂，直接使动脉和静脉平滑肌松弛，降低周围血管阻力和静脉贮血。因此，硝普钠不仅降压迅速，还能减低左室前、后负荷，改善心脏功能，为高血压危象并急性左心衰竭较理想的首选药物。一般从 1 μg/(kg·min)开始静滴，在监测血压的条件下，无效时每 $3 \sim 5$ min 调整速度渐增至 8 μg/(kg·min)。此外，也可选用硝苯吡啶或巯甲丙脯酸，但忌用柳胺苄心定和肼苯哒嗪，因柳胺苄心定对心肌有负性肌力作用，而后者可反射性增快心率和心输出量，加重心肌损害。

（李文峰）

第五节　心律失常

一、窦性心动过速

(一)临床要点

窦性心动过速指窦房结发出激动的频率超过正常心率范围的下限。其原因有生理性，如哭闹、运动、情绪紧张等；病理性主要有发热、贫血、甲状腺功能亢进、心肌炎、风湿热、心力衰竭等。一般无临床症状，年长儿有时可诉心悸。

(二)心电图特征

窦性心律，心率超过该年龄正常心率范围。婴儿心率每分钟超过 140 次，1～6 岁心率每分钟超过 120 次，6 岁以上心率每分钟超过 100 次。

(三)治疗

心律失常主要针对病因。有症状者可用 β-受体阻滞剂或镇静剂。

二、窦性心动过缓

(一)临床要点

窦性心动过缓指窦房结发出激动的频率低于正常心率。多由于迷走神经张力过高、颅内压增高、甲状腺功能减退、β-受体阻滞剂作用所致，少数为窦房结本身的病变。一般无症状，心率显著缓慢时可有头晕、胸闷，甚至晕厥。

(二)心电图特征

窦性心律，心率低于该年龄正常心率范围；1 岁以内(婴儿)心率每分钟少于 100 次，14 岁每分钟少于 80 次，3～8 岁每分钟少于 70 次，8 岁以上每分钟少于 60 次。

(三)治疗

主要针对病因。心率明显缓慢或有症状者，可口服阿托品，剂量每次 0.01～0.02 mg/kg，每日3～4 次。

三、期前收缩(过早搏动)

按其过早搏动起源部位的不同分为房性、房室交界区性及室性期前收缩。期前收缩既可见于明确病因，如各种感染、器质性心脏病、缺氧、药物作用及自主神经功能不稳定等，也可见于健康小儿。

(一)临床特点

多数小儿无症状，少数有心悸、胸闷、心前区不适。心脏听诊可听到心搏提早搏动之后有较长的间歇。脉搏短绌。期前收缩于运动后增多，提示同时有器质性心脏病。

(二)心电图特征

1.房性期前收缩

(1)提前出现的房性 P 波(P'波)，P'波形态与窦性 P 波略有不同。P'-R＞0.10 s。

（2）P'波后有 QRS 波，一般形态正常，P'引起 QRS 波有时增宽变形，似右束支传导阻滞图形称房性期前收缩伴室内差异性传导。

（3）P波后无 QRS 波时称房性期前收缩未下传，P'波可出现在前一个窦性 T 波中，T 波形态轻度异常期前收缩后代偿间歇多为不完全性（图 6-5）。

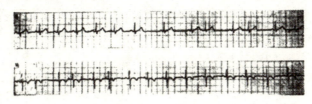

图 6-5　房性早搏

2.房室交界区性期前收缩

（1）提前出现的 QRS 波，形态正常。

（2）在 QRS 波之前、中或后有逆行 P'波，但 P'－R＜0.10 s，QRS 波之后则 RP'＜0.20 s。

（3）代偿间期往往为不完全性。

3.室性期前收缩

（1）提前出现的宽大畸形 QRS-T 波群，期前收缩前无 P'波；T 波与 QRS 主波方向相反。

（2）代偿间歇常为完全性。

（3）同一导联出现两种或两种以上形态的期前收缩，而配对间期固定者称多形性期前收缩。

（4）若同一导联出现两种或两种以上形态的期前收缩，且配对间期也不相等者称多源性期前收缩（图 6-6）。

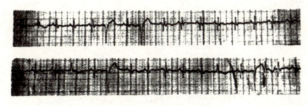

图 6-6　室性早搏

室性期前收缩有以下情况应视为器质性期前收缩。①先天性或后天性心脏病基础上出现期前收缩或心功能不全出现期前收缩。②室性期前收缩、房性期前收缩或房室交界性期前收缩同时存在。③心电图同时有 Q-T 间期延长或 R-ON-T 现象（提前的 QRS 波落在 T 波上）。④有症状的多源、频发期前收缩，特别是心肌炎、心肌病等患者。对判断器质性室性期前收缩有困难时，应进行 24 h 动态心电图检测。

（三）治疗

包括病因治疗和应用抗心律失常药。

1.房性期前收缩

大多数偶发、无症状者属良性，不需药物治疗。如频发者可给予普罗帕酮（心律平）或 β-受体阻滞剂。1 岁以内的婴儿频发房性期前收缩，易发生心房扑动和室上性心动过速，可用地高辛，无效时可加用普萘洛尔（心得安）。

2.房室交界区性期前收缩

不需特殊治疗。

3.室性期前收缩

未发现器质性心脏病又无症状者不需用抗心律失常药。有器质性期前收缩应予治疗。可选用美西律（慢心律）口服，每天 2～5 mg/kg，每 8 h 一次。普罗帕酮每次 5～7 mg/kg，每 6～8 h 一次口服。胺碘酮每日 5～10 mg/kg，分 3 次，口服 1～2 周后逐渐减量至原来的 1/3，每日 1 次，服 5 d，停 2 d。普萘洛尔每日 1～3 mg/kg，分 3 次。洋地黄中毒和心脏手术后发生的室性期前收缩，选用苯妥英钠每次2～4 mg/kg，缓慢静脉注射，可于 15～20 min 后重复一次，总量为 15 mg/kg。肥厚性心肌病的室性期前收缩，用钙离子拮抗剂维拉帕米(异搏定)，每日 1～3 mg/kg，分 3 次口服。

四、阵发性室上性心动过速

阵发性室上性心动过速，其发生机制多数为折返激动，其次为心房或房室结自律性增高。室上性心动过速多见于无器质性心脏病者，可因呼吸道感染、疲劳、情绪激动等诱发。室上性心动过速也可发生于某些器质性心脏病、心肌炎、洋地黄中毒、电解质紊乱、心导管检查及心脏手术后。预激综合征(Wolff-Par-kinson-White syndrome，W-P-W)的患儿 50%～90%可发生阵发性室上性心动过速。

(一)临床要点

1.症状

阵发性室上性心动过速突然发生突然停止，婴儿常烦躁不安、拒食、呕吐、面色灰白、呼吸急速，肺部有啰音，心率每分钟 200～300 次，一次发作数秒钟或数小时，如发作时间长达 24 h 以上可导致心力衰竭或休克，易误诊为重症肺炎。儿童常诉心悸、头晕、疲乏、烦躁，伴有恶心、呕吐、腹痛，少数可有短暂昏厥，但较少发生心力衰竭和休克。

2.心电图特征

(1)心室率快而匀齐，婴儿常为每分钟 230～300 次，儿童常为每分钟 160～200 次，R-R 间期绝对匀齐。

(2)P波可与 QRS 波重叠，若见到 P波形态异常，为逆行 P波。

(3)QRS波群绝大多数形态正常，少数合并室内差异传导或逆向型房室折返心动过速时 QRS 波增宽。

(4)可有继发ST-T改变(图 6-7)。

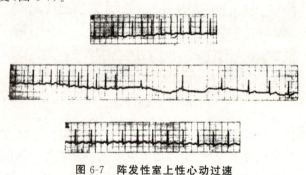

图 6-7　阵发性室上性心动过速

(二)治疗

包括终止发作和预防复发。

1.终止发作

(1)用兴奋迷走神经的方法：小婴儿用冰水毛巾敷面部，每次 10～15 s。儿童可深吸气屏住呼吸；刺激咽后壁，使作呕；或压迫一侧颈动脉窦。

(2)抗心律失常药。①普罗帕酮：对折返性心动过速和自律性增高均有效，剂量为1～2 mg/kg加入10%葡萄糖溶液 10 mL 中缓慢静脉注射。首剂未转复者，隔 10 min 可重复，不可超过 3 次。有心力衰竭或传导阻滞者忌用。②维拉帕米：为钙通道阻滞剂，通过延长房室结不应期而阻断折返。若年龄大于1岁，未并发心力衰竭者可选用。剂量为 0.1～0.2 mg/kg，一次量不超过 5 mg，加入葡萄糖溶液中缓慢静脉注射。未转复者隔 15～20 min 可重复一次，有心力衰竭、低血压、房室传导阻滞者忌用。③三磷腺苷(ATP)：婴儿每次 3～5 mg，儿童每次7～15 mg，加入 10%葡萄糖 1～5 mL 中于 2 s 内快速静脉推注。有时此药伴严重不良反应，如心脏停搏。④地高辛：有心力衰竭者宜选用，用量与治疗急性心力衰竭相同。⑤普萘洛尔：剂量为 0.1 mg/kg 加 10%葡萄糖溶液稀释，缓慢静脉注射。

（3）同步直流电击复律。

（4）射频消融术：对上述药物治疗难奏效或频繁复发者可用射频消融术治疗。

2.预防复发

在终止发作后继续口服药物，常用药物有地高辛、普萘洛尔、普罗帕酮、胺碘酮等，口服维持量6～12个月。

五、阵发性室性心动过速

阵发性室性心动过速（ventricular tachycardia，VT）是一种严重的快速心律失常，可导致血流动力学障碍。根据波形特征，分单形和多形性室性心动过速。每次发作时间30 s内自行终止为非持续性室性心动过速；超过30 s或患者发生晕厥者为持续性室性心动过速。

（一）临床意义

室性心动过速急性多见于缺氧、酸中毒、感染、药物、高（低）血钾，慢性多见于有器质性心脏病者，如心肌炎、心肌病、二尖瓣脱垂、原发心脏肿瘤、Q-T间期延长、心导管检查及心脏手术后、冠状动脉起源异常、右心室发育不全。少数小儿原因不明。特发性室性心动过速无器质性心脏病的临床证据，用射频消融治疗有效。

（二）诊断

1.临床要点

临床表现有突发、突止的特点，症状常有发作性头晕、心悸、疲乏、心前区疼痛，严重者可晕厥、抽搐或猝死。婴儿易出现心力衰竭或休克。

2.心电图特征

（1）连续3次或3次以上的期前ORS波群，时限增宽，形态畸形，心室率每分钟150～250次，R-R间期可略有不齐。

（2）房室分离，可见窦性P波与QRS波各自独立，无固定时间关系，呈干扰性房室脱节，心室率快于心房率。

（3）常出现心室夺获及室性融合波。

（三）治疗

包括终止室性心动过速发作，预防室性心动过速复发。

1.消除病因

如药物不良反应、电解质紊乱等。

2.危重患儿

首选同步直流电击复律，用量为2～5 ws/kg，婴儿每次小于50 ws，儿童每次小于100 ws，无效者隔20～30 min重复一次。洋地黄中毒者忌电击治疗。

3.抗心律失常药物

（1）利多卡因：首选，剂量1 mg/kg，稀释后缓慢静脉注射。无效者隔5～10 min可重复一次，总量3～5 mg/kg。室性心动过速纠正后每分钟20～30 mg/kg静脉滴注维持。

（2）普罗帕酮：1～2 mg/kg，稀释后缓慢静脉注射。无效可重复1～3次。

（3）苯妥英钠：2～4 mg/kg，加生理盐水稀释后缓慢静脉注射，无效可重复1～3次，总量为15 mg/kg。其对洋地黄中毒及心脏手术者效果较好。

（4）胺碘酮：对上述药物无效的顽固性室性心动过速可采用胺碘酮，每次1 mg/kg，静脉注射10 min，无效隔5～10 min重复同样剂量，总量24 h＜10 mg/kg。或用负荷量2.5～5 mg/kg，静脉注射30～60 min，可重复1次，总量24 h≤10 mg/kg。

4.射频消融术

对顽固病例并被证实为折返激动所致，尤其是特发性室性心动过速可用射频消融治疗。

5.预防复发

对有复发倾向者可口服普罗帕酮、普萘洛尔、胺碘酮等有效药物。

六、房室传导阻滞

房室传导阻滞(atrial-ventricular block,AVB)是小儿较常见的缓慢性心律失常,按房室传导阻滞的程度可分为Ⅰ、Ⅱ、Ⅲ度房室传导阻滞。病因有急性感染、心肌炎、心肌病、电解质紊乱、洋地黄或其他药物中毒及心脏手术等。少数为先天性房室结发育畸形或胎儿期房室结病变所致,称先天性完全性房室传导阻滞。Ⅰ度和Ⅱ度1型可为迷走神经张力增高所致。

(一)Ⅰ度房室传导阻滞

1.临床要点

Ⅰ度房室传导阻滞临床一般无症状,听诊第一心音低钝。有时健康小儿亦可出现Ⅰ度房室传导阻滞。

2.心电图特征

P-R间期超过正常最高值,即1岁内P-R>0.14 s,学龄前P-R>0.16 s,学龄期P-R>0.18 s,青春期P-R>0.20 s。其正常值与心率有关(图6-8)。

3.治疗

针对病因治疗,不需用抗心律失常药。随着病因的消除,Ⅰ度房室传导阻滞可消失。

图6-8　Ⅰ度房室传导阻滞

(二)Ⅱ度房室传导阻滞

1.临床要点

Ⅱ度房室传导阻滞的临床症状视传导阻滞的严重程度及心室率的快慢而定,可无症状或有心悸、头晕等。

2.心电图特征

Ⅱ度房室传导阻滞分为1型(莫氏Ⅰ型)和2型(莫氏Ⅱ型)。

(1)Ⅱ度1型。①P-R间期随每次心搏逐次延长,直至P波后脱落一个QRS波群(心室漏搏)。周而复始,呈规律性改变。②P-R间期逐次延长的同时,R-R间期逐次缩短,继以一个较长的R-R间期。③伴有心室漏搏的长R-R间期小于任何2个R-R间期之和(图6-9)。

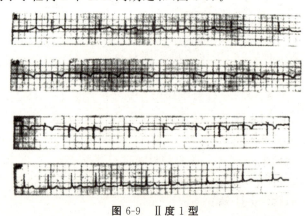

图6-9　Ⅱ度1型

(2)Ⅱ度2型。①P-R间期正常或稍延长,但固定不变。②P'波按规律出现,QRS波呈周期性脱落,伴有心室漏搏的长R-R为短R-R间隔的倍数。③房室间传导比例多为2:1或3:1下传(图6-10)。

3.治疗

主要针对病因治疗,Ⅱ度1型是暂时的,多可恢复,而Ⅱ度2型可逐渐演变为Ⅲ度房室传导阻滞。

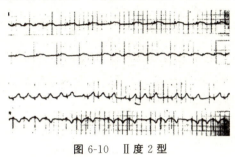

图 6-10　Ⅱ度2型

(三)Ⅲ度(完全性)房室传导阻滞

1.临床特征

Ⅲ度(完全性)房室传导阻滞除有原发病、病毒性心肌炎、先天性心脏病等的表现外,婴儿心率每分钟少于80次,儿童每分钟少于60次。当心室率每分钟少于40次时有疲乏、无力、眩晕,严重者可发生阿一斯综合征或心力衰竭。

2.心电图特征

心电图特征见图6-11。

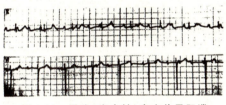

图 6-11　Ⅲ度(完全性)房室传导阻滞

(1)P波与QRS波无固定关系,心室率慢于心房率。

(2)QRS波群形态与阻滞部位有关。若起搏点在房室束分支以上,QRS波群不宽。若起搏点在希氏束以下,QRS波群增宽。

3.治疗

(1)无症状先天性者不需治疗。

(2)病因治疗:如心肌炎或手术暂时损伤者,用肾上腺皮质激素治疗。

(3)提高心率:阿托品每次0.01～0.03 mg/kg,每日3～4次,口服或皮下注射。异丙基肾上腺素加入5%葡萄糖溶液按每分钟0.1～0.25 mg/kg,静脉滴注,或用5～10 mg舌下含服。

(4)放置人工起搏器的适应证。①阿一斯综合征或伴心力衰竭。②心室率持续显著缓慢,新生儿每分钟少于55次,婴儿每分钟50次,儿童每分钟低于45次。③室性心动过速心率失常,阻滞部位在希氏束以下。④对运动耐受量低的患儿。

(李文峰)

第六节　原发性心肌病

原发性心肌病分为扩张(充血)型心肌病、肥厚型心肌病和限制型心肌病。扩张型以心肌细胞肥大、纤维化为主,心脏和心腔扩大,心肌收缩无力。肥厚型以心肌肥厚为主,心室腔变小,舒张期容量减少。若以心室壁肥厚为主,为非梗阻性肥厚型心肌病;以室间隔肥厚为主,左室流出道梗阻,为梗阻性肥厚型心肌病。限制型以心内膜及心内膜下心肌增厚、纤维化,心室以舒张障碍为主,此型小儿少见。中医认为本病因心气、心阴不足,心脉瘀阻,心肾阳虚而致病,可归属于"心悸""怔忡""心痹""喘咳"等范畴。

一、诊断要点

（一）扩张（充血）型心肌病

1.临床表现

多见于学龄前及学龄儿童,部分病例可能是病毒性心肌炎发展而来。缓慢起病,早期活动时感乏力,头晕,进而出现呼吸困难、咳嗽、心慌、胸闷、浮肿、肝大等心力衰竭症状。心动过速,心律失常,心尖部第一心音减弱,有奔马律,脉压低。易出现脑、肺及肾栓塞。

2.X线

心影增大如球形,心搏减弱,肺淤血。

3.心电图

左室肥大最多,ST段、T波改变,可有室性期前收缩、房室传导阻滞等。

4.超声心动图

心腔普遍扩大,左室为著。左室壁运动幅度减低。

（二）肥厚型心肌病

1.临床表现

可有家族史,缓慢起病,非梗阻型症状较少,以活动后气喘为主。梗阻型则有气促、乏力、头晕、心绞痛或昏厥,可致猝死。心脏向左扩大,胸骨左缘2～4肋间有收缩期杂音。

2.X线

心影稍大,以左室增大为主。

3.心电图

左室肥厚及ST段、T波改变,Ⅰ、aVL及V_5、V_6导联可出现Q波（室间隔肥厚所致）,室性期前收缩等心律失常。

4.超声心动图

心肌非对称性肥厚,向心腔突出;室间隔厚度与左室后壁厚度的比值大于1.3∶1;左室流出道狭窄,左室内径变小;收缩期二尖瓣前叶贴近增厚的室间隔。

（三）限制型心肌病

1.临床表现

缓慢起病,活动后气促。以右室病变为主者,出现类似缩窄性心包炎表现,如肝大、腹水、颈静脉怒张及浮肿;以左室病变为主者,有咳嗽、咳血、端坐呼吸等。

2.X线

心影扩大,肺淤血。

3.心电图

P波高尖,心房肥大,房性期前收缩,心房纤颤,ST-T改变,P-R间期延长及低电压。

4.超声心动图

示左右心房扩大;心室腔正常或略变小;室间隔与左室后壁有向心性增厚;心内膜回声增粗;左室舒张功能异常。

二、鉴别诊断

（1）扩张（充血）型心肌病应与风湿性心脏病、先天性心脏病、心包积液相鉴别。风心病有风湿热及瓣膜性杂音;先心病常较早出现症状,心脏杂音大多较响;心包积液在超声心动图检查时可见积液。

（2）肥厚型心肌病应与主动脉瓣狭窄相鉴别。主动脉瓣狭窄有主动脉瓣区收缩期喷射性杂音,第二心音减弱,X线升主动脉可见主动脉瓣狭窄后扩张,超声心动图检查示主动脉瓣开口小。

（3）限制型心肌病应与缩窄性心包炎相鉴别。缩窄性心包炎有急性心包炎病史,X线心包膜钙化,超声心动图示心包膜增厚。

三、中医治疗

(一)辨证论治

1.心脾气虚

主证:心悸善惊,心神不安,头晕乏力,动则气促,时有咳喘,面色苍白,腹胀纳呆,舌淡苔白,脉细数无力。

治法:健脾养心。

方药:养心汤加减。柏子仁、酸枣仁、远志、茯神、当归、川芎、党参、黄芪、桂枝、甘草、法半夏、五味子。

2.心阴不足

主证:心悸气短,心烦胸闷,颧红盗汗,手足心热,口舌干燥,舌红少苔,脉细数或结、代。

治法:滋养心阴。

方药:生脉散加减。西洋参、麦冬、五味子、玄参、丹参、茯神、酸枣仁、甘草。

3.心血瘀阻

主证:心悸气短,心胸闷痛,痛有定处,头晕昏厥,面色暗晦,肝大腹胀,肢麻乏力,唇口发绀,舌质暗,有瘀点、瘀斑,脉细涩、结、代。

治法:理气活血。

方药:丹参饮加味。丹参、檀香、砂仁、当归、川芎、参三七、大腹皮、茯神、甘草。

4.心肾阳虚

主证:心慌气促,动则尤甚,咳喘心悸,端坐呼吸,形寒肢冷,面色苍白,肢体浮肿,舌质暗淡,苔白而腻,脉细涩、结、代。

治法:温阳利水。

方药:苓桂术甘汤合真武汤加减。茯苓、桂枝、附子、白术、大腹皮、甘草、人参、葶苈子。

(二)其他疗法

(1)丹参注射液:每次 0.25～0.5 mL/kg,加入 10%葡萄糖注射液 100～250 mL 中静脉滴注,每日 1 次,2～4 周为 1 个疗程,用于心血瘀阻。

(2)生脉注射液:20～40 mL,加入 10%葡萄糖注射液 250 mL 中静脉滴注,每日 1 次,2～4 周为 1 个疗程,用于心气心阴不足。

(3)参附注射液(红参、附子、丹参)20～40 mL,加入 10%葡萄糖注射液 250 mL 中静脉滴注,每日 1～2 次,用于心肾阳虚。

四、西医治疗

(1)有感染时应积极控制感染。

(2)心律失常治疗参见"心律失常"相关内容。

(3)促进心肌能量代谢药如三磷腺苷、辅酶 A、细胞色素 C、辅酶 Q_{10}、维生素 C、极化液(10%葡萄糖注射液 250 mL、胰岛素 6 U、10%氯化钾 5 mL),有辅助治疗作用。

(4)心力衰竭时按心力衰竭处理,但洋地黄类药剂量宜偏小(用一般量的 1/2～2/3),并宜长期服用维持量。

(5)对发病时间较短的早期患儿,或并发心源性休克、严重心律失常或严重心力衰竭者,可用泼尼松开始量 2 mg/(kg·d),分 3 次口服,维持 1～2 周逐渐减量,至 8 周左右减量至 0.3 mg/(kg·d),并维持此量至 16～20 周,然后逐渐减量至停药,疗程半年以上。

(6)梗阻性肥厚型心肌病,可用 β—受体阻滞药降低心肌收缩力,以减轻流出道梗阻,并有抗心律失常作用,可选用普萘洛尔 3～4 mg/(kg·d),分 3 次口服,根据症状及心律调节剂量,可增加到每日 120 mg,分 3 次服。一旦确诊,调节适当剂量后,应长期服用。因洋地黄类药及异丙肾上腺素等可加重流出道梗阻,应避免使用,利尿药和血管扩张药物均不宜用。流出道梗阻严重的可行手术治疗或心脏移植。

(李文峰)

第七节　心力衰竭

心力衰竭(简称"心衰")是由于多种病因所致的综合征。正常心脏不断收缩和舒张以维持血液循环的动态平衡,由于某些因素破坏了这种平衡,同时心脏负荷过重,超越了心脏代偿功能时,出现体循环、肺循环淤血,心排出量降低,则产生一系列临床症状和体征,称之为心力衰竭。是儿科的急症之一,如不及时诊断和处理,可危及患儿的生命。

一、病因

引起心衰的原因很多。分类如下。

1.心源性

各种先天性心脏病及后天的风湿性心脏病、心肌炎、心肌病、心包炎及各种心律失常等。

2.肺源性

重症肺炎、毛细支气管炎、喘息性支气管炎、哮喘、支气管扩张等。

3.肾源性

急性肾炎、慢性肾炎与肾血管畸形等所致的高血压。

4.其他

大量输血、输液、电解质紊乱、维生素 B_1 缺乏症、严重贫血、甲状腺功能亢进、缺氧等皆可引起心衰。

二、病理生理

1.心肌收缩力减低

在心肌有病变、缺血、肥厚、炎症等时,使心肌收缩力减低,则心室排血量减少。

2.心前负荷过重

心前负荷过重又称容量负荷,是指心肌收缩前所承受的负荷,与心室开始收缩前的血容量有关。如房间隔缺损、动脉导管未闭等。

3.心后负荷过重

心后负荷过重亦称压力负荷或阻力负荷,是指心室收缩时所遇到的阻力。如肺动脉瓣狭窄、主动脉缩窄、梗阻型心肌病、高血压、肺动脉高压等。

4.心律失常

如心率加快如甲状腺功能亢进;过慢、节律不齐等。

5.心顺应性减低(收缩期不协调)和心肌病

三、临床表现

由于发生心衰的部位不同,临床表现亦有差别,为便于叙述,常分为左心衰竭、右心衰竭。临床上婴幼儿全心衰竭多见,年长儿可左心、右心单独发生,但左心衰竭终将导致右心衰竭。

(一)左心衰竭

以肺循环淤血为主而产生肺水肿。

1.咳嗽

先干咳后有泡沫样痰,年长儿可有血痰。

2.呼吸困难

表现为呼吸急促、短而快,每分钟可达 60 次以上,平卧时加重,直抱或俯肩上则好转。年长儿可有端坐呼吸及心源性喘息。

3.青紫

为肺水肿、氧交换量降低所致,有些先天性心脏病为右向左分流,属于中心性青紫。

4.体征

有哮鸣音,晚期可有各种湿啰音,以肺底明显。

5.其他

面色苍白、四肢发凉、血压下降等。

(二)右心衰竭

以体循环淤血为主的表现。

1.肝大

短期内较前增大 1.5 cm 以上,边缘钝,常有触痛。

2.颈静脉怒张

婴幼儿颈短,皮下脂肪丰满,多不易见到,年长儿较易发现。

3.水肿

婴幼儿血管床容量大而分布均匀,皮下脂肪丰满,皮肤弹性好,常不易见到指凹性水肿。有时可见到面部、手背、足背部水肿。婴幼儿以体重迅速增加、尿量减少作为水肿的指标。年长儿可有下肢及骶尾部水肿,重症可有胸、腹腔积液及心包积液。

4.青紫

因血流淤滞于末梢,组织摄氧量增加,还原血红蛋白增加所致,属周围性青紫。唇、指、趾、鼻尖等处明显。

(三)心脏体征

心界大、心率快、有奔马律、心音低钝及其他原发病的相应杂音或脉搏细弱、血压下降等。

(四)新生儿及小婴儿心衰特点

起病急、病情重、进展快,左、右心同时衰竭。有烦躁不安、面色苍白、面色发灰或青紫、呻吟、拒乳、多汗、呼吸急促、喘息、心率快、奔马律及肝大等。

四、辅助检查

1.胸部 X 线

心影扩大,搏动弱,肺纹理增多及肺淤血。

2.心电图

可提示心房、心室有肥大劳损、心律的变化及洋地黄作用等。

3.超声心动图

可见心室及心房的扩大,心室收缩时间延长,射血分数降低,另外对心衰的病因也有帮助。

五、诊断标准

1.具备以下 4 项可考虑心衰

(1)呼吸急促:婴儿＞60 次/分,幼儿＞50 次/分,儿童＞40 次/分。

(2)心动过速:婴儿＞180 次/分,幼儿＞160 次/分,儿童＞120 次/分。

(3)心扩大(体检,X 线或超声心动图)。

(4)烦躁、喂哺困难、体重增加、尿少、水肿、青紫、呛咳、阵发性呼吸困难(2 项以上)。

2.具备以上 4 项加以下 1 项或具备以上 2 项加以下 2 项,即可确诊心衰

(1)肝大:婴幼儿肋下≥3 cm,儿童＞1 cm;进行性肝大或伴有触痛者更有意义。

(2)肺水肿。

(3)奔马律。

六、治疗

(一)一般治疗

1.休息

卧床休息可减轻心脏负担和减少心肌耗氧量,年长儿可取半卧位,小婴儿可抱起,使下肢下垂,减少静脉回流。

2.镇静

对烦躁和哭闹的患儿,可适当应用巴比妥类、氯丙嗪、地西泮等镇静剂。

3.吸氧

有气急和青紫者应给予吸氧,采用40%～50%氧气湿化后经鼻导管或面罩吸入。

4.饮食

应限制盐量,一般每天饮食中的钠量应减至0.5～1 g。给予容易消化及富于营养的食物,宜少量多餐。

5.限制液体入量

每日总液量不应超过60 mL/kg,以10%葡萄糖溶液为主,电解质入量应根据生理需要及血液电解质浓度而定。有酸中毒者,碱性药一般用常规计算量的一半。

(二)洋地黄类药物

洋地黄通过抑制心衰心肌细胞膜 Na^+-K^+-ATP 酶的活性,使心肌细胞内钠水平增高,促进 Na^+/Ca^{2+} 交换,使细胞内 Ca^{2+} 水平增高,发挥正性肌力作用。使心排出量增加,心室舒张末期压力下降,尿量增加,从而改善心排出量不足和静脉淤血,同时副交感传入神经、Na^+-K^+-ATP 酶受抑制,使中枢神经下达的兴奋性减弱,使心率减慢。

1.剂型选择及用法

小儿时期以急性心力衰竭常见,应选用快速洋地黄制剂,使迅速洋地黄化。首选地高辛,急救用毛花苷丙(西地兰)静注,但毒毛旋苷 K 更方便,适用于基层,用法简单,一次静注即可达全效量。小儿常用剂量及用法(见表 6-5)。

表 6-5　洋地黄药物的临床应用

洋地黄 类制剂	给药 方法	洋地黄化 总量(mg/kg)	每日维 持剂量	显效时间 (分)	效力最 大时间	中毒作用 消失时间	药力完全 消失时间
地高辛	口服	<2岁 0.05～0.06; >2岁 0.03～0.05 (总量不超过1.5mg)	1/5化量	120	4～8h	1～2d	4～7d
	静脉	口服量1/2～2/3		10	1～2h		
毛花苷丙 (西地兰)	静脉	<2岁 0.03～0.04 >2岁 0.02～0.03	1/4化量	10～30	1～2h	1d	2～4d
毒毛旋苷 K	静脉	0.007～0.01					

用药的基本原则是首先达到洋地黄化量,然后根据病情需要继续用维持量。小儿心力衰竭大多急而重,故一般采用快速饱和量法,即首次给洋地黄化量的1/2,余量分成两次,每隔4～6小时一次,多数患儿可于8～12小时内达到洋地黄化。通常从首次给药24小时后(或洋地黄化后12小时)给维持量,维持量为饱和量的1/4～1/5。对轻度或慢性心力衰竭患儿,也可开始就采用地高辛每日维持量法,经5～7天以后缓慢洋地黄化。

2.心力衰竭获得基本控制的临床表现为

①心率、呼吸减慢。②肝脏缩小,边缘变锐。③尿量增加,水肿消退或体重减轻。④食欲、精神好转。

3.使用洋地黄的注意事项

(1)了解患儿在2～3周内洋地黄使用情况,所有剂型、用量及用法等,以防药物过量中毒。

（2）各种病因引起的心肌炎患儿对洋地黄耐受性差，一般按常规剂量减去 1/3，且饱和时间不宜过快。

（3）未成熟儿及＜2 周的新生儿，因肝肾功能发育尚未完全，洋地黄剂量应减小，可按婴儿量的 1/2～1/3 计算。

（4）钙对洋地黄有协同作用，故在用药过程中不应与钙剂同时应用。

（5）低血钾可促使洋地黄中毒，应予注意。

4.洋地黄的毒性反应如下

（1）心律失常：心率过缓、节律不齐、传导阻滞、二联律等。

（2）胃肠道反应：恶心、呕吐及腹泻。

（3）神经系统症状：嗜睡、头晕、色视等。发现洋地黄中毒时应立即停用洋地黄及利尿剂，同时补充钾盐，小剂量的钾盐能控制洋地黄引起的多种快速型心律失常。但肾功能不全及传导阻滞禁用静脉补钾。

（三）利尿剂

钠、水潴留为心力衰竭的一个重要病理生理改变，故合理应用利尿剂为治疗心力衰竭的一项重要措施。在应用一般治疗及洋地黄类药后心力衰竭仍未控制时，或对严重水肿、急性肺水肿的病例，应在使用洋地黄类药物的同时兼用快速利尿剂如呋塞米或依他尼酸，其作用快而强，可排除较多的 Na^+，而 K^+ 的损失相对较少。

（四）血管扩张剂

其机制是扩张小动脉，使外周阻力下降，以减轻心脏后负荷，增加心排出量；同时扩张小静脉使回心血量减少，以减轻心脏的前负荷，从而达到改善心功能，治疗心力衰竭的目的。目前较常用的有酚妥拉明、哌唑嗪、硝普钠、卡托普利等，均有一定疗效。与正性心肌收缩力作用药物配伍如多巴胺、间羟胺等能提高疗效。目前认为血管扩张药物无正性心肌收缩力作用，所以单用血管扩张药物不能代替洋地黄类药物对心衰的治疗。

（五）β受体激动剂

此类药物通过作用于 β 交感神经受体而产生强烈正性肌力作用，使心肌收缩力加强，心排血量增加。多用于紧急情况，尤其是心力衰竭伴有低血压时。常用药物有多巴胺，每分钟 5～10 $\mu g/kg$。必要时剂量可适量增加，一般不超过每分钟 30 $\mu g/kg$。

（六）其他

能量合剂及极化液、激素、大剂量维生素 C 等，可改善心肌代谢，可作为辅助治疗。近年应用辅酶 Q_{10} 治疗充血性心力衰竭有一定效果。

（七）病因治疗

心衰为急症，首先是治疗，同时要查出心衰的原因和诱因，如治疗肺炎、风湿热、心肌炎等。有些先天性心脏病心衰好转后应做外科手术解除病因，否则难以避免心衰再发。

（刘　宁）

第八节　急性心包炎

急性心包炎常为全身性疾病的一部分。在新生儿期，急性心包炎的主要原发病为败血症，在婴幼儿期常为肺炎、脓胸，但也以败血症为多。4～5 岁以上儿童多数为风湿热、结核病及化脓感染。致病的化脓性细菌中以葡萄球菌为多见，肺炎球菌、链球菌、大肠杆菌也较常见。病毒性心包炎亦称特发性心包炎，多见于儿童，引起的病毒有柯萨奇 B 组病毒、流感病毒、腺病毒、乙型肝炎病毒及传染性单核细胞增多症病毒等。偶尔见组织脑浆菌病可致此症，以后转为缩窄性心包炎。有时并发于风湿热类风湿病及其他结缔组织病、白血病、恶性淋巴瘤、尿毒症、肺吸虫病、局部创伤、食管异物或心脏附近器官疾病的过程中。

一、病因及发病机制

根据病理变化可分为纤维蛋白性及渗液性心包炎。渗液可为浆液纤维蛋白性、浆液血性、出血性或化脓性等，心包的脏层及壁层上出现纤维蛋白沉着，状似绒毛，并有由纤维蛋白、白细胞及少许内皮细胞组成的渗出物。此渗出物可局限于一处，或满布整个心脏表面。风湿性心包炎产生稀薄渗出液，含有纤维素和白细胞，此液常被吸收。渗出物浓厚时，可留下疏松的粘连。由化脓性细菌感染者，心包积贮脓液，其中含纤维素、多形核白细胞、红细胞及病原菌。结核性心包炎的早期见小量浆液或血性渗出液，有时很快产生大量，如不及早治疗，常引起广泛粘连。病毒性心包炎常同时有心肌炎，心包渗出液较少，一般不形成缩窄性心包炎，少数病例也可发展成缩窄性心包炎。

正常心胞腔压力与胸膜腔压力一致，吸气时为负压，呼气时为正压。正常小儿心包腔内有 $10\sim15$ mL液体。随着心包内积液增加，心包腔压力升高。急性心包炎对循环功能的影响，主要取决于心肌功能和心包渗出液的容量及发生的快慢。如心肌功能不好，同时又急骤发生 $100\sim200$ mL 的心包积液，便可引起严重的循环衰竭，风湿性心包炎病例中常有此种情况。反之，如心肌正常，心包液体发生缓慢，即使有数百毫升的心包积液，循环功能可无明显改变。在快速发生大量心包积液时，即使心肌正常，也可引致循环衰竭。

大量心包积液可引起心脏填塞。由于心包内液体聚积，心包内的压力增加，使心室在舒张期不能充分扩张、心室充盈不足、心搏量减少。如心搏量进一步减少，导致收缩压下降，末梢血管收缩，使舒张压上升，脉压变小。另一方面，由于心包内压力增加，使静脉血液回流至右心受阻，故静脉压升高。如心包渗液积聚极快，引起急性心脏填塞、心搏量急骤减少，可发生心源性休克；如渗液积聚较慢，引起亚急性或慢性心脏填塞，则出现颈静脉怒张、肝大、水肿及奇脉等症状。

二、临床表现及辅助检查

(一)临床表现

(1)较大儿童或自诉心前区刺痛或压迫感，平卧时加重，坐起或前俯位可减轻。疼痛可向肩背及腹部放射。婴儿则表现为烦躁不安。心包炎通常为某些全身性疾病的一种表现。可见原发病症状的恶化，常有呼吸困难、咳嗽、发热等。

(2)最重要的体征为心包摩擦音，在整个心前区均可听到，以胸骨左缘下端最为清楚。其特点为声音粗糙，似于耳际摩擦皮革，和心音一致而与呼吸的节律无关。摩擦音来去不定，较常出现于疾病初期，当心包积液增多时消失。但在结核病例中，虽心包膜已有大量渗液，摩擦音有时还继续存在。

(3)心包腔渗液的症状为晕眩、气促与气闷，有大量积液时可压迫食管或喉返神经，引起吞咽困难与失声。体征方面为心尖搏动微弱或消失，心界扩大，卧位时与端坐时在右第 2 至第 3 肋间的心浊音区大小不同(卧位时扩大)，心音遥远。在左肩肿骨角下与胸椎之间，叩诊可得浊音，听诊可闻管状呼吸音与捻发音(Ewart 征)，因大量心包积液压迫左肺下叶，产业肺不张，引起肝脏肿大，可见腹水及下陂浮肿。

(4)心包识液骤升或过多时，出现心脏填塞，患者呈急性重病容，如呼吸困难，心率加快、发绀，动脉压下降、脉压变小、静脉压升高、颈静脉怒张、心界扩大、心搏消失、心音遥远。吸气时脉搏幅度减弱，即所谓奇脉。奇脉为心脏填塞重要体征之一，用血压计检查较为可靠。首先测量正常呼气时的收缩压，然后使气囊缓慢放气，血压计水银柱随之下降，直至吸气相从呼气相均可听到声音，再记录此收缩压，2 次收缩压之差即反映奇脉的程度。正常人吸时收缩压轻度下降，两者之差不超过 1.3 kPa(10 mmHg)，超过 1.3 kPa(10 mmHg)即为奇脉。发生奇脉的机制为吸气时胸腔内压力降低，右心回流增加而左室充盈降低，右室充盈增加，使室间隔向后移位，从而限制左室充盈；另外，吸气时胸腔内压力降低，血流相对较易流入顺应性较大的肺静脉，血流暂时滞留在肺静脉，因此左室充盈减少。在心律失常及低血压时，奇脉往往不明显。在肺气肿、哮喘症及应用正压辅助呼吸器的病儿亦可出现奇脉。如迅速发生大量心包积液而使心排血量急剧下降时，可导致心源性休克。如心包渗液缓慢发生，则肝大，浮肿及腹水较为明显。

(二)辅助检查

1.X 线检查

心影呈梨形或烧瓶状，左、右心缘各弓消失，腔静脉影增宽。卧位与立位心影显著差异，卧位时心底部变宽为心包积液的另一指征。透视下心搏减弱或消失。肺野大多清晰,可伴右胸腔积液;心包积液时,心影于短期(1～4周)内迅速增大,与其他心脏病之心影逐渐增大不同。

2.心电图检查

急性心包炎时由于心包渗液及心外膜下心肌损伤,故产生多种心电图改变,前者发生 QRS 低电压,后者引起 ST 段及 T 波的改变。连续观察心电图可看到以下 ST-T 演变的过程。①起病初始出现 ST 段抬高,除 aVR 及 V$_1$ 导联外,其余各导联 ST 段均呈弓背向下型上升,持续数天即恢复。②ST 段恢复到基线,T 波普遍性低平。③T 波由平坦变变倒置,可持续数周或数月之久。

3.超生心动图检查

超声心动图检查对心包渗液的诊断有很重要价值。此法操作简便,诊断迅速,无创伤,可重复检查;它不仅能探知有无心包积液,而且能判断积液量多少。心包积液时,在左室后壁心外膜和心包之间及右室前壁与胸壁之间出现无回波区。少量积液时,表现为左室后壁心外膜与心包间无回波区;心包积液增多时,则左室后壁心外膜与心包之间无回波区增宽,而且在右室前壁与胸壁之间也出现无回波区。由于心包积液,心脏活动失去限制,产生心脏摇摆现象,使右室前壁、室间隔及左室后壁随心动周期出现异常运动或运动幅度增大,并有假性二尖瓣脱垂征;大量积液时心内结构常不能清楚显示,而心尖部探查时,出现心脏击征:于心脏收缩时,心尖上抬,声束穿过心尖产生回波;在心脏舒张时,心尖离开声束,则只见无回声区。

4.心包穿刺

经上检查提示有心包积液时,可进行心包穿刺,其目的为了解渗液的性质及致病菌。解除心脏填塞及治疗化脓性心包炎,可局部注射抗生素和引流,心包穿刺有一定危险性,可误穿心脏引起心包积血,发生心脏填塞,为避免损伤心肌,心包穿刺可在心电图监测下进行,穿刺针与心电图机的胸导联线相连接,如针头刺伤右室壁,则出现急性 ST 段抬高及室性早搏,应将穿刺针退出少许,偶尔针头刺伤右房壁则出现 P-R 段升高。

三、诊断及鉴别诊断

(一)诊断

依据临床表现和辅助检查即可诊断,但要注意鉴别诊断。

(二)鉴别诊断

(1)急性心包炎与急性心肌炎在小儿病例的鉴别比较困难,因两者的临床症状、X 线及心电图表现均相似,但如出现心包摩擦音及奇脉,则有利于心包炎的诊断,超声心动图检查也有参考价值,即心包积液时可有无回波区,心肌炎则无。心脏血流扫描检查,如为心包积液,则 Q 值在 0.75 以下,心肌炎 Q 值在 0.80 以上,可资鉴别。

(2)纵隔肿瘤:如恶性淋巴瘤或畸胎瘤等,可压迫上腔静脉、气管或支气管等,出现颈静脉怒张及呼吸困难等症状,有时误认为心包积液,但 X 线检查可见结节状肿瘤,心脏搏动正常。至于心包积液与胸腔积液的鉴别,则主要依靠 X 线透视及摄片。

(3)应注意鉴别各种急性心包炎。发生于结核病小儿的渗出性心包炎,一般先考虑为结核性;心内膜不被波及,听不到杂音,常产生较大量浑浊的黄色或血样渗液,反之,风湿性心包炎伴有心脏炎症状,可听到器质性心脏杂音,渗液量较少,一般无须心包穿刺。化脓性心包炎不但有心包渗液的症状,而且引起严重的全身脓毒症状,或并发于肺炎、脓胸。宜做血培养以证实败血症,便于选择适宜的抗生素。此外,急性病毒性心包炎,通常与病毒感染同时发生。引起的病毒有柯萨奇病毒、流感病毒、埃可病毒及腺病毒等。可为病毒直接感染心包或机体对病毒感染的免疫反应,可同时累及心肌发生心包心肌炎,以发热、心前区疼痛及呼吸困难为主要症状,常伴有心包摩擦音,心包渗液的症状不明显。本病为自限性。病程数月,预后较好,极少数病例仍可复发,病程迁延数月或 1～2 年,皮质类固醇或消炎痛治疗,多数恢复,极少形成缩窄性心机炎、在心包损伤或心包切开术后 1～2 周,部分患者发生心包损伤后综合征,患者出现心前区疼痛、发热、心包摩擦旨,个别病例发生心脏填塞。其发病机制可能为机体对损伤的心包膜发生免疫反应,多数患者血清出现抗心肌抗体。少数特异病毒抗体滴度升高,而认为本病系在心包创伤的条件下,潜伏在机体内的病毒引起了心包感染。应用阿司匹林治疗 1～3 个月，可逐渐恢复，偶尔个别有 1 年后复发。尿毒症性心包炎为尿毒症患者的临终表现。

四、治疗

(1)应针对病因进行治疗。患者应卧床休息，呼吸困难时采取半卧位并供氧，胸痛应予对症治疗，可用阿司匹林、磷酸可待因，必要时可注射哌替啶或吗啡。

(2)化脓性心包炎以及早应用与病原菌相适应的大量抗生素静脉滴入，葡萄球菌感染一般选用大剂量青霉素、万古霉素、氯霉素、红霉素、头孢菌素等，采用 2 种抗生素联合使用，并每隔 1～2 d 心包穿刺排脓；也可同时用生理盐水冲洗，并于心包腔内注入适当抗生素及醋酸氢化可的松，如用生理盐水(不稀释) 20 mL，慢慢注射。可用硅胶管置心包腔内，反复抽脓，避免反复心包穿刺。如经以上治疗效果不好，应及早采用心包切开引流术。

(3)结核性心包炎宜用抗结核疗法，必要时进行心包穿刺抽出渗液以减轻严重症状。风湿性心包积液往往自行消退，勿需任何手术；大部分症状是由于心肌炎及心内膜炎引起，因此，治疗应按风湿热处理原则进行。以上所述 3 种心包炎发生积液时，均宜加用肾上腺皮质激素(口服或局部用)，以促进渗出液或脓液的吸收，从而减少继发缩窄性心包炎。肌注 α-糜蛋白酶也可促进脓液吸收，减少粘连。对病毒性心包炎，一般采用对症治疗，症状明显者可用阿司匹林，但遇复发时则宜用肾上腺皮质激素治疗。心包损伤综合征宜对症处理。治疗组织胞浆菌病所致的心包炎可用二性霉素乙 β。

(4)心脏填塞应按急症处理，需要紧急抢救，进行心包穿刺或心包切开引流术，以解除心包积液。

(刘 宁)

第九节 慢性缩窄性心包炎

慢性缩窄性心包炎多见于年长儿，主要由结核病所引起，其他有化脓性细菌感染(葡萄球菌最常见)或创伤性心包炎。心肌显著增厚，有时与邻近组织粘连，使心脏固定于纵隔、横膈或胸壁。增厚而失去弹性的心包限制心脏的舒张及静脉回血，尤其是上、下腔静脉入口部位的增厚使缩窄较明显，影响回心血流量，从而使静脉系统血和心搏量减低。心肌长期受压、缺血，会产生继发性心肌纤维化，使心脏功能受损，心搏量进一步减少。

一、临床表现

起病缓慢，部分病例有急性心包炎病史。临床症状主要为慢性心脏填塞现象，病儿可有轻度发绀、颈静脉怒张，于吸气时更明显。静脉压升高达 2.45 kPa 以上，动脉压减低，脉压小，常出现奇脉。常见明显肝脏肿大和腹水，也可见胸腔积液及踝部浮肿；心尖搏动微弱，几乎消失，或位置固定，不随体位及呼吸而变动；心浊音界正常或稍缩小；心脏固定于横膈时，则在心搏动时可见左侧下部肋骨向内牵引；心脏固定于横膈时，则在心搏动时可见左侧下部肋骨向内牵引；心脏固定于胸壁时，则可见肋间隙凹陷、心音遥远、无杂音。

二、诊断及鉴别诊断

(一)辅助检查

(1)X 线检查证实心搏动减弱或消失，其位置固定不变，心影大小近于正常或仅中度扩大，心缘毛糙不清、僵硬，心包钙化为本病特殊征象。计波描记术可见心脏搏动短钝而平坦。

(2)心电图中，T 波倒置与低电压较急性心包炎更为显著。

(3)超声心动图检查示左室后壁心外膜与心包区回流增强，室间隔反常运动及心室腔变小。

（二）鉴别诊断

1.肝硬化

也有腹水征,但无心脏端正态及上腔静脉充盈征,颈静脉及上肢静脉无充盈怒张,静脉压正常。

2.结核性腹膜炎

有发热、腹痛及结核病症状,腹水的性质是炎性渗出液,细胞和蛋白都较高,必要时要可用豚鼠接种来证实,无心脏异常及颈静脉怒张、奇脉等征象。

3.慢性充血性心力衰竭

由于其他心脏病引起,须作鉴别。心脏增大,常有心脏杂音,慢性充血性心力衰竭腹水常不著,而下肢水肿明显。

4.限制型心肌病

心脏增大明显,多普勒超声心动图对鉴别诊断有价值。

5.营养不良性水肿

只有血清清蛋白降低,无上述心脏症状及体征。但对营养低下的患儿,也要考虑缩窄性心包炎与营养不良性水肿同时存在。

三、治疗

（1）缩窄性心包炎的有效治疗是施行心包剥离术并切除一部分增厚的心包,以解除心脏所受的压迫。诊断确立后应早期进行手术。做好术前准备,卧床休息,供应充分蛋白质及维生素,改善患者营养状况,限制食盐并间歇使用利尿剂控制腹水及浮肿。病程较久的病儿,心肌损伤亦较重,不能耐受因解除压迫及束缚后静脉回心血量增多的负担,术前可给予洋地黄。

（2）对于化脓性病例,应追查身体各部的感染病灶,给以适当的治疗。对于活动性结核病例,必须先做一个时期的抗结核治疗以控制其活动性,然后由胸外科做心包切除手术以解除心脏的束缚。可于术前术后多次小量输血。

（刘　宁）

第七章　泌尿系统疾病

第一节　急性肾小球肾炎

急性肾小球肾炎(AGN)常简称急性肾炎。广义上是指一组病因不一,临床表现为急性起病,多有前驱感染,以血尿为主,伴不同程度蛋白尿,可有水肿、高血压或肾功能不全为特点的肾小球疾病。临床上绝大多数属急性链球菌感染后肾小球肾炎。本症是小儿时期最常见的一种肾脏病。年龄以 3～8 岁多见,2 岁以下罕见。男女比例约为 2∶1。

一、病因

根据流行病学、免疫学及临床方面的研究,证明急性肾小球肾炎是由 β 溶血性链球菌 A 组感染引起的一种免疫复合物性肾小球肾炎。

在 β 溶血性链球菌 A 组中,由呼吸道感染所致肾炎的菌株以 12 型为主,少数为 1、3、4、6、26、49 型,引起肾炎的侵袭率约 5%。由皮肤感染引起肾炎则以 49 型为主,少数为 2、55、57 和 60 型,侵袭率可达 25%。

二、诊断

(一)临床表现

1.前驱感染

病前 1～3 周多有上呼吸道感染、扁桃体炎、猩红热等,或有脓皮病、淋巴结炎。

2.临床症状

急性起病,以水肿、高血压、血尿为三大主症。水肿是易被家长发现的症状,多见于眼睑及下肢,晨起明显。血尿为另一常见主诉,可为洗肉水样,也可为深茶色尿。此外,可有乏力、头痛、头晕、恶心、腹痛、腰部钝痛等症状。查体除可凹性水肿外,常有血压增高。

3.严重病例

有以下几种表现。

(1)严重的循环充血:烦躁,气急,端坐呼吸,肺底湿性啰音,心率增快,甚至奔马律、肝大等。

(2)高血压脑病:表现有头痛、呕吐、一过性视力障碍,甚至惊厥、昏迷。

(3)急性肾衰竭:持续尿少、严重氮质血症、电解质紊乱(高钾、低钠、高磷血症)、代谢性酸中毒等。

4.不典型病例

(1)无症状性急性肾炎:为亚临床病例,有链球菌感染史或密切接触史,但无明显临床表现;血补体测定常呈规律性降低、继之恢复的动态变化。

(2)肾外症状性肾炎:患儿无明显尿液改变,但临床有水肿、高血压,甚至呈急性循环充血、高血压脑病。如行反复尿化验及血补体水平的动态观察,多可发现其异常。

(3)具肾病表现的急性肾炎:以急性肾炎起病,但水肿和蛋白尿突出;呈肾病综合征的表现。

5.典型病例

一般于 2～4 周内利尿消肿、肉眼血尿消失、血压恢复正常。尿化验逐步恢复。一般病程不超过6 个月。

（二）实验室检查

（1）尿液检查以血尿为主要表现。尿沉渣红细胞大于 5 个/HPF，沉渣中红细胞管型有诊断意义。相差显微镜下红细胞形态 60% 以上为变异形。

（2）尿蛋白定性常（＋）～（＋＋），且与血尿程度相平行。尿蛋白以清蛋白为主，持续 3～4 周，恢复先于血尿的消失。

（3）常有轻至中度贫血。红细胞沉降率增快，2～3 个月恢复正常。

（4）血清补体 C_3 和 C_4 均下降，尤其是 C_3 下降，6～8 周恢复正常。

（5）血清抗链球菌溶血素"O"（ASO）阳性率为 50%～80%，50% 患者半年内恢复。

（6）脓皮病引起的肾炎 ASO 往往不高，可测血清抗脱氧核糖核酸抗体和抗透明质酸酶（AH）。

（7）肾功能检查，暂时性血尿素氮（BUN）及肌酐（Cr）升高，肌酐清除率（Ccr）下降。

三、鉴别诊断

（一）慢性肾炎急性发作

链球菌感染可诱发，水肿呈凹陷性，有显著贫血，持续高血压，氮质血症。尿常规以蛋白尿为主，尿比重固定在 1.010 左右，BUN 升高，ASO 可升高。

（二）其他病原感染后肾炎

许多细菌、病毒、真菌、寄生虫、螺旋体等感染后，临床可表现为急性肾炎综合征，根据病史和各自的临床特点予以鉴别。

（三）IgA 肾病

以血尿为主要症状，表现为反复发作性肉眼血尿，多在上呼吸道感染后 24～48h 出现血尿，多无水肿、高血压，血清补体 C_3 正常。确诊靠肾活检病理检查。

（四）原发性肾病综合征

有肾病表现的急性肾炎需与此鉴别。肾病综合征以大量蛋白尿及低蛋白血症为特征，急性肾炎有血尿，多无低蛋白血症。鉴别要点为肾病理检查，肾病综合征为微小病变或其他慢性肾小球损害的病理改变，急性肾炎可呈弥漫性毛细血管内增生性肾炎。

四、治疗

（一）一般治疗

急性期卧床 2～3 周，直到肉眼血尿消失、水肿消退、血压正常，即可下床轻微活动。红细胞沉降率正常后可上学，但仅限于完成课堂作业。尿常规正常 3 个月后方可恢复体力活动。

（二）饮食和入量

对有水肿、血压高者用免盐或低盐饮食。水肿重且尿少者限水。对有氮质血症者限制蛋白质摄入。小儿于短期内应用优质蛋白，可按 0.5 g/kg 计算。注意以糖类等提供热量。

（三）感染灶的治疗

对有咽部、皮肤感染灶者应给予青霉素或其他敏感药物治疗 7～10 日。

（四）对症治疗

有明显水肿应利尿消肿，高血压者适当降血压。

1.利尿

对经限水、限盐、卧床休息治疗后仍存在明显水肿者，应使用利尿剂治疗。如氢氯噻嗪，剂量为每日 1～2 mg/kg，分 2～3 次口服；肾功能受损及噻嗪类效果不明显者，可应用袢利尿剂，如注射呋塞米每次 1～2 mg/kg，必要时 6～8h 后可重复应用。禁止使用渗透性利尿剂和保钾利尿剂，如螺内酯。

2.控制血压

（1）理想的血压：即尿蛋白低于 1 g/d 时，血压应在 17.3/10.6 kPa（130/80 mmHg）以下；尿蛋白超过 1 g/d 时，血压应在 16.6/10 kPa（125/75 mmHg）以下。

（2）降压治疗：如经休息、控制饮食及利尿后舒张压仍大于 12.0 kPa（90 mmHg）时，可考虑降压治疗。

①硝苯地平:为降压首选药物,属钙拮抗剂,剂量为0.2～0.3 mg/(kg·d),每日 3～4 次口服。②卡托普利:初始剂量为每日 0.3 mg/kg,之后视病情变化可增量,最大用量为每日 2 mg/kg,与硝苯地平交替使用降压效果更好。

（五）严重病例的治疗

(1)严重循环充血者,应减轻心脏负担(休息,限水、限盐,减少饮食、少量多次,利尿,降压)。

(2)表现有肺水肿者可加用硝普钠 5～20 mg 加入 10％葡萄糖液 100 mL 中,以 1 μg/(kg·min)速度静脉滴注。用药时严密监测血压,以防发生低血压。根据血压调整速度,但最高每分钟不超过 8 μg/kg。本药应新鲜配制,输液瓶以黑纸覆盖以避光。药物治疗无效可予透析治疗。

(3)高血压脑病用强有力的利尿、降压药,首选硝普钠治疗,有惊厥者应镇静、降颅压。

(4)对于急性肾衰竭的治疗,当呋塞米常规剂量无效时,可增加至每次 5 mg/kg。若仍无利尿效果,则不必再用。24h 入液量控制在 400 mL/m^2。必须及时处理水潴留、高钾血症和低钠血症等危及生命的水、电解质紊乱,必要时采用透析治疗。

五、预后

小儿急性肾炎预后良好。目前病死率降至 0.5％～2.0％,其死因主要为肾衰竭。绝大多数患儿 2～4 周内肉眼血尿消失,经利尿消肿,血压逐渐恢复,残余少量蛋白尿及镜下血尿多于 6 个月内消失,少数迁延 1～3 年,但其中多数仍可恢复。发生慢性肾炎者极少。病初有肾病综合征表现者其远期预后大都不佳,故此类患儿需长期随访,有条件应作肾活检,以利判断预后,得到更合理治疗。

（杜 香）

第二节 慢性肾小球肾炎

慢性肾小球肾炎是指各种原发性或继发性肾炎病程超过 1 年,伴有不同程度的肾功能不全和(或)持续性高血压、预后较差的肾小球肾炎。其病理类型复杂,常见有膜性增殖性肾炎、局灶节段性肾小球硬化、膜性肾病等。此病在儿科少见,为慢性肾功能不全最常见的原因。

一、临床表现

慢性肾小球肾炎起病缓慢,病情轻重不一,临床一般可分为普通型、肾病型、高血压型、急性发作型。

（一）共同表现

1.水肿

均有不同程度的水肿。轻者仅见于颜面部、眼睑及组织松弛部位,重者则全身普遍水肿。

2.高血压

部分患者有不同程度的高血压。血压升高为持续性或间歇性,以舒张压中度以上升高为特点。

3.蛋白尿及(或)尿沉渣异常

持续性中等量的蛋白尿及(或)尿沉渣异常,尿量改变,夜尿增多,尿比重偏低或固定在1.010左右。

4.贫血

中—重度贫血,乏力,生长发育迟缓,易合并感染、低蛋白血症或心功能不全。

5.其他

不同程度的肾功能不全、电解质紊乱。

（二）分型

凡具备上述各临床表现均可诊断为慢性肾小球肾炎。

1.普通型

无突出特点者。

2.高血压型

高血压明显且持续升高者。

3.肾病型

突出具备肾病综合征特点者。

4.急性发作型

感染劳累后短期急性尿改变加重和急剧肾功能恶化,经过一段时期后,恢复至原来的状态者。

(三)实验室检查

1.尿常规

尿蛋白可从＋～＋＋＋＋,镜检有红细胞及各类管型,尿比重低且固定。

2.血常规

呈正色素、正细胞性贫血。

3.肾功能检查

肾小球滤过率下降,内生肌酐清除率、酚红排泄试验均降低;尿素氮及肌酐升高,尿浓缩功能减退。

4.其他

部分患者尿 FDP 升高,血清补体下降,红细胞沉降率增快,肾病型可示低蛋白血症、高胆固醇血症。

二、诊断

肾小球肾炎病程超过 1 年,尿变化包括不同程度的蛋白尿、血尿和管型尿,伴有不同程度的肾功能不全和(或)高血压者,临床诊断为慢性肾炎。尚需排除引起小儿慢性肾功能不全的其他疾病,如泌尿系先天发育异常或畸形、慢性肾盂肾炎、溶血尿毒综合征、肾结核、遗传性肾病等。

三、治疗

目前尚无特异治疗,治疗原则为:去除已知病因,预防诱发因素,对症治疗和中西医结合的综合治疗。有条件的最好根据肾组织病理检查结果制订其具体治疗方案。

(一)一般措施

加强护理,根据病情合理安排生活制度。

(二)调整饮食

适当限制蛋白的摄入,以减轻氮质血症。蛋白质以每日 1 g/kg 为宜,供给优质的动物蛋白如牛奶、鸡蛋、鸡、鱼等。根据水肿及高血压的程度,调整水和盐的摄入。

(三)防治感染

清除体内慢性病灶。

(四)慎重用药

必须严格掌握各种用药的剂量及间隔时间,勿用肾毒性药物。

(五)激素及免疫抑制剂

尚无肯定疗效。常规剂量的激素和免疫抑制剂治疗无效。但大剂量的激素可加重高血压和肾功能不全,应慎用。

有报道用。①甲基泼尼松龙冲击疗法。②长程大剂量泼尼松治疗,每日 1.5～2 mg/kg,每日晨服,持续 5～23 个月以后减量至 0.4～1 mg/kg,隔日顿服,间断加用免疫抑制剂或潘生丁,抗凝治疗,经 3～9 年的长程持续治疗,使部分病儿症状减轻、病情进展缓慢,以延长生命。

(六)透析治疗

病情发展至尿毒症时,可以进行透析治疗,等待肾移植。

(杜 香)

第三节　肾病综合征

肾病综合征是由各种原因引起肾小球滤过膜对血浆蛋白通透性增高,导致大量蛋白尿的临床症候群,其临床特征为大量蛋白尿、低蛋白血症、高脂血症和不同程度的水肿。

肾病综合征按病因可分为原发性、继发性和先天性三种类型,本节主要叙述原发性肾病综合征。

一、诊断

(一)临床表现

以学龄前儿童为发病高峰,男：女为$(1.5\sim3.7)$：1。主要症状是不同程度的水肿。轻者仅为晨起眼睑水肿,重者全身凹陷性水肿。男孩常有显著阴囊水肿。体重可增加$30\%\sim50\%$。严重者可并发腹水、胸腔积液,水肿同时常伴尿量减少。除水肿外,患儿可因长期蛋白质丢失出现营养不良,表现为苍白、皮肤干燥、毛发枯黄、耳鼻软骨薄弱,常有疲倦、厌食、精神萎靡等症状。病程长者,常有呼吸道感染、蜂窝织炎甚至腹膜炎等并发症。大量利尿时可发生低血容量性休克。长期低盐、使用利尿药可导致电解质紊乱,可有低钠、低钾、低钙。患儿血液常处于高凝状态,易发生血栓。少数患儿可有肾衰竭。

(二)辅助检查

1.尿蛋白

尿蛋白定性＋＋＋～＋＋＋＋,24h尿蛋白定量>0.1 g/kg,一次尿蛋白/肌酐比值>3.5,可有透明和颗粒管型。

2.血浆蛋白

血浆总蛋白降低,清蛋白$25\sim30$ g/L,甚至低至10 g/L。血清蛋白电泳显示清蛋白和γ-球蛋白低下,α_2-球蛋白显著增高。

3.其他

胆固醇升高,肾功能一般正常,血沉增快。

(三)诊断标准

大量蛋白尿(＋＋＋～＋＋＋＋)持续时间>2周,24h尿蛋白总量>0.1 g/kg,血浆清蛋白<30 g/L,血胆固醇>5.7 mmol/L。水肿可轻可重。大量蛋白尿和低蛋白血症为必要诊断条件,参考病史、体检及必要的化验,在除外引起继发性肾病的各种病因后即可诊断为原发性肾病综合征。再依据血尿、高血压、氮质血症的有无及补体是否低下而区别为单纯性或肾炎性。

(四)鉴别诊断

1.急进性肾炎

起病与急性肾炎相同,常在3个月内病情持续恶化,血尿、高血压、急性肾功能衰竭伴少尿或无尿持续不缓解,病死率高。

2.全身性系统性疾病或某些遗传性疾患

红斑狼疮、过敏性紫癜、结节性多动脉炎。根据各病之其他表现可以鉴别。肾活体组织检查以确定病理诊断。

二、治疗

(一)一般治疗

注意休息,给予无盐或低盐饮食。大量蛋白尿时,蛋白摄入量应在每日2 g/kg左右。尿少者限制入水量。

(二)利尿

当水肿较重,尤其是伴有腹水时给予利尿药。开始可用氢氯噻嗪$1\sim2$ mg/kg,每日$2\sim3$次,无效时加用螺内酯。上述治疗效果差时,可改用呋塞米或依他尼酸(利尿酸)。对利尿药无效时,可先扩容再利尿,先予低分子右旋糖酐或无盐人血清蛋白静脉滴注,继之给予呋塞米1～2 mg/kg,于 30min 内静脉滴注常可奏效。

(三)激素疗法

1.泼尼松中、长程疗法

(1)先用泼尼松每日 2 mg/kg,分 3～4 次口服,共 4 周。

(2)若 4 周内尿蛋白转阴(7 日内尿蛋白连续 3 次阴性至极微量或每小时≤4 mg/m²),则改为泼尼松 2 mg/kg,隔日早餐后顿服,继用 4 周。以后 2～4 周减量 1 次(2.5～5 mg),直至停药。疗程达 6 个月者为中程疗程,疗程达 9 个月者为长程疗法。

2.激素疗效的判断

(1)激素敏感:激素治疗后 8 周内尿蛋白转阴,水肿消退。

(2)激素部分敏感:激素治疗后 8 周内水肿消退,但尿蛋白仍＋～＋＋。

(3)激素耐药:激素治疗满 8 周,尿蛋白仍在＋＋以上者。

(4)激素依赖:对激素敏感,用药即缓解,但减量或停药 2 周内复发。恢复用量或再次用药又可缓解并重复 2～3 次者。

(5)复发和反复:尿蛋白已转阴,停用激素 4 周以上,尿蛋白又＋＋为复发;如在激素用药过程中出现上述变化为反复。

(6)频复发和频反复:指半年内复发或反复≥2 次,1 年内≥3 次。

(四)复发或反复的治疗

1.延长激素治疗时间

在疗程结束后,继续用泼尼松 2.5 mg 或 5 mg 隔日口服来预防复发,用药时间达 1.5～2 年。

2.免疫抑制药

(1)环磷酰胺每日 2 mg/kg,分 2～3 次口服或每晨顿服,疗程 8～12 周,总剂量不超过 200 mg/kg。

(2)苯丁酸氮芥、环孢霉素 A、雷公藤多苷也可应用。

(五)皮质激素耐药的治疗

(1)延长泼尼松诱导期,即泼尼松每日 2 mg/kg,用至 10～12 周,然后改隔日顿服。

(2)甲泼尼龙冲击疗法,剂量为 15～30 mg/kg(总量不高于 1 000 mg),以 10％葡萄糖液100～200 mL 稀释后,在 1～2h 快速静脉滴注,每日或隔日 1 次,3 次为 1 个疗程。冲击后 48h,继以激素隔日口服。

(3)环磷酰胺按 0.5～0.75 g/m² 加入适量葡萄糖液中,快速静脉滴注,随即给予 2 000 mL/m² 液体水化,每月 1 次,连用 6～8 次。

(六)其他

(1)左旋咪唑每次 2.5 mg/kg,隔日口服 1 次,共 1～1.5 年。

(2)巯甲丙脯酸为血管紧张素Ⅱ转换酶抑制药,可改善肾小球血流动力学状态。可用于辅助治疗,尤其伴高血压者。

(杜　香)

第四节　肾小管性酸中毒

肾小管性酸中毒(RTA)是由于近端肾小管再吸收 HCO_3^- 和(或)远端肾小管泌 H^+ 功能障碍所致酸碱平衡失调的一组临床综合征。其主要表现为:①慢性高氯性酸中毒。②电解质紊乱。③肾性骨病。④尿路症状等。原发性者为先天缺陷,多有家族史,早期无肾小球功能障碍。继发性者可见于许多肾脏和全身疾病。

RTA 一般分为 4 个临床类型。①远端肾小管酸中毒(RTA-Ⅰ)。②近端肾小管酸中毒(RTA-Ⅱ)。

③混合型肾小管酸中毒(RTA-Ⅲ)。④高钾型肾小管酸中毒(RTA-Ⅳ)。

一、远端肾小管酸中毒(Ⅰ型)

远端肾小管酸中毒(DRTA)是由于远端肾小管排泌 H^+ 障碍,尿 NH_4^+ 及可滴定酸排出减少所致酸碱平衡失调,引起一系列临床表现。

(一)病因

1.原发性

见于先天性肾小管功能缺陷,多为常染色体显性遗传,也有隐性遗传和特发病例。

2.继发性

见于很多疾病,如肾盂肾炎、特发性高 γ-球蛋白血症、干燥综合征、原发性胆汁性肝硬化、系统性红斑狼疮、纤维素性肺泡炎、甲状旁腺功能亢进、甲状腺功能亢进、维生素 D 中毒、特发性高钙尿症、肝豆状核变性、药物性或中毒性肾病、肾髓质囊性病、珠蛋白生成障碍性贫血、碳酸酐酶缺乏症等。

(二)发病机制

正常情况下远曲小管 HCO_3^- 重吸收很少,排泌的 H^+ 主要与管腔液中 Na_2HPO_3 交换 Na^+,形成 NaH_2PO_4,与 NH_3 结合形成 NH_4^+。$H_2PO_4^-$ 与 NH_4^+ 不能弥散至细胞内,因此产生较陡峭的小管腔液—管周间 H^+ 梯度。dRTA 时各种原因导致了远端肾小管排泌 H^+ 和维持小管腔液,管周间 H^+ 梯度功能障碍,使尿液酸化功能障碍,尿 pH>6,净酸排泄减少,故使 H^+ 储积,而体内 HCO_3^- 储备下降,血液中 Cl^- 代偿性增高,发生高氯性酸中毒。由于泌 H^+ 障碍,Na^+-H^+ 交换减少。必然导致 Na^+-K^+ 交换增加,大量 K^+、Na^+ 被排出体外,造成低钾、低钠血症,患者由于长期处于酸中毒状态,致使骨质脱钙、骨骼软化而变形,骨质游离出的钙可导致肾钙化或尿路结石。

(三)临床表现

1.原发性病例

可在出生后即有临床表现。

(1)慢性代谢性酸中毒:患儿表现为厌食、恶心、呕吐、腹泻、便秘、生长发育迟缓,尿 pH>6。

(2)电解质紊乱:主要为高氯血症和低钾血症,患者出现全身肌无力和周期性麻痹。

(3)骨病:常表现为软骨病或佝偻病,出牙延迟或牙齿早脱,维生素 D 治疗效果差。患者常有骨痛和骨折,小儿可有骨畸形和侏儒等。

(4)尿路症状:由于肾结石和肾钙化,患儿可有血尿、尿痛等表现,易导致继发感染与梗阻性肾病。肾脏浓缩功能受损时,患者还常有多饮、多尿、烦渴等症状。

2.继发性病例

在基础疾病的基础上出现的上述与原发性病例相似的临床表现。

(四)实验室检查

1.血液生化检查

①血浆 pH、HCO_3^- 或 CO_2-CP 降低。②血 Cl^- 升高;血 K^+、Na^+、Ca^{2+}、P^{3+} 均可有降低;阴离子间隙正常。③AKP 升高。

2.尿液检查

①尿比重低。②pH>6。③尿 K^+、Na^+、Ca^{2+} 和 P^{3+} 增多。④尿铵显著减少。

3.HCO_3^- 排泄分数

(FE HCO_3^-)检测值<5%。

4.氯化铵负荷试验

尿 pH 始终>5.5。

5.肾功能检查

早期肾小球功能正常而肾小管功能降低;待肾钙化后,肾小球滤过率降低,血 Cr 和 BUN 升高。

（五）影像学检查

1.X 射线检查

骨骼显示密度普遍降低和佝偻病表现，可见陈旧性骨折；腹部平片可见肾发育不良及泌尿系结石影，晚期见肾钙化。

2.超声波检查

约 1/4 病例可见肾发育不良，半数可见双侧肾脏钙盐沉积，表现为双肾集合系统回声增强、肾结构模糊；也可见尿路结石及其引起的肾盂积水。

（六）治疗

1.纠正酸中毒

给予 2.5～7 mmol/(kg·d)的碱性药物。常用口服碳酸氢钠或用复方枸橼酸溶液（Shohl 液，含枸橼酸 140 g，枸橼酸钠 98 g，加水 1 000 ml），每毫升 Shohl 液相当于 1 mmol 的碳酸氢钠盐。开始剂量 2～4 mmol/(kg·d)，最大可用至 5～14 mmol/(kg·d)，直至酸中毒纠正。

2.纠正电解质紊乱

低钾血症可服 10%枸橼酸钾 0.5～1 mmol/(kg·d)，每日 3 次。不宜用氯化钾，以免加重高氯血症。

3.肾性骨病的治疗

可用维生素 D、钙剂。维生素 D 剂量 5 000～10 000 IU/d，或 $1,25(OH)_2D_3$。但应注意。①从小剂量开始，缓慢增量。②监测血药浓度及血钙、尿钙浓度，及时调整剂量，防止高钙血症的发生。

4.利尿剂

氢氯噻嗪 1～3 mg/(kg·d)，分 3 次口服。

5.补充营养

保证热量，控制感染及原发疾病的治疗。

二、近端肾小管酸中毒（Ⅱ型）

近端肾小管酸中毒（PRTA）是由于近端肾小管重吸收 HCO_3^- 功能障碍所致。

（一）病因

1.原发性

多为常染色体显性遗传，亦可与隐性遗传和 X-连锁遗传有关，多见于男性，部分为散发性病例。

2.继发性

可继发于重金属盐中毒、过期四环素中毒、甲状旁腺功能亢进、高球蛋白血症、半乳糖血症、胱氨酸尿症、肝豆状核变性、干燥综合征、肾髓质囊性病变、多发性骨髓瘤等。

（二）临床表现

临床症状与Ⅰ型肾小管酸中毒相似，但较轻。其特点为。①生长发育落后，但大多数无严重的骨骼畸形，肾结石、肾钙化少见。②明显的低钾表现。③高氯性代谢性酸中毒。④常有多尿、脱水、烦渴症状。⑤少数病例只有尿的表现，而无代谢性酸中毒。

（三）实验室检查

1.血液生化检查

①血 HCO_3^- 和 K^+ 显著降低，CO_2-CP 低下。②血氯显著增高，但阴离子间隙可以正常。

2.尿液检查

①尿比重和渗透压降低。②血 HCO_3^- < 16 mmol/L 时，尿 pH 可降至 5.5 以下。

3.HCO_3^- 排泄分数

(FE HCO_3^-)>15%。

4.氯化铵负荷试验

尿 pH 能降至 5.5 以下，即氯化铵试验阴性。

（四）治疗

1.纠正酸中毒

补碱约 10～15 mmol/(kg·d)。

2.纠正低血钾

纠正低血钾。

3.低钠饮食加氢氯噻嗪

1～3 mg/(kg·d)口服。

（杜　香）

第五节　药物性肾损害

药物性肾损害是指在应用药物对疾病进行诊断、预防、治疗过程中，出现由药物引起的肾脏结构或功能损害，并具有相应临床表现的一类疾病。肾脏是药物代谢和排泄的重要器官，药物引起的肾损害日趋增多，主要表现为肾毒性反应及过敏反应。

一、病因

（一）肾脏易发生药源性损害的原因

肾脏对药物毒性反应特别敏感，其原因主要有以下几种。

1.肾脏血流丰富

占心排血量的 20%～25%。按单位面积计算，是各器官血流量最大的一个，因而大量的药物可进入肾脏，肾脏受药物毒性作用影响也大。

2.肾内毛细血管的表面积大

易发生抗原-抗体复合物的沉积。

3.排泄物浓度

作用于肾小管表面的排泄物浓度高，这是由于血流浓缩系统的作用所致，此外近端小管对多种药物有分泌和重吸收作用，也增加了药物与肾小管上皮细胞的作用机会。

4.肾小管的代谢率高

在其分泌和重吸收过程中，药物常集中于肾小管表面或细胞内，易发生药物中毒。

5.对药物敏感

肾脏耗氧量大，对缺血、缺氧敏感，因此对影响血流的药物敏感。

6.易感性

肾脏疾病增加了对药物损害的易感性，低清蛋白血症增加了游离型药物的浓度，肾功能不全又使药物的半衰期延长，肾脏疾病易感特殊人群，如肾脏储备功能较低的婴幼儿、老龄人。

（二）小儿肾储备力不足

小儿肾小球、肾小管到一定年龄才发育成熟，特别在新生儿期，本身肾储备力不足，更易受多种因素影响。

（三）易致肾损害的常见药物

1.抗生素及磺胺类

氨基糖苷类如庆大霉素、链霉素、卡那霉素、新霉素等，各种半合成青霉素均可诱发肾脏损害。头孢霉素类以第一代头孢霉素最明显。

2.非甾体类抗炎药物（NSAIDs）

包括阿司匹林（乙酰水杨酸）、布洛芬、保泰松、萘普生（甲氧萘丙酸）、吲哚美辛（消炎痛）、吡罗昔康（炎痛喜康）。

3.X 线造影剂

主要为含碘造影剂。

4.抗肿瘤药物

包括顺铂、甲氨蝶呤、环磷酰胺、亚硝基脲类等。

5.利尿剂

包括渗透性利尿剂、呋塞米及低分子右旋糖酐等。

6.生物制品

α-干扰素、疫苗、血清、免疫球蛋白等。

7.抗惊厥药

苯妥英钠、卡马西平等。

8.止痛剂

吗啡、哌替啶等。

9.免疫抑制剂

环孢素、他可克莫司等。

10.抗甲状腺功能亢进药物

丙硫氧嘧啶、甲硫咪唑等。

11.重金属

汞、铅、钾、金、砷等。

12.中草药及中药制剂

含马兜铃酸类中药如关木通、广防己、青木香、马钱子、雷公藤、龙胆泻肝丸等。

二、诊断

(一)临床表现分型

1.急性肾衰竭综合征

药物肾毒性所致急性肾衰竭综合征多为非少尿型者,但血肌酐、尿素氮快速升高,肌酐清除率下降,尿比重及尿渗透压下降,可伴代谢性酸中毒及电解质紊乱。重症、病情复杂者,常不可恢复而渐演变成慢性肾功能不全,需依靠透析治疗以维持生命。

2.急性过敏性间质性肾炎综合征

由于药物过敏所致用药后出现各种临床表现。①全身过敏反应,包括药物热、药疹、全身淋巴结大及关节酸痛,血嗜酸性粒细胞升高,血 IgE 升高。②肾脏过敏反应,表现为无菌性白细胞尿。③肾小管功能损害,重症可致急性肾衰竭。④及时停药,应用泼尼松等免疫抑制剂或脱敏药物,可使肾功能恢复,尿检正常。

3.急性肾炎综合征或肾病综合征

由于药物引起免疫反应导致肾小球肾炎,临床表现呈蛋白尿、血尿、血压升高及水肿,少数病例高度水肿呈肾病综合征表现。

4.急性梗阻性肾病

由于药物引起尿路梗阻,致使突然发生无尿及血尿素氮迅速升高,一旦梗阻解除,尿量增多,血尿素氮可降至正常。

(二)实验室检查

1.尿酶增高和肾小管性蛋白尿

这是诊断药物性肾损害早期敏感指标,无法确定时考虑肾活检肾病理学检查。

2.病理学检查

肾小球病变轻,肾小管、间质病变重,易致慢性间质纤维化,注意血管病变。

三、鉴别诊断

(一)非药物急性肾小管坏死

药物性肾损害以急性肾小管坏死最为常见,需与其他原因导致的急性肾小管坏死相鉴别。如有明显用药史,用药过程中或用药后肌酐清除率较正常下降50%以上,B型超声显示双肾增大或正常,在除外肾前性与肾后性氮质血症应考虑药物性肾小管坏死。

(二)急性肾衰竭

药物所致急性肾衰竭应与由急性肾小球肾炎、急进性肾炎、原发性肾病综合征及狼疮性肾炎及小血管炎相关性肾炎所致的急性肾衰竭相鉴别。其鉴别要点是,上述非药物性急性肾衰竭均有肾小球滤过率下降的共同表现,但各自还有原发病的特征性表现,病理变化也具有相应特点。肾脏损害多发生于使用药物之前。

(三)急性间质性肾炎

药物性急性间质性肾炎有可疑的过敏药物应用史,有全身过敏表现,尿检可见无菌性白细胞尿(其中嗜酸性粒细胞占1/3)和(或)蛋白尿,肾功能检查肾小球滤过功能在短期内出现进行性下降,伴近端和(或)远端肾小管功能的部分损伤。血中IgE升高有助于诊断,肾活检有助于确诊。

(四)急性肾小球肾炎

药物性肾损害有时可表现为急性肾炎综合征,出现蛋白尿、血尿、血压升高及水肿,与急性肾小球肾炎临床表现相似,有时难以鉴别。但急性肾炎常出现于感染后,而药物性肾损害多有明确的用药史。

(五)良性小动脉性肾硬化

一些药物如止痛剂的肾损害进展相对缓慢,临床表现有轻度蛋白尿、尿浓缩功能减退和血压升高,与高血压引起的良性小动脉性肾硬化易于混淆。但良性小动脉性肾硬化先有高血压病史,起病缓慢,高血压病史5～10年后才出现肾损害。

四、治疗

(一)停用引起肾损害的药物

一旦疑诊药物性肾损害,应立即减量甚至停药,患儿肾功能常可迅速恢复,尿改变逐渐消失。

(二)饮水利尿

磺胺、抗肿瘤药物形成结晶损害肾脏时可以采用大量饮水、应用呋塞米(每次2 mg/kg)来清除阻塞肾小管的结晶。但表现为肾衰竭的患儿则不宜大量饮水,以免增加容量负荷。

(三)肾上腺皮质激素

对于青霉素类抗生素、抗癌药和NSAIDs引起的急性过敏性间质肾炎可以使用糖皮质激素,如泼尼松1～2 mg/(kg·d),疗程1～2周,可明显改善肾功能。对于表现为肾病综合征或肾炎综合征的药物性肾损害也可酌情使用肾上腺皮质激素。

(四)免疫抑制剂

用于由NSAIDs所引起的间质性肾炎,且肾上腺皮质激素治疗效果不满意时使用。对马兜铃酸肾病,可阻止肾损害进展,ACEI及血管紧张素受体抑制剂具有抗炎及抗纤维化作用,对于丙硫氧嘧啶、甲硫咪唑引起血管炎,病理表现为新月体肾炎患儿,甲泼尼龙冲击联合霉酚酸酯,有较好疗效。

(五)透析疗法

急性肾衰竭时采用血液净化或腹膜透析治疗,透析还有助于药物的清除。

五、预后

药物性肾损害预后良好。如能及时诊断及正确治疗,多数药物性肾损害患者肾功能可恢复正常,患者可完全康复。但个别重症肾衰竭、病情复杂或原有肾功能不全者常难以恢复,表现为进行性肾功能不全,最终发展为终末期肾衰竭。此外,本病的预后与导致本病的药物有关。

(杜 香)

第六节 小儿尿石症

尿液中含有人体代谢产生的有机物和无机物,正常情况下都可以排出体外,在一些病因作用下,某种结石成分在尿液中的浓度超过它的溶解度,就会慢慢沉淀变成结石,结石的形成是一个缓慢的过程。结石停留在泌尿系统不同的部位而形成肾结石、输尿管结石、膀胱结石和尿道结石等。泌尿系结石的危害主要是引起尿液排出不畅,严重者引起肾积水和肾衰竭。

一、病因

泌尿系结石的形成原因目前还不十分明确。在 2008 年,由于中国饮食安全管理不善,婴幼儿喂食含有三聚氰胺的奶粉,在国内造成大量婴幼儿泌尿系结石病例发生。

二、诊断

(一)下述临床表现中的一项或多项

(1)不明原因哭闹,排尿时尤甚,可伴呕吐。

(2)肉眼或镜下血尿。

(3)急性梗阻性肾衰竭,表现为少尿或无尿。

(4)尿中可排出结石,如男婴结石阻塞尿道可表现为尿痛、排尿困难。

(5)可有高血压、水肿、肾区叩击痛。

(二)实验室检查

尿常规(肉眼或镜下血尿)、血生化、肝肾功能、尿钙/尿肌酐(一般正常)、尿红细胞形态(非肾小球源性血尿)、甲状旁腺激素测定(一般正常)。

(三)影像学检查

(1)首选泌尿系 B 超,B 超检查是最常用的无痛苦的检查手段。婴幼儿泌尿系统结石 B 超检查特点如下。①一般性特点:双肾肿大;实质回声增强,实质多为正常厚度;肾盂肾盏轻度扩张,肾盏圆钝;如梗阻位于输尿管腔内,则梗阻点以上输尿管扩张;部分病例肾周脂肪垫及输尿管周围软组织水肿;随病程发展,肾盂壁及输尿管壁可出现继发性水肿增厚改变;少数患者可探及少量腹水。②结石特点:结石绝大部分累及双侧集合系统及双侧输尿管;输尿管结石多位于肾盂输尿管交界处、输尿管跨越髂动脉段及输尿管膀胱连接部;结石呈碎渣样聚积,累及范围较大,后方为淡声影,绝大多数与草酸钙结石不同,可探及结石后缘;结石所致尿路梗阻较完全。

(2)必要时行腹部 CT 平扫和静脉尿路造影(无尿或肾衰时禁忌),有条件可行肾核素扫描评价肾功能。

三、鉴别诊断

(一)血尿鉴别

注意排除肾小球源性血尿。

(二)结石的鉴别

结石一般为透 X 线的阴性结石。泌尿系 X 线片不显影,可与不透 X 线的阳性结石如草酸钙、磷酸盐等鉴别。

(三)急性肾衰竭的鉴别

注意除外肾前性及肾性肾衰竭。

四、规范化治疗

目前,泌尿系统结石的治疗主要为药物治疗和体外冲击波碎石、输尿管镜等微创手术治疗,需要手术治疗的结石在大型医院所占比例很少。结石少于 4 mm,一般采用药物排石;大于 4 mm,药物排石失败率高,需要由泌尿外科专科医生来决定治疗方案。

（一）内科保守治疗

要养成多饮水的习惯,或将果汁、奶粉稀释后给孩子饮用,增加饮水量。结石小于 4 mm 的婴儿应在4 周后去医院复查,确认结石是否排出。因结石较为松散或呈沙粒样,自行排出的可能性较大。

（二）饮食上要注意平衡,不要偏食

适当限制含钙、含草酸及动物蛋白与精制糖的摄入量,多食含纤维素高的蔬菜,如韭菜、芹菜等,慎食菠菜等含草酸盐高的蔬菜。

（三）适当增加活动量

对未患结石和已有结石的人都有益处,活动项目可选跑步、跳跃、跳绳、上下楼梯等。

（四）随诊

患儿经治疗,结石梗阻解除,一般情况好转,肾功能恢复正常,排尿通畅,可出院。出院后随访内容:尿常规;泌尿系 B 超;肾功能检查;必要时行静脉肾盂造影检查。

五、预后

泌尿系统结石的各种治疗方法都不能有效防止结石的复发,结石的治疗是一个治标不治本的方法,所以给预防和治疗带来很大的挑战,预防结石的发生主要从日常生活中做起。 **（杜　香）**

第七节　泌尿系感染

泌尿系感染(UTI)是由病原体直接侵入尿路,在尿液中生长繁殖,并侵犯尿路黏膜或组织而引起损伤。感染可累及上、下泌尿道,因定位困难统称为泌尿系感染。

一、病因及分类

（一）病因

小儿容易发生尿路感染有其自身的生理解剖特点,因此在临床上也与成人不尽相同。

1.生理解剖特点

小儿时期的生理解剖具有特殊性,因而易患泌尿系感染。

(1)婴幼儿输尿管相对较长而弯曲,管径相对宽,管壁肌肉及弹力纤维发育不良,因而易被压扁、扭曲,发生尿流不畅,易致感染。女婴尿道短粗,外口暴露,易被粪便污染。卫生习惯不良也是造成感染的因素之一。

(2)婴幼儿泌尿道局部的抗感染能力差,如上皮的抗病能力、局部的 pH 值、分泌型 IgA 都与成人不完全一样,也是促发尿路感染的又一个因素。

2.病理因素

各种原因引起的尿滞留,包括先天性和后天性两种。

(1)先天尿路畸形:肾盂输尿管连接处狭窄、后尿道瓣膜、严重尿道下裂、尿道外口瓣膜、多囊肾、马蹄肾等。

(2)后天性因素:有尿路结石、神经性膀胱、腹腔肿物压迫尿路、肿瘤造成尿路梗阻等。

此外,泌尿道器械检查、导尿、寄生虫感染、维生素 A 缺乏,以及全身健康状况不良等也是导致尿路感染的诱因。

3.常见的致病菌

80%～90% 由肠道杆菌致病。在首发的原发性尿路感染病例中,最常见的是大肠杆菌,其次为变形杆菌、克雷伯杆菌及副大肠杆菌等。少数为粪链球菌和金黄色葡萄球菌等,偶由病毒、支原体或真菌引起。

(1)治疗不彻底或伴尿路结构异常者,细菌易产生耐药性,可致反复感染,迁延不愈,转为慢性。

(2)有时由于抗生素的作用,细菌产生变异,细胞膜破裂,不能保持原有状态,但在肾脏髓质高渗环境中仍可继续生存,如停药过早,细菌恢复原状仍可致病。

4.感染途径

(1)上行感染为致病菌从尿道口上行引起膀胱、肾盂和肾间质的感染,多见于女孩。

(2)血行感染多发生在新生儿及小婴儿,常见于脓疱病、肺炎、败血症病程中,细菌随血清进入肾实质及肾盂引起泌尿系感染。

(3)少数可由淋巴通路及邻近器官或组织直接波及所致。

(4)尿路器械检查也可为感染途径。

(二)分类

(1)小儿泌尿系感染按病情缓急可分为急性和慢性泌尿系感染。急性泌尿系感染是指病程在 6 个月以内;慢性泌尿系感染是指病程在 6 个月以上,病情迁延者。

(2)根据感染部位分为上尿路感染即肾盂肾炎。下尿路感染即膀胱炎和尿道炎。

(3)按功能和解剖学上是否存在异常可分为复杂性和非复杂性泌尿系感染。伴有泌尿系解剖和功能异常者为复杂性泌尿系感染,反之为非复杂性泌尿系感染。

(4)按症状有无分为症状性泌尿系感染和无症状性泌尿系感染。发病有症状者称症状性泌尿系感染,多见于医院就诊的患儿;无自觉症状仅在尿筛查时发现,称无症状性泌尿系感染。

(5)按发作的特点分为初发和再发,再发又可分为复发和再感染。复发是指尿路感染治疗后,菌尿一度消失,但停药 4～6 周后同一细菌引起的菌尿再次出现。每次培养所得细菌同属一个血清类型,则证实为真正复发,提示治疗失败或不彻底。再感染是指经治疗后症状消失,菌尿转阴,于停药 6 周后症状再现,菌落计数大于 10^5/mL,但菌种(株)与前次不同。

二、诊断

(一)临床表现

因年龄和泌尿系感染部位不同而异,年长儿与成人相似,年幼儿以全身症状为主要表现,泌尿系统症状不易表达或不明显。

1.新生儿期

通过血行或上行感染,男性发病多于女性,全身症状明显,表现如败血症,有体重下降、发热或体温不升、苍白、发绀、黄疸、呕吐、腹泻、嗜睡感、激动及喂养困难等(30％血培养与尿培养一致)。

2.婴幼儿期

以上行感染多见,女孩占多数,全身中毒症状严重而尿路局部症状轻微或缺如。常以发热最突出,而呕吐、腹泻、纳差、精神萎靡或烦躁、面色苍白等其他全身症状也较明显,偶发惊厥。排尿时哭闹、尿频、新近出现遗尿或有顽固性尿布疹应想到本病。

3.学龄前和学龄期

年长儿上尿路感染除发热、寒战、腹痛等全身症状外,常伴腰痛和肾区叩击痛;下尿路感染以尿频、尿急、尿痛、排尿困难或一过性血尿为主。

(二)实验室检查

1.尿常规

清洁中段尿,离心后 WBC(白细胞)≥10 个/HPF 或不离心 WBC≥5 个/HPF,偶见成堆,红细胞少见,可有微量蛋白和白细胞管型。

2.尿培养及菌落计数

中段尿培养有细菌生长,且菌落计数大于 10^5/mL 可确诊,10^4～10^5/mL 为可疑,小于 10^4/mL 多是污染。若细菌数小于 10^5/mL 而症状明显,2 次培养得同一细菌,仍有诊断价值。若高度怀疑尿路感染而常规培养阴性,必要时应做 L 型菌培养和厌氧菌培养。

3.尿涂片检菌

油镜下每视野找到 1 个细菌,提示培养计数大于 10^5/mL。

4.耻骨上膀胱穿刺尿液培养

只要有细菌生长即可确诊。

5.离心尿沉渣涂片

革兰氏染色找菌,细菌大于 1 个/HPF,结合临床尿感症状即可确诊。

(三)影像学检查

以了解肾脏大小、有无瘢痕形成、肾脏受累程度及是否有畸形、梗阻、结石、积水及肿物等影响治疗及加重感染的因素。

影像学检查包括双肾 B 超检查、静脉尿路造影,如怀疑膀胱输尿管反流(VUR),应做排泄性膀胱尿道造影。磁共振在评价肾瘢痕时敏感性为 100%,然而特异性只有 78%,故在评价肾瘢痕时不可能取代 ^{99m}Tc二巯基丁二酸扫描。

三、鉴别诊断

(一)急性肾小球肾炎

初期偶有膀胱刺激症状,但水肿较明显,伴少尿、高血压,尿常规红细胞较多,血补体 C_3 可下降,但无菌尿。肾穿刺肾脏病理组织学检查和细菌培养有助于两者鉴别。

(二)肾结核

若累及膀胱,可有血尿、脓尿和膀胱刺激症状。但起病缓慢,有结核中毒症状,PPD 试验阳性,尿培养找到结核杆菌,肾盂造影显示肾盂、肾盏破坏有助于诊断。

(三)出血性膀胱炎

可作为尿路感染的特殊类型,在成人多由大肠杆菌引起,儿童多由腺病毒 11 型、21 型引起。急性起病,男性多见,有严重的肉眼血尿和膀胱刺激症状,膀胱区有压痛。尿常规检查有大量的红细胞、少量白细胞,尿培养阴性。症状在 3～4 日内自然缓解,病程不超过 7 日,B 超检查肾脏正常,膀胱壁不规则增厚。

四、规范化治疗

(一)一般治疗

急性感染时应卧床休息,多饮水,勤排尿,减少细菌在膀胱内停留时间。女孩应注意外阴部清洁,积极治疗蛲虫。

(二)抗感染治疗

应早期积极应用抗生素治疗。

1.药物选择的一般依据

(1)对肾盂肾炎应选择血浓度高的药物,而下尿路感染则应选择尿浓度高的药物如呋喃类或磺胺类抗菌药。

(2)尿培养及药物敏感结果。

(3)肾损害少的药物。

2.急性初次感染

经以下药物治疗,症状多于 2～3 日内好转、菌尿消失。如治疗 2～3 日症状仍不见好转或菌尿持续存在,多表明细菌对该药可能耐药,应及早调整,必要时可两种药物联合应用。

(1)磺胺甲噁唑(又名复方新诺明):为初次感染首选药,每日 25～50 mg/kg,分 2 次口服。

(2)呋喃妥因:每日 5～10 mg/kg,分 3 次口服。

(3)氨苄西林:每日 50～100 mg/kg,分 2～3 次口服,也可肌内注射或静脉注射。

(4)头孢噻肟钠:每日 100～200 mg/kg,分 3 次静脉注射。

(5)头孢曲松钠:每日 50～75 mg/kg,分 2 次肌内注射或静脉注射。

急性期用药 2～3 周,重症 6～8 周。停药 2 周后尿培养 2 次阴性为临床痊愈。

(三)积极矫治尿路畸形

膀胱输尿管反流(VUR)最常见,其次是尿路梗阻和膀胱憩室,一经证实应及时予以矫治,否则泌尿系感染难被控制。

五、预后

患儿可有复发或再感染，但大多预后良好，慢性病例 1/4 可治愈，其中部分患儿感染后有肾瘢痕形成，影响肾的发育，迁延多年发展至肾功能不全。特别对伴有先天性尿路畸形或尿路梗阻者，如未及时矫治，预后不良。

由于本病容易复发，因此对患儿定期随访很重要。急性疗程结束后每月随访 1 次，共 3 个月。如无复发，可认为治愈。反复发作者每 3～6 个月复查 1 次，共 2 年或更长。

（杜 香）

第八节 急性肾衰竭

急性肾衰竭是指任何原因引起肾功能急剧减退或消失，失去维持机体内环境稳定的能力而表现的临床综合征。由于肾脏不能维持体液、电解质、酸碱平衡及排除代谢产物而引起以代谢性酸中毒、高钾血症、氮质血症为主的一系列临床特征。

一、病因

（一）肾前性

任何原因（如脱水、失血、休克、烧伤、心力衰竭等）引起有效循环血量或心搏量急剧减少，导致肾血流灌注不足时均可引起急性肾衰竭。若及时消除病因，肾功能即可恢复。

（二）肾性

肾脏本身有器质性病变或由于致病因子引起肾损害或肾血流动力学改变而导致肾衰竭。

1.各类肾疾病

如各型肾小球肾炎、间质性肾炎、溶血-尿毒综合征、肾发育不良、肾血管病等。

2.肾毒物质

某些重金属、抗生素、生物毒素、化学药物均具肾毒性。

3.引起肾缺血、肾缺氧的各种因素

常见者有严重脱水、大量失血、严重感染、休克、严重创伤或大型手术、急性呼吸或循环衰竭、急性溶血等。

（三）肾后性

任何原因（如结石、泌尿道畸形、肿瘤等）引起急性泌尿道梗阻而产生的急性肾衰竭。梗阻以上部位压力增高，以至于肾小球滤过减少。

急性肾衰竭就广义而言，分为以上三类，但一般乃指狭义的，即肾性肾衰竭。

二、诊断

（一）临床表现

1.少尿期

除少数病例外，大多以少尿起病。尿量急剧减少，短时间内可发展为无尿。患儿精神萎靡、乏力，不同程度水肿。常有恶心、呕吐、厌食、心音低钝、心律失常。神经系统症状常表现为意识淡漠、嗜睡伴烦躁、头痛、惊厥、昏迷等。少尿期历时数日或数周不等，病程中可由于严重感染、肺水肿、内脏出血等原因而死亡。

2.利尿期

尿量逐渐或急剧增多，大量水及电解质丢失甚至引起脱水及低钠、低钾血症。尿量增多一般反映肾功能逐渐恢复。随着病情好转，电解质失衡和酸中毒渐消失，精神、食欲随之改善，各种症状减轻而消失。利尿期持续 1～2 周。

3.恢复期

一般情况好转,尿量及血液生化改变恢复正常,但体质仍虚弱,常有贫血,需2～3个月方能恢复健康。

(二)辅助检查

(1)尿量少而比重低,常固定在1.010左右。

(2)尿常规因病因而异。

(3)血常规示红细胞和血红蛋白减少。

(4)血生化检查可发现血钾、镁、磷增高而钠、钙、氯降低,尿素氮、肌酐、尿酸随病程进展逐日增高。

三、治疗

急性肾衰竭一旦确诊应积极治疗原发病,消除病因,减轻肾脏负担,严密监护直至肾功能恢复。特别加强以下几方面。

(一)严格控制液体摄入量,保持体液平衡

补液过多可导致心力衰竭、肺水肿、脑水肿。每日补液量按以下公式计算:

24h摄入液量＝(不显性失水量＋前一日尿量＋异常丢失量)－内生水量

不显性失水每日300～500mL/m^2。异常丢失量应包括除尿液外的一切体液丢失。内生水量指食物代谢、组织分解所产生的水分,一般每日约为100mL/m^2。不显性失水量以10%葡萄糖液补充;尿及异常丢失量以1/4～1/2张含钠溶液补充。

(二)纠正电解质紊乱及酸中毒

1.高钾血症

应停止一切来源的钾盐摄入;供给足够热能,控制感染及清除坏死组织。如血钾＞6.5mmol/L,有明显症状或心电图显示高钾血症时应做好透析准备。

2.低钠血症

少尿期血钠降低多为稀释性低钠血症,主要限制摄入和排出过多的水分,不应轻易补钠。如血钠低于120mmol/L且有烦躁不安、昏迷、惊厥等症状则可输入3%氯化钠,提高血钠至130mmol/L。

3.低钙血症

血钙低与高磷有关,应限制蛋白质摄入,减少磷的聚积。口服10%氢氧化铝可减少磷的吸收。有抽搐者可静脉注射10%葡萄糖酸钙。

4.代谢性酸中毒

主要应采取措施防止酸中毒加重。血清碳酸氢盐低予15mmol/L时给予5%碳酸氢钠。

(三)热能供应

供给足够热能可减少组织分解从而减轻高钾血症、酸中毒及氮质血症,热能供应每日应达到146.4～167.4kJ/kg(35～40kcal/kg)。

(四)防治感染

严格无菌操作,隔离患者。若无感染证据,不主张用抗生素。感染一旦发生,应尽量明确病原体,选用必要的抗生素。明显肾毒性药物禁用。

(五)透析治疗

采用一般措施无效,出现以下情况时采用透析疗法:不能控制的高钾血症,血钾＞6.5mmol/L或心电图显示高钾血症;血尿素氮＞28.6mmol/L或血肌酐＞707.2μmol/L;水肿伴心力衰竭、肺水肿或高血压;严重酸中毒。小儿一般采用腹膜透析。

(六)利尿期及恢复期治疗

利尿初期补给尿量的2/3液体,以不脱水为原则。待肾功能逐渐恢复,尿排出溶质较多则不必再严格限制入液量,可进食少量蛋白质。至恢复阶段应加强营养以加速康复。仍须注意防止感染并随访肾功能至完全正常。

(杜 香)

第八章　血液系统疾病

第一节　再生障碍性贫血

再生障碍性贫血(AA,简称再障)又称全血细胞减少症,是骨髓造血功能衰竭导致的一种全血减少综合征。在小儿时期比较多见。主要临床表现是贫血、出血和反复感染;三种血红细胞同时减少,无肝脾和淋巴结肿大。

一、病因及发病机制

(一)病因

本病分为原发性、继发性两类。再障的病因相当复杂,部分病例是由于化学、物理或生物因素对骨髓的毒性作用所引起,称为继发性再障。但在临床上约半数以上的病例因找不到明显的病因,称为原发性再障。能引起继发性再障的原因包括以下几个方面。

1.药物及化学物质

药物引起的再障近几年逐渐增多,在发病因素中居首位。如抗癌药物、氯霉素、磺胺类药物、保泰松、阿司匹林等。

许多化学物质都有不同程度的骨髓抑制作用,如苯、二甲苯、杀虫剂、化肥、染料等。

2.物理因素

各种放射线如 X 线、γ 射线或中子等均能引起骨髓细胞损害。骨髓抑制程度与接触的剂量与时间有关。

3.生物因素

再障可由病毒、细菌、原虫等感染引起,病毒所致者尤为多见。如丙型肝炎病毒、乙型肝炎病毒等。近年来发现,人类矮小病毒可直接感染骨髓,引致再障。此外,CB病毒、麻疹病毒等均可引起再障。

(二)发病机制

本病的发病机埋比较复杂,至今尚未明了。近年来国内外主要围绕着造血干细胞受损、造血微环境缺陷及免疫因素 3 个方面进行了大量研究。

1.干细胞受损

骨髓中多能干细胞是造血的原始细胞,自 20 世纪 60 年代 Pluznik 和 Bradley 在体外琼脂培养条件下,建立了人骨髓祖细胞的集落形成以来,得知造血祖细胞(GM-CFU)产率的正常值为 $164\pm10.4/2\times10^9$ 细胞,正常人保持着较为恒定的数量和维持自身的增殖能力,且有一定的贮备能力.当骨髓受到一般性损害时尚不致发病,当骨髓受到严重损害时,则 GM-CFU 的产率明显下降,仅为正常值的 10% 或更低,还可有质的改变,导致染色体畸变,故当干细胞衰竭时骨髓移植有效。

2.造血微环境缺陷

骨髓干细胞的增殖与分化需要一个完整无损的骨髓微环境,因血细胞的生成需要细胞周围供应造血原料,如骨髓的血窦受损,骨髓造血干细胞的增殖受抑制,导致再障,有学者认为再障患者自主神经兴奋性差,骨髓神经兴奋性亦差,致骨髓血流缓慢,小血管收缩,毛细动脉减少,造成造血微环境缺陷。

3.免疫因素

近年来对这方面的研究最多,特别是关于 T 淋巴细胞的研究尤多,多数学者认为再障患者辅助性 T 细胞(Th)下降,抑制性 T 细胞(Tb)上升,Th/Ts 比值降低。体外培养再障患者骨髓干细胞产率降低时,加入抗胸腺细胞球蛋白(ATG)后干细胞产率增加,说明 T 细胞起了抑制作用。某学者等对 136 例再障患者的免疫功能进行了研究,认为 Ts 细胞不仅能抑制骨髓造血干细胞的增殖与分化还能抑制 B 细胞向浆细胞方向分化,从而产生全细胞(包括淋巴细胞在内)的严重减少和低丙种球蛋白血症。淋巴细胞绝对数越低,预后越差,除此之外,IgG-γ 受体阳性细胞(Tr 细胞)是由抑制性 T 细胞、细胞毒性 T 细胞、抗体依赖性细胞毒 T 细胞等组成的细胞群体,因此 Tr 细胞增多可抑制造血干细胞,导致再障,但 Tr 细胞必须被患者体内某种可溶性因子激活后才能对造血干细胞的增殖与分化起抑制作用。血清抑制因子亦能起到抑制造血干细胞的作用。Ts 细胞还能使 γ-干扰素、白细胞介素 2(IL-2)也增加,这些均可以抑制造血干细胞的正常功能。此外,再障患者铁的利用率不佳,表现为血清铁增高,未饱和铁结合率下降,铁粒幼细胞阳性率增高;血浆红细胞生成素增高,红细胞内游离原卟啉和抗碱血红蛋白较高等异常。再障患者甲状腺功能降低。可见再障的发病机制是复杂的,大多数再障的发病往往是多种因素共同参与的结果,例如,造血抑制性增强时,常伴随造血刺激功能下降,T 细胞抑制造血干细胞与造血微环境缺陷可并存,细胞免疫与体液免疫缺陷可并存。

二、先天性再生障碍性贫血

先天性再生障碍性贫血又称范可尼综合征,是一种常染色体隐性遗传性疾病,除全血细胞减少外,还伴有多发性先天畸形。

(一)临床表现及诊断

有多发性畸形,如小头畸形、斜小眼球,约 3/4 的患者有骨骼畸形,以桡骨和拇指缺如或畸形最多见,其次为第一掌骨发育不全、尺骨畸形、并趾等,并常伴有体格矮小,皮肤片状棕色素沉着、外耳畸形、耳聋。部分患儿智力低下,男孩约 50% 伴生殖器发育不全。家族中有同样患者。

血象变化平均约 6～8 岁出现,男多于女,贫血为主要表现,红细胞为大细胞正色素性,伴有核细胞和血小板减少。骨髓变化与后天性再生障碍性贫血相似。骨髓显示脂肪增多,增生明显低下,仅见分散的生血岛。血红蛋白 F 增多,约 5%～15%。骨髓培养,显示红系与粒系祖细胞增生低下。

本病有多发性畸形,易与获得性再障区别。

约有 5%～10% 的患者最后发展为急性白血病,多为粒单型白血病。

(二)治疗

治疗与一般再障相同。皮质激素与睾丸酮联合应用可使血象好转,但停药后易复发,必须长期应用小剂量维持。严重贫血时可输红细胞悬液。骨髓移植 5 年存活率约 50%。贫血缓解后,身长、体重、智力也明显好转。

三、获得性再生障碍性贫血

获得性再生障碍性贫血是小儿时期较多见的贫血之一,此类贫血可发生于任何年龄,但以儿童和青春期多见,无性别差异。获得性再障又分为原发性与继发性两类。

(一)临床表现及辅助检查

1.临床表现

起病多缓慢。症状的轻重视病情发展的速度和贫血程度而异。常见面色苍白、气促、乏力。常出现皮下淤点、淤斑或鼻出血而引起注意,病情进展,出血症状逐渐加重,严重者出现便血和血尿。肝脾淋巴结一般不肿大。由于粒细胞减少而反复发生口腔黏膜溃疡、咽峡炎及坏死性口腔炎,甚至并发全身严重感染,应用抗生素也很难控制。起病急的病程短,进展快,出血与感染迅速加重,慢性病例可迁延数年,在缓解期贫血与出血可不明显。

2.实验室检查

全血细胞减少,红细胞和血红蛋白一般成比例减少,因起病缓慢,不易引起注意,诊断时血红蛋白多已降至30～70 g/L,呈正细胞正色素性贫血。网织红细胞减低,严重者血涂片中找不到网织红细胞。个别慢性型病例可见网织红细胞轻度增高。红细胞寿命正常。

白细胞总数明显减少,多在$(1.5～4.0)×10^9/L$之间,以粒细胞减少为主,淋巴细胞相对升高,血小板明显减少,血块收缩不良,出血时间延长。

骨髓标本中脂肪增多。增生低下,细胞总数明显减少。涂片中非造血细胞增多(组织嗜碱细胞、浆细胞),淋巴细胞百分比增高。部分患儿血红蛋白F轻度增高。血清铁增高,运铁蛋白饱和度增高,口服铁吸收减低,与贫血程度不成比例。

(二)诊断及分型

1.再障的诊断标准

(1)全血细胞减少、网织红细胞绝对值减少。

(2)一般无脾肿大。

(3)骨体检查显示至少一部位增生减低或重度减低(如增生活跃,须有巨核细胞明显减少,骨髓小粒成分中应见非造血细胞增多,有条件者应作骨髓活检等检查)。

(4)能除外其他引起全血细胞减少的疾病,如阵发性睡眠性血红蛋白尿、骨髓增生异常综合征中的难治性贫血、急性造血功能停滞、骨髓纤维化、急性白血病、恶性组织细胞病等。

2.再障的分型标准

(1)急性再生障碍性贫血(简称AAA):亦称重型再障星型(SAA-Ⅰ)。

临床表现:发病急,贫血呈进行性加剧,常伴严重感染、内脏出血。

血象:除血红蛋白下降较快外,须具备以下3项中之2项。①网织红细胞小于1%,绝对值小于$15×10^9/L$。②白细胞明显减少,中性粒细胞绝对值小于$0.5×10^9/L$。③血小板小于$20×10^9/L$。

骨髓象:①多部位增生减低,三系造血细胞明显减少,非造血细胞增多,如增生活跃须有淋巴细胞增多。②骨髓小粒非造血细胞及脂肪细胞增多。

(2)慢性再生障碍性贫血(CAA),有以下特点。

临床:发病慢,贫血、感染、出血较轻。

血象:血红蛋白下降速度较慢,网织红细胞、白细胞、中性粒细胞及血小板值常较急性型为高。

骨髓象:①三系或两系减少,至少一个部位增生不良,如增生良好红系中常有晚幼红(炭核)比例增多,巨核细胞明显减少。②骨髓小粒脂肪细胞及非造血细胞增加。

病程中如病情恶化,临床血象及骨髓象与急性再障相同,称重型再生障碍性贫血Ⅱ型(SAA-Ⅱ)。

(三)预后

因病因而异。高危病例预后较差,约有50%～60%于发病数月内死于感染。高危的指征是发病急,贫血进行性加剧,常伴有严重感染,内脏出血。血象:除血红蛋白下降较快外,必具备以下3项之2项,网织红细胞小于1%,绝对值小于$15×10^9/L$;白细胞明显减少,中性粒细胞绝对值小于$0.5×10^9/L$;血小板小于$20×10^9/L$。骨髓象:多部位增生减低,三系造血细胞明显减少,非造血细胞增多,脂肪细胞增多。

病情进展缓慢,粒细胞与血小板减少,不严重,骨髓受累较轻,对雄激素有反应者,预后较好。

(四)治疗

首先应去除病因,其治疗原则为。①支持疗法,包括输红细胞、血小板和白细胞维持血液功能,有感染时采用有效的抗生素。②采用雄激素与糖皮质类固醇等刺激骨髓造血功能的药物。③免疫抑制剂。④骨髓移植。⑤冻存胎肝输注法。

1.支持疗法

大多数再障患者病程很长,应鼓励患者坚持治疗,避免诱发因素。要防止外伤引起出血。对于粒细胞低于$0.5×10^9/L$的要严格隔离。有感染的患儿应根据血培养及鼻咽分泌物、痰或尿培养结果采用相应抗生素。无明显感染者不可滥用抗生素,以免发生菌群紊乱和真菌感染。

输血只适用于贫血较重(血红蛋白在60 g/L以下)且有缺氧症状者,最好输浓缩的红细胞。出血严重可考虑输血小板。多次输血或小板易产生抗血小板抗体,使效果减低。

2.雄激素

适用于慢性轻、中度贫血的病儿,对儿童疗效优于成人,雄激素有刺激红细胞生成的作用,可能是通过刺激肾脏产生更多的红细胞生成素,并可直接刺激骨髓干细胞使之对红细胞生成素敏感性增高。

常用丙酸睾丸酮 $1\sim2$ mg/(kg·d),每日肌注 1 次,用药不应少于半年,半合成制剂常用康力龙,每次 $1\sim2$ mg,每天 3 次口服;或大力补,每次 15 mg,每天 3 次口服。后 2 种半合成制剂的男性化不良反应轻,但疗效稍差,肝损害较大。雄激素可加快骨髓成熟,使骨干和骨髓提前愈合,可使患者的身高受到影响。治疗有效者,先有网织红细胞增高,随之血红蛋白上升,继之白细胞增加,血小板上升最慢。

3.肾上腺皮质激素

近年来多认为本病应用大剂量肾上腺皮质激素对刺激骨髓生血并无作用,而有引起免疫抑制、增加感染的危险性。小量应用可以减少软组织出血。故一般用于再障患儿有软组织出血时,泌尼松的剂量一般为每日 0.5 mg/kg。对先天性再生低下性贫血病儿,则应首选肾上腺皮质激素治疗。泼尼松用量开始为每日 $1\sim1.5$ mg/kg,分 4 次口服。如果有效,在用药后 $1\sim2$ 周即可出现效果。如果用药 2 周后仍不见效,还可适当加大剂量至每日 $2\sim2.5$ mg/L。如用药 1 个月仍无效,则可停用,但以后还可间断试用,因有的患者后期还可有效,有效病例在用药至血象接近正常时,即逐渐减至最小量,并隔日 1 次。约 80% 左右的病儿药量可减至 $5\sim15$ mg,并隔日 1 次,少数患者还可完全停药。如果小量隔日一次不能维持,而需大量应用激素时,可考虑改用骨髓移植治疗。

4.免疫抑制剂的应用

抗淋巴细胞球蛋白(ALG)及抗胸腺细胞球蛋白(ATG)为近年来治疗急性或严重型再障常用的药物之一。本制品最早应用于同种异体骨髓移植前作为预处理药物使用,1976 年有学者在应用 ALG 作为骨髓移植预处理治疗再障 27 例中,有 5 例骨髓虽未植活,但自身骨髓获得重建。以后陆续有一些单独应用 ALG 或 ATG 治疗严重再障的报告,其效果不完全一致。有报告统计 1976 年—1983 年治疗 400 例的结果有效率为 50% 右,完全缓解率 14%~32%,一年生存率为 16%。1986 年我国医学科学院血液病研究所报告用 ATG 治疗 23 例严重再障总有效率为 30.4%。ALG 的一般剂量为每日 $20\sim40$ mg/kg,稀释于 $250\sim500$ mL 生理盐水中加适量激素静脉静注,以每分钟 $5\sim10$ 滴的速度滴入,10 min 后如无反应,逐渐加快滴速,持续时间一般每日不短于 6 h,一个疗程 $5\sim7$ d。间隔 2 周以上,如病情需要再注射时,应注意有无变态反应。如对一种动物的 ALG 制剂产生变态反应,可改换另一种动物的制剂。近年来国外有用甲基泼尼松龙脉冲治疗代替 ALG 者。除了应用 ALG 或 ATG 外,同样道理也有应用环磷酰胺,长春新碱以及环胞霉素 A 治疗严重再障取得成功的报告。目前多数学者认为 ATG 应用为急性再障Ⅰ型(SAA-Ⅰ)的首选治疗。

5.大剂量丙种球蛋白(HDIG)

可清除侵入骨髓干细胞微环境中并造成干细胞抑制的病毒,并可与 r-IFN 等淋巴因子结合,以去除其对干细胞生长的抑制作用,剂量为 1 g/(kg·d)静脉滴注,4 周 1 次,显效后适当延长间隔时间,共6~10 次。

6.造血干细胞移植

造血干细胞的缺乏是导致再障的一个重要原因,对这类患者进行造血干细胞移植是治疗的最佳选择,对于急重症的患者已成为最有效的方法。对于配型相合的骨髓移植,约有50%~80%的病儿得到长期缓解,但由于髓源不易解决,现胎肝移植,脐血干细胞移植开始临床应用,终将代替骨髓移植。

7.其他治疗

(1)抗病毒治疗:常用无环鸟苷(ACV)15 mg/(kg·d)静脉点滴,疗效 10 d。

(2)改善造血微环境:应用神经刺激剂或改善微循环的药物,对造血微环境可能有改善作用、如硝酸土的宁,每周连用 5 d,每天的剂量为 1 mg、2 mg、3 mg、3.4 mg 肌注,休息 2 d 后重复使用。654-2,$0.5\sim2$ mg/(kg·d)静脉滴注,于 $2\sim3$ h 内滴完,并于每晚睡前服 654-2 等0.25~1 mg/kg,1 个月为一疗程,休息 7 d 重复使用。

(3)中医药治疗:用中药水牛角、生地、赤芍、丹皮、太子参、麦冬、女贞子、党参为主药加减,治疗效率可达 52.2%。

(杨 飞)

第二节 溶血性贫血

由于红细胞破坏过多,寿命缩短,骨髓造血功能不足以代偿红细胞的耗损而形成的贫血称为溶血性贫血。小儿时期发生的溶血性贫血可分为先天性和后天获得性两大类,各有不同病因和病种,本节仅作一总述。

一、病因分类

(一)先天性溶血性贫血(由于红细胞内在缺陷所致)

1.红细胞膜缺陷

(1)遗传性球形细胞增多症。

(2)遗传性椭圆形细胞增多症。

(3)其他如遗传性口形细胞增多症等。

2.血红蛋白异常

(1)地中海贫血。

(2)其他血红蛋白病。

3.红细胞酶的缺陷

(1)红细胞葡萄糖-6-磷酸脱氢酶(G-6-PD)缺陷,包括蚕豆病、药物性溶血性贫血、Ⅰ型遗传性非球形细胞性溶血性贫血等。

(2)丙酮酸激酶(PK)缺乏(Ⅱ型遗传性非球形细胞性溶血性贫血)。

(3)其他红细胞酶缺乏。

(二)获得性溶血性贫血(由于红细胞外在因素所致)

(1)同种免疫性溶血性贫血:如新生儿溶血症、血型不合溶血性贫血等。

(2)自身免疫性溶血性贫血(包括温抗体型、冷抗体型)。

(3)继发于感染(如败血症、疟疾)、化学物理因素、微血管病的非免疫性溶血性贫血。

二、诊断

一般可按以下步骤考虑诊断。

(一)初步确定存在溶血性贫血

1.临床表现

主要特点是表现为不同程度的贫血和黄疸。急性溶血性贫血起病急,急重者可有发热、寒战、恶心、呕吐、腰背四肢疼痛、头痛、腹痛,急剧发展的面色苍白。贫血重者可发生休克或心力衰竭、肾衰竭。慢性溶血性贫血起病缓慢,逐渐出现贫血、黄疸,但可短期内加重,其他全身症状不明显。由于溶血场所的不同(血管内溶血,或是血管外溶血),临床表现有不同特点(表 8-1)。

2.实验室检查

(1)红细胞破坏增加的证据:①正细胞正色素性贫血。②血清未结合胆红素增高,乳酸脱氢酶活性增高,血浆游离血红蛋白增高,结合珠蛋白减少或消失。③尿血红蛋白阳性,尿胆原增加。④红细胞寿命缩短。

(2)红细胞代偿增加的证据:①外周血网织红细胞增高,出现嗜多色性点彩红细胞或有核红细胞。

②骨髓红细胞系统增生旺盛。

表 8-1 血管内、外溶血的不同表现

	血管内溶血	血管外溶血
病程	急	慢
病因	获得性溶血性贫血(如 G-6-PD 缺乏)	先天遗传性溶血性贫血(如遗传性球形细胞增多症)
溶血场所	红细胞在血管内破坏	红细胞在单核巨噬细胞系统中破坏
贫血程度	较重	较轻,发生溶血危象时加重
黄疸	明显	较轻,溶血危象时明显
肝脾肿大	不明显	显著,急性发作时更明显
血红蛋白尿	常见	无

(二)进一步明确溶血性贫血的病因

1.先天遗传性溶血性贫血的诊断

(1)病史:可早至生后不久即发病,贫血、黄疸逐渐加重。有血管外溶血表现。多有家族史。

(2)体征:多有明显肝脾肿大,尤其是脾肿大。

(3)血象:血涂片镜检红细胞有形态改变,如球形红细胞增多(见于遗传性球形细胞增多症)、椭圆形红细胞增多(见于遗传性椭圆形细胞增多症)等。

(4)红细胞脆性试验、溶血试验。

(5)红细胞酶活性测定:目前已能做多种酶的筛选试验,如 G-6-PD、PK、P5'N(嘧啶 5'核苷激酶)等,可测出某种酶的缺陷。

(6)血红蛋白电泳:有助于诊断地中海贫血及异常血红蛋白病等。

(7)其他检查异常血红蛋白的试验:如异丙醇试验(检测不稳定血红蛋白)、变性珠蛋白小体生成率、血红蛋白结构分析等。

2.后天获得性溶血性贫血的诊断

(1)病史:发病诱因(如感染、药物史、输血史等)有助于诊断。

(2)实验室检查:Coombs 试验阳性提示免疫性溶血性贫血(如自身免疫性溶血性贫血)。酸溶血试验(Ham 试验)、蔗糖溶血试验有助于阵发性睡眠性血红蛋白尿症的诊断。

三、治疗原则

(一)去除病因

例如 G-6-PD 缺乏症应避免应用氧化性药物、禁食蚕豆等。对自身免疫性溶血性贫血应积极控制感染。

(二)适当应用输血

输血为急性溶血性贫血及慢性溶血性贫血发生再障危象或溶血危象时的重要急救措施。但对自身免疫性溶血性贫血应慎用,应用不当可使溶血加重。

(三)肾上腺皮质激素的应用

适用于温抗体型自身免疫性溶血性贫血。

(四)脾切除

主要用于遗传性球形细胞增多症及其他类型溶血性贫血(如地中海贫血、自身免疫性溶血性贫血)有切脾适应证者,手术年龄一般应大于 4 岁。

(杨　飞)

第三节 营养性贫血

一、缺铁性贫血

缺铁性贫血是由于体内贮铁不足致使血红蛋白合成减少而引起的一种低色素小细胞性贫血,又称为营养性小细胞性贫血。这是小儿时期最常见的一种贫血,多见于 6 个月至 2 岁的婴幼儿。

(一)病因及发病机制

1.铁在体内的代谢

铁是合成血红蛋白的重要原料,也是多种含铁酶(如细胞色素 C、单胺氧化酶、琥珀酸脱氢酶等)中的重要物质。人体所需要的铁来源有两个。①衰老的红细胞破坏后所释放的铁,约 80% 被重新利用,20% 贮存备用。②自食物中摄取:肉、鱼、蛋黄、肝、肾、豆类、绿叶菜等含铁较多。食物中的铁以二价铁形式从十二指肠及空肠上部被吸收,进入肠黏膜后被氧化成三价铁,一部分与细胞内的去铁蛋白结合成铁蛋白,另一部分通过肠黏膜细胞入血,与血浆中的转铁蛋白结合,随血循环运送到各贮铁组织,并与组织中的去铁蛋白结合成铁蛋白,作为贮存铁备用。通过还原酶的作用,铁自铁蛋白中释出,并经氧化酶作用氧化成为三价铁,再与转铁蛋白结合,转运至骨髓造血,在幼红细胞内与原卟啉结合形成血红素,后者再与珠蛋白结合形成血红蛋白。正常小儿每日铁的排泄量极微,不超过 15 $\mu g/kg$。小儿由于不断生长发育,铁的需要量较多,4 个月至 3 岁每日约需由食物补充元素铁 0.8~1.5 mg/kg。各年龄小儿每日摄入元素铁总量不宜超过 15 mg。

2.导致缺铁的原因

(1)先天贮铁不足:足月新生儿自母体贮存的铁及生后红细胞破坏释放的铁足够生后 3~4 个月造血之需,如因早产、双胎、胎儿失血(如胎儿向母体输血,或向另一孪生胎儿输血)以及母亲患严重缺铁性贫血均可使胎儿贮铁减少。出生后延迟结扎脐带,可使新生儿贮铁增多(约增加贮铁 40 mg)。

(2)食物中铁摄入量不足:为导致缺铁的主要原因。人乳、牛乳中含铁量均低(小于 0.2 mg/dL)。长期以乳类喂养、不及时添加含铁较多的辅食者,或较大小儿偏食者,易发生缺铁性贫血。

(3)铁自肠道吸收不良:食物中铁的吸收率受诸多因素影响,动物性食物中铁约 10%~25% 被吸收,人乳中铁 50%、牛乳中铁 10% 被吸收,植物性食物中铁吸收率仅约 1%。维生素 C、果糖、氨基酸等有助于铁的吸收。但食物中磷酸、草酸、鞣酸(如喝浓茶)等可减少铁的吸收。此外,长期腹泻、呕吐、胃酸过少等均可影响铁的吸收。

(4)生长发育过快:婴儿期生长快,早产儿速度更快,随体重增长血容量也增加较快,较易出现铁的不足。

(5)铁的丢失过多:如因对牛奶过敏引起小量肠出血(每天可失血约 0.7 mL),或因肠息肉、膈疝、肛裂、钩虫病等发生慢性小量失血,均可使铁的丢失过多而导致缺铁(每失血 1 mL 损失铁 0.5 mg)。

(6)铁的利用障碍:如长期或反复感染可影响铁在体内的利用,不利于血红蛋白的合成。

3.缺铁对各系统的影响

(1)血液:不是体内一有缺铁即很快出现贫血,而是要经过 3 个阶段。①铁减少期(ID):体内贮铁虽减少,但供红细胞合成血红蛋白的铁尚未减少。②红细胞生成缺铁期(IDE):此期红细胞生成所需铁已不足,但血红蛋白尚不减少。③缺铁性贫血期(IDA):此期出现低色素小细胞性贫血。

(2)其他:肌红蛋白合成减少。由于多种含铁酶活力降低,影响生物氧化、组织呼吸、神经介质的分解与合成等,使细胞功能紊乱,引起皮肤黏膜损害、精神神经症状以及细胞免疫功能降低等。

(二)临床表现

1.一般表现

起病缓慢。逐渐出现皮肤黏膜苍白,甲床苍白,疲乏无力,不爱活动,年长儿可诉头晕、耳鸣。易患感染性疾病。

2.髓外造血表现

常见肝、脾、淋巴结轻度肿大。

3.其他系统症状

食欲减退,易有呕吐、腹泻、消化功能不良,可有异嗜癖(如喜食泥土、墙皮等)。易发生口腔炎。常有烦躁不安或萎靡不振,精力不集中,智力多低于同龄儿。明显贫血时呼吸、心率加快,甚至引起贫血性心脏病。

(三)实验室检查

1.血象

血红蛋白降低比红细胞减少明显,呈小细胞低色素性贫血,血涂片可见红细胞大小不等,以小细胞为主,中心浅染区扩大。网织红细胞、白细胞、血小板大致正常。

2.骨髓象

幼红细胞增生活跃,以中、晚幼红细胞增生为主。各期红细胞均较小,胞浆量少,染色偏蓝。其他系列细胞大致正常。

3.铁代谢检查

(1)血清铁蛋白(SF):缺铁的 ID 期即降低(小于 12 μg/L),IDE、IDA 期更明显。

(2)红细胞游离原卟啉(FEP):IDE 期增高(大于 0.9 μmol/L 或大于 50 μg/dL)。

(3)血清铁(SI)、总铁结合力(TIBC):IDA 时 SI 降低(小于 9.0~10.7 μmol/L 或小于 50~60 μg/dL),TIBC 增高(大于 62.7 μmol/L 或大于 350 g/dL)。

(4)骨髓可染铁:骨髓涂片用普鲁蓝染色镜检,细胞外铁颗粒减少,铁粒幼细胞减少(小于 15%)。

(四)诊断

根据临床表现、血象特点结合喂养史,一般可做出诊断。必要时可做骨髓检查。铁代谢的生化检查有确诊意义。铁剂治疗有效可证实诊断。异常血红蛋白病、地中海贫血、铁粒幼红细胞性贫血等也可表现为低色素小细胞性贫血,应注意鉴别。

(五)治疗

1.一般治疗

加强护理,改善喂养,合理安排饮食,纠正不合理的饮食习惯。避免感染,治疗引起慢性失血的疾病。

2.铁剂治疗

铁剂治疗为特效疗法。口服铁剂宜选用二价铁盐,因其比三价铁易于吸收。常用铁剂有硫酸亚铁(含元素铁 20%)、富马酸铁(含元素铁 33%)、葡萄糖酸亚铁(含元素铁 11%)等。每日口服元素铁 4~6 mg/kg,分 3 次于两餐之间口服。同时服用维生素 C 以促进铁的吸收。一般于服药 3~4 天后网织红细胞上升,7~10 天达高峰,其后血红蛋白上升,约 3~4 周内贫血可望纠正,但仍需继续服药 2 个月左右,以补充贮存铁。

个别重症病例或由于伴有严重胃肠疾病不能口服或口服无效者可应用铁剂(如右旋糖酐铁、山梨醇枸橼酸铁复合物等)肌内注射。总剂量按 2.5 mg 元素铁/kg 可增加血红蛋白 1 g/kg 计算,另加 10 mg/kg 以补足贮铁量。将总量分次深部肌注,首次量宜小,以后每次剂量不超过 5 mg/kg,每 1~3 日注射 1 次,于 2~3 周内注射完。

3.输血治疗

重症贫血并发心功能不全或重症感染者可予输血。

(六)预防

缺铁性贫血主要预防措施如下。

(1)做好喂养指导,提倡母乳喂养,及时添加富含铁的辅助食品,纠正偏食习惯。

(2)对早产儿、低体重儿可自生后 2 个月给予铁剂预防,约给元素铁 0.8~1.5 mg/kg,也可食用铁强化奶粉。

（3）积极防治慢性胃肠病。

二、营养性巨幼细胞性贫血

营养性巨幼细胞性贫血又称营养性大细胞性贫血，主要是由于缺乏维生素 B_{12} 或（和）叶酸所致。多见于喂养不当的婴幼儿。

（一）病因及发病机制

1.发病机制

维生素 B_{12} 和叶酸是 DNA 合成过程中的重要辅酶物质，缺乏时因 DNA 合成不足，使细胞核分裂时间延长（S 期和 G_1 期延长），细胞增殖速度减慢，而胞浆中 RNA 的合成不受影响，红细胞中血红蛋白的合成也正常进行，因而各期红细胞变大，核染色质疏松呈巨幼样变，由于红细胞生成速度减慢，成熟红细胞寿命较短，因而导致贫血。粒细胞、巨核细胞也有类似改变。此外，维生素 B_{12} 缺乏尚可引起神经系统改变，可能与神经髓鞘中脂蛋白合成不足有关。

2.维生素 B_{12}、叶酸缺乏的原因

（1）饮食中供给不足：动物性食物如肉、蛋、肝、肾中含维生素 B_{12} 较多；植物性食物如绿叶菜、水果、谷类中含叶酸较多，但加热后被破坏。各种乳类中含维生素 B_{12} 及叶酸均较少，羊乳中含叶酸更少。婴儿每日需要量维生素 B_{12} 为 $0.5\sim1~\mu g$，叶酸为 $0.1\sim0.2~mg$。长期母乳喂养不及时添加辅食容易发生维生素 B_{12} 缺乏；长期羊乳、奶粉喂养不加辅食易致叶酸缺乏。

（2）吸收障碍：见于慢性腹泻、脂肪下痢、小肠切除等胃肠疾病时。慢性肝病可影响维生素 B_{12}、叶酸在体内的贮存。

（3）需要量增加：生长发育过快的婴儿（尤其是早产儿），或患严重感染（如肺炎）时需要量增加，易致缺乏。

（二）临床表现

本病约 2/3 病例见于 6～12 个月，2 岁以上少见。急性感染常为发病诱因。临床表现特点如下。

1.贫血及一般表现

面色蜡黄，虚胖，易倦，头发稀黄发干，肝脾可轻度肿大，重症可出现心脏扩大，甚至心功能不全。

2.消化系统症状

常有厌食、恶心、呕吐、腹泻、舌炎、舌面光滑。

3.神经系统症状

见于维生素 B_{12} 缺乏所致者。表现为表情呆滞、嗜睡、反应迟钝、少哭不笑、哭时无泪、少汗、智力体力发育落后，常有倒退现象，不能完成原来已会的动作。可出现唇、舌、肢体震颤，腱反射亢进，踝阵挛阳性。

（三）实验室检查

1.血象

红细胞数减少比血红蛋白降低明显。红细胞大小不等，以大者为主，中央淡染区不明显。重症白细胞可减少，粒细胞胞体较大，核分叶过多（核右移），血小板亦可减少，体积变大。

2.骨髓象

红系细胞增生活跃，以原红及早幼红细胞增多相对明显。各期幼红细胞均有巨幼变，表现如胞体变大，核染色质疏松，副染色质明显，显示细胞核发育落后于胞浆。粒细胞系及巨核细胞系也可有巨幼变表现。

3.生化检查

血清维生素 B_{12} 及叶酸测定低于正常含量（维生素 B_{12} 小于 $100~ng/L$，叶酸小于 $3~\mu g/L$）。

（四）诊断

根据贫血表现、血象特点，结合发病年龄、喂养史，一般不难做出诊断。进一步做骨髓检查有助于确诊。少数情况下须注意与脑发育不全（无贫血及上述血象、骨髓象改变，自生后不久即有智力低下）及少见

的非营养性巨幼细胞性贫血相鉴别。

（五）治疗与预防

（1）加强营养和护理，防治感染。

（2）维生素 B_{12} 及叶酸的应用维生素 B_{12} 缺乏所致者应用维生素 B_{12} 肌注，每次 $50\sim100~\mu g$，每周 $2\sim3$ 次，连用 $2\sim4$ 周，或至血象恢复正常为止。应用维生素 B_{12} $2\sim3$ 天后可见精神好转，网织红细胞增加，$6\sim7$ 天达高峰，约 2 周后降至正常。骨髓内巨幼红细胞于用药 $6\sim72h$ 内即转为正常幼红细胞，精神神经症状恢复较慢。由于叶酸缺乏所致者给予叶酸口服每次 $5~mg$，每日 3 次，连服数周。治疗后血象、骨髓象反应大致如上所述。维生素 C 能促进叶酸的利用，宜同时口服。须注意单纯由于缺乏维生素 B_{12} 所致者不宜加用叶酸，以免加重精神神经症状。重症贫血于恢复期应加用铁剂，以免发生铁的相对缺乏。

（3）输血的应用原则同缺铁性贫血。

（4）预防措施主要是强调改善乳母营养，婴儿及时添加辅食，避免单纯羊奶喂养，年长儿要注意食物均衡，防止偏食习惯。

三、营养性混合性贫血

营养性缺铁性贫血与营养性巨幼细胞性贫血同时存在时称为营养性混合性贫血，较常见于婴幼儿期。

（一）临床表现

具有两种贫血的混合表现，贫血程度一般较重。

（二）实验室检查

1.血象

血红蛋白及红细胞近于平行降低，红细胞大小不等更明显，大者大于正常，小者小于正常，大红细胞中央浅染区扩大为本病红细胞典型表现。白细胞、血小板常减少。

2.骨髓象

红细胞系具有两种贫血的表现，例如可见巨幼红细胞而胞浆嗜碱性强，粒细胞、巨核细胞也可见巨幼细胞性贫血时的形态改变。

（三）治疗

需同时应用铁剂及维生素 B_{12} 或叶酸治疗。

（杨 飞）

第四节 感染性贫血

感染性贫血又称婴儿假性白血病性贫血、雅克什综合征等。其特点是婴儿期发病，表现有严重贫血、肝及脾大、外周血白细胞增高并出现幼稚粒细胞及有核红细胞。

一、诊断

（一）病史

本病多发生于 6 个月至 2 岁婴幼儿，在营养不良及佝偻病基础上，由于感染性疾病如迁延性肺炎、肺脓肿、脓胸、败血症、慢性尿路感染等而发病。

（二）临床表现

起病缓慢，面色逐渐苍白或蜡黄，身体瘦弱，精神萎靡，常反复感染而有不规则发热。体格检查可见肝、脾大，尤以脾大明显。全身淋巴结可轻度肿大，有时可见皮肤出血点或水肿。可伴有佝偻病的临床表现。

（三）辅助检查

1.血象

多为中度以上的营养性混合性贫血。白细胞增多,甚至可达 $30 \times 10^9/L$ 以上,分类可见各期幼稚粒细胞,但仍以较成熟者占多数。

2.骨髓象

增生活跃或明显活跃,少数病例可增生低下,细胞分类和形态学改变与营养性混合性贫血相似。

3.铁代谢的检查

感染时血清铁明显降低,总铁结合力也下降,肝、脾和骨髓组织中的贮存铁增多。感染恢复后,铁代谢失常可得到纠正。

二、鉴别诊断

（1）营养性缺铁性贫血:雅克什综合征严重时可见小细胞低色素性贫血,血清铁下降,易误诊为营养性缺铁性贫血,本病与缺铁性贫血不同的是其血清总铁结合力下降,骨髓细胞外铁增多,肝脾明显大,可资鉴别。

（2）白血病:急性白血病病情发展快,多有出血倾向,血象中幼稚细胞以原幼阶段为主,血小板大多明显减少,骨髓象有典型白血病改变。婴儿慢性粒细胞白血病血象、骨髓象以粒细胞改变明显,胎儿血红蛋白常明显增高。以上特点可资鉴别。

（3）类白血病反应:多能查出原发感染灶,脾大较轻,血象不一定有贫血,粒细胞有感染中毒改变,原发病控制后血象恢复正常。

（4）溶血性贫血:有核红细胞及网织红细胞增加时,雅克什综合征应与慢性溶血性贫血相鉴别,主要根据病史、红细胞的形态及血红蛋白异常,以及证实溶血存在的试验阳性结果进行鉴别。

（5）其他有骨髓外造血的疾病:如婴儿型石骨症、骨髓纤维化等也表现为贫血、脾大、外周血象出现幼稚粒细胞、幼稚红细胞,但骨髓穿刺常不能成功。骨髓活检、X线骨骼摄片等可助鉴别。

三、治疗

（一）治疗原发病

改善营养,加强护理。要积极的控制感染,仔细寻找慢性感染灶,应用有效的抗生素。

（二）抗贫血治疗

根据贫血性质给予铁剂、维生素 B_{12} 或叶酸,用至血红蛋白正常。

（三）其他

饮食疗法、支持治疗及输血原则上与营养性贫血相同。伴有活动性佝偻病者给予维生素 D 制剂及钙剂积极治疗。

四、预后

（1）本病一般经去除病因、改善营养、治疗贫血等综合措施后可治愈。

（2）要积极控制感染,清除感染病灶,感染不能控制时贫血不易改善。

（3）本病抗贫血治疗一般常按营养性混合性贫血治疗,合用铁剂、维生素 B_{12} 或叶酸。

（4）重症病例可给予输血治疗。

（5）本病治疗一般于感染控制后血象迅速好转,但较单纯营养性贫血恢复慢,需要治疗的时间长。肝、脾大常需数月至 1 年方可恢复正常。

（杨　飞）

第五节　急性白血病

白血病是造血系统的恶性增生性疾病;其特点为造血组织中某一血细胞系统过度地增生、进入血流并浸润到各组织和器官,从而引起一系列临床表现。在我国,小儿的恶性肿瘤中以白血病的发病率最高。据调查,我国小于 10 岁小儿的白血病发生率为 3/100 000~4/100 000,男性发病率高于女性;任何年龄均可发病,新生儿亦不例外,但以学龄前期和学龄期小儿多见。小儿白血病中 90% 以上为急性白血病,慢性白血病仅占 3%、5%。

一、病因和发病机制

尚未完全明了,可能与下列因素有关。

(一)病毒因素

人类白血病的病毒病因研究已益受到重视。1986 年以来,发现属于 RNA 病毒的逆转录病毒(称人类 T 细胞白血病病毒,HTLV)可引起人类 T 淋巴细胞白血病。这种白血病曾见于日本南方的岛屿、美国和以色列,在这种白血病高发地区的正常人血清测得 HTLV 抗体,证明病毒确可引起人类白血病。

病毒引起白血病的发病机制未明,近年来实验研究提示可能与癌基因有关;人类和许多哺乳动物,以及禽类的染色体基因组中存在着癌基因,在正常情况时,其主要功能为控制细胞的生长和分化,而在某些致癌物质和病毒感染的作用下,癌基因可发生畸变,导致功能异常而引起细胞癌变,逆转录病毒的 RNA 中存在着病毒癌基因,它的结构与人类和许多哺乳动物的癌基因类似,这种病毒感染宿主的细胞后,病毒癌基因通过转染突变癌基因或使其畸变,激活了癌基因的癌变潜力,从而导致白血病的发生。癌基因学说为白血病的病因学研究开创了新的途径,但尚存在不少问题有待解决。

(二)物理和化学因素

电离辐射能引起白血病。小儿对电离辐射较为敏感,在曾经放射治疗胸腺肥大的小儿,白血病发生率较正常小儿高 10 倍;妊娠妇女照射腹部后,其新生儿的白血病发病率比未经照射者高 17.4 倍、电离辐射引起白血病的机制未明,可能因放射线激活隐藏体内的白血病病毒使癌基因畸变,或因抑制机体免疫功能而致发病。

苯及其衍生物、氯霉素、保泰松和细胞毒药物均可诱发急性白血病。化学物质与药物诱发白血病的机制未明,有可能是这些物质破坏了机体免疫功能,使免疫监视功能降低,从而导致白细胞发生癌变。

(三)体质因素

白血病不属遗传性疾病,但在家族中却可有多发性恶性肿瘤的情况。少数患儿可能患有其他遗传性疾病,如 21-三体综合征、先天性睾丸发育不全症、先天性再生障碍性贫血伴有多发畸形(Fanconi 贫血)、先天性远端毛细血管扩张性红斑症(Bloom 综合征)以及严重联合免疫缺陷病等,这些疾病患儿的白血病发病率比一般小儿明显增高。此外,同卵孪小儿中一个患急性白血病,另一个患白血病的几率为 20%,比双卵孪生儿的发病数高 12 倍。以上现象均提示白血病的发生与遗传素质有关。

二、分类和分型

急性白血病的分类或分型对于诊断、治疗和提示预后都有一定意义。根据增生的白细胞种类的不同,可分为急性淋巴细胞白血病(急淋)和急性非淋巴细胞白血病(急非淋)两大类,急淋在小儿中的发病率较高。目前,常采用形态学(M)、免疫学(Ⅰ)及细胞遗传学(C),即 MIC 综合分型,更有利于指导治疗和提示预后。

(一)急性淋巴细胞白血病(ALL)

1.FAB 分型

根据原淋巴细胞形态学的不同,分为 3 种类型。

(1)L$_1$ 型:以小细胞为主,其平均直径为 6.6 μm,核染色质均匀,核形规则,核仁很小,一个或无,胞浆少,胞浆空泡不明显。

(2)L₂型:以大细胞为主,大小不一,其平均直径为 8.7 μm,核染色质不均匀,核形不规则,核仁一个或数个,较大,胞浆量中等,胞浆空泡不定。

(3)L₃型:以大细胞为主,细胞大小一致,核染色质细点状,均匀,核形规则,核仁一个或多个,胞浆量中等,胞浆空泡明显。上述 3 型中以 L₁ 型多见,占 80% 以上,L₃ 则最少,占 4% 以下。

2.临床分型

分型标准尚无统一意见,根据全国小儿血液病会议提出的标准可分为 2 型。

(1)高危型急性淋巴细胞白血病(HR-ALL):凡具备下述 1 项或多项与小儿急淋预后密切相关的危险因素者为 HR-ALL。①不足 12 个月的婴儿白血病。②诊断时已发生中枢神经系统白血病(CNSL)和(或)睾丸白血病(TL)者。③染色体核型为 t(4;11)或 t(9;22)异常者。④少于 45 条染色体的低二倍体者。⑤诊断时外周血白细胞计数大于 $50 \times 10^9/L$ 者。⑥泼尼松试验不良效应者(泼尼松每日 60 mg/m² 诱导7 d,第 8 d 外周血白血病细胞大于 $1 \times 10^9/L$)。⑦标危型急淋经诱导化疗 6 周不能完全缓解者。

(2)标危型急性淋巴细胞 C 血病(SH-ALL):不具备上述任何一项危险因素,或 B 系 ALL 有 t(12;21)染色体核型者。

(二)急性非淋巴细胞白血病(ANLL)

FAB 分型分为以下几类。

1.原粒细胞白血病未分化型(M₁)

骨髓中原粒细胞不低于 90%,早幼粒细胞很少,中幼粒以下各阶段细胞极少见,可见 Auer 小体。

2.原粒细胞白血病部分分化型(M₂)

骨髓中原粒和早幼粒细胞共占 50% 以上,可见多少不一的中幼粒、晚幼粒和成熟粒细胞,可见 Auer 小体;M₂b 型即以往命名的亚急性粒细胞白血病,骨髓中有较多的核、浆发育不平衡的中幼粒细胞。

3.颗粒增多的早幼粒细胞白血病(M₃)

骨髓中颗粒增多的异常早幼粒细胞占 30% 以上,胞浆多少不一,胞浆中的颗粒形态分为粗大密集和细小密集两类,据此又可分为两型,即粗颗粒型(M₃a)和细颗粒型(M₃b)。

4.粒—单核细胞白血病(M₄)

骨髓中幼稚的粒细胞和单核细胞同时增生,原始及幼稚粒细胞大于 20%;原始、幼稚单核和单核细胞不低于 20%;或原始、幼稚和成熟单核细胞大于 30%,原粒和早幼粒细胞大于 10%。除以上特点外,骨髓中异常嗜酸粒细胞增多。

5.单核细胞白血病(M₅)

骨髓中以原始、幼稚单核细胞为主。可分为两型。

(1)未分化型,原始单核细胞为主,大于 80%。

(2)部分分化型,骨髓中原始及幼稚单核细胞大于 30%,原始单核细胞小于 80%。

6.红白血病(M₆)

骨髓中有核红细胞大于 50%,以原始及早幼红细胞为主,且常有巨幼样变;原粒及早幼粒细胞大于 30%。外周血可见幼红及幼粒细胞;粒细胞中可见 Auer 小体。

7.急性巨核细胞白血病(M₇)

骨髓中原始巨核细胞大于 30%;外周血有原始巨核细胞。

(三)特殊类型白血病

如多毛细胞白血病、浆细胞白血病、嗜酸粒细胞白血病等,在儿科均罕见。

三、临床表现

各型急性白血病的临床表现基本相同,主要表现如下。

(一)起病

大多较急。少数缓慢,早期症状有面色苍白、精神不振、乏力、食欲低下、鼻出血或齿龈出血等;少数患儿以发热和类似风湿热的骨关节痛为首发症状。

（二）发热

多数患儿起病时有发热，热型不定，可低热、不规则发热、持续高热或弛张热，一般不伴寒战。发热原因之一是白血病发热，多为低热且抗生素治疗无效；另一原因是感染，常见者为呼吸道炎症、齿龈炎、皮肤疖肿、肾盂肾炎、败血症等。

（三）贫血

出现较早，并随病情发展而加重，表现为苍白、虚弱无力、活动后气促等。贫血主要是由于骨髓造血干细胞受到抑制所致。

（四）出血

以皮肤和黏膜出血多见，表现为紫癜、淤斑、齿龈出血，消化道出血和血尿。偶有颅内出血，为引起死亡的重要原因之一；出血的主要原因是由于骨髓被白血病细胞浸润，巨核细胞受抑制使血小板的生成减少。血小板还可有质的改变而致功能不足，从而加剧出血倾向。白血病细胞浸润肝脏，使肝功能受损，纤维蛋白原、凝血酶原和第 V 因子等生成不足，亦与出血的发生有关；感染和白血病细胞浸润使毛细血管受损，血管通透性增加，也可导致出血倾向。此外，当并发弥散性血管内凝血时，出血症状更加明显。在各类型白血病中，以 M_3 型白血病的出血最为显著。

（五）白血病细胞浸润引起的症状和体征

1.肝、脾、淋巴结肿大

肿大的肝、脾质软，表面光滑，可有压痛。全身浅表淋巴结轻度肿大，但多局限于颈部、颌下、腋下和腹股沟等处，有时因纵隔淋巴结肿大引起压迫症状而发生呛咳、呼吸困难和静脉回流受阻。

2.骨和关节浸润

约 25% 患儿以四肢长骨、肩、膝、腕、踝等关节疼痛为首发症状，其中部分患儿呈游走性关节痛，局部红肿现象多不明显，并常伴有胸骨压痛。骨骼 X 射线检查可见骨质疏松、溶解，骨骺端出现密度减低横带和骨膜下新骨形成等征象。

3.中枢神经系统浸润

白血病细胞侵犯脑实质和（或）脑膜时即引起中枢神经系统白血病（CNSL）。由于近年联合化疗的进展，使患儿的寿命得以延长，但因多数化疗药物不能透过血脑屏障，故中枢神经系统便成为白血病细胞的"庇护所"，造成 CNSL 的发生率增高。浸润可发生于病程中任何时候，但多见于化疗后缓解期。它是导致急性白血病复发的主要原因。常见症状为颅内压增高，出现头痛、呕吐、嗜睡、视乳头水肿等。浸润脑膜时，可出现脑膜刺激征。

4.睾丸浸润

白血病细胞侵犯睾丸时即引起睾丸白血病（testicleukemia，TL），表现为局部肿大、触痛，阴囊皮肤可呈现红黑色。由于化疗药物不易进入睾丸，在病情完全缓解时，该处白血病细胞仍存在，常成为导致白血病复发的另一重要原因。

5.绿色瘤

绿色瘤是急性粒细胞白血病的一种特殊类型，白血病细胞浸润眶骨、颅骨、胸骨、肋骨或肝、肾、肌肉等，在局部呈块状隆起而形成绿色瘤；此瘤切面呈绿色，暴露于空气中绿色迅速消退，这种绿色素的性质尚未明确，可能是光紫质或胆绿蛋白的衍生物。

6.其他器官浸润

少数患儿有皮肤浸润，表现为丘疹、斑疹、结节或肿块；心脏浸润可引起心肌扩大，传导阻滞、心包积液和心力衰竭等；消化系统浸润可引起食欲不振、腹痛、腹泻，出血等；肾脏浸润可引起肾肿大、蛋白尿、血尿、管型尿等；齿龈和口腔黏膜浸润可引起局部肿胀和口腔溃疡，这在急性单核细胞白血病较为常见。

四、实验室检查

实验室检查为确诊白血病和观察疗效的重要方法。

（一）血象

红细胞及血红蛋白均减少，大多为正细胞正血色素性贫血。网织红细胞数大多较低，少数正常，偶在外周血中见到有核红细胞，白细胞数增高者约占50％以上，其余正常或减少，但在整个病程中白细胞数可有增、减变化。白细胞分类示原始细胞和幼稚细胞占多数。血小板减少。

（二）骨髓象

骨髓检查是确立诊断和评定疗效的重要依据；典型的骨髓象为该类型白血病的原始及幼稚细胞极度增生；幼红细胞和巨核细胞减少。但有少数患儿的骨髓表现为增生低下，其预后和治疗均有特殊之处。

（三）组织化学染色

1.过氧化酶

在早幼阶段以后的粒细胞为阳性；幼稚及成熟单核细胞为弱阳性；淋巴细胞和浆细胞均为阴性。各类型分化较低的原始细胞均为阴性。

2.酸性磷酸酶

原始粒细胞大多为阴性，早幼粒以后各阶段粒细胞为阳性；原始淋巴细胞弱阳性，T细胞强阳性，B细胞阴性；原始和幼稚单核细胞强阳性。

3.碱性磷酸酶

成熟粒细胞中此酶的活性在急性粒细胞白血病时明显降低，积分极低或为0；在急性淋巴细胞白血病时积分增加；在急性单核细胞白血病时积分大多正常。

4.苏丹黑

此染色结果与过氧化酶染色的结果相似，原始及早幼粒细胞阳性；原淋巴细胞阴性；原单核细胞弱阳性。

5.糖原

原始粒细胞为阴性，早幼粒细胞以后各阶段粒细胞为阳性；原始及幼稚淋巴细胞约半数为强阳性，余为阳性；原始及幼稚单核细胞多为阳性。

6.非特异性酯酶（萘酚酯NASDA）

这是单核细胞的标记酶，幼稚单核细胞强阳性，原始粒细胞和早幼粒细胞以下各阶段细胞均为阳性或弱阳性，原始淋巴细胞为阴性或弱阳性。

（四）溶菌酶检查

血清中的溶菌酶主要来源于破碎的单核细胞和中性粒细胞，测定血清与尿液中溶菌酶的含量可以协助鉴别白血病细胞类型。正常人血清含量为4～20 mg/L；尿液中不含此酶。在急性单核细胞白血病时，其血清及尿液的溶菌酶浓度明显增高；急性粒细胞白血病时中度增高；急性淋巴细胞白血病时则减少或正常。

五、诊断和鉴别诊断

典型病例根据临床表现、血象和骨髓象的改变即可做出诊断。发病早期症状不典型，特别是白细胞数正常或减少者，其血涂片不易找到幼稚白细胞时，可使诊断发生困难。须与以下疾病鉴别。

（一）再生障碍性贫血

本病血象呈全血细胞减少；肝、脾、淋巴结肿大；骨髓有核细胞增生低下，无幼稚白细胞增生。

（二）传染性单核细胞增多症

本病肝、脾、淋巴结常肿大；白细胞数增高并出现异型淋巴细胞，易与急性淋巴细胞白血病混淆。但本病病程经过一般良好，血象多于1个月左右恢复正常；血清嗜异性凝集反血阳性；骨体无白血病改变。

（三）类白血病反应

类白血病反应为造血系统对感染、中毒和溶血等刺激因素的一种异常反应，以外周血出现幼稚白细胞或白细胞数增高为特征。当原发疾病被控制后，血象即恢复正常。此外，血小板数多正常，白细胞有中毒性改变，如中毒颗粒和空泡形成；中性粒细胞碱性磷酸酶积分显著增高等，可与白血病区别。

六、治疗

急性白血病的治疗主要是以化疗为主的综合疗法,其原则是要:①早期诊断、早期治疗。②应严格区分患儿的白血病类型,按照类型选用不同的化疗药物联合治疗。③药物剂量要足,治疗过程要间歇。④要长期治疗,交替使用多种药物,同时要早期防治中枢神经系统白血病和睾丸白血病,注意支持疗法。持续完全缓解 2.5～3.5 年者方可停止治疗。

(一)支持疗法

1.防治感染

在化疗阶段,保护性环境隔离对防止外源性感染具有较好效果。用抗生素预防细菌性感染,可减少感染性并发症。并发细菌性感染时,应根据不同致病菌和药敏试验结果选用有效的抗生素治疗。长期化疗常并发真菌感染,可选用抗真菌药物如制霉菌素,两性霉素 B 或氟康唑等治疗;并发疱疹病毒感染者可用阿昔洛韦治疗;怀疑并发卡氏囊虫肺炎者,应及早采用复方新诺明治疗。

2.输血和成分输血

明显贫血者可输给红细胞;因血小板减少而致出血者,可输浓缩血小板。有条件时可酌情静脉输注丙种球蛋白。

3.集落刺激因子

化疗期间如骨髓抑制明显者,可给予 G-CSF、GM-CSF 等集落刺激因子。

4.高尿酸血症的防治

在化疗早期,由于大量白血病细胞破坏分解而引起高尿酸血症,导致尿酸结石梗阻、少尿或急性肾衰竭,故应注意多喝水以利尿。为预防高尿酸血症,可口服别嘌呤醇。

5.其他

在治疗过程中,要增加营养。有发热、出血时应卧床休息。要注意口腔卫生,防止感染和黏膜糜烂。并发弥散性血管内凝血时,可用肝素治疗。

(二)化学药物治疗

目的是杀灭白血病细胞,解除白血病细胞浸润引起的症状,使病情缓解以至治愈。急性白血病的化疗通常按下述次序分阶段进行。

1.诱导治疗

诱导缓解治疗是患儿能否长期无病生存的关键,需联合数种化疗药物,最大程度地杀灭白血病细胞。从而尽快达到完全缓解、柔红霉素(DNR)和左旋门冬酰胺酶(L-ASP)是提高急性淋巴细胞白血病(ALL)完全缓解率和长期生存率的两个重要药物,故大多数 ALL 诱导缓解方案均为包含这两种药物的联合化疗,如 VDLP 等。而阿糖胞苷(Ara-c)则对治疗急性非淋细胞白血病重要。

2.巩固治疗

强力的巩固治疗是在缓解状态下最大限度地杀灭微小残留白血病细胞(MRLC)的有力措施,可有效地防止早期复发,并使在尽可能少的 MRLC 状况下进行维持治疗。

3.预防髓外白血病

由于大多数药物不能到达中枢神经系统、睾丸等部位,如果不积极预防髓外白血病,则 CNSL 在 3 年化疗期间的发生率可高达 50% 左右。TL 的发生率在男孩可有 5%～30%。CNSL 和 TL 会导致骨髓复发、治疗失败,因此有效的髓外白血病的预防是白血病特别是急性淋巴细胞白血病患儿获得长期生存的关键之一。通常首选大剂量甲氨蝶呤＋四氢叶酸钙(HDMTX＋CF)方案,配合甲氨蝶呤(MTX)、Ara-c 和地塞米松三联药物鞘内注射治疗。ANLL 选用三联药物鞘内注射。

4.维持治疗和加强治疗

为了巩固疗效,达到长期缓解或治愈的目的,必须在上述疗程后进行维持治疗和加强治疗。

(三)造血干细胞移植

这是将正常的造血干细胞移植到患儿骨髓内使增殖和分化,以取代患儿原来的有缺陷的造血细胞,重建其造血和免疫功能,从而达到治疗的目的。造血干细胞取自骨髓者称骨髓移植,取自外周血或脐带血者分别称外周血造血干细胞移植和脐带血造血干细胞移植;造血干细胞移植法不仅提高患儿的长期生存率,而且还可能根治白血病。随着化疗效果的不断提高,目前造血干细胞移植多用于急性非淋巴细胞白血病和部分高危型急性淋巴细胞白血病患儿,一般在第 1 次化疗完全缓解后进行,其 5 年无病生存率约为 50%~70%;标危型急性淋巴细胞白血病一般不采用此方法。

(四)常用化疗方法举例

1.高危急性淋巴细胞白血病的化疗

(1)诱导治疗:例如 VDLP 方案 4 周。长春新碱(VCR)1.5 mg/m² (每次最大量不超过 2 mg)静脉注射,每周 1 次,共 4 次;柔红霉素(DNR)30 mg/m²,快速静脉滴注,第 8 至第 10 天使用,共 3 次,左旋门冬酰胺酶(L-Asp)5 000~10 000 U/m²,静脉滴注或肌内注射,从第 9 开始隔日 1 次,共 8 次;泼尼松(Pred)第 1~28 天使用,每日 60 mg/m²,分 3 次口服,第 29 开始每 2 日减半量,1 周内减停。

(2)巩固治疗:在诱导治疗 28 d 达完全缓解时,宜在第 29~32 天开始巩固治疗。例如 CAM 方案:环磷酰胺(CTX)800~1 000 mg/m²,于第 1 天快速静脉滴注(注意水化和保持尿碱性);阿糖胞苷(Ara-c)1 g/m²,第 2~4 日使用,每 12 h 静脉滴注 1 次,共 6 次;6-MP 每日 50 mg/m²,第 1~7 天使用,晚间 1 次口服。

(3)早期强化治疗:例如 VDL Dex 方案:VCR、DNR 均于第 1 天,第 8 天各 1 次,剂量同前;L-Asp 5 000~10 000 U/m²,于第 2 天、第 4 天、第 6 天、第 8 天使用,共 4 次;DEX 每日 8 mg/m²,第 1~14 天使用,第 3 周减停。休息 1~2 周,接依托泊苷(鬼臼乙叉甙,VP,16)+Ara-c 方案:VP16 100 mg/m² 静脉滴注,然后继续滴注 Ara-c 300 mg/m²,于第 1 天,第 4 天,第 7 天使用,共 3 次。

(4)维持治疗:6-MP + MTX,6-MP 每日 75 mg/m²,夜间睡前顿服,共 21 次;MTX 每次 20~30 mg/m²,肌内注射或口服,每周 1 次,连用 3 周;接着 VDex 1 周(剂量同前);如此重复序贯用药,遇强化治疗暂停。

(5)加强治疗:自维持治疗期起,每年第 3、第 9 个月各用 COADex 方案 1 个疗程(CTX 为 600 mg/m²,其余剂量和用法同前,其中 O 即 VCR);每年第 6 个月用 VDLDex 方案(用法同早期强化治疗);每年第 12 个用替尼泊苷(Vm²6)或 VP16+Ara-c1 个疗程(同早期强化治疗)。

(6)HDMTX+CF 治疗和鞘内注射:未作颅脑放射治疗者,从维持治疗第 2 个月开始,每 3 个月 1 次 HDMTX+CF,共 8 次,然后每 3 个月三联鞘内注射 1 次。已做颅脑放射治疗者,只能采用三联鞘注,每 12 周 1 次直至终止治疗。

总疗程自维持治疗算起,女孩为 3 年,男孩为 3.5 年。

2.标危型急性淋巴细胞白血病化疗

基本同高危急性淋巴细胞白血病,但 DNR 在诱导治疗时减为 2 次;在髓外白血病预防中,一般不用放疗;加强治疗为每年强化 1 次,第 1,第 3 年末选用 VDLDex,第 2 年末选用 VP16+Ara-c;维持期 HDMTX+CF共用 6 次,总疗程自维持治疗算起,女孩 2 年半,男孩 3 年。

3.急性非淋巴细胞白血病的治疗

(1)诱导治疗。①DA 方案:DNR 每日 30~40 mg/m²,静脉滴注,每日 1 次,第 1~3 天使用;Ara-c 每日 150~200 mg/m² 静脉滴注或肌内注射,分 2 次(2h 一次),第 1~7 天使用。②DEA 方案:DNR 和 Ara-c同上;VP16(或 Vm²6)每日 100~150 mg/m²,静脉滴注,每日 1 次,第5~7天使用。

(2)缓解后治疗。①巩固治疗采用原有效的诱导方案 1~2 个疗程。②维持治疗常选用 DA、DAE、COAP、CAM 中 3 个有效方案作序贯治疗,第 1 年每月 1 个疗程,第 2 年每 6~8 周 1 个疗程,第 3 年每 8~12 周 1 个疗程,维持 3 年左右终止治疗。或选用 HDAra-c+DNR(或)VP16 方案:Ara-c 每 12 h 静脉滴注1 次,每次 2 mg/m²,第 4~6 天使用;DNR 每日 30 mg/m²,每日静脉滴注 1 次,第 1~2 天使用;当 DNR 累积量大于 360 mg/m²,改为 VP16 每日 100 mg/m² 静脉滴注,第 1 天,第 3 天各用一次。疗程间歇3~5 周,共 4~6 个疗程后终止治疗。

七、预后

近十年来由于化疗的不断改进,急性淋巴细胞白血病已不再被认为是致死性疾病,5 年无病生存率达 70%~80%;急性非淋巴细胞白血病的初治完全缓解率亦已达 80%,5 年无病生存率 40%~60%。

(杨 飞)

第六节 恶性淋巴瘤

一、霍奇金病

本病多起自淋巴结,并沿相邻的淋巴链扩散,病程进展较缓慢,但有时病灶可自横膈以上跳跃到横膈以下,而首先累及脾脏及脾门淋巴结。发病年龄多为 2 岁以上儿童,多呈无痛性单侧颈淋巴结肿大,亦可累及纵隔淋巴结及胸腺。

(一)诊断

1.临床表现

(1)全身症状:1/3~1/4 的患者,最初的症状是不明原因的发热和(或)盗汗,随之出现乏力和体重下降。发热可为持续性或间断性,有时有明显的周期性。

(2)淋巴结肿大。①浅表淋巴结肿大:约 90% 以浅表淋巴结肿大为首发症状而就诊。早期肿大淋巴结多为无痛性、表面光滑、活动,孤立或散在于颈部、腋下、腹股沟等处。晚期则相互融合与皮肤粘连、不活动或形成溃疡。②深部淋巴结肿大:纵隔是好发部位,早期常无症状,随着纵隔淋巴结肿大并融合成块,可出现相应的压迫症状。肠系膜淋巴结肿大可融合成块压迫肠腔。腹膜后淋巴结肿大可压迫输尿管引起肾盂积水,腹膜后淋巴结病变沿脊神经根可浸润椎管腔。

(3)肝脾大:脾脏多为最早的血行转移侵犯的部位。

(4)淋巴结外器官侵犯:可侵犯全身各组织器官。

2.辅助检查

(1)血象:贫血多在晚期出现。白细胞、血小板一般正常。骨髓受累者,外周血浓缩涂片可见 R-S 细胞。

(2)骨髓涂片和活检:大多数患者的骨髓象在正常范围,少数出现粒系明显增生,粒红之比增高。少数病例在骨髓涂片中发现瑞-司(R-S)细胞,骨髓活检的阳性率较涂片高。

(3)血清学检查:能提供诊断和分期依据,且对患者治疗和预后有重要的参考价值。此外患者细胞免疫功能缺陷。

(4)影像学检查:可根据病情选用。

(5)组织学检查:淋巴结或其他累及组织的病理学检查是确诊及病理类型的主要依据及唯一手段。

3.临床分期

Ⅰ期:单个淋巴结区受累(Ⅰ期)或单个节外器官局限性部位受累(ⅠE期)。

Ⅱ期:横膈同侧的两组或多组淋巴结受累(Ⅱ期),或横膈同侧的一组或多组淋巴结受累,伴有邻近器官的局限部位受累(ⅡE)。

Ⅲ期:膈上、下淋巴结同时受累(Ⅲ期),或同时伴有局限性结外器官部位受累(ⅢE),或伴有脾受累(ⅢS),或伴局限性结外器官及脾均受累(ⅢSE)。

Ⅳ期:一个或多个结外器官广泛性或播散性侵犯,伴或不伴淋巴结肿大。肝脏及或骨髓受累,不论是局限性或广泛性均属Ⅳ期。

各期还按有或无以下特定全身症状而分 A 或 B 两组,无症状者为 A,有症状者为 B。①体重减轻:就诊前 6 个月内无其他原因的体重减轻 10% 以上者。②发热:经常发热 38 ℃以上。③盗汗:夜间或入睡时出汗。

(二)鉴别诊断

临床上对无痛性淋巴结肿大的患者要考虑到本病的可能,及时行相应的辅助检查以确诊或排除。由于霍奇金病的组织学特点十分复杂,它是由肿瘤性的 R-S 细胞及多种反应性细胞组成,故临床和病理均易误诊。为此,对霍奇金病的诊断应予综合分析,并需要与以下疾病鉴别。

(1)急性感染所致的淋巴结肿大:大多数由于局部器官感染引起相应引流区的淋巴结肿大,肿大的淋巴结质软有压痛,有时局部皮肤可由红、肿、热及明显压痛的炎症表现,往往伴有发热和白细胞增高,经抗炎治疗后淋巴结可缩小或不能触及。

(2)全身感染性疾病所致的淋巴结肿大:一般淋巴结肿大范围较广,疼痛多不明显,多伴有发热、肝、脾大及其他全身性伴随症状。

(3)非霍奇金淋巴瘤:非霍奇金淋巴瘤某些类型中的瘤细胞类似于霍奇金病的 R-S 细胞,容易混淆。鉴别的关键在于在霍奇金病中不仅应有肿瘤性的 R-S 细胞,还应有多种反应性细胞组成的肉芽肿性改变。

(4)急性白血病:除有淋巴结肿大外,还伴有发热、贫血、出血等临床表现,外周血涂片可见到幼稚细胞,骨髓检查可以确诊。

(三)治疗

1.治疗原则

霍奇金病对化疗和放疗比较敏感,根据分期和病理而决定治疗原则。

2.治疗方案

(1)Ⅰ~Ⅱ期。①MOPP 方案用氮芥、长春新碱(VCR)、丙卡巴肼、泼尼松。一个疗程 14d,随后休息14 d,再用第 2 个疗程。如此交替使用,继续化疗 4~6 个疗程,即可停药。②COPP 方案用环磷酰胺(CTX)取代氮芥。③第 3 个疗程后做局部受累区扩大野放疗。

(2)Ⅲ~Ⅳ期。①用 MOPP,COPP 方案 6~12 疗程。②ABVD 方案用多柔比星(ADR)、博来霉素(BLM)、VCR 及达卡巴嗪。③造血干细胞移植对难治或复发性病例,可考虑选择。

(四)预后

(1)影响预后的因素有多种,包括:①临床分期:Ⅰ~Ⅱ期 5 年生存率可达 80%~90%,10 年生存率60%~70%,Ⅲ及Ⅳ期 5 年生存率分别为 73%及 63%。②按病理分型:预后好坏的顺序依次是淋巴细胞为主型、结节硬化型,混合细胞型和淋巴细胞消减型。③年龄:年龄越大者预后越差。④原发灶的位置:原发于纵隔者比颈部差。⑤就诊时有无全身疾病。⑥脾脏受累情况:脾脏受累越重,预后越差。

(2)每一化疗疗程结束后要有间歇,一般待白细胞总数恢复到 3×10^9/L 时,再做第 2 个疗程。

(3)为减少抗药性发生,提高疗效,在对Ⅲ~Ⅳ期化疗中,可将 COPP 方案或 MOPP 方案与 ABVD 方案交替应用,总疗程 2 年。

(4)依托泊苷(Vp-16)、替尼泊苷(Vm-26)也有较好疗效,可配伍使用。

(5)8 岁以下的小儿,尽可能少用放疗,以手术和化疗代替。经过放疗又复发的患者,若骨髓可以耐受,则应用化疗,若仅淋巴结局部复发,或淋巴结外浸润又出现,但患者不能耐受化疗,则再行局部放疗。

(6)放疗与化疗联合应用,副作用较大,机体抵抗力低下,容易合并感染。有继发其他恶性肿瘤的可能性,尤其是复发后再接受治疗的患者。

二、非霍奇金淋巴瘤

非霍奇金淋巴瘤(NHL)是一组具有不同的组织学变化、起源部位及临床所见的恶性淋巴瘤。此组淋巴瘤在临床表现、病理、扩散方式及对治疗的反应方面都不同于霍奇金病。儿童时期非霍奇金淋巴瘤较霍奇金病多见,本病的发病有明显的性别差异,男女之比为 3∶1,其恶性程度较霍奇金病高,转移快,治疗效果较差。

（一）诊断

1.临床表现

①全身症状：如发热、无力、厌食和体重减轻。②淋巴结肿大：常见无痛性周围淋巴结肿大，肿大淋巴结可引起压迫症状。③结外淋巴组织：NHL约有10%～49%原发于结外，全身各部位均可累及，其中以胃肠道最多，其次为头面部及皮肤，骨髓及中枢神经系统等。

2.辅助检查

①血象：初诊病例大多血象正常。当疾病进展，骨髓受累，脾功能亢进，放化疗之后均可出现三系减少。骨髓受侵犯的NHL者中，约半数患者周围血涂片可发现淋巴瘤细胞。②骨髓检查：NHL诊断时骨髓受侵率可高达30%，晚期患者更易合并骨髓受侵。受侵细胞之特点为核扭曲和核分裂明显。③生化检查：碱性磷酸酶、乳酸脱氢酶、β_2-微球蛋白、血沉等常升高，血清免疫球蛋白减少，如合并自身免疫性溶血性贫血者Coombs试验呈阳性。④影像学检查：包括胸片、胸腹部超声、CT及MRI等。⑤病理组织学检查：NHL唯一可靠且有效的诊断方法是病理组织检查。除取淋巴结或其他累及组织作病理组织学检查外，结合免疫组化及分子生物学技术可以提高确诊率。

3.临床分期

同霍奇金病，但分期的意义不大，因病情进展迅速，早期即可全身扩散。凡有中枢神经系统及骨髓侵犯的应划为Ⅳ期。

（二）鉴别诊断

以浅部淋巴结肿大发病者，活检可以确诊，关键是对一些无痛性淋巴结肿大者要提高警惕，而原发于深部淋巴结者则易漏诊，故对长期发热而原因不明者，如怀疑为该病应进行手术探查。本病尚需与以下疾病相鉴别。

（1）急性淋巴细胞白血病：NHL患儿的淋巴瘤细胞系来自循环于血液及淋巴系统中正常的淋巴细胞恶变后的细胞，故在起病初期，即为全身性疾病。尤其淋巴母细胞型，其组织学及细胞学上与ALL很难鉴别，往往只能以临床特征和骨髓受累程度作为基础，当骨髓原始淋巴细胞比率＞0.25时，诊断为ALL。

（2）慢性淋巴结炎：一般多有感染灶，在急性期沿淋巴管至相应的淋巴结肿大或伴红、肿、热、痛等急性期表现，抗炎治疗后淋巴结可缩小。慢性期淋巴结常较小，质地较软，多活动，淋巴结活检有助于诊断。

（3）淋巴结结核：颈淋巴结肿大多见，质较硬，表面不光滑，质地不均匀，可因干酪样坏死而成囊性，或与皮肤粘连致活动度差，常伴全身中毒症状，如低热、盗汗、消瘦、乏力等，此与NHL常难区别，但淋巴结活检可予确诊。

（4）其他：结外淋巴瘤，如肺门淋巴瘤需与肺炎、结核、转移癌鉴别；胃肠道淋巴瘤需与肠结核、克罗恩病等相鉴别。

3.治疗

（1）治疗原则：以化疗为主，治疗的目的是迅速达到缓解，并维持缓解，以达到治愈的目标。

（2）化疗方案。①Ⅰ～Ⅱ期淋巴母细胞性NHL：诱导期治疗应用CHOP方案；巩固治疗再用CHOP方案1个疗程；维持治疗用6-MP和MTX。②Ⅲ～Ⅳ期淋巴母细胞性NHL：基本按急性淋巴细胞性白血病高危型方案，应用VALP诱导缓解，EA方案巩固治疗。所有病例在接受上述方案治疗期，要进行鞘内注射（Ara-c＋MTX＋DEX），庇护所的预防采用大剂量甲氨蝶呤（HD-MTX）。③B细胞性NHL：以COMP方案为主（Pred，CTX，VCR，MTX）。

（3）放射治疗：因NHL多有早期转移，所以提倡在化疗诱导治疗后再以放疗做辅助治疗。

（4）手术治疗：仅用于临床活检、残留病灶切除及完全切除局限性病变。

（5）复发性NHL的治疗：通常强化疗再复发的患者，若应用常规化疗，则生存机会极少，此时需用新的化疗方案即强化疗＋造血干细胞移植。针对复发者的方案如BACT方案，包括卡莫司丁、环磷酰胺、硫鸟嘌呤及阿糖胞苷。其他尚有BEAM，即方案中尚包括VP-16及白消胺。

（罗　琼）

第七节 骨髓增生异常综合征

骨髓增生异常综合征(MDS)是一种获得性干细胞疾病。MDS包括这样一组疾病:①难治性贫血(RA)。②难治性贫血伴环形铁粒幼细胞增多(RAS)。③难治性贫血伴原始细胞增多(RAEB)。④难治性贫血伴原始细胞增多在转变中(RAEB-t)。⑤慢性粒-单核细胞白血病(CMML)。本病多见于老年人,但近年发现儿童患者也并非少见。且儿童MDS的某些特点与成人有所不同。

一、诊断

(一)临床表现

以贫血症状为主,可兼有发热、出血和感染,部分患者可有肝、脾大,淋巴结肿大。

(二)辅助检查

1.血象

外周血任一系或任二系或全血细胞减少,偶可白细胞增多,可见有核红细胞或巨大红细胞或其他病态造血现象。

2.骨髓

骨髓涂片或病理检查有三系或二系或任一系血细胞呈病态造血。

3.祖细胞体外培养

包括多向祖细胞(CFU-mix)、粒-单祖细胞(CFU-GM)、红系祖细胞(CFU-E 和 BFU-E)、巨核祖细胞(CFU-MK)等。

4.免疫学检查

MDS患者可有细胞免疫异常和体液免疫异常。

5.染色体检查

MDS骨髓细胞染色体异常的检出率为 $40\%\sim70\%$。常见的染色体异常为 $+8,20q^-,-5/5q^-,-7/7q^-$ 等。

(三)分型标准(见表8-2)

表 8-2　MDS 的分型

亚型	外周血	骨髓
	原粒细胞＋早幼粒细胞	原粒细胞＋早幼粒细胞
1.RA	$<1\%$	$<5\%$
2.RAS	$<1\%$	$<5\%$,但环形铁粒幼细胞>骨髓有核细胞的 15%
3.RAEB	$<5\%$	$5\%\sim20\%$
4.RAEB-t	$>5\%$	$>20\%$,$<30\%$或细胞中有 Auer 小体
5.CMML	白细胞可增多,有单核细胞增多(占 $20\%\sim40\%$,或绝对值 $>1\times10^9/L$)	粒系增多,单核细胞增多可占 20%左右,红细胞系减少,Ph1 染色体阴性

二、鉴别诊断

根据临床表现,外周血象和骨髓象病态造血的表现,并除外其他有病态造血表现的疾病,即可考虑为MDS。本病与其他某些疾病有一些共同的特点,临床上容易误诊,需予以鉴别。

(1)再生障碍性贫血(AA):全血细胞减少时须除外急慢性再障。不典型再障往往表现局灶性骨髓增生,但一般无病态造血,并且多部位穿刺往往提示骨髓增生低下可作鉴别。低增生 MDS 往往会与再障混淆,但 MDS 患者骨髓原始细胞增多,往往有两系以上的病态造血,骨髓活检有小巨核细胞和 ALIP。此与再障不同。

(2)营养性巨幼细胞性贫血:幼红细胞有巨幼变时须除外营养性巨幼细胞贫血,此类患者临床上也可表现贫血、白细胞和血小板减少,骨髓细胞增生活跃,有巨幼变。但测定此类患者血清维生素 B_{12} 和叶酸浓度往往是降低的,应用维生素 B_{12} 和叶酸治疗有效。此外 MDS 患者骨髓病理有粒系不成熟前期细胞异常定位(ALIP)现象也可区别。

(3)幼年型慢性粒细胞性白血病(JCML):常表现为肝、脾大,外周血白细胞增高,血小板减低,骨髓增生活跃,预后差等,均与 MDS 中的 CMML 有共同的特点,但 CMML 有单核细胞增多,Ph1 染色体和 bcr/abl 融合基因阴性可与 CML 区别。

三、治疗

(一)刺激造血

可用司坦唑醇、集落刺激因子(GM-CSF,G-CSF)、白细胞介素-3(IL-3)等。

(二)诱导分化

可选用顺式或全反式维 A 酸、α 干扰素、三尖杉酯碱或高三尖杉酯碱、骨化三醇等。

(三)化疗

1.单药化疗

可用小剂量阿糖胞苷(Ara-c)、蒽环类药(阿柔比星、伊达比星)、依托泊苷(VP16)等。

2.联合化疗

采用 DA(柔红霉素＋阿糖胞苷)、DAT(DA＋6-TG)及 HA(高三尖杉酯碱＋阿糖胞苷)、HOAP(高三尖杉酯碱、长春新碱、阿糖胞苷、泼尼松)、DOAP 及 DHA 或 MA(米托蒽醌＋阿糖胞苷)等。

(四)造血干细胞移植

异基因造血干细胞移植为治愈 MDS 的最有效途径,有条件者可选用。

四、治疗要点

(1)MDS 病例中约 1/3 死于并发症,如感染和出血,20％～25％进展为急性白血病。

(2)由于 MDS 患者多有全血细胞减少,临床上易出现感染和出血,支持治疗尤显重要。对重度贫血或血小板明显下降者可予输浓缩红细胞和血小板。感染是 MDS 的常见并发症,主张采用广谱抗生素,对严重感染也可采用抗生素与大剂量静脉丙种球蛋白的联合应用。

(3)MDS 的治疗遵循按阶段施治的原则。如 RA 和 RAS 的主要问题是贫血,多采用以调节和刺激造血的药物为主。RAEB,RAEB-t 和 CMML 可选用诱导分化、化疗或造血干细胞移植。

(4)联合化疗主要适用于 RAEB,RAEB-t 及 CMML 亚型。多药联合化疗仅适用于白血病转化期或由体外培养、细胞遗传学检查、临床表现和实验室检查发现确定为有白血病转化倾向者,但早期采用强烈方案并不能预防和推迟白血病的转化。

(5)造血生长因子应用于 MDS 可刺激残存的正常造血前体细胞增殖分化和成熟,诱导异常克隆细胞的分化成熟,提高恶性细胞对化疗药物的敏感性。但在 RAEB 及 RAEB-t 亚型,由于 G-CSF 及 GM-CSF 可使原始细胞增加,需慎用。

(罗　琼)

第八节　弥散性血管内凝血

弥散性血管内凝血(DIC)是一种继发于多种疾病的出血综合征。在一些致病因素的作用下,血液中的凝血机制被激活,启动凝血过程,在毛细血管和小动脉、小静脉内大量的纤维蛋白沉积,血小板凝集,从而产生广泛的微血栓。由于凝血过程加速,大量的凝血因子和血小板被消耗,纤维蛋白溶解系统被激活,产生继发性纤溶亢进,临床上表现为广泛性出血倾向、微循环障碍、栓塞表现及溶血等。

一、诊断

（一）病史

常有原发病的病史，诱发弥散性血管内凝血的常见原发病有以下几方面。

1.各种感染

如细菌、病毒及疟原虫等。

2.组织损伤

如外科大手术、严重外伤、挤压伤，严重烧伤等。

3.免疫性疾病

如溶血性输血反应、流脑等所致的暴发性紫癜等。

4.某些新生儿疾病

如新生儿寒冷损伤综合征、新生儿窒息、新生儿溶血、新生儿呼吸窘迫综合征等。

5.其他

如巨大血管瘤、急性出血性坏死性小肠炎等。

（二）临床表现

有原发病的症状和体征，且有下述表现。

1.出血

皮肤黏膜出血，注射部位或手术野渗血不止，消化道、泌尿道、呼吸道出血。

2.休克

一过性或持续性血压下降，不能用原发病解释的微循环衰竭。婴幼儿常为精神萎靡、面色青灰、黏膜青紫、肢端冰冷、尿少等。

3.栓塞

表现为各脏器（如肾、肺、脑、肝等）功能障碍，出现如血尿、少尿、无尿或肾衰竭、发绀、呼吸困难、昏迷、抽搐、黄疸、腹水等。

4.溶血

表现为高热、黄疸、腰背痛及血红蛋白尿。

（三）辅助检查

由于凝血及纤溶系统均受累，有多种出、凝血方面检查的异常，主要诊断指标有以下几项。

1.血小板计数

血小板数量低于正常或进行性下降。

2.凝血酶原时间和白陶土部分凝血活酶时间

凝血酶原时间（PT）延长 3s 以上或白陶土部分凝血活酶时间（KPTT）延长 10s 以上。

3.纤维蛋白原

低于 1.6 g/L（肝病 DIC 时小于 1 g/L），或进行性下降。

4.血浆鱼精蛋白副凝试验（3P 试验）

阳性或 FDP 大于 20 mg/L（肝病 DIC 时，FDP 大于 60 mg/L）。

5.血片中破碎红细胞

数值可大于 20%。

（四）诊断标准

存在易引起 DIC 的基础疾病，有出血、栓塞、休克、溶血表现，或对抗凝治疗有效，则要考虑 DIC 的可能性。实验室检查中的主要指标如有 3 项或 3 项以上异常即可确诊。如异常者少于 3 项，则做进一步检查帮助确诊。DIC 低凝期及纤溶亢进期用上述指标确定，而高凝期因持续时间很短，临床不易发现，如在高凝期做检查，则表现为抽血时血液易凝固、凝血时间缩短、AFYF 缩短，血小板数可正常或稍增高，纤维蛋白原正常或稍增高。

第五届中华血液学会全国血栓与止血学术会议制订的诊断标准如下。

1.临床表现

(1)存在易引起 DIC 的基础疾病。

(2)有下列两项以上表现。①多发性出血倾向。②不易用原发病解释的微循环衰竭或休克。③多发性微血管栓塞的症状和体征,如皮肤、皮下、黏膜栓塞坏死及早期出现的肾、肺、脑等脏器功能不全。④抗凝治疗有效。

2.实验室检查

(1)主要诊断指标同时有下列 3 项以上异常。①血小板计数低于 $100×10^9/L$ 或呈进行性下降(肝病、白血病患者要求血小板数低于 $50×10^9/L$),或有下述两项以上血浆血小板活化产物升高:β血小板球蛋白(β-TG);血小板第 4 因子(PF_4);血栓素 B_2(TXB_2);颗粒膜蛋白(GMP)140。②血浆纤维蛋白原含量小于 1.5 g/L 或进行性下降或超过 4 g/L(白血病及其他恶性肿瘤小于 1.8 g/L,肝病小于 1.0 g/L)。③3P 试验阳性或血浆 FDP 大于 20 mg/L(肝病时 FDP 大于 60 mg/L),或 D-二聚体水平升高或阳性。④凝血酶原时间缩短或延长 3s 以上,或呈动态变化(肝病者延长 5s 以上)。⑤纤溶酶原含量及活性降低。⑥抗凝血酶Ⅲ(AT-Ⅲ)含量及活性降低。⑦血浆因子Ⅷ:C 活性低于 50%(肝病患者为必备项目)。

(2)疑难病例应有下列一项以上异常。①因子Ⅷ:C 降低,vWF:Ag 升高,Ⅷ:C/vWF:加比值降低。②血浆凝血酶-抗凝血酶试验(TAT)浓度升高或凝血酶原碎片 $1+2$(F_{1+2})水平升高。③血浆纤溶酶与纤溶酶抑制复合物(PIC)浓度升高。④血(尿)中纤维蛋白肽 A(FPA)水平增高。

二、鉴别诊断

与其他类似的微血管性溶血性贫血如血栓性血小板减少性紫癜和溶血尿毒综合征鉴别。

三、治疗

(一)一般治疗

治疗引起 DIC 的原发病。

(二)特异性治疗

1.肝素

(1)一般在 DIC 的早期使用,应用肝素的指征有以下几方面。①处于高凝状态者。②有明显栓塞表现者。③消耗性凝血期表现为凝血因子、血小板、纤维蛋白原进行性下降,出血逐渐加重,血压下降或休克者。④准备补充凝血因子如输血或血浆,或应用纤溶抑制药物而未能确定促凝物质是否仍在发挥作用者。

(2)以下情况应禁用或慎用肝素。①颅内出血或脊髓内出血、肺结核空洞出血、溃疡出血。②有血管损伤或新鲜创面者。③DIC 晚期以继发性纤溶为主者。④原有重度出血性疾病,如血友病等。⑤有严重肝脏疾病者。肝素 60～125 U/kg,每 4～6h1 次,静脉注射或静脉滴注,用药前后监测试管法凝血时间(CT),如果 CT 延长 2 倍以上,则应减量或停用,肝素过量者用等量鱼精蛋白中和。

2.抗血小板聚集药物

常用于轻型 DIC,疑似 DIC 而未肯定诊断者或高凝状态者,常用药物有以下所述。

(1)阿司匹林:10～20 mg/(kg·d),分 2～3 次口服。用到血小板数恢复正常数天后才停药。

(2)双嘧达莫(潘生丁):5 mg/(kg·d),分 2～3 次口服,疗程同阿司匹林。

3.抗凝血因子

(1)抗凝血酶Ⅲ:常用于 DIC 的早期,补充减少抗凝血酶Ⅲ量,其有抗凝血酶及抑制活化的 X 因子的作用,能保证肝素的疗效。常用剂量为首剂 80～100 U/kg,1 h 内滴完,以后剂量减半,12 h 1 次,连用 5 d。

(2)蛋白 C 浓缩剂:对感染等所致的内毒素引起的 DIC,应用蛋白 C 浓缩物可以提高肝素的疗效。

4.其他抗凝制剂

脉酸脂、MD-850、刺参酸性黏多糖、重组凝血酶调节蛋白、水蛭素等均有抗凝血作用,可用于 DIC 早期即高凝期。

5.血液成分输注

有活动性 DIC 时,可补充洗涤红细胞、浓缩血小板、清蛋白等。如果 DIC 过程已停止,或者肝素化后仍持续出血,应该补充凝血因子,可输注新鲜血浆、凝血酶原复合物。

6.抗纤溶药物

在 DIC 早期,为高凝状态时禁用抗纤溶药物,当病情发展到以纤溶为主时,可在肝素化的基础上慎用抗纤溶药,如 EACA、PAMBA 等。

（三）对症治疗

(1)改善微循环:①低分子右旋糖酐。②血管活性药物如 654-2、多巴胺等。

(2)纠正酸中毒及水、电解质的平衡紊乱。

四、疗效评价

（一）预后评估

DIC 的预后与原发病表现、DIC 治疗早晚等因素相关。

（二）痊愈标准

1.痊愈

(1)出血、休克、脏器功能不全等 DIC 表现消失。

(2)低血压、瘀斑等体征消失。

(3)血小板计数、纤维蛋白原含量以及其他实验室指标全部恢复正常。

2.显效

以上 3 项指标中,有 2 项符合要求者。

3.无效

经过治疗,DIC 症状和实验室指标无好转,或病情恶化死亡者。

（罗　琼）

第九章 内分泌系统疾病

第一节 生长激素缺乏症

生长激素缺乏症(GHD)又称垂体性侏儒症,是由于垂体前叶合成和分泌的生长激素部分或完全缺乏,或由于生长激素分子结构异常、受体缺陷等所致的生长发育障碍性疾病,其身高低于同年龄、同性别正常健康儿童生长曲线第3百分位数以下或低于正常儿两个标准差。

一、病因及发病机制

(一)病因

生长激素缺乏症是由于生长激素分泌不足所致,其原因如下。

1.原发性(特发性)

占绝大多数。①遗传因素,约有5%GHD患儿由遗传因素造成。②特发性下丘脑、垂体功能障碍,下丘脑、垂体无明显病灶,但分泌功能不足。③发育异常:垂体不发育或发育异常。

2.继发性(器质性)

继发于下丘脑、垂体或其他颅内肿瘤、感染、放射性损伤、头颅外伤、细胞浸润等病变,其中产伤是国内生长激素缺乏症的最主要原因,这些病变侵及下丘脑或垂体前叶时都可引起生长迟缓。

3.暂时性

体质性青春期生长延迟、社会心理性生长抑制、原发性甲状腺功能减退等均可造成暂时性生长激素分泌不足,当不良刺激消除或原发疾病治疗后,这种功能障碍即可恢复。

(二)发病机制

生长激素由垂体前叶细胞合成和分泌,其释放受下丘脑分泌的生长激素释放激素(GHRH)和生长激素释放抑制激素(GHRIH)的调节,前者刺激垂体释放生长激素,后者则对生长激素的合成和分泌有抑制作用。垂体在这两种激素的交互作用下以脉冲方式释放生长激素。儿童时期每日生长激素的分泌量超过成人,在青春发育期更为明显。

生长激素的基本功能是促进生长。人体各种组织细胞增大和增殖,骨骼、肌肉和各系统器官生长发育都有赖于生长激素的作用。当生长激素缺乏时,患儿表现出身材矮小。

二、临床表现

(一)原发性生长激素缺乏症

1.身材矮小

出生时身高和体重都正常,1~2岁后呈现生长缓慢,身高增长速度<4 cm/年,故随着年龄增长,其身高明显低于同龄儿。患儿头颅圆形,面容幼稚,脸圆胖,皮肤细腻,头发纤细,下颌和颏部发育不良。患儿虽然身材矮小,但身体各部比例正常,体形匀称,与实际年龄相符。

2.骨成熟延迟

出牙及囟门闭合延迟,恒齿排列不整,骨化中心发育迟缓,骨龄小于实际年龄2岁以上。

3.伴随症状

生长激素缺乏症患儿可同时伴有一种或多种其他垂体激素的缺乏,从而出现相应伴随症状。若伴有促肾上腺皮质激素缺乏容易发生低血糖;若伴有促甲状腺激素缺乏可有食欲不振、不爱活动等轻度甲状腺功能低下的症状;若伴有促性腺激素缺乏,性腺发育不全,到青春期仍无性器官发育和第二性征,男孩出现小阴茎(即拉直的阴茎长度小于 2.5 cm),睾丸细小,多伴有隐睾症,女孩表现为原发性闭经、乳房不发育。

(二)继发性生长激素缺乏症

可发生于任何年龄,发病后生长发育开始减慢。因颅内肿瘤引起者多有头痛、呕吐等颅内高压和视神经受压迫等症状和体征。

三、辅助检查

(一)生长激素刺激试验

生长激素缺乏症的诊断依靠生长激素测定。正常人血清 GH 值很低且呈脉冲式分泌,受各种因素的影响,因此随意取血测血 GH 对诊断没有意义,须做测定反应生长激素分泌功能的试验。

1.生理性试验

运动试验、睡眠试验。可用于对可疑患儿的筛查。

2.药物刺激试验

所用药物包括胰岛素、精氨酸、可乐定、左旋多巴。由于各种 GH 刺激试验均存在一定局限性,所以必须 2 种以上药物刺激试验结果都不正常时,才可确诊为 GHD。一般多选择胰岛素加可乐定或左旋多巴试验。对于年龄较小的儿童,特别注意有无低血糖症状,以防引起低血糖惊厥等反应。

(二)其他检查

1.X 线检查

常用左手腕掌指骨片评定骨龄。生长激素缺乏症患儿骨龄落后于实际年龄 2 岁或 2 岁以上。

2.CT 或 MRI 检查

对已确诊为生长激素缺乏症的患儿,根据需要选择此项检查,以了解下丘脑和垂体有无器质性病变,尤其对肿瘤有重要意义。

四、诊断要点

(1)身材矮小:低于同年龄、同性别正常健康儿生长曲线第 3 百分位以下或低于 2 个标准差(-2SD)。

(2)学龄期年生长速率<5 cm。

(3)骨龄延迟,一般低于实际年龄 2 岁以上。

(4)GH 激发实验峰值<10 μg/L。

(5)综合分析:了解母孕期情况、出生史、喂养史、疾病史,结合体格检查和实验室检查结果综合判断。

五、鉴别诊断

(一)家族性矮身材

父母身高均矮,小儿身高在第 3 百分位数左右,但骨龄与年龄相称,智力和性发育均正常。父母中常有相似的既往史。

(二)体质性青春期延迟

男孩多见,有遗传倾向。2~3 岁时身高低矮,3 岁后生长速度又恢复至≥5 cm/年。GH 正常,骨龄落后,骨龄和身高一致。青春期发育延迟 3~5 年,但最终达正常成人身高。

(三)宫内生长迟缓

出生时身高、体重均低于同胎龄儿第 10 百分位,约 8%患儿达不到正常成人身高。

(四)内分泌疾病及染色体异常

甲状腺功能低下、21-三体综合征、Turner 综合征等均有身材矮小,根据特殊体态、面容可做出诊断。

(五)全身性疾病

包括心、肝、肾疾病,重度营养不良,慢性感染,长期精神压抑等导致身材矮小者,可通过病史、全面查体及相应的实验室检查做出诊断。

六、治疗

（一）生长激素替代治疗

目前广泛使用基因重组人生长激素（r-hGH），每天 0.1 U/kg，每晚睡前皮下注射。治疗后身高和骨龄均衡增长，其最终身高与开始治疗的年龄有关，治疗愈早效果愈好。治疗后第 1 年效果最显著，以后疗效稍有下降。GH 可持续使用至骨骺融合，骨骺闭合后禁用。治疗过程中，应密切观察甲状腺功能，若血清甲状腺素低于正常，应及时补充甲状腺激素。

（二）合成代谢激素

可增加蛋白合成，促进身高增长。可选用氧甲氢龙、氟甲睾酮或苯丙酸诺龙。由于此类药可促使骨骺提前融合，反而影响最终身高，故应谨慎使用。疗程不能长于 6 个月。

（三）性激素

同时伴有性腺轴功能障碍的患儿在骨龄达 12 岁时可开始用性激素治疗，促进第二性征发育。男孩用长效庚酸睾酮，女孩用妊马雌酮（一种天然合成型雌激素）。

（四）可乐定

为一种 α 肾上腺素受体兴奋剂，可促使 GHRH 分泌，使生长激素分泌增加。剂量为每日 $75\sim150\ \mu g/m^2$，每晚睡前服用，3～6 个月为 1 疗程。

（五）左旋多巴

可刺激垂体分泌生长激素。剂量为每日 10 mg/kg，早晚各一次。

（六）其他

适当使用钙、锌等辅助药物。

（李　丰）

第二节　儿童糖尿病

糖尿病（DM）是由于胰岛素绝对或相对缺乏所造成的糖、脂肪、蛋白质代谢紊乱，致使血糖增高、尿糖增加的一种疾病。糖尿病可分为 1 型、2 型和其他类型糖尿病，儿童糖尿病大多为 1 型。

一、病因及发病机制

（一）病因

1 型糖尿病的发病机制目前尚未完全阐明，认为与遗传、自身免疫反应及环境因素等有关。其中，环境因素可能有病毒感染（风疹、腮腺炎、柯萨奇病毒）、化学毒素（如亚硝铵）、饮食（如牛奶）、胰腺遭到缺血损伤等因素的触发。机体在遗传易感性的基础上，病毒感染或其他因子触发易感者产生由细胞和体液免疫都参与的自身免疫过程，最终破坏了胰岛 G 细胞，使胰岛分泌胰岛素的功能降低以致衰竭。

（二）发病机制

人体中有 6 种涉及能量代谢的激素：胰岛素、胰高糖素、肾上腺素、去甲肾上腺素、皮质醇和生长激素。胰岛素是其中唯一降低血糖的激素（促进能量储存），其他 5 种激素在饥饿状态时均可升高血糖，为反调节激素。1 型糖尿病患儿 β 细胞被破坏，致使胰岛素分泌不足或完全丧失，是造成代谢紊乱的主要原因。

胰岛素能够促进糖的利用，促进蛋白质、脂肪合成，抑制肝糖原和脂肪分解等。当胰岛素分泌不足时，葡萄糖的利用量减少，而增高的胰高糖素、生长激素和氢化可的松等又促进肝糖原分解和糖异生作用，脂肪和蛋白质分解加速，使血液中的葡萄糖增高，当血糖浓度超过肾糖阈值时（10 mmol/L 或 180 mg/dL）导致渗透性利尿，引起多尿，可造成电解质紊乱和慢性脱水；作为代偿，患儿渴感增加，导致多饮；同时由于组织不能利用葡萄糖，能量不足而使机体乏力、软弱，易产生饥饿感，引起多食；同时由于蛋白质合成减少，体重下降，生长发育延迟和抵抗力降低，易继发感染。胰岛素不足和反调节激素增高促进了脂肪分解，使血中脂肪酸增高,机体通过脂肪酸供能来弥补不能有效利用葡萄糖产生能量,而过多的游离脂肪酸在体内代谢,导致乙酰乙酸、β-羟丁酸和丙酮酸等在体内堆积,形成酮症酸中毒。

二、临床表现

(一)儿童糖尿病特点

起病较急剧,部分患儿起病缓慢,表现为精神不振、疲乏无力、体重逐渐减轻等。多数患儿表现为多尿、多饮、多食和体重下降等三多一少的典型症状。学龄儿可因遗尿或夜尿增多而就诊。

约有40%患儿首次就诊即表现为糖尿病酮症酸中毒,常由于急性感染、过食、诊断延误或突然中断胰岛素治疗等而诱发,且年龄越小者发生率越高。表现为恶心、呕吐、腹痛、食欲不振等胃肠道症状及脱水和酸中毒症状:皮肤黏膜干燥,呼吸深长,呼吸中有酮味(烂苹果味),脉搏细速,血压下降,随即可出现嗜睡、昏迷甚至死亡。

(二)婴幼儿糖尿病特点

遗尿或夜尿增多,多饮多尿不易被察觉,很快发生脱水和酮症酸中毒。

三、辅助检查

(一)尿液检查

尿糖阳性,通过尿糖试纸的呈色强度或尿常规检查可粗略估计血糖水平;尿酮体阳性提示有酮症酸中毒;尿蛋白阳性提示可能有肾脏的继发损害。

(二)血糖

空腹全血或血浆血糖分别≥6.7 mmol/L(120 mg/dL)、≥7.8 mmol/L(140 mg/dL)。1 d内任意时刻(非空腹)血糖≥11.1 mmol/L(200 mg/dL)。

(三)糖耐量试验

本试验适用于空腹血糖正常或正常高限,餐后血糖高于正常而尿糖偶尔阳性的患儿。试验方法:试验前避免剧烈运动、精神紧张,停服氢氯噻嗪、水杨酸等影响糖代谢的药物,试验当日自0时起禁食;清晨按1.75 g/kg口服葡萄糖,最大量不超过75 g,每克加温水2.5 mL,于3~5分钟内服完;喝糖水时的速度不宜过快,以免引起恶心、呕吐等胃肠道症状;在口服前(0分)和服后60、120、180分钟各采血测定血糖和胰岛素含量。结果判定见表9-1。

表 9-1　糖耐量试验结果判定

	0分钟	60分钟	120分钟
正常人	<6.2 mmol/L(110 mg/dL)	<10 mmol/L(180 mg/dL)	<7.8 mmol/L(140 mg/dL)
糖尿病患儿	>6.2 mmol/L(110 mg/dL)	—	>11 mmol/L(200 mg/dL)

(四)糖化血红蛋白(HbA1c)检测

该指标反应患儿抽血前2~3个月血糖的总体水平。糖尿病患儿此指标明显高于正常(正常人<7%)。

(五)血气分析

pH<7.30,HCO$_3$<15 mmol/L 时证实患儿存在代谢性酸中毒。

(六)其他

胆固醇、甘油三酯及游离脂肪酸均增高,胰岛细胞抗体可呈阳性。

四、诊断

典型病例根据"三多一少"症状,结合尿糖阳性,空腹血糖≥7.0 mmol/L(126 mg/dL)即可诊断。糖化血红蛋白等测定有助于诊断。

五、鉴别诊断

(一)婴儿暂时性糖尿病

病因不明。多数在出生后6周左右发病。表现为发热、呕吐、体重不增、脱水等症状。血糖升高,尿糖和酮体阳性。经补液等一般处理后即可恢复。

（二）非糖尿病性葡萄糖尿症

Fanconi 综合征、肾小管酸中毒等患儿都可发生糖尿，鉴别主要靠空腹血糖测定，肾功能检查，必要时行糖耐量试验。

（三）与酮症酸中毒昏迷相鉴别的疾病

如重度脱水、低血糖、某些毒物的中毒等。可根据原发病及病史鉴别。

六、治疗

（一）治疗原则与目标

①消除糖尿病症状。②防止酮症酸中毒、避免低血糖。③保证患儿正常生长发育和青春期发育，防止肥胖。④早期诊断与预防急性并发症，避免和延缓慢性并发症的发生和发展。⑤长期、系统管理和教育，包括胰岛素的应用、计划饮食、身体锻炼和心理治疗，并使患儿和家属学会自我管理，保持健康心理，保证合理的学习生活能力。

（二）胰岛素的应用

1 型糖尿病患儿必须终身使用胰岛素治疗。

1.常用制剂及用法

有短效的正规胰岛素（RI），中效的珠蛋白胰岛素（NPH）和长效的鱼精蛋白锌胰岛素（PZI）三类制剂。PZI 在儿童中很少单独使用。

应用方法：①短效胰岛素（RI）初剂量 0.5～1.0 U/（kg·d），年龄＜3 岁用0.25 U/（kg·d），分3～4 次，于早、中、晚餐前 30 分钟及睡前皮下注射（睡前最好用 NPH）；②NPH 与 RI 混合（NPH 占 60%，RI 占 40%）在早餐前 30 分钟分 2 次注射，早餐前注射总量的2/3，晚餐前用 1/3。根据尿糖定性，每2～3 天调整剂量一次，直至尿糖定性不超过＋＋。每次调整2～4个单位为宜。也有人主张年幼儿使用每日 2 次的方法，年长儿每日注射 3～4 次。

2.胰岛素笔

为普通注射器的改良，用喷嘴压力和极细的针头将胰岛素推入皮下，操作简便，注射剂量准确。

3.胰岛素泵

胰岛素泵即人工胰岛，通过模拟正常人胰岛 β 细胞，按照不同的速度向体内持续释放胰岛素，适用于血糖波动较大、分次胰岛素注射不易控制者。

4.胰岛素治疗中易发生的问题

（1）注射部位萎缩：由于反复在同一部位注射所致，影响胰岛素的治疗效果。应选用双上臂前外侧、双下肢大腿前外侧、脐两侧和臀部轮换注射，每针间距 2 cm，1 个月内不应在同一部位重复注射。

（2）低－高血糖反应（Somogyi 现象）：由于慢性胰岛素过量，夜间低血糖后引发的高血糖现象。此时应逐步减少胰岛素用量使血糖稳定。

（3）黎明现象：是一种在早晨 5～9 点空腹血糖升高，而无夜间低血糖发生的情况，为晚间胰岛素用量不足所致。可加大晚间胰岛素剂量或将 NPH 注射时间稍往后移即可。

（4）低血糖：胰岛素用量过大，或使用胰岛素后未按时进食，或剧烈运动后，均易发生低血糖。久病者肾上腺素分泌反应延迟，也是易发生低血糖的因素。严重的低血糖很危险，可造成永久性脑组织损伤，如不及时抢救，可危及生命。一旦发生，立即给予葡萄糖口服或静注。

（三）饮食管理

合理的饮食是治疗糖尿病的重要环节之一，在制定饮食计划时，既要使血糖控制在正常范围，又要满足小儿生长发育的需要。每日所需热量（kcal）为 1 000＋（年龄×80～100）。饮食供热量按蛋白质占15%～20%，碳水化合物占 50%～55%，脂肪占 30%。蛋白质宜选用动物蛋白，脂肪应以植物油为主，碳水化合物最好以米饭为主。全日热量分 3 餐供应，分别占 1/5、2/5、2/5，并由每餐中留少量食物作为餐间点心。

（四）运动疗法

胰岛素注射、计划饮食和运动锻炼被称为糖尿病治疗的三要素。运动可使热量平稳并控制体重,减少冠心病的发生。但糖尿病患儿必须在血糖得到控制后才能参加运动,运动应安排在胰岛素注射及进餐后2小时之间,防止发生低血糖。若发生视网膜病变时应避免头部剧烈运动,以防发生视网膜出血。

（五）糖尿病的长期管理和监控

由于本病需要终生饮食控制和注射胰岛素,给患儿带来各种压力和心理负担,因此医务人员应介绍有关知识,定期讲座,帮助患儿树立信心,使其坚持有规律的治疗和生活。国内有举办糖尿病夏令营的经验,证实这种活动有助于患儿身心的康复。

对患儿的监控内容主要包括以下几项:

1.建立病历

定期复诊,做好家庭治疗记录。

2.监控内容和时间

①血糖或尿糖和尿酮体:尿糖应每天查4次(三餐前和睡前,至少2次),每周一次凌晨2~3点钟的血糖。无血糖仪者测尿糖同时测酮体。定期测24小时尿糖,至少每年一次。②糖化血红蛋白:每2~3个月一次,1年至少4~6次。③尿微量清蛋白:病情稳定后2~3个月或每年1~2次。④血脂:最好每半年一次,包括总胆固醇、甘油三酯、HDL、LDL、VLDL。⑤体格检查:每次复诊均应测量血压、身高、体重和青春期发育状况。⑥眼底:病程5年以上或青春期患者每年一次。

3.控制监测

主要目的是使患儿维持尿糖定性在(＋)~(－)之间;尿酮体(－),24小时尿糖≤5 g;保证小儿正常生长发育,并早期发现合并症。予以及时处理:关于血糖的监测见表9-2。

表 9-2　糖尿病患儿血糖控制监测表

项目	理想	良好	差	需调整治疗
空腹血糖(mmol/L)	3.6~6.1	4.0~7.0	>8	>9
餐后2 h血糖(mmol/L)	4.0~7.0	5.0~11.0	11.1~14.0	>14
凌晨2~4时血糖(mmol/L)	3.6~6.0	≥3.6	<3.0 或>9	>9
糖化血红蛋白(%)	<6.05	<7.6	7.9~9.0	>9.0

（六）移植治疗

1.胰腺移植

多采用节段移植或全胰腺移植,文献报道1年成活率可达80%,肾、胰腺联合移植成活率更高。

2.胰岛移植

采用人或猪胚胎胰岛细胞,可通过门静脉或肾被膜下移植于IDDM患者,移植后的胰岛细胞可以生存数月,可停止或减少胰岛素用量。

（七）酮症酸中毒的治疗

原则为纠正脱水,控制高血糖,纠正电解质紊乱和酸碱失衡;消除诱因,防治并发症。

酮症酸中毒是引起儿童糖尿病急症死亡的主要原因。主要治疗措施是补充液体和电解质、胰岛素治疗和重要并发症的处理。

1.液体和电解质的补充

治疗酮症酸中毒最重要的是扩充血容量以恢复心血管功能和排尿。

（1）纠正丢失的液体按:100 mL/kg计算,输液开始的第一小时,按20 mL/kg输入0.9%氯化钠溶液,在第2~3小时,输入0.45%氯化钠溶液,按10 mL/kg静滴。当血糖<17 mmol/L时用含有0.2%氯化钠的5%葡萄糖液静滴,治疗最初12小时内补充丢失液体总量的50%~60%,以后的24小时内补充继续丢失量和生理需要量。

（2）钾的补充：在患儿开始排尿后应立即在输入液体中加入氯化钾作静脉滴注，其浓度为0.1%～0.3%。一般按每日2～3 mmol/kg(150～225 mg/kg)补给。

（3）纠正酸中毒：碳酸氢钠不宜常规使用，仅在血 pH<7.1、HCO_3^-<12 mmol/L 时，按2 mmol/kg给予1.4%碳酸氢钠溶液静滴，当 pH≥7.2 时即停用。

2.胰岛素治疗

现多数采用小剂量胰岛素静脉滴注，正规胰岛素（RI）最初剂量 0.1 U/kg 静脉注射，继之持续滴注0.1 U/(kg·h)，即将正规胰岛素25 U加入等渗盐水 250 mL 中输入。当血糖<17 mmol/L时，改输含0.2%氯化钠的 5%葡萄糖液，RI 改为皮下注射，每次 0.25～0.5 U/kg，每4～6小时 1 次，根据血糖浓度调整胰岛素用量。

（李　丰）

第三节　持续低血糖症

低血糖是指某些病理或生理原因使血糖下降至低于正常水平。低血糖症的诊断标准是血糖在婴儿和儿童<2.8 mmol/L，足月新生儿<2.2 mmol/L，当出生婴儿血糖<2.2 mmol/L 就应开始积极治疗。

正常情况下，血糖的来源和去路保持动态平衡，血糖水平在正常范围内波动，当平衡被破坏时可引起高血糖或低血糖。葡萄糖是脑部的主要能量来源，由于脑细胞储存葡萄糖的能力有限，仅能维持数分钟脑部活动对能量的需求，且不能利用循环中的游离脂肪酸作为能量来源，脑细胞所需要的能量几乎全部直接来自血糖。因此，持续时间过长或反复发作的低血糖可造成不可逆性脑损伤，甚至死亡，年龄越小，脑损伤越重，出现低血糖状态时需要紧急处理。

一、诊断

（一）病史采集要点

1.起病情况

临床症状与血糖下降速度、持续时间长短、个体反应性及基础疾病有关。通常血糖下降速度越快，持续时间越长，原发病越严重，临床症状越明显。

2.主要临床表现

交感神经过度兴奋症状：恶心、呕吐、饥饿感、软弱无力、紧张、焦虑、心悸、出冷汗等。

急性脑功能障碍症状：轻者仅有烦躁不安、焦虑、淡漠，重者出现头痛、视物不清，反应迟钝，语言和思维障碍，定向力丧失，痉挛、癫痫样小发作，偶可偏瘫。新生儿和小婴儿低血糖的症状不典型，并且无特异性，常被忽略。

小婴儿低血糖可表现为青紫发作、呼吸困难、呼吸暂停、拒乳，突发的短暂性肌阵挛、衰弱、嗜睡和惊厥，体温常不正常。儿童容易出现行为的异常，如注意力不集中，表情淡漠、贪食等。

（二）体格检查要点

面色苍白、血压偏高、手足震颤，如低血糖严重而持久可出现意识模糊，甚至昏迷，各种反射消失。

（三）门诊资料分析

血糖：婴儿和儿童<2.8 mmol/L，足月新生儿<2.2 mmol/L 时说明存在低血糖症。

（四）进一步检查

1.同时测血糖和血胰岛素

当血糖<2.24 mmol/L(40 mg/dL)时正常人血胰岛素应<5 mU/L，而不能>10 mU/L。如果有 2次以上血糖低而胰岛素>10 mU/L 即可诊断为高胰岛素血症。

2.血酮体和丙氨酸检测

禁食 8～16 h 出现低血糖症状，血和尿中酮体水平明显增高，并有血丙氨酸降低时应考虑酮症性低血糖。

3.血促肾上腺皮质激素(ACTH)、皮质醇、甲状腺素和生长激素监测

如检测的水平减低说明相应的激素缺乏。

4.酮体、乳酸、丙酮酸及 pH、尿酮体

除低血糖外还伴有高乳酸血症,血酮体增多,酸中毒时要考虑是否为糖原累积病。

5.腹部 CT

发现胰岛细胞腺瘤有助诊断。

6.腹部 B 超

发现腺瘤回声图有助于诊断。

二、诊断

(一)诊断要点

有上述低血糖发作的临床表现,立即检测血糖,在婴儿和儿童<2.8 mmol/L,足月新生儿<2.2 mmol/L,给予葡萄糖后症状消除即可诊断。

(二)病因鉴别诊断要点

低血糖发作确诊后必须进一步查明病因,然后才能针对病因进行治疗和预防低血糖再发。

1.高胰岛素血症

高胰岛素血症可发生于任何年龄,患者血糖低而胰岛素仍>10 mU/L,可因胰岛 β 细胞增生、胰岛细胞增殖症或胰岛细胞腺瘤所引起。胰岛细胞腺瘤的胰岛素分泌是自主性的,胰岛素呈间断的释放,与血糖浓度无相关关系。胰岛细胞增生是分泌胰岛素的 β 细胞增生,胰岛细胞增殖症是胰腺管内含有胰岛的四种细胞,呈分散的单个细胞或是细胞簇存在的腺样组织,为未分化的小胰岛或微腺瘤。腹部 B 超发现腺瘤回声图、腹部 CT 可能发现胰岛细胞腺瘤有助于诊断,确诊需要依靠病理组织检查。

2.酮症性低血糖

为最多见的儿童低血糖,多在晚餐进食过少或未进餐,伴有感染或胃肠炎时发病。次日晨可出现昏迷、惊厥,尿酮体阳性。病儿发育营养较差,不耐饥饿,禁食 12~18 h 就出现低血糖,空腹血丙氨酸降低,注射丙氨酸 2 mg/kg 可使血葡萄糖、丙酮酸盐及乳酸盐上升。至 7~8 岁可能因肌肉发育其中所含丙氨酸增多,可供糖异生之用而自然缓解。

3.各种升糖激素缺乏

生长激素、皮质醇不足以及甲状腺激素缺乏,均可出现低血糖。由于这些激素有降低周围组织葡萄糖利用,动员脂肪酸和氨基酸以增加肝糖原合成,并有拮抗胰岛素的作用。根据症状和体征临床疑诊升糖激素缺乏者可测定相应的激素,包括生长激素激发试验,血甲状腺激素、ACTH、皮质醇及胰高糖素水平检测。

4.碳水化合物代谢障碍

(1)糖原累积病:除低血糖外还有高乳酸血症,血酮体增多和酸中毒。其Ⅰ型、Ⅲ型、Ⅳ型和 O 型均可发生低血糖,以Ⅰ型较为多见。Ⅰ型为葡萄糖-6-磷酸酶缺乏,该酶是糖原分解和糖异生最后一步产生葡萄糖所需的酶,此酶缺乏使葡萄糖的产生减少而发生严重的低血糖。Ⅲ型为脱酶缺乏,使糖原分解产生葡萄糖减少,但糖异生途径正常,因此低血糖症状较轻。Ⅳ型为肝磷酸化酶缺乏,可发生于糖原分解中激活磷酸化酶的任何一步,偶有低血糖发生,肝功有损害。O 型为糖原合成酶缺乏,肝糖原合成减少,易发生空腹低血糖和酮血症,而餐后有高血糖和尿糖。

(2)糖异生的缺陷:糖异生过程中所需要的许多酶可发生缺陷,如果糖-1,6-二磷酸醛缩酶缺乏时可发生空腹低血糖,以磷酸烯醇式丙酮酸羧化酶缺乏时低血糖最为严重,此酶为糖异生的关键酶,脂肪和氨基酸代谢的中间产物都不能转化成葡萄糖,因而发生空腹低血糖。

(3)半乳糖血症:是一种常染色体隐性遗传病,因缺乏 1-磷酸半乳糖尿苷转移酶,使 1-磷酸半乳糖不能转化成 1-磷酸葡萄糖,前者在体内积聚,抑制磷酸葡萄糖变位酶,使糖原分解出现急性阻滞,患儿于食乳后发生低血糖。病儿在食乳制品或人乳后发生低血糖,同时伴有呕吐腹泻、营养差、黄疸、肝大、酸中毒、

尿糖及尿蛋白阳性、白内障,给予限制半乳糖饮食后尿糖、尿蛋白转阴,肝脏回缩,轻度白内障可消退,酶学检查有助于确诊。

(4)果糖不耐受症:因缺乏 1-磷酸果糖醛缩酶,1-磷酸果糖不能进一步代谢,在体内积聚。本病主要表现在进食含果糖食物后出现低血糖和呕吐。患儿食母乳时无低血糖症状,在添加辅食后由于辅食中含果糖,不能进行代谢,临床出现低血糖、肝大和黄疸等。血中乳酸、酮体和游离脂肪酸增多,甘油三酯减低。

5.氨基酸代谢障碍

因支链氨基酸代谢中 α-酮酸氧化脱羧酶缺乏,亮氨酸、异亮氨酸和缬氨酸的 α-酮酸不能脱羧,以致这些氨基酸及其 α-酮酸在肝内积聚,引起低血糖和重度低丙氨酸血症。临床多有酸中毒、吐泻、尿味异常,可查血、尿氨基酸确诊。

6.脂肪代谢障碍

各种脂肪代谢酶的先天缺乏可引起肉毒碱缺乏或脂肪酸代谢缺陷,使脂肪代谢中间停滞而不能生成酮体,发生低血糖、肝大、肌张力低下、心肌肥大,除低血糖外可合并有酸中毒,血浆肉毒碱水平降低,酮体阴性,亦可有惊厥。

7.新生儿暂时性低血糖

新生儿尤其早产儿和低出生体重儿低血糖发生率较高,主要原因是糖原贮备不足,体脂储存量少,脂肪分解成游离脂肪酸和酮体均少,因而容易发生低血糖。糖尿病母亲婴儿由于存在高胰岛素血症及胰高糖素分泌不足,内生葡萄糖产生受抑制而易发生低血糖。

8.糖尿病治疗不当

糖尿患者因胰岛素应用不当而致低血糖是临床最常见的原因,主要是胰岛素过量,其次与注射胰岛素后未能按时进餐、饮食量减少、剧烈活动等因素有关。

9.其他

严重的和慢性的肝脏病变、小肠吸收障碍等亦可引起低血糖。

三、治疗对策

(一)治疗原则

(1)一经确诊低血糖,应立即静脉给予葡萄糖。

(2)针对病因治疗。

(二)治疗计划

1.尽快提高血糖水平

静脉推注 25%(早产儿为 10%)葡萄糖,每次 1～2 mL/kg,继以 10% 葡萄糖液滴注,按 5～8 mg/(kg·min)用输液泵持续滴注,严重者可给 15 mg/(kg·min),注意避免超过20 mg/(kg·min)或一次静脉推注 25% 葡萄糖 4 mL/kg。一般用 10% 葡萄糖,输糖量应逐渐减慢,直至胰岛素不再释放,防止骤然停止引起胰岛素分泌再诱发低血糖。

2.升糖激素的应用

如输入葡萄糖不能有效维持血糖正常,可用皮质激素增加糖异生,如氢化可的松 5 mg/(kg·d),分 3 次静脉注射或口服,或泼尼松 1～2 mg/(kg·d),分 3 次口服。效果不明显时改用胰高糖素 30 μg/kg,最大量为 1 mg,促进肝糖原分解,延长血糖升高时间。肾上腺素可阻断葡萄糖的摄取,对抗胰岛素的作用,用量为 1∶2000 肾上腺素皮下注射,从小量渐增,每次<1 mL。二氮嗪 10～15 mg/(kg·d)分3～4 次口服,对抑制胰岛素的分泌有效。

3.高胰岛素血症的治疗

(1)糖尿病母亲婴儿由于存在高胰岛素血症,输入葡萄糖后又刺激胰岛素分泌可致继发性低血糖,因此葡萄糖的输入应维持到高胰岛素血症消失才能停止。

(2)非糖尿病母亲的新生儿、婴儿或儿童的高胰岛素血症时应进行病因的鉴别,应按以下步骤进行治疗,静脉输入葡萄糖急救后开始服用皮质激素,效果不明显时试用人生长激素每日肌注 1 U,或直接改服二氮嗪,连服 5 天。近年报道长效生长抑素治疗能抑制胰岛素的释放和纠正低血糖。药物治疗效果不明显时需剖腹探查,发现胰腺腺瘤则切除,如无胰腺瘤时切除85%～90%的胰腺组织。

4.酮症性低血糖的治疗

以高蛋白、高糖饮食为主,在低血糖不发作的间期应监测尿酮体,如尿酮体阳性,预示数小时后将有低血糖发生,可及时给含糖饮料,防止低血糖的发生。

5.激素缺乏者应补充有关激素

6.糖原代谢病的治疗

夜间多次喂哺或胃管连续喂食,后者予每日食物总热量的1/3,于8～12 h 连续缓慢滴入,尚可服用生玉米淀粉液,粉量每次 1.75 g/kg,每 6 h1 次,于餐间、睡前及夜间服用,可使病情好转。

7.枫糖尿症患者

饮食中应限制亮氨酸、异亮氨酸及缬氨酸含量,加服硫胺,遇感染易出现低血糖时予输注葡萄糖。

(李　丰)

第四节　甲状腺功能亢进症

甲状腺功能亢进症是由于甲状腺激素分泌过多,导致全身各系统代谢率增高的一种综合征。临床上包括两种主要病变:弥漫性甲状腺肿伴突眼者又称毒性弥漫性甲状腺肿,也称 Graves 病;另一种为甲状腺呈结节性肿大,以后继发甲状腺功能亢进症状,称毒性结节性甲状腺肿。目前儿童甲亢有增多趋势。

一、病因

Graves 病是一种器官特异性自身免疫性疾病,为自身免疫性甲状腺疾病中的一种。其发病与遗传有关,亲属中可有同样疾病者,且抗甲状腺抗体阳性。另外与免疫系统功能紊乱有关,在环境因素及应激等条件下,激发细胞免疫及体液免疫功能紊乱,其体内有针对甲状腺细胞上 TSH 受体的自身抗体(TRAb),TSH 受体抗体能刺激甲状腺增生,甲状腺素合成和分泌增多而导致甲亢的发生。同时在 Graves 病中还可测出甲状球蛋白抗体(TGAb)、甲状腺微粒体抗体(TMAb)以及甲状腺过氧化物酶抗体(TPOAb)。另外精神刺激、情绪波动、思想负担过重以及青春发育、感染等均可诱发本病。

二、临床表现

(一)症状

1.基础代谢率增高

产热多,食欲亢进,易饥饿,但体重反而下降。大便次数增多、消瘦、乏力、怕热、多汗。

2.交感神经兴奋症状

常感到心悸,两手有细微震颤,脾气急躁,心率加快,心音亢进,可伴有心律失常。

3.眼球突出

多数为轻、中度突眼,恶性突眼少见。还可伴有上眼睑退缩、眼睑不能闭合、瞬目减少、辐辏反应差,少数伴眼肌麻痹。

4.甲亢危象

常因急性感染、创伤、手术、应激及不恰当停药而诱发。起病突然且急剧进展,表现为高热、大汗淋漓、心动过速、频繁呕吐及腹泻,严重者可出现谵妄、昏迷。常死于休克、心肺功能衰竭及电解质紊乱。

(二)体征

甲状腺肿大,多数为整个腺体弥漫性肿大、两侧对称(部分患儿甲状腺肿大可不对称)、质地中等、无结节、无疼痛,在肿大时甲状腺上可闻及血管杂音或扪及震颤。

三、诊断和鉴别诊断

（一）诊断

典型甲亢病例根据病史、症状和体征诊断并不难。如下辅助检查有助确诊。

1.甲状腺功能测定

血清甲状腺激素总 T_3（TT_3）、总 T_4（TT_4）、游离 T_3（FT_3）、游离 T_4（FT_4）均可升高,特别是 FT_4 升高对早期诊断价值更高。TT_3 和 FT_3 升高对 T_3 型甲亢诊断有特殊意义。促甲状腺激素（TSH）水平则明显降低。

2.抗体测定

TRAb、TGAb、TMAb、TPOAb 等抗体升高,提示自身免疫引起的甲亢。

3.RH 兴奋试验

甲亢患者 TSH 无反应,少数患者反应减低。

4.其他检查

血生化可有肝功能损害。心电图提示窦性心动过速或心律失常。

5.甲状腺 B 超检查

B 超示弥漫性肿大,血流丰富。

（二）鉴别诊断

1.单纯性甲状腺肿

多发生在青春期前和青春期,女性多于男性,临床除甲状腺轻度肿大外,一般无其他临床表现。甲状腺功能检查大多正常。

2.慢性淋巴细胞性甲状腺炎

慢性淋巴细胞性甲状腺炎又称自身免疫性甲状腺炎或桥本病,临床表现多样。甲状腺功能可正常、减低或出现一过性甲亢表现。有自然发生甲状腺功能减低的趋势。甲状腺呈弥漫性增大伴质地坚韧,无结节及触痛。TGAb、TPOAb 阳性,血沉增快,γ-球蛋白升高。

3.甲状腺结节及肿瘤

可通过甲状腺功能检测及甲状腺扫描和 B 超检查帮助明确甲状腺结节或肿块的性质。儿童甲状腺癌非常少见。必要时可穿刺活检助诊。

4.其他疾病所致突眼

除眼部本身疾病外,血液病（绿色瘤、黄色瘤）所致突眼应同时伴有其他骨质破坏和血象异常。

5.心脏疾患

心肌炎、心律失常等心脏疾患可表现心动过速,但甲状腺功能正常。故心动过速者应常规检查甲状腺功能,以除外甲亢的可能。

四、治疗和预后

（一）治疗

甲亢有 3 种治疗方法,即抗甲状腺药物,甲状腺次全切除术和放射性核素[131]I 治疗,后两种方法在儿科很少应用,主要采用药物治疗。

1.一般治疗

甲亢急性期注意卧床休息,减少体力活动。加强营养,多食蛋白质、糖类食物,特别是富含维生素的新鲜蔬菜和水果。避免食用含碘高的食物,如海带、紫菜等。最好用无碘盐,若没有无碘盐,可将含碘盐热炒后去除碘再用。

2.药物治疗

（1）咪唑类:甲巯咪唑,又名他巴唑,每日 $0.5\sim1.0$ mg/kg,治疗 $2\sim3$ 个月待甲状腺功能正常后须减量,逐渐减到维持量,每日 $0.3\sim0.6$ mg/kg。注意剂量个体化,以期获得最佳疗效。

（2）硫脲类衍生物:丙硫氧嘧啶每日 $4\sim6$ mg/kg,维持量每日 $1\sim3$ mg/kg。需注意以上药物的毒性作用,定期复查血象、肝功能,遇有皮肤变态反应者,酌情更换药物。大剂量时还需注意对肝肾功能的损害。一般总疗程在2~5年。

(3)β-受体阻滞剂:心动过速者可加用普萘洛尔(心得安)治疗。

(4)甲亢危象治疗:①立即鼻饲丙硫氧嘧啶每次200~300 mg,6 h一次。②1 h后静脉输入碘化钠每日1~2 g。③地塞米松每次1~2 mg,6 h一次。④静脉注射普萘洛尔,每次0.1 mg/kg,最大量5 mg,每10min一次,共4次。⑤肌内注射利舍平,每次0.07 mg/kg,最大量1 mg,必要时4~6 h重复。⑥高热者积极物理降温,必要时采用人工冬眠疗法、给氧。⑦纠正脱水,补充电解质,供给热量及大量维生素。⑧有感染者给予抗生素治疗。

(二)预后

本病为自身免疫性疾病,有一定自限性。儿童应用抗甲状腺药物治疗的永久缓解率报道不一,一般在38%~60%。

(李　丰)

第五节　先天性肾上腺皮质增生症

先天性肾上腺皮质增生症是肾上腺性征综合征中的一种。主要由于肾上腺皮质激素生物合成过程中所必需的酶的先天缺陷,致使皮质激素合成不正常,理糖激素、理盐激素不足而激素合成过程中前身物及雄性激素过多,故临床上出现不同程度的肾上腺皮质功能减退,伴有女孩男性化,而男孩则表现为性早熟,此外尚可有低血钠或高血压等多种症候群。

一、病因与病理生理

正常肾上腺皮质激素的合成见图9-1。在各种酶的作用下,皮质醇等的前身胆固醇转变为皮质醇、醛固酮、性激素等。本病患者由于合成以上激素的过程中有不同部位酶的缺陷,以致皮质醇、皮质酮合成减少,而在阻断部位以前的各种中间产物随之在体内堆积起来,致使肾上腺产生的雄激素明显增多。由于血中皮质醇水平降低,通过反馈抑制减弱,下丘脑促肾上腺皮质激素释放因子(CRF)和ACTH分泌增多,致肾上腺皮质增生,从而皮质醇的合成量得以维持生命的最低水平,但网状带也随之增生,产生大量雄激素引起男性化。由于不同酶的缺陷,如21羟化酶缺陷、17羟化酶缺陷、3β羟类固醇脱氢酶缺陷者及20,22碳链酶缺陷者,还可伴有低血钠。11β羟化酶缺陷者,由于盐皮质类固醇过多可伴有高血压等症状。并在患者体内出现阻断部位以前各种中间代谢产物如17羟孕酮、17酮类固醇、孕三醇、17羟孕烯醇酮、四氢化合物S等堆积。

造成肾上腺皮质激素生物合成过程中酶缺陷的根本原因,是由于控制这些酶合成的基因的缺陷。21羟化酶缺陷型患者的发病基因位于第6号染色体短臂HLA-B位点,隐匿型21羟化酶缺乏者以及表型正常的同胞及双亲的基因亦与HLA-B位点紧密连锁。本病系通过常染色体隐性基因传递,在两个携带致病的基因同时存在时(即纯合子)发病,仅有一个致病的基因存在时(即杂合子)不发病。一个家庭成员中一般只出现同一类型的缺陷。

二、临床表现

本病以女孩为多见,男性与女性之比约为1:4。由于酶缺陷的部位和缺陷的严重程度不同,临床上本病分为六种类型。较多见的为21羟化酶缺陷(约占患者总数的90%以上)和11β羟化酶(约占患者总人数的5%)的缺陷。其他如17羟化酶、3β羟类固醇脱氨酶、18羟化酶、20,22碳链酶等缺陷则甚少见。本节重点介绍21羟化酶缺陷型及11β羟化酶缺陷型。

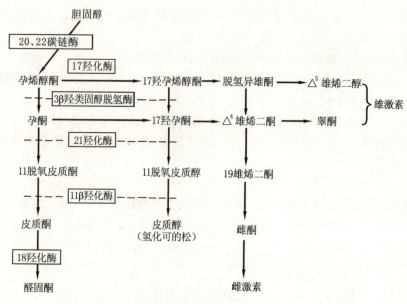

图 9-1　肾上腺皮质激素的合成途径及各种酶缺陷的影响

(一)21 羟化酶缺陷型

男婴出生时阴茎即较正常稍大,但往往不引人注意。失盐型男孩的典型症状是往往于出生后 2～3 周出现失盐危象,如不查电解质易被误诊。半年以后逐渐出现性早熟症状,至 4～5 岁时更为明显。主要表现为阴茎迅速增大,阴囊及前列腺增大,但睾丸相对地并不增大,与年龄相称,亦无精子形成,称为假性性早熟或称早熟巨阴症。患儿很早即出现阴毛,皮肤生痤疮,有喉结,声音变低沉,肌肉发达,体格发育过快,身长超过同年龄小儿,骨骺生长亦远远超过年龄。若未能及时诊断及正确治疗,则骨骺融合过早,至成人时体格反而矮小。智力发育一般正常。非失盐型男孩,仅出现性早熟症状。

女婴出生时可有阴蒂肥大,以后逐渐增长似男孩阴茎,但比同年龄男孩的阴茎更粗大,大阴唇似男孩阴囊但无睾丸,胚胎时期由于过量雄激素的影响,可阻止女性生殖器官的正常发育,胎儿于第 12 周时,女性外生殖器形成,尿道与阴道口分开。如 21 羟化酶缺陷为部分性,患者男性化程度较轻,则仅表现为阴蒂肥大;如 21 羟化酶的缺乏较严重,则雄激素对胚胎期性器官发育影响较早且严重,尿道与阴道不分开,均开口于尿生殖窦中,甚至可前伸达阴蒂的基底部,外观很像男孩尿道下裂。因此,其外生殖器可表现为三种畸形。但其内生殖器完全属于女性,故又称假两性畸形。其他男性化症状及体格发育与上述男孩患者的表现相仿。少数患病女孩在出生时可无男性表现,而在儿童期表现为过早出现阴毛及生长加速。

此外,因为 ACTH 和促黑色素细胞激素增多,患者常表现皮肤黏膜色素增深,一般说来,缺陷越严重,色素增深的发生率亦越高。在新生儿只表现乳晕发黑,外生殖器较黑,如不予治疗,则色素增深可迅速发展。

21 羟化酶缺陷型在临床上可有两种不同类型的表现:

1.单纯男性化型

症状如上述,系由于 21 羟化酶不完全缺乏,本型最多见,占患者总数的 50% 以上。

2.失盐型

占本病患者总数的 1/3 左右。当 21 羟化酶缺乏时,皮质醇的前身孕酮、17 羟孕酮等分泌过多,而醛固酮合成减少,以致远端肾小管排钠过多、排钾减少。患儿除上述男性化表现外,于出生后不久(常在出生后 2～3 周)即开始发生呕吐、厌食、不安、体重不增及严重脱水、高血钾、低血钠等电解质紊乱,出现代谢性酸中毒,如不及时治疗,可因循环衰竭而死亡。本型患者系由于 21 羟化酶的缺乏较单纯男性化型更为严重,女孩于出生时已有两性畸形的外观,比较容易诊断;男孩诊断比较困难些,往往误诊为幽门狭窄或婴儿腹泻而失去治疗的机会,以致早期死亡。也有的病例并无明显脱水或周围循环衰竭症状,突然发生死亡,可能是由于高血钾引起的心脏停搏,应提高警惕。

3.晚发型(非典型型)

此型主要见于女性,其男性化症状出现晚,常于儿童期或青春期前出现男性化症状。隐匿型者阴蒂不一定肥大,但可有痤疮、多毛,无初潮或经期短,经量少,不规则。

(二)11β羟化酶缺陷型

本型发病率较低,约占本病患者总数的5%,当11β羟化酶缺陷时,除雄激素增多外,还产生过多的11脱氧皮质酮。临床表现与21羟化酶缺陷型的单纯男性化型相同,但男性化程度相对地较轻。可以引起高血压,通常血压升高为中等度,有时高达(160～200)/(100～160) mmHg[(21.3～26.7/13.3～21.3 kPa)],可有高血压脑病和脑血管意外的并发症。此种高血压的特点是应用皮质激素后可使之下降,而停用后又复升。

三、诊断

本病若能早期诊断及早开始治疗,可防止两性畸形或男性性早熟的发展,患儿得以维持正常生活及生长发育。

诊断主要根据临床表现,参考家族史,对可疑病例可测定其24 h尿17酮类固醇排出量。正常婴儿出生后3周内尿17酮类固醇排出量较多,每天可达2.5 mg,以后减少,1岁以内<1 mg,1～4岁<2 mg,4～8岁<3 mg,青春期前<5 mg,患者可高达5～30 mg,并随年龄而增加。

当21羟化酶缺乏时,血或唾液中17羟孕酮明显升高,血17羟孕酮往往>100 mmol/L(正常<15 mmol/L),11β羟化酶缺乏时,尿中可出现大量的四氢化合物S,脱氧皮质酮亦增多,而血及唾液17羟孕酮可正常或轻度升高。

血清钾、钠、氯、二氧化碳结合力对测定失盐型患者的诊断可有参考意义。

四、鉴别诊断

(一)真两性畸形

女性患儿应注意与真两性畸形相鉴别,真两性畸形系在一人体内具有两性的生殖腺-卵巢及睾丸的组织,但发育不全,因而其雌激素、雄激素及尿17酮类固醇排出量皆较正常为低。

(二)尿道下裂伴隐睾

女孩尿道、阴道同开口于生殖窦的患者,特别是开口位于阴蒂基底部时,须注意与男孩尿道下裂伴隐睾相鉴别。可做碘油造影观察有无子宫,并可做染色体检查助诊。

(三)胃肠道疾病

失盐型患者于出生后早期出现呕吐、脱水等症状时,应注意与幽门狭窄及肠梗阻等胃肠道疾病相鉴别,尤其是男性患儿,如经补液而低血钠、高血钾不易纠正者应予注意。

五、治疗

(一)理糖激素

诊断确定后应及早应用糖皮质激素治疗。皮质醇类的应用可抑制过多的ACTH释放,减少雄激素等的过度产生,并替代自身皮质醇的不足。氢化可的松为首选,因其接近肾上腺皮质生理分泌的激素。已知人类皮质素的分泌量是恒定的,约每天6.8±1.9 mg/m²,口服氢化可的松50%以上能被吸收,因此婴幼儿期氢化可的松需要量为每天20 mg/m²(约0.7 mg/kg),分2～3次口服,初治2周内剂量可加倍。一般在几周内即可有效地抑制血中升高的17羟孕酮,按此计算,婴儿所需量为5 mg/d,可分成2.5 mg(早上)、1.25mg(中午)和1.25 mg(晚上)3次口服。

为能维持儿童期正常生长,并在适当的年龄出现青春发育,在婴幼儿期以后可继续用氢化可的松直至生长停止。氢化可的松一般以每天15～20 mg/m²为宜(约0.5～0.7 mg/kg),可分早晚2次口服。无氢化可的松时可以泼尼松替代(泼尼松5 mg相当氢化可的松20 mg)。当体格发育已成熟,可改用地塞米松每天0.01 mg/kg治疗,由于地塞米松半衰期长,可每天早上一次给药或分早晚两次给药,患者对激素需要量有个体差异,应根据生长速率、骨龄、血或唾液 17 羟孕酮等实验室检查调整剂量,应坚持终身服药。在感染、应激情况下,激素用量应为平时剂量的 2～3 倍,如遇严重应激情况或发生急性肾上腺皮质功能减退危象时,激素剂量需更大些,可采用水溶性氢化可的松静脉滴注治疗。11β 羟化酶缺陷者治疗同上。

(二)理盐激素

失盐型先天性肾上腺皮质增生症患者除应用糖皮质激素外,需应用适量理盐激素替代。常采用醋酸去氧皮质酮(DOCA)1～2 mg/d 肌内注射,或 9α 氟氢皮质素 0.05～0.1 mg/d,晚上一次口服。肌内注射 DOCA1 mg 相当于口服 9α 氟氢皮质素 0.05 mg。

(三)其他治疗

失盐危象时常需静脉补充氯化钠以纠正脱水及低血钠,补钠量可根据血钠及脱水程度计算。轻型失盐者,可不用理盐激素,每天加用 2～3 g 食盐即能维持电解质平衡。经补钠及激素治疗,高钾血症常可自行缓解,很少需用胰岛素降低血钾。对出现性早熟者可加环丙氯地孕酮或黄体生成素释放激素类似物(LHRH-a)治疗。

(四)外生殖器矫形

女性假两性畸形的阴蒂增大和阴唇融合常需做矫形手术。阴蒂切除术宜在婴儿期进行,如果太晚对患者的心理及社会影响不利。阴道成形术最好在青春发育期进行,做父母的应了解女孩内生殖器发育是正常的。不管男性化的程度如何,先天性肾上腺皮质增生症女性患者应按女性抚养。

治疗观察指标。①每 3～6 个月测量身高以了解生长速率是否正常。②每 6 个月～1 年随访骨龄,若骨龄落后显示激素用量过大;骨龄提前有早熟可能,显示剂量不足。③是否有皮质醇过多的症状:皮肤条纹样色素斑、体重增加、高血压等。④已发育女性月经是否规则。⑤定期随访血或唾液 17 羟孕酮,此检查是判断激素用量是否适当的敏感指标,血 17 羟孕酮(早上采血)测定值的意义是:70～240 mmol/L 示激素用量不足,30～70 mmol/L 示激素用量适当,<10 mmol/L 示激素用量过大。血 17 羟孕酮易受紧张等因素影响,因此从早上到晚上多次测定更有意义。⑥24h 尿 17 酮类固醇测定,此化验较粗糙,对治疗观察不够敏感。⑦血肾素测定可反映理盐激素用量是否适当。

(李 丰)

第六节 先天性甲状腺功能减退症

一、概论

本病是由于甲状腺激素合成不足所造成的一种疾病。根据病因的不同可分为两类。①散发性:系先天性甲状腺发育不良或异位、甲状腺激素合成途径中酶缺陷、促甲状腺激素缺乏、甲状腺或靶器官反应低下等所造成,多为散发病例,少数有家族史。发生率为 1/7000～1/5000。②地方性:多见于甲状腺肿流行区,是由于该地区水、土和食物中碘缺乏所致,随着我国碘化食盐的广泛应用,其发病率明显下降。

二、临床表现

症状出现的早晚及轻重程度与残留甲状腺组织的多少及甲状腺功能低下的程度有关。

(一)新生儿期

患儿常为过期产儿、巨大儿;胎便排出延迟,腹胀,便秘,脐疝,生理性黄疸期延长;少吃多睡,对外界反应低下,肌张力低,呼吸慢,哭声低且少,体温低,四肢冷,皮肤出现斑纹或有硬肿现象等。

(二)典型症状

(1)特殊面容和体态:头大,颈短,皮肤粗糙、面色苍黄,毛发稀疏、无光泽,面部黏液水肿,眼睑浮肿,眼距宽,鼻梁低平,唇厚,舌大而宽厚、常伸出口外。

(2)身材矮小,躯干长而四肢短小,上部量/下部量>1.5。

（3）腹部膨隆，常有脐疝。

（4）神经系统症状：智能发育低下，表情呆板、淡漠，神经反射迟钝。

（5）运动发育迟缓：翻身、坐、立、走的时间都延迟。

（6）生理功能低下：精神差，安静少动，对周围事物反应少，嗜睡，纳差，声音低哑，体温低而怕冷，脉搏、呼吸缓慢，心音低钝，肌张力低，肠蠕动慢，腹胀，便秘。

（7）少数患者可出现心包积液。

（三）地方性甲状腺功能减低症

因在胎儿期碘缺乏而不能合成足量甲状腺激素，影响中枢神经系统发育。临床表现为两种不同的类型，但可相互交叉重叠：

1."神经性"综合征

主要表现为共济失调、痉挛性瘫痪、聋哑、智能低下，但身材正常，甲状腺功能正常或轻度减低。

2."黏液水肿性"综合征

临床上有显著的生长发育和性发育落后、智力低下、黏液性水肿等。血清 T_4 降低、TSH 增高。约25％患儿有甲状腺肿大。

（四）TSH 和 TRH 分泌不足

患儿常保留部分甲状腺激素分泌功能，因此临床症状较轻，但常有其他垂体激素缺乏的症状如低血糖（ACTH 缺乏）、小阴茎（Gn 缺乏）、尿崩症（AVP 缺乏）等。

三、相关检查

（一）新生儿筛查

出生后 2～3d 的新生儿干血滴纸片检测 TSH 浓度作为初筛，结果大于 20mU/L 者，再检测血清 T_4、TSH 以确诊。

（二）血清 T_4、T_3、TSH 测定

如 T_4 降低、TSH 明显升高即可确诊。血清 T_3 浓度可降低或正常。必要时测定游离 T_3、游离 T_4 及甲状腺素结合球蛋白。

（三）TRH 刺激试验

静注 TRH $7\mu g/kg$，正常者在注射 20～30min 内出现 TSH 峰值，90min 后回至基础值。若未出现高峰，应考虑垂体病变；若 TSH 峰值甚高或持续时间延长，则提示下丘脑病变。

（四）X 线检查

骨龄常明显落后于实际年龄。

（五）核素检查

^{99m}Tc 计算机体层摄影术检测甲状腺发育情况及甲状腺的大小、形状和位置。

四、诊断规范

（一）诊断

1.新生儿筛查

TSH＞20mU/L 时，抽静脉血检测 T_4、TSH 以确诊。是诊断的重要手段，可早期诊断，以便早期治疗，避免神经精神发育缺陷。

2.血清 T_4、TSH 检测

若 T_4 降低、TSH 明显升高即可确诊。

3.若血清 T_4、TSH 均低

应行 TRH 刺激试验以确定是否垂体或下丘脑病变所致。

（二）鉴别诊断

应与下列疾病鉴别：先天性巨结肠、21-三体综合征、佝偻病、骨骼发育障碍的疾病等。

五、治疗方法的规范

(1)一旦诊断确立,用甲状腺制剂从小量开始,逐步加到足量,然后用维持量终身服用。甲状腺制剂有两种。①L-甲状腺素钠:是首选药物,半衰期较长,血清浓度较稳定,每日服一次即可,用量:新生儿至6个月25～50μg/d(8～10μg/kg);7～12个月50～75μg/d(6～8μg/kg);2岁以上100～200μg/m²(4μg/kg)。②甲状腺片:动物甲状腺制剂,含T₃、T₄,不稳定,若长期服用,可使T₃升高。开始量应从小至大,间隔1～2周加量一次,直至临床症状改善,血清T₄、TSH正常,即作为维持量使用。一般每日参考剂量:1岁以内4.2～9.0mg/kg;2～5岁3.0～4.4 mg/kg;6岁以上1.8～3.0mg/kg。

(2)定期复查甲状腺功能、骨龄、监测身高体重,指导调整剂量。

六、护理目标

(1)维持正常体温。

(2)保证正常的生长发育。

(3)患儿大便通畅。

(4)患儿无意外伤害发生。

(5)患儿能掌握基本生活技能,家长能掌握疾病相关知识。

七、护理措施

(一)保暖、防止感染

患儿因基础代谢低下,活动量少致体温低而畏寒。因此,机体抵抗力低,易患感染性疾病。注意室内温度,适时增减衣服,避免受寒。勤洗澡,防止皮肤感染。避免与感染性或传染性疾病患儿接触。

(二)保证营养供应

向家长介绍病情,指导喂养方法。对吸吮困难、吞咽缓慢者要耐心喂养,提供充足的进餐时间,必要时用滴管喂奶或鼻饲。经病因治疗后患儿代谢增强,生长发育加速,故必须供给高蛋白、高维生素、富含钙及铁剂的易消化食物,保证生长发育需要。

(三)保持大便通畅

向家长解释预防和处理便秘的必要措施如为患儿提供充足液体入量;早餐前半小时喝1杯热开水,可刺激排便;每日在肠蠕动方向按摩腹部数次,增加肠蠕动;适当引导患儿增加活动量,促进肠蠕动,养成定时排便习惯,必要时使用大便软化剂、缓泻剂或灌肠。

(四)加强训练,促进生长发育,做好日常生活护理

患儿智力发育差,缺乏生活自理能力。把本病的知识教给患儿及家长,以取得合作,并增强其战胜疾病的信心。加强患儿日常生活护理。防止意外伤害发生。通过各种方法加强智力、体力训练,以促进生长发育,使其掌握基本生活技能。对患儿多鼓励不应歧视。

(五)坚持终身服药,注意观察药物的反应

对家长和患儿进行指导,使其了解终身用药必要性,以坚持用药治疗。对治疗开始较晚者,虽智力不能改善,但可改善生理功能低下的症状。甲状腺制剂作用较慢,用药1周左右方达最佳药效,故服药后要密切观察患儿食欲、活动量及排便情况,定期测体温、脉搏,体重及身高。用药剂量随小儿年龄加大而增加。用量小疗效不佳,过大导致甲亢,消耗多,造成负氮平衡,并促使骨骼成熟过快致生长障碍。药物发生不良反应时轻者发热、多汗、体重减轻、神经兴奋性增高,重者呕吐、腹泻、脱水、高热、脉速、甚至痉挛及心力衰竭。此时应立即报告并及时酌情减量,给予退热、镇静、供氧、保护心功能等急救护理。

(六)重视新生儿筛查

本病在遗传、代谢性疾病中的发病率最高。一经早期确诊,在出生后1～2个月即开始治疗者,可避免遗留神经系统功能损害。

(李 丰)

第十章 风湿免疫系统疾病

第一节 风湿热

风湿热是由于 A 组 β 型溶血性链球菌感染后引起的免疫反应性疾病,它的病变是全身性结缔组织的非化脓性炎症,主要侵犯心脏和关节,其他器官如脑、皮肤、浆膜、血管等均可受累,但以心脏损害最为严重且多见。有时首次发作即可使心脏受损,反复发作可使 2/3 的患儿遗留慢性心瓣膜病。发病年龄以5~15 岁多见,90%发病年龄在 7 岁以上,以冬春季好发。

目前认为风湿热的发病是由于 A 组 β 型溶血性链球菌感染引起的免疫反应。链球菌细胞成分及其菌外产物具有高度抗原性及特异性。人体感染链球菌后产生特异性抗体。这些抗体和抗原物质在结缔组织内导致退行性病变和溶解。主要病变发生在结缔组织胶原纤维,全身各器官均可受累,但以心脏、关节、血管及浆膜等处的改变最为明显。风湿热基本的病理改变为渗出、增生(肉芽肿)、硬化的风湿小体,即阿孝夫(Aschoff)小体。在小儿风湿热则心脏病变尤为突出,心肌、心肌膜及心包均可受到损害,称为风湿性心肌炎或全心炎,亦为小儿风湿热的最重要表现。严重心肌炎可后遗风湿性心瓣膜病。风湿热的发病与上呼吸道链球菌感染、人体免疫反应及环境因素有关。近年来在发达国家中,风湿热的发病率有明显下降,而且病情较轻。

一、临床表现

(一)前驱表现

风湿热在发病前1~3 周可有咽炎、扁桃体炎、感冒等短期发热或猩红热的历史。症状轻重不一,亦可无症状,咽部症状一般常在 4 天左右消失,以后患儿无不适症状,1~3 周后开始发病。风湿性关节炎常为急性起病,而心肌炎可呈隐匿性经过。

(二)一般症状

患儿精神不振、疲倦、食欲减退、面色苍白、多汗、鼻出血。有时可有腹痛。发热一般都不太高且热型多不规则,少数可见短期高热,大多数为长期持续性低热,持续约3~4 周。

(三)主要症状

1.关节炎

呈游走性。主要侵犯的关节有膝关节(75%)、距小腿关节(50%),偶尔累及腕关节、肘关节和脊柱关节、手足小关节。可同时或先后侵犯多个关节。关节局部红、肿、痛、热、活动受限。关节炎随风湿活动消失而消失,关节功能恢复,不留强直或畸形。不典型者仅有关节酸痛。

2.心肌炎

风湿热发病后约50%患儿3~4 周即出现心肌炎,包括心肌炎、心内膜炎和心包炎,又称全心炎。轻者可无明显症状,仅有心率增快和轻度的心电图变化,严重者可导致心力衰竭。

(1)心肌炎:几乎所有的风湿热患者均有不同程度的心肌炎。可表现心悸、气短和心前区疼痛,症状变异较大,轻者症状不明显。体征:窦性心动过速,心率与体温不成比例;心脏扩大,心尖搏动弥散、微弱;第一心音低钝,或奔马律;心尖区可听到吹风样收缩期杂音;心电图变化最常见为 I 度房室传导阻滞,ST 段下移和 T 波平坦或倒置。

（2）心内膜炎：心内膜炎常累及二尖瓣和主动脉瓣，较少累及三尖瓣和肺动脉瓣，其中二尖瓣关闭不全、二尖瓣狭窄、主动脉瓣关闭不全常见；单独三尖瓣关闭不全罕见。从瓣膜炎到器质性瓣膜病一般要经半年以上才能形成。

（3）心包炎：表现为心前区疼痛、呼吸困难或端坐呼吸。早期可于心底部听到心包摩擦音，一般积液量不多；少见心音遥远、肝大、颈静脉怒张和奇脉等大量心包积液的表现。X线检查心搏动减弱或消失，心影向两侧扩大，呈烧瓶状，卧位则心腰部增宽，立位时阴影又复变窄。心电图检查早期示低电压、ST段抬高，以后T段下移和T波平坦或倒置。

3.舞蹈病

多发于5～12岁。表现为四肢不自主、不协调、无目的的运动，兴奋时加重，睡眠时减轻；重者舌和面肌可发生难以自控的运动或语言障碍，肌张力降低，腱反射减弱或消失。舞蹈病常出现在链球菌感染2～6个月后，可不伴其他症状。本症多在2～3个月后自行缓解。

4.皮下结节

发生率约1‰～4‰，常伴严重心肌炎。皮下结节呈圆形小结，与皮肤无粘连，能自由活动，多无压痛。直径2～30 mm，个别大的可达10～20 mm，数目不等，常见于肘、腕、膝、踝等关节伸侧腱鞘附着处，亦好发于头皮或脊椎旁侧。有时呈对称性分布。结节存在数日至数月不等，时消时现，一般经2～4周自然消失。近年来已少见。

5.环形红斑

一般在风湿热后期或风湿热复发时出现，常伴有心肌炎。皮肤渗出性病变可引起荨麻疹、紫癜、斑丘疹、多形性红斑、结节性红斑以及环形红斑等，其中以环形红斑的诊断意义最大，对风湿热有特征性。环形红斑的发生率约为10％。

6.其他

风湿性肺炎与胸膜炎、风湿性腹膜炎、风湿性肾炎比较少见。

二、辅助检查

（一）风湿热活动性检查

血常规可有轻度贫血，白细胞增加及核左移现象。血沉加速，但有心力衰竭时则加速不明显。C反应蛋白呈阳性反应，且较血沉的加速出现早，消失较慢，一般不受心力衰竭的影响。粘蛋白可见增加。心电图检查示P-R间期持续延长。

（二）抗链球菌的抗体检测

血清抗链球菌溶血素O(ASO)滴度增加，大多数风湿热患儿>500 U；血清抗链激酶滴度增加，1∶40以上为阳性；血清抗透明质酸酶滴度增加，1∶2048以上为阳性。以上三项均阳性者占95％。此外，尚有抗脱氧核糖核酸酶B(anti-DNAase B)及抗烟酸胺－腺嘌呤－二核苷酸酶(anti-NADase)。这些抗体在链球菌感染1周后升高，可维持数月。

（三）其他检查

咽拭子培养有时可培养出A组β型溶血性链球菌，但有些风湿患者，特别在抗生素药物治疗后，咽培养可呈阴性。血清蛋白电泳提示清蛋白减低，α及γ球蛋白增加。免疫球蛋白检查在急性期IgA增高。抗心肌抗体测定，55％风湿性心肌炎患者抗心肌抗体阳性，风湿性慢性心瓣膜病无明显风湿热活动患者，20％～30％可为阳性。链球菌感染后状态亦可呈阳性。有心肌炎者血清天冬氨酸氨基转移酶、肌酸激酶及乳酸脱氢酶可增高。

三、诊断标准

风湿热的诊断主要依靠综合临床表现。由于缺乏特殊诊断方法，目前仍沿用1992年修订的琼斯(Jones)风湿热诊断标准。主要表现：包括心肌炎、多发性关节炎、舞蹈病、皮下结节及环形红斑。心肌炎的诊断应具有以下四点之一。①新出现有意义的杂音，如心尖部收缩全期杂音或舒张中期杂音。②心脏增大。③心包炎。④心力衰竭。次要表现：包括发热，C反应蛋白阳性或白细胞增多，既往有风湿热史或有风湿性心瓣膜病。

此外,确定风湿有无活动性也是诊断中很重要的一方面。下面三种情况提示风湿活动的持续存在,即。①体温不正常,体重不增加,运动耐量不恢复。②心律不正常,易有变化,脉搏快速。③血沉快,C反应蛋白不转阴性,抗链球菌抗体滴度不下降或白细胞未恢复正常。

四、治疗

治疗原则:①早期诊断,合理治疗,病情进展造成心脏发生不可恢复的改变。②根据病情轻重,选用合理的抗风湿药物使危重患儿避免死亡,对一般病变能及时控制症状,减少患儿痛苦。③控制及预防A组β型溶血性链球菌感染,防止疾病复发。④风湿热为一反复发作的慢性过程的疾病,在反复及长期用药过程应注意药物的不良反应的发生,故应权衡利弊合理使用。

(一)卧床休息及控制活动量

在急性期如发热、关节肿痛者,应卧床休息至急性症状消失。有心肌炎并发心力衰竭者则应绝对卧床休息,休息时间一般无明显心脏受累者大约1个月左右;有心脏受累者约需2~3个月;心脏扩大伴有心力衰竭者,约需6个月左右方可逐渐恢复正常活动。

(二)饮食

应给容易消化,富有蛋白质、糖类及维生素C的饮食,宜少量多餐。有充血性心力衰竭者可适当地限制盐及水分。应用肾上腺糖皮质激素的患儿亦应适当限制食盐。

(三)控制链球菌感染

应肌内注射青霉素60万~120万U,分每日2次,用10~14日。或1次肌内注射苄星青霉素G 120万U。如不能应用青霉素时可用红霉素30 mg/(kg·d),分3~4次口服,服用10日。

(四)抗风湿药的应用

风湿热初次发病大多于9~12周能自行消退,抗风湿药物只起到抑制炎性反应作用,故疗程宜9~12周或更长,视病情轻重而定。

1.阿司匹林

用量80~100 mg/(kg·d),每日用量不超过3~4 g,少数患儿需增加到120 mg/(kg·d),每6小时1次,分4次口服,如效果不显或出现中毒反应,宜监测血清阿司匹林水平,以避免中毒反应。开始剂量用至体温下降,关节症状消失,血沉、C反应蛋白及白细胞下降至正常,大约2周左右减为原量的3/4,再用2周左右,以后逐渐减量而至完全停药。单纯关节炎者用药4~6周,有轻度心肌炎者宜用12周。注意阿司匹林的毒副作用。

2.泼尼松

用量为2 mg/(kg·d),分3~4次口服,对于严重心肌炎患者可提高至100 mg/d,开始用量持续2~3周,以后缓慢减量,至12周完全停药,或在停泼尼松之前1周,加用阿司匹林治疗,继用6~12周,时间可视病情而定。注意泼尼松可出现不良反应,为防止出现肾上腺皮质功能不全,停用泼尼松时必须缓慢停止,一般需时3~4周。

在用肾上腺糖皮质激素及阿司匹林治疗后,停药或减量时常出现反跳现象,但前者较常见,产生反跳的原因尚未明了,可能是风湿性炎症过程尚未结束就过早停药,使风湿热的自然病程又重新出现。反跳现象多在减量或停药2周内出现,轻者表现为发热、关节痛、心脏杂音又重现,血沉增快及C反应蛋白阳性,重者可出现心包炎、心脏增大及心力衰竭,轻症者通常于数日内自愈,很少需要用药,重症需再加用阿司匹林治疗。

(五)舞蹈病的治疗

主要采取对症治疗及支持疗法。居住环境宜安静,加强护理工作,预防外伤,避免环境刺激。轻症可用苯巴比妥、地西泮等镇静剂。水杨酸及肾上腺糖皮质激素疗效不显著。近年报道用氟哌啶醇1 mg加同量安坦,每日2次,可较快控制舞蹈动作,并减少氟哌啶醇的不良反应,效果较好。

（六）心力衰竭的治疗

严重心肌炎、心脏扩大者易发生心力衰竭,除用肾上腺糖皮质激素治疗以外,应加用地高辛或静脉注射毛花甙丙、毒毛花甙 K 及速效利尿剂如呋塞米等。

（七）慢性心瓣膜病的治疗

除临床上仍表现活动性需给抗风湿药物外,对无风湿活动临床表现者,则治疗时主要考虑以下几个方面。

1.控制活动量

由于瓣膜器质病变引起心脏肥厚扩大及一般心脏代偿功能减退,对这些病儿应注意控制活动量,避免剧烈运动。

2.洋地黄长期治疗

有慢性充血性心力衰竭者长期口服洋地黄,要随时调整剂量,保持有效维持量。

3.手术问题

在心瓣膜严重损害时,可做瓣膜成形术或置换术,从而恢复瓣膜的正常功能,可使危重病儿的临床症状显著好转。但由于儿童期存在不断生长发育问题,可形成置换瓣膜相对狭窄现象,以及转换瓣膜的耐久性、术后抗凝治疗、预防感染等等问题,必须严格掌握适应证。一般认为其适应证如下:

（1）替换二尖瓣的适应证:①心功能Ⅲ～Ⅳ级。②血栓栓塞发生 2 次以上。③左房大,有心房纤颤、房壁钙化者。④进展性肺动脉高压,病情逐渐恶化者。

（2）替换主动脉瓣适应证:①主动脉瓣病变引致明显冠状动脉供血不足、晕厥或心力衰竭者。②如患儿各项客观检查指标为阳性,并有心肌缺血症状,虽心功能尚好,亦应做手术。

五、预防

初发年龄越小,复发机会越多。重点是预防和治疗 A 组 β 型溶血性链球菌感染。如有慢性扁桃体炎,于风湿热控制后可摘除扁桃体,但在术前 2～3 日及术后 1～2 周注射青霉素,以防止发生感染性心内膜炎。在拔牙前后也应如此治疗。风湿热患儿用苄星青霉素 G120 万 U 肌内注射,每月 1 次,疗程可用至 5 年。

（罗　琼）

第二节　川崎病

川崎病(KD)又称皮肤黏膜淋巴结综合征(MCLS),是一种以全身性中、小动脉炎性病变为主要病理改变的急性热性发疹性疾病,其临床特点为发热伴皮疹,指、趾红肿和脱屑,口腔黏膜和眼结膜充血及颈淋巴结肿大,其最严重危害是冠状动脉损害,它是儿童期后天性心脏病的主要病因之一。本病于 1967 年由日本川崎富作首次报告,目前世界各国均有发病,以亚裔人发病率为高。发病年龄以 5 岁以内尤其婴幼儿为主,男孩多见,四季均可发病。

一、病因

病因不明,流行病学资料支持其病因可能为感染所致,曾提出溶血性链球菌、葡萄球菌、支原体和病毒(尤其是反转录病毒)感染为其病因,但反复病原学检查均未能证实。

二、临床表现

（一）主要表现

1.发热

常为不规则热或弛张热,可高达 40 ℃以上,一般持续 1～3 周。高热时可有烦躁不安或嗜睡。

2.球结合膜充血

多于起病3～4天出现,双眼球结合膜血管明显充血,无脓性分泌物,热退时消散。

3.唇及口腔表现

唇充血皲裂,舌乳头突起、充血似杨梅舌。口腔及咽黏膜弥漫性充血,呈鲜牛肉色。

4.多形性红斑或猩红热样皮疹

以躯干最多,常在第1周出现,偶有痛痒,不发生疱疹或结痂。肛周皮肤发红、脱皮。有的婴儿原卡介苗接种处重新出现红斑、疱疹或结痂。

5.手足症状

急性期手足硬性水肿和掌跖红斑,恢复期在指趾末端沿指趾甲与皮肤交界处出现膜样脱皮,这一症状为本病较特征性的表现。指、趾甲有横沟。

6.颈淋巴结肿大

单侧或双侧颈淋巴结肿大,坚硬有触痛,表面不红,无化脓。病初出现,热退时消散。有时亦伴枕后、耳后淋巴结肿大。

（二）心脏表现

于疾病的1～6周可出现心肌炎、心包炎、心内膜炎、心律失常。心电图可示低电压、P-R或Q-T间期延长、ST-T改变等;伴冠状动脉病变者,可呈心肌缺血甚至心肌梗死改变。冠状动脉造影或二维超声心动图可发现30%～50%病例伴冠状动脉扩张,其中约15%～20%发展为冠状动脉瘤,多侵犯左冠状动脉。冠状动脉损害多发生于病程2～4周,但也可见于疾病恢复期。心肌梗死和冠状动脉瘤破裂可致心源性休克甚至猝死。

（三）其他

可有间质性肺炎、无菌性脑膜炎、消化系统症状（腹痛、呕吐、腹泻、麻痹性肠梗阻、肝大、黄疸等）和关节肿痛以及视力障碍等。

三、辅助检查

（一）血液学检查

周围血白细胞增高,以中性粒细胞为主,伴核左移。轻度贫血,血小板早期正常,第2～3周增多。血沉增快,C-反应蛋白、ALT和AST升高。

（二）免疫学检查

血清IgG、IgM、IgA、IgE和血液循环免疫复合物升高。Th2类细胞因子如IL-6明显增高,血清总补体和C_3正常或增高。

（三）心电图

早期示窦性心动过速,非特异性ST-T变化;心包炎时可有广泛ST段抬高和低电压;心肌梗死时相应导联有ST段明显抬高,T波倒置及异常Q波。

（四）X线胸部平片

可示肺部纹理增多、模糊或有片状阴影,心影可扩大。

（五）超声心动图

急性期可见心包积液,左室内径增大,二尖瓣、主动脉瓣或三尖瓣反流;可有冠状动脉异常,如冠状动脉扩张（直径>3 mm,≤4 mm为轻度;4～7 mm为中度）、冠状动脉瘤（≥8 mm）和冠状动脉狭窄。

（六）冠状动脉造影

超声波检查有多发性冠状动脉瘤,或心电图有心肌缺血表现者,应进行冠状动脉造影,以观察冠状动脉病变程度,指导治疗。

四、诊断及鉴别诊断

（一）诊断标准

发热5天以上,伴下列5项临床表现中4项者,排除其他疾病后,即可诊断为川崎病。

（1）四肢变化：急性期掌跖红斑、手足硬性水肿，恢复期指趾端膜状脱皮。

（2）多形性红斑。

（3）眼结膜充血。

（4）口唇充血皲裂，口腔黏膜弥漫充血，舌乳头呈杨梅舌。

（5）颈部淋巴结肿大。

如上述 5 项临床表现中不足 4 项，但超声心动图有冠状动脉损害，亦可确诊为川崎病。

（二）鉴别诊断

本病需与感染性疾病如猩红热、败血症、化脓性淋巴结炎及其他免疫性疾病如幼年特发性关节炎、系统性红斑狼疮、渗出性多形性红斑等相鉴别。

五、治疗

（一）阿司匹林

每日 30～50 mg/kg，分 2～3 次服用，热退后 3 天逐渐减量，约 2 周左右减至每日 3～5 mg/kg，维持 6～8 周。如有冠状动脉病变时，应延长用药时间，直至冠状动脉恢复正常。

（二）静脉注射丙种球蛋白（IVIG）

早期（发病 10 天内）静脉注射丙种球蛋白每日 400 mg/kg，共 5 天，可减少冠状动脉病变发生率，缩短发热时间；或 1～2 g/kg，一次大剂量滴入的效果更好。应同时合并应用阿司匹林，剂量和疗程同上。部分患儿对 IVIG 效果不好，可重复使用 1～2 次。

（三）肾上腺皮质激素

因可促进血栓形成，易发生冠状动脉瘤和影响冠脉病变修复，故不宜单独应用。IVIG 治疗无效的患儿可考虑使用糖皮质激素，亦可与阿司匹林和双嘧达莫合并应用。剂量为泼尼松每日 1～2 mg/kg 清晨顿服，用药 2～4 周。

（四）其他治疗

1.抗血小板聚集

除阿司匹林外加用双嘧达莫，每日 3～5 mg/kg。

2.对症治疗

根据病情给予对症及支持治疗，如补充液体、保护肝脏、控制心力衰竭、纠正心律失常等，有心肌梗死时应及时进行溶栓治疗。

3.心脏手术

严重冠状动脉病变宜行外科手术，如冠状动脉搭桥术等。

六、预后

本病系自限性疾病，多数预后良好，约 1％～2％的病例可有 1 次或多次复发。有冠状动脉病变者，多数于 1 年内超声心动图恢复正常，但约 1％～2％可死于心肌梗死或动脉瘤破裂，个别病例在临床症状消失数年后猝死。无冠状动脉病变患儿于出院后 1 个月、3 个月、半年及 1 年进行一次全面检查（包括体检、ECG 和超声心动图等）。

（罗　琼）

第三节　过敏性紫癜

过敏性紫癜是一种主要侵犯毛细血管的变态反应性疾病，为血管炎综合征中的最常见类型。临床特点主要为皮肤紫癜、关节肿痛、腹痛、便血和血尿等。

一、病因和发病机制

病因不明，与本病有关的因素是感染（细菌、病毒或寄生虫等）、药物（抗生素、磺胺类、异烟肼、水杨酸类、苯巴比妥钠等)、食物(鱼、虾、蟹、蛋、牛奶等)及其他(花粉吸入、昆虫叮咬、疫苗注射等)。近年研究表明,A组溶血性链球菌感染是诱发本病的重要因素。机体对这些因素产生不恰当的免疫应答,形成免疫复合物,引起广泛的毛细血管炎,严重时可发生坏死性小动脉炎,血管壁通透性增强导致皮肤、黏膜和内脏器官出血和水肿。

二、病理

基本病理改变为广泛性的无菌性毛细血管和小动脉的炎性反应。血管通透性改变可引起皮下组织、黏膜及内脏水肿和出血。病变主要累及皮肤、肾、关节和胃肠道。

三、临床表现

本病多见于6岁以上的儿童与青年。多为急性起病,在起病前1~3周常有上呼吸道感染史。首发症状以皮肤紫癜为主,约半数患儿有关节肿痛或腹痛,并伴有低热、食欲缺乏、乏力等全身症状,30%~60%的患儿有肾损害。

(一)皮肤紫癜

病程中反复出现皮肤紫癜为本病特点,最多见于下肢和臀部,尤以小腿伸侧较多,对称分布,分批出现,严重者延及上肢和躯干。紫癜大小不等,呈紫红色,高出皮肤,可融合成片,以致出血性坏死,紫癜一般4~6周后消退,部分患儿间隔数周或数月后又复发。可伴有荨麻疹、多形性红斑和血管神经性水肿。

(二)消化道症状

不少患者可反复出现阵发性腹痛,常位于脐周或下腹部,可伴恶心、呕吐,部分患儿有便血,偶有肠套叠、肠梗阻或肠穿孔发生,有的腹痛常发生在皮肤紫癜显现以前。这是由于血管炎引起肠壁水肿、出血、坏死或穿孔而产生的肠道症状和并发症。

(三)关节疼痛或肿胀

多累及膝、踝、肘等关节,可单发亦可多发,呈游走性,有积液,不遗留关节畸形。

(四)肾症状

30%~60%患儿有肾病变,常在病程1个月内出现,症状轻重不一。多数患者出现血尿,有管型,尿蛋白阳性,伴血压增高和水肿,称为紫癜性肾炎。少数呈肾病综合征表现。有些患儿的血尿、蛋白尿持续数月至数年,大多数都能完全恢复。约6%患儿发展为慢性肾炎。

(五)其他

偶可发生颅内出血,导致惊厥、昏迷、瘫痪、失语等严重症状。还可出现鼻出血、牙龈出血、咯血等出血表现。

四、实验室检查

(一)血液检查

约半数患儿的毛细血管脆性试验阳性;白细胞数正常或轻度增高、中性和嗜酸粒细胞增高;血小板计数、出血和凝血时间、血块退缩试验和骨髓检查均正常;血清IgA浓度增高。

(二)尿液检查

与肾小球肾炎相类似。

(三)粪便隐血试验

可呈阳性反应。

五、诊断及鉴别诊断

根据典型的皮肤症状及实验室检查,即可诊断。如果皮肤症状轻微或皮疹未出现前,患儿有剧烈腹痛、多发性关节疼痛或水肿、高血压、血尿等症状,则需与特发性血小板减少性紫癜、外科急腹症、风湿性关节炎及急性肾炎等疾病鉴别。

六、治疗

本症无特效疗法。

（一）一般疗法

急性发作期卧床休息；尽可能寻找并避免接触过敏源；积极治疗感染；腹痛时用解痉剂。

（二）糖皮质激素与免疫抑制剂

急性发作症状明显时，使用泼尼松，可改善腹痛和关节症状，但不能减轻紫癜或减少肾损害的发生率，也不能防止复发。剂量每日 1～2 mg/kg，分次口服，症状缓解后即可停药，疗程多在 10 日以内。严重病例可静脉滴注皮质类固醇制剂，若并发肾炎且经激素治疗无效者，可试用环磷酰胺治疗。

（三）止血、脱敏处理

安络血可增加毛细血管对损伤的抵抗力，加用维生素 C 以改善血管脆性。消化道出血者应限制饮食或禁食，可静脉滴注西咪替丁每日 20～40 mg/kg，出血过多导致贫血者予以输血。有荨麻疹或血管神经性水肿时，应用抗组胺药物或静脉滴注钙剂有助于脱敏。

（四）抗凝治疗

阻止血小板和血栓形成，应用阿司匹林每日 3～5 mg/kg，每日 1 次；或双嘧达莫（潘生丁）每日 3～5 mg/kg，分次服用。

（五）其他

应用钙通道拮抗剂，如硝苯地平每日 0.5～1 mg/kg，分次服用；或吲哚美辛每日 2～3 mg/kg，分次服用，均利于血管炎的恢复。

七、病程和预后

绝大部分患者预后良好。轻症一般 7～10 日痊愈，重症病程则可长达数周至数月，也可反复发作持续 1 年以上。

（罗　琼）

第四节　幼年类风湿性关节炎

幼年类风湿性关节炎（JRA）是由于某种感染及环境因素影响，使遗传易感性个体发生自身免疫反应而导致的全身结缔组织疾病。本病主要表现为发热及关节肿痛，常伴皮疹、肝脾淋巴结肿大，若反复发作可致关节畸形。年龄越小，全身症状越重，年长儿以关节受累为主。

一、病因及分类

（一）病因

此病病因至今尚未完全清楚。在发病机制上一般认为与免疫、感染及遗传有关，属于第Ⅲ型变态反应造成的结缔组织损伤。可能由于微生物（细菌、支原体、病毒等）感染持续刺激机体产生免疫球蛋白，血清 IgA、IgM、IgG 增高。部分患儿抗核抗体滴度升高。患者血清中存在类风湿因子，它是一种巨球蛋白，即沉淀系数为 19S 的 IgM，能与变性的 IgG 相互反应，形成免疫复合物，沉积于关节滑膜或血管壁，通过补体系统的激活，和粒细胞、大单核细胞溶酶体的释放，引起组织损伤。患者血清及关节滑膜中补体水平下降，IgM、IgG 及免疫复合物增高，提示本病为免疫复合物疾病。

另外，本病尚有细胞免疫平衡失调。外周血中单个核细胞中 B 淋巴细胞增多；白细胞介素 IL-1 增多，而 IL-2 减少，也参与发病机制。近年来发现不少关节炎型患儿中与组织相容性抗原 HLAB27 相关，认为染色体基因遗传起一定作用。

（二）分类

根据本病临床表现分为三型。

1.全身型

全身型又称 Still 病。

2.多关节型

多关节型又分为类风湿因子(RF)阴性多关节型(多关节 I 型)与类风湿因子(RF)阳性多关节型(多关节 II 型)。

3.少关节型

根据发病年龄、性别、抗核抗体(ANA)、临床表现分为少关节 I 型与少关节 II 型,少关节 II 型可为幼年强直性脊柱炎早期表现。

二、诊断

(1)起病年龄不超过 16 岁。

(2)有一个或多个关节炎。关节炎表现如下。①关节肿胀或关节腔积液。②具有 2 项或 2 项以上以下症状:活动受限;活动时疼痛或关节触痛;关节局部发热。

(3)关节炎症持续超过 6 周。具有上述第 1~3 项,排除其他结缔组织病及症状相似的疾病,可诊断为幼年类风湿性关节炎。

三、鉴别诊断

(一)化脓性关节炎

化脓性关节炎常为败血症的迁延病灶。单个关节发炎,局部红、肿、热、痛明显,且伴全身中毒症状,白细胞总数及中性粒细胞高,关节腔液做细菌涂片或培养可资鉴别。

(二)系统性红斑狼疮(SLE)

虽有发热、关节炎,大小关节均可受累,但不发生关节畸形,有典型的面部蝶形红斑及其他系统受累,尤其是肾脏受累几率高,抗核抗体(ANA)、抗 ENA 及抗 ds-DNA 抗体等检查可资鉴别。

(三)风湿热

风湿热以游走性大关节受累为主,非对称性,无晨僵,X 线不见髓质损害,不累及指(趾)、脊柱和颞颌等处小关节,常伴有心肌和心瓣膜炎体征,发病前有链球菌感染史,ASO 滴度增高。

四、治疗

(一)一般治疗

应尽早采取综合疗法。急性发作期宜卧床休息,必要时加用夹板或支架固定炎症关节,以减少肌肉挛缩,防止关节变形。

(二)药物治疗

主要应用非甾体类抗炎药,具体如下。

1.阿司匹林

剂量为每日 80 mg/kg,但对年长儿及体重较大的患儿,每日总量不超过 3.6 g。待病情缓解后逐渐减量,以最低有效量长期维持,可持续数年。治疗过程中应注意有无阿司匹林的毒性反应,如胃肠道刺激症状、耳鸣、出汗、易激惹和换气过度等,严重者可出现呼吸性碱中毒和代谢性酸中毒。

2.萘普生

每日 15~20 mg/kg,分 2 次使用。

3.布洛芬

每日剂量为 30~40 mg/kg,分 4 次口服。对全身型患儿需要选用较大剂量,每日 40 mg/kg 才能控制发热。布洛芬对幼年类风湿性关节炎安全有效,小儿易耐受。

4.双氯芬酸

剂量为每日 0.5~3 mg/kg,分 3~4 次口服。

5.吲哚美辛

每日剂量为 1~3 mg/kg,分 3~4 次口服。对全身型控制发热有效。但不良反应较大,小儿不宜长期使用。

（三）缓解病情

抗风湿药物作用缓慢，常需数周至数月方能见效，且毒性较大，故适用于长期病情未能得到控制、已有关节骨质疏松破坏者。

柳氮磺吡啶：每日剂量为 50 mg/kg，最大量不超过每日 2 g。开始时为避免变态反应宜从小剂量每日 10 mg/kg 起始，在 1～2 周内加至足量。不良反应包括头痛、皮疹、恶心、呕吐、溶血以及抑制骨髓等。用药过程中应定期查血常规。

五、预后评估

幼年类风湿关节炎是一种自身的免疫性疾病，病程长而迁延数年。在此期间，急性发作期与缓解期交替出现，成年后 60% 的幼年类风湿关节炎可自行缓解。一些少关节型的年轻女孩预后较好，对于多关节性患儿，尤其是发病年龄较大的女孩或全身型多关节受累者，如果血清类风湿性因子阳性，则预后较差。也有一部分少关节患儿发展到多关节侵犯，同时伴有破坏性关节炎，造成严重的关节畸形，活动障碍。

（罗　琼）

第五节　原发性免疫缺陷病

原发性免疫缺陷病（primary immunodeficiency disease，PID）是一组因先天性免疫系统发育不全而引起的免疫障碍性疾病。其中大多数与血细胞的分化和发育有关。PID 大多数自婴幼儿期开始发病，严重者常导致夭折。

一、病因和发病机制

PID 的病因目前尚不清楚，可能系多种因素所致，如。①遗传因素，在许多 PID 中起作用。②宫内感染因素，曾有报道胎儿感染风疹后引起低丙种球蛋白血症伴高 IgM，因感染巨细胞病毒使胎儿的干细胞受损而致严重联合免疫缺陷等。PID 的发病机制复杂，可能为造血干细胞、定向干细胞、T 淋巴细胞或 B 淋巴细胞分化成熟障碍，也可能是上述细胞在分子水平上发生障碍的结果。

二、临床表现

PID 包括多种疾病，临床表现十分复杂，但其基本特点为反复感染，常是致死的主要原因。

（一）反复感染

1.Ig 缺乏者

常见为 IgG 及其亚类缺陷。由于出生时有来自母体的 IgG，故常在生后数月（来自母体的 IgG 消失）才表现为反复化脓性感染。病毒性感染的发生率亦较高。

2.联合免疫缺陷者

于出生后不久即可发生感染性疾病，较单纯 Ig 缺乏者更为严重。除发生化脓性感染外，更突出的是反复病毒感染，真菌感染，也可罹患全身性结核。接种减毒活疫苗如麻疹疫苗后往往引起全身感染，甚至死亡。临床上无论 Ig 缺乏或联合免疫缺陷者，其化脓性感染除一般致病菌外，毒力低的条件致病菌如表皮葡萄球菌等也可造成严重感染。

3.中性粒细胞功能缺陷者

易患各种急、慢性化脓性感染以及慢性肉芽肿。

4.补体缺陷者

常患奈瑟菌属感染。

（二）自身免疫性疾病

PID 若能存活到 3～5 岁，部分病例可患自身免疫性疾病如系统性红斑狼疮、类风湿性关节炎等，以及超敏反应性疾病如支气管哮喘等。

（三）恶性肿瘤

联合免疫缺陷和 Ig 缺乏者易发生恶性肿瘤，其发病率较同龄人高 100～300 倍，尤易发生淋巴瘤、急性淋巴细胞性白血病。

三、几种常见的原发性免疫缺陷病

（一）抗体缺陷病

1. X 连锁无丙种球蛋白血症（Bruton 病）

亦称先天性无丙种球蛋白血症。其缺陷基因定位于 X 染色体长臂（xq21.3～22）。多数于出生后 6～12 个月时发生反复化脓性感染，以呼吸道感染为主，也可为全身感染。血清丙种球蛋白常在 2g/L 以下，IgG<1g/L，IgA 和 IgM 极少或难以测出，周围血极少或缺乏 B 淋巴细胞，淋巴结和骨髓内无浆细胞，但可见到前 B 淋巴细胞。表明 B 细胞的分化和发育受阻，不能从前 B 细胞发育为 B 细胞。原因尚未了解。如不积极治疗，约半数于 10 岁前死亡。

2. 选择性 IgA 缺乏症

为常见的 PID，其发生率约占正常人群的 1/800～1/600，男女均可发病。大部分患者没有症状，出现临床症状者仅占其中的 10%～15%。患者常有呼吸道、消化道、泌尿道等病毒或细菌感染。血清 IgA<0.05g/L，IgG 和 IgM 正常或代偿性增高，IgA 通常降低或缺乏。给患儿注射 IgA 可诱发产生抗 IgA 的抗体，导致超敏反应。因此应避免使用丙种球蛋白（其中含有少量 IgA）。预后一般较好，少数患儿有自行恢复 IgA 合成的能力。

3. 婴儿暂时性低丙种球蛋白血症

本病偶有家族史，男女均可发病，病因不明。可能为母体产生抗胎儿 Ig 的抗体，通过胎盘破坏或抑制新生儿产生 Ig，使出生后一段时间内血清 IgG、IgA、IgM 总量常<4g/L，IgG<2.5g/L。病儿易患革兰氏阳性细菌感染。直肠黏膜固有层活检见到浆细胞可与 Bruton 综合征鉴别。本病有自限性，1.5～3 岁时血清 Ig 上升至正常水平。

（二）细胞免疫缺陷病

胸腺发育不全综合征。因胚胎时期第 3、4 对咽囊发育障碍导致（常伴甲状旁腺）胸腺发育不全或不发育。男女均可发生，胸腺缺如使 T 细胞数量减少，患儿易患病毒感染；因甲状旁腺功能低下，患儿出生后即有低钙血症。特殊面容表现为眼距宽，鼻梁平坦，小下颌，耳位低等，心脏畸形多是大动脉错位、法洛四联征等。尽管胸腺体积变小或萎缩而代以外胚叶组织，但本病免疫缺陷表现轻，血清免疫球蛋白（Ig）水平往往不低，仅约 20% 病例出现 T 细胞功能异常，多数患儿随年龄增长，T 细胞缺陷可自行恢复至正常。骨髓和胸腺细胞移植已有成功的报道。

（三）抗体和细胞免疫联合缺陷病

严重联合免疫缺陷病（SCID）为先天性免疫缺陷。最初由 Hitzig 在瑞士（Swiss）发现，也称 Swiss 型。病因尚未完全明了，可能与骨髓多能干细胞缺陷密切有关。由于干细胞缺乏，使 T 淋巴细胞、B 淋巴细胞均缺乏。根据遗传方式和临床特点又分为常染色体隐性遗传的 SCID、X 连锁性遗传 SCID、湿疹－血小板减少伴免疫缺陷等数种类型。主要表现为严重的细菌、病毒和真菌感染，部分患儿发生卡氏肺囊虫感染。常并发恶性肿瘤、自身免疫性溶血和甲状腺功能低下等。X 线检查不见胸腺及鼻咽部腺体样阴影。本病预后恶劣，多数于 1 岁左右死亡。

（四）原发性非特异性免疫缺陷

包括原发性补体缺陷和吞噬细胞缺陷性疾病，约占原发性免疫缺陷病的 10%。原发性补体缺陷病的共同表现是对奈瑟菌感染敏感性增高，易发生系统性红斑狼疮及狼疮样综合征。原发性吞噬细胞缺陷以易患反复迁延的化脓性疾病为特征。

四、诊断

（一）病史和体格检查

（1）经常反复感染是本组疾病的主要特征。

（2）大多为遗传性，应注意家族成员有无类似发病者。

（3）发病年龄与病种有关，一般而言，Ig 缺陷突出者于 6 个月后才发生感染，联合免疫缺陷者则发病较早。

（4）体格检查发现扁桃体发育不良或缺如，难以摸到浅表淋巴结，而肝脾大常见。

（二）实验室检查

全面的免疫学分析是诊断免疫缺陷的主要手段。对临床表现提示免疫缺陷的患儿可先做过筛试验（如外周血象和淋巴细胞、中性粒细胞计数，皮肤迟发超敏反应，血清 Ig 及 C_3 测定等）。必要时可在骨髓、淋巴结或直肠黏膜活检标本中检测 T、B 细胞系统和粒细胞、血小板等的数量和形态，以做出正确评价。

（三）X 线检查

婴幼儿期缺乏胸腺影者提示 T 细胞功能缺陷，胸腺及鼻咽部腺体样阴影均消失见于先天性免疫缺陷。

五、治疗

（一）一般治疗

应加强护理和支持疗法，防止感染，已合并感染时选用适当的抗生素。各种伴有细胞免疫缺陷者都应禁忌接种活疫苗或活菌苗，以防发生严重感染等。

（二）替代疗法

1.丙种球蛋白

该制剂仅用于治疗 IgG 缺乏者。肌内注射剂量为每月 100 mg/kg，分次给予，分多处不同部位注射，每一部位注射总量不得大于 5 mL，用药后注意不良反应。IgA 缺乏症患者因可发生抗 IgA 抗体而致超敏反应，故禁忌使用丙种球蛋白。

2.新鲜血浆

血浆中除含 IgG 外，还含有 IgA、IgM 和补体，适用于治疗各类体液免疫缺陷病，剂量为 10～15 mL/kg，每 4 周静滴一次。

3.白细胞

用于治疗中性粒细胞功能缺陷，因作用短暂，仅用于严重感染发生危象时。对 T 细胞缺陷者，无论输血、输血浆、红细胞和白细胞均须极其慎重。因该制品中均含有 T 细胞，即使输入极少量供体 T 细胞也会引起严重的移植物抗宿主反应。

（三）免疫重建

为患儿移植免疫器官或组织，使在患儿体内定居存活，以恢复其免疫功能。临床按免疫缺陷水平不同，可分别移植含有造血干细胞的骨髓、胚肝，含有淋巴干细胞及能产生胸腺素的胎儿胸腺以及基因治疗，如将腺苷脱氨酶（ADA）的编码基因插入病儿的淋巴细胞中可治疗伴 ADA 缺陷的 SCID。

六、预防

做好遗传咨询，检出致病基因携带者。对曾生育过 X 连锁遗传的免疫缺陷病儿的孕妇，应做羊水细胞检查，以确定胎儿性别和决定是否终止妊娠等。

（罗　琼）

第六节　继发性免疫缺陷病

某些疾病及物理、化学因子可引起继发性免疫系统暂时的或持续的损害，导致免疫功能减退和异常，认识继发性免疫缺陷不仅有助于理论研究，而且对处理原发病，防治机遇性感染均有实际意义。常见的引起继发性免疫缺陷的原因和免疫异常归纳于表 10-1。治疗原则是治疗原发病或停用免疫抑制药物，去除其他免疫抑制因子和暂时的免疫替代疗法。

表 10-1　继发性免疫缺陷的原因和表现

原因	细胞免疫	抗体	吞噬细胞	补体	其他
1.感染性疾病					
先天性风疹	↓	IgG 可能↓	N	N	接种风疹疫苗后无应答
麻疹	↓	N	N	N	
麻风	↓	Ig 可能↑			对麻风菌的特异性细胞免疫明显低下
结核	↓	N	N	N	
巨细胞病毒感染	↓ *	IgM、A↑	N	N	
急性病毒感染	↓	N	N	N	
慢性感染	N	Ig↑	趋化性↓	↑	可出现自身抗体
2.恶性肿瘤					
霍奇金病	↓ 抗体应答↓	Ig 可能↓	趋化性↓		有抑制 T 细胞的血清因子
急性白血病	↓	Ig 水平不定	N		
慢性白血病	↓	Ig 水平不定	N		有抑制 T 细胞转化因子
非淋巴样肿瘤	↓	Ig 水平不定	N 或↓		
骨髓瘤	Ts↑	↓	N	↓	
3.自身免疫病					
系统性红斑狼疮	↓,Ts 可能	Ig↑	N	↓	部分患者有原发性补体缺陷
类风湿关节炎	↓	Ig 常↑	N	↑	部分患者有原发性低丙球血症
慢性活动性肝炎	↓	Ig↑	N	N 或↓	
4.蛋白耗失状态					
肾病综合征	N	IgG↓ M、A 可能↓	N	N 或↓	
蛋白丧失性肠病	↓	IgG 往往↓			
5.其他疾病					
营养不良	↓	N	杀菌力↓	CH_{50}↓	
糖尿病	↓	N	↓		备解素系统受损
镰细胞病	N 抗菌抗体↓	IgM 可能↓			
尿毒症	↓	N	N	N 或↓	有抑制淋巴细胞转化因子
亚急性硬化症全脑炎	↓ *	↑ *			
Down 综合征	↓	可能↓			特异性免疫功能早衰
烧伤	↓	Ig↓	↓		
脾切除	N	IgM 可能↓ 对细菌抗体应答↓	N	N	部分患者缺乏吞噬作用激酶（tuftsin）
新生儿和早产儿	Ts 功能↑	低	杀菌力差	低	
衰老	↓	IgG↑,对有些抗原 IgG 应答↓			自身抗体↑
6.免疫抑制治疗	（略）				

注：↓降低；↑升高；N 正常，＊对感染原的特异性免疫反应

（罗　琼）

第十一章 感染性疾病

第一节 概 述

感染性疾病是世界范围内儿科常见的急性疾病，也是发展中国家儿童病理性死亡的主要原因。据统计，世界每年死于感染性疾病的 5 岁以下儿童约有 700 万人。在中国，儿童感染的死亡率也排在第一位。

儿童感染性疾病的发病率和死亡率与一个国家的经济、社会管理、教育、医疗卫生政策、医疗技术水平、营养和预防保健等方面的发展水平密切相关。在发展中国家，随着经济进步、营养状况改善，居住条件、预防免疫、抗生素疗法及现代医疗技术水平的提高，感染性疾病的发病率和死亡率都大幅度下降。然而某些感染性疾病仍然呈现较高的发病率，如脑膜炎、腹泻病、流行性感冒等。某些传染性疾病如结核病等的发病率有回升趋势。由于国家人群之间的交往增加，疾病传播也明显增强，如儿童获得性免疫缺陷综合征的发病有上升趋势。由于现代经济和社会的高速发展造成流动人口剧增，给免疫预防工作带来了一定困难，导致某些儿童特有的流行性传染病，如麻疹、水痘、脊髓灰质炎等发病都有不同程度的增加。

感染性疾病大多具有一些共同特征，即病原体、传播特性、感染后免疫及相应特征的临床表现。

一、病原体

病原体主要包括细菌、真菌、病毒、支原体、衣原体、寄生虫等种类的病原微生物。有些新的微生物引起了一些新的疾病，而一些病毒因其抗原决定簇的结构不断改变而引起新的流行。

二、传播特性

感染性疾病的传播特性包括传播途径、流行性、可预防性及其影响因素。

（一）传播途径

感染性疾病具有可传播性，其传播途径主要包括呼吸道传播、消化道传播、血液传染等。根据传播方式可分为。①人群个体间的直接传播（患者传播给健康人群）。②通过物体中介的间接传播（如肝炎通过消化道食物中介传播）。③虫媒中介传播（如流行性乙型脑炎通过蚊虫传播）。④动物到人类的传播（如禽流感、口蹄疫）。

（二）感染性疾病的流行性

流行性是感染性疾病的特征之一，其传播的快慢及发病率都因病原性质及人群预防措施而异。人群中感染性疾病发病率较低称为散发；感染性疾病如连续传播造成人群中短时间内的高发病率称为流行；若短时间内呈集中性大规模发病称为暴发；若流行性疾病广泛传播，跨越多国甚至洲界称为大流行。

（三）感染性疾病传播流行的影响因素

感染性疾病的流行性受多种因素影响，包括病原体的性质、数量、传染源、传播途径、易感人群、气候、季节、地理环境、社会经济状况、人群健康状况以及预防保健水平。

三、感染后免疫

感染性疾病病原进入人体后可引起应答性的特异性免疫反应和非特异性免疫反应。这种应答性免疫反应可消除抗原，帮助人体战胜疾病，机体的这种特性称为免疫或称为免疫保护。免疫保护在消除病原的同时也可引起机体一定的免疫损伤。若这种免疫过程被不适当上调则可导致机体组织细胞严重损伤，致使器官功能障碍，这种免疫损伤称为宿主自身免疫性损伤。

特异性免疫反应又称为获得性免疫、保护性免疫或适应性免疫,是指机体针对特异性抗原结构,产生相应的特异性抗体,发生抗原抗体反应,消除抗原;同时产生免疫记忆。这种免疫记忆可在一段时间内当机体再次感染病原时,迅速产生免疫反应,从而保护机体免受发病。一般而言,获得性免疫具有时间性,短时间内免疫保护作用较强;长时间可使这种保护作用减弱称为免疫遗忘。不同的疾病其感染患病后的保护期不同。某些病原如麻疹病毒、水痘病毒和脊髓灰质炎病毒具有较强的抗原结构特异性和抗原稳定性,因此可产生长期免疫保护作用甚至终身免疫。

特异性抗体的检测不仅可作为机体免疫保护状态的评估,还可作为感染性疾病的特异性诊断方法。近年来利用这一原理,常进行病原的核酸及其基因(DNA 或 RNA)检测和特异性抗体基因检测,已作为诊断技术普遍应用于临床。

四、临床特点

感染性疾病的临床表现具有共同的规律,包括潜伏期、前驱期、发病期和恢复期。

(一)潜伏期

潜伏期是指机体从感染病原体到开始出现症状的时间。不同疾病其潜伏期长短差异很大,可为数小时至数日,有些疾病潜伏期可长达数年至数十年。潜伏期内可无症状,但具有传染性。这部分患者往往是重要传染源,是流行性疾病防控的难点。

(二)前驱期

前驱是指疾病的潜伏期末即开始出现症状到特征性临床表现出现之前的时间,通常为 1～3 天。发病急骤者可无前驱期。前驱期常见的临床表现为发热、头痛、乏力、食欲差等一般性症状。

(三)发病期

发病期是指开始出现疾病的特征性临床表现到恢复期前的时间。此期间疾病的特征性临床表现由轻渐重,然后逐渐缓解、消退。这一时期的疾病往往较易确诊。

(四)恢复期

恢复期是指疾病的临床症状逐渐消失到完全康复的时间。恢复期的时间很难界定,这一阶段患者的临床症状逐渐消失,健康状况逐渐恢复正常,但并非所有感染性疾病的患者恢复期都能完全康复,一些疾病会留下后遗症甚至终身不治。

五、可预防性

感染性疾病是可以预防的。目前人类已经成功掌握了很多感染性疾病的防控知识和技术,使不少传染性感染疾病得到了较好的预防。这些预防措施包括政府卫生部门的主导、有效的防疫网络建设(如疾病预防控制中心与医院和社区的联动机制)、疫苗的预防接种等。有效的预防机制,如控制感染源、切断传播途径、保护易感人群、改善公共卫生、合理预防用药、卫生知识宣教等,更重要的是我国政府倡导的"预防为主"的卫生工作方针和群众性的"爱国卫生运动"在加强对感染性疾病的有效预防方面均发挥了巨大作用,今后还将发挥更加重要的作用。

六、医院内感染

医院内感染是指患者入院前不存在亦不处于潜伏期,只是住院期间发生的感染,因此又称为医院内获得性感染或交叉感染,包括院内获得性感染处于潜伏期而出院后才出现临床表现者。

医院内感染有其特征。①易感人群为住院患者,本身抵抗力较健康人群差,某些治疗也会造成抵抗力下降(如糖皮质激素治疗患者)。某些年老体弱患者或病情较重的婴幼儿抵抗力较差,容易发生院内感染,且死亡率也会提高。②医院中病原体种类较多,但多为耐药性,因此预防用药及治疗用药疗效都不好。③医院中流行的细菌多为条件致病菌,病原体培养易出现假阳性,诊断、治疗都有一定困难。目前,院内感染是临床诊疗上的热点和难点问题,需要更多的重视和研究。

(刘文考)

第二节　病毒感染性疾病

一、流行性感冒

(一)概述

流行性感冒简称流感,是由流感病毒引起的一种具有高度传染性的急性呼吸道传染病。本病主要通过飞沫,空气传播。在人多拥挤环境及人体免疫低下的情况下易造成传播和发病。流感病毒具有"变异"特性,不断产生新的亚型,容易造成暴发性流行。

(二)诊断

1.流行病学

在同一时间前后,出现类似病症的"上感"(发热)患者增多,多在冬春季流行。传染源主要是急性期患者,潜伏期1～2 d。

2.症状

(1)高热:体温可达39 ℃～41 ℃,伴畏寒、头痛、浑身酸痛和乏力等中毒症状。

(2)上呼吸道症状:鼻塞、流涕、咽痛、咳嗽、咳痰等。

(3)消化道症状:可出现恶心、呕吐和腹泻症状。

(4)婴幼儿得病易并发肺炎。

3.体征

急性热病容,咽部充血、水肿。眼结膜充血。病程一般3～7 d。乏力、咳嗽可持续1～2周以上。

4.实验室检查

(1)血常规:血白细胞总数及中性粒细胞减少,淋巴细胞相对增高。

(2)病毒分离:从患者鼻咽部采取标本分离到流感病毒,或查到流感病毒颗粒或特异蛋白或其特异核酸成分。

(3)血清学试验:红细胞凝集抑制试验,中和试验及补体结合试验,在病后2～3周滴度较病初上升4倍以上。

5.注意鉴别诊断

应与其他病毒所致的上呼吸道感染、伤寒、麻疹前驱期、肺炎及其他热性病的早期相鉴别。

(三)治疗

1.一般治疗

急性期卧床休息,多饮水,因高热持续时间长及全身症状重,要消除家长及患儿紧张心理。

2.抗病毒治疗

(1)利巴韦林(病毒唑):10～15 mg/(kg·d),分3次口服,或稀释后雾化吸入。

(2)金刚烷胺:10岁以上儿童每日200 mg,分1～2次服,1～10岁儿童为每日5 mg/kg(不超过150 mg),分1～2次口服。

3.抗生素治疗

合并细菌性感染应用抗生素,选择青霉素、红霉素、头孢类等。

4.对症治疗

(1)静脉补液:补充能量及因高热而失去的水分,并在补充葡萄糖液同时加维生素C静脉滴注,有利于病情的缓解。

(2)降温。①物理降温:包括头部冷湿敷或放置冰袋、乙醇擦浴、冷盐水灌肠,用冰袋放置大动脉处,如腹股沟、颈部等处,有畏寒症状可暂不用。②药物降温:新生儿发热不主张药物降温,3个月以内婴儿也须慎用。可服用对乙酰氨基酚或布洛芬等退热剂,年长儿可应用柴胡注射液肌内注射;幼儿可应用小儿感冒冲剂、桑菊银翘散、牛黄清心丸等。③针灸治疗:可针灸取穴合谷、曲池、印堂、风池等。

(3)病情严重时:应用冬眠疗法、肌内注射干扰素或吸氧等综合治疗。

(4)做好预防工作:发现可疑患儿要及时隔离,防止病情的扩散。主张每年对易感患儿接种流感疫苗。

二、幼儿急疹

(一)概述

幼儿急疹又称婴儿玫瑰疹,是婴幼儿时期常见的一种急性出疹性传染病。以热退疹出为临床特征,预后好。

(二)诊断

1.流行病学

有与患者接触史。本病一年四季可见,但以冬春季为最多。多见 2 岁以下的婴幼儿,尤以 6 个月至 1 岁婴幼儿最多,病后可获得持久免疫。

2.症状和体征

(1)高热:突然发病出现高热,体温在 39 ℃~39.5 ℃,持续 2~3 d 后体温骤降,除高热外一般情况良好,有时伴咳嗽、腹泻,偶有高热惊厥、烦躁。

(2)皮疹:出现于发热骤退后,少数在退热时出现皮疹,即"烧退疹出"现象。皮疹呈淡红色斑疹或斑丘疹。直径 2~3 mm,不痒。皮疹由颈部和躯干开始,且一日内迅速散布全身,以躯干及腰、臀部较多,面部及四肢远端皮疹较少。皮疹数小时后开始消退,1~2 d 内完全消失,不脱屑,不留色素沉着。

(3)常伴颈部、枕后淋巴结轻度肿大。

3.实验室检查

血常规:早期白细胞计数及中性粒细胞升高或减少,淋巴细胞显著增多。皮疹出现后血象很快恢复正常。

(三)治疗

(1)发热期间补足水分和进食易消化食物。

(2)降温治疗:可物理降温或应用退热药。

(3)镇静治疗:惊厥者可用苯巴比妥、地西泮等。

三、风疹

(一)概述

风疹是由风疹病毒引起的急性呼吸道传染病。儿童感染后症状轻,如孕妇妊娠前 4 个月感染了风疹可引起胎儿早产、死胎及造成各种疾病,危害极大。

(二)诊断

1.流行病学

传染性风疹患者、无症状带毒者和先天性风疹患者都是本病传染源。易感者人群对风疹病毒普遍易感,感染后能获得持久的免疫力。多发生于 1~5 岁儿童,1 岁以下婴儿少见。以冬春季节发病较多。

2.症状和体征

(1)上呼吸道症状:开始症状轻微,有低热或中度发热,伴头痛、食欲减退、乏力、咳嗽、流涕、咽痛等轻微上呼吸道炎症,偶有腹痛、腹泻、呕吐等。

(2)皮疹:发热 1~2 d 后出疹,开始于面颊部,1 d 内布满躯干及四肢,但手掌和足底部无皮疹,皮疹为淡红色细点状斑疹、斑丘疹或丘疹,直径 2~3 mm,面部、四肢远端稀疏部分融合后类似麻疹,但颜色鲜明,无麻疹黏膜斑。躯干、背部皮疹多密集,融合成片,类似猩红热皮疹,皮疹一般持续 3 d 消退,故有人称为"三日麻疹"。出疹期体温不再上升。常伴耳后、颈部及枕后淋巴结肿大。退疹时多自上而下消退,无脱屑或色素沉着。

(3)先天性风疹综合征:指妊娠 3 个月内妇女感染风疹后,可使胎儿宫内感染。影响胚胎细胞发育而造成先天性风疹。可致死胎和胎儿发育迟缓,并产生各种疾病或畸形,如白内障、心血管畸形、聋哑、生长迟缓、发育障碍等。

3.实验室检查

(1)血常规：白细胞总数减少，中性粒细胞下降，淋巴细胞相对增多。

(2)血清学检查：用血细胞凝集抑制试验、中和试验、补体结合试验及免疫荧光试验，双份血清抗体效价增高 4 倍以上为阳性。

(3)出生时如有特异性高效价 IgM 抗体：可诊断为先天性风疹。

(4)病毒分离：取患者鼻咽部分泌物，先天性风疹患者取尿、血液、脑脊液、关节滑液等，可分离风疹病毒。

(三)治疗

1.对症治疗

症状轻微者一般不需特殊治疗，症状较重者应卧床休息，给流质饮食，有高热降温治疗等对症处理。

2.抗病毒治疗

利巴韦林肌内注射或静脉滴注；应用干扰素等。

四、麻疹

(一)概述

麻疹是由麻疹病毒引起的小儿呼吸道传染病，具有高度传染性。当患者打喷嚏、咳嗽、哭闹时，病毒随飞沫喷射出，飘散在空气中或附着在其他物品上，缺乏防疫能力的孩子接触患者或其物品时，就有可能被传染上。

(二)诊断

1.流行病学

发病前 1~2 周曾接触过麻疹患儿。以 6 个月至 5 岁小儿发病率最高，一年四季均可发病，以冬春季为最高。

2.症状和体征

(1)初发期：有发热、流涕、喷嚏、畏光流泪、眼分泌物增多及全身不适，发病 2~3 d 后，约 90% 患者在口腔两侧正对第 2 磨牙齿的颊黏膜处出现针尖大小白点，周围有红晕，初起时数个，很快增多，融合成片，持续 2~3 d 即消失，称为麻疹黏膜斑(柯氏斑)。

(2)出疹期：发热的第 3~5 d 开始出疹，先见于耳后、颈部、面部开始，逐渐蔓延至前胸、后背、四肢，最后到手心、脚心、疹子才算出透；皮疹初为鲜红色斑丘疹，大小不等，直径为 2~5 mm，压之褪色，疹间皮肤正常，出疹高峰时疹色转暗，可融合成片，出疹时全身中毒症状明显，高热 40 ℃左右，精神萎靡，烦躁，咳嗽加重等。

(3)退疹期：出疹 3~5 d 达高峰后，体温开始下降，于 12~24 h 内降至正常，全身中毒情况迅速改善，皮疹按出现顺序隐退。

(4)恢复期：皮疹消退后有糠麸样脱屑及浅褐色色素沉着，以躯干为多，1~2 周消失。

(5)重型麻疹：体温甚高，高热持续在 40 ℃~41℃，呼吸道症状较重，出疹慢，皮疹稀少、暗淡，可伴谵妄、抽搐、昏迷。

3.实验室检查

(1)血常规：白细胞总数正常或稍增多，以淋巴细胞为主，但出疹期却减少为本病特点。

(2)咽部或结膜分泌物中分离出病毒。

(3)血清学检查：麻疹特异性 IgM 抗体检查阳性。

(三)治疗

1.降温

(1)物理降温：用 35% 乙醇在患儿的大血管区涂擦，如腹股沟、腋下、腘窝、手肘中、颈部血管区。

(2)药物降温：新生儿发热不采用药物降温，3 个月的婴儿亦应慎用。①口服百服宁、泰诺，或注射复方氨基比林等。②柴胡注射液肌内注射,2次/d。③地塞米松2～5 mg加入葡萄糖液内静脉滴注。④冬眠疗法。⑤中成药降温:小儿感冒冲剂、桑菊银翘散等。

(3)液体补给:每日进液量必须足够,不能口服者静脉补液,葡萄糖注射液可加维生素C静脉滴注。

2.对症治疗

(1)镇静,抗惊厥、抽搐者:小剂量给予苯巴比妥,地西泮(安定)。

(2)止咳:剧咳者可给以适量镇咳药,并行超声雾化吸入。

(3)肌内注射丙种球蛋白,连续2～3 d,有缓解症状作用。

(4)眼分泌物较多,流泪不止,可滴0.25%氯霉素眼药水。

(5)治疗并发症:如肺炎应用抗生素;喉炎要及时应用激素和抗生素等;心肌炎应用能量合剂及维生素C等。

3.做好护理

(1)多饮水,以清淡易消化食物为主。

(2)在保暖的条件下,用温水给患儿洗脸、擦身。

五、水痘

(一)概述

水痘是由水痘-带状疱疹病毒所引起。原发感染为水痘,潜伏再发则为带状疱疹。水痘是小儿常见的急性传染病,具有高度传染性。

(二)诊断

1.流行病学

水痘或带状疱疹患者是唯一传染源。水痘传染性极强,主要由飞沫传播。本病冬春季发病多见,多见于1～6岁儿童。发病前有2～3周有接触过患水痘的患儿。

2.症状

(1)发热:发病较急,出现低热或中等发热,可伴咽痛、鼻塞、流涕等上呼吸道症状。发热持续到新疹停止出现时逐渐下降。

(2)皮疹和疱疹:发病数小时或1～2 d内即迅速出现皮疹。首先是面部、胸部、腹部,逐渐蔓延到四肢及全身。开始为红斑疹,数小时后变为深红色丘疹,很快变为疱疹。如继发化脓性感染则成脓疱,常伴瘙痒。疱疹在3～5 d分批出现,各型皮疹常同时存在。疱疹也可见于头部及黏膜(口腔、眼结膜、外阴),黏膜疹易破溃成溃疡,常有疼痛。

(3)脱痂:1周后开始脱痂。2周内痂皮脱尽,短期内留椭圆形浅瘢。但如果水痘被抓破,则可能继发感染,有时形成大片的溃疡,愈后可留下色素和瘢痕。

(三)治疗

1.对症治疗

(1)止痒:局部瘙痒可用5%碳酸氢钠溶液湿敷或炉甘石洗剂外涂。口服氯苯那敏(扑尔敏)或阿司咪唑(息斯敏)也可止痒。

(2)抗感染:如局部被抓破感染,可局部涂2%甲紫或抗生素软膏。

(3)肌内注射维生素B_{12}:500 μg,每日1次,连用3 d,可以减轻出疹的程度,促进出疹过程完成。

(4)重症病例:可用丙种球蛋白肌内注射。

2.抗病毒治疗

(1)首选阿昔洛韦,每日10～20 mg/kg,静脉滴注,每8 h 1次,每次持续1 h以上,连续1～2周。

(2)阿糖腺苷,每日用量5～10 mg/kg,静脉滴注,连续5 d。

(3)干扰素每日100万U肌内注射,共用6 d,可迅速控制皮疹发展,加速病情恢复。因价格昂贵,一般不用,病情严重可考虑应用。

3.做好护理

保持皮肤和手指清洁,避免搔抓;注意合理饮食,饮食清淡,多喝水、果汁等。

六、流行性腮腺炎

（一）概述

流行性腮腺炎是腮腺炎病毒引起的急性呼吸道传染病,其特点为腮腺非化脓性肿胀、疼痛,发热伴咀嚼受限,并可累及各种腺体组织或脏器。

（二）诊断

1.流行病学

患儿和隐性感染者是主要传染源。主要通过飞沫传播。全年均可发病,但以冬春季为高峰,呈流行或散发。患病后有持久的免疫力。发病者以 5～9 岁发病率最高。发病前 7～10 d 常有与腮腺炎患儿接触史。

2.症状和体征

（1）发热:常有低热,伴有畏寒、食欲下降和全身不适等症状。

（2）腮腺肿大:咀嚼时耳下(腮腺部)疼痛,食欲减退。病程 1～2 d 内出现腮腺肿大,通常先发于一侧,以耳垂为中心,向前、后、下发展,边缘不清,同时伴周围水肿,表面灼热并有触痛。因腮腺管发炎部分阻塞,故进酸性食物促使腺体分泌而疼痛加剧。1～4 d 后对侧也可肿大,也有仅限于一侧者。

（3）腮腺管口(颊黏膜上颌第 2 磨牙处)红肿:压之无脓液分泌。腮腺肿大多在 1～3 d 达高峰,持续 4～5 d 后逐渐消退,全程 10～14 d。

（4）颌下腺、舌下腺肿大:可见舌及颈部肿胀,可触及肿大的颌下腺。少数仅有颌下腺或舌下腺肿大而无腮腺肿大,易被误诊。

3.并发症

流行性腮腺炎预后好,但注意并发症的发生。

（1）脑膜炎(占 20%～30%):腮腺肿大后 7～10 d 发生,表现为头痛,嗜睡,频繁呕吐,可有脑膜刺激征,严重者抽搐,昏迷。

（2）胰腺炎:较少见,常发生在腮腺肿大后 3～7 d,以中上腹剧痛和压痛为主要症状,伴发热、恶心、呕吐、腹泻或便秘。血清淀粉酶升高做参考。

（3）睾丸炎:双侧睾丸炎可能是将来男性不育症原因之一。所以对男患儿注意睾丸查体及询问病史。

4.实验室检查

（1）血常规:白细胞计数正常或稍有增加,淋巴细胞相对增多。有并发症时白细胞计数增高。

（2）血清和尿淀粉酶测定:患儿在疾病早期即有血清和尿淀粉酶增高。淀粉酶增高程度往往与腮腺肿胀程度成正比。

（3）血清学检查:特异性 IgM 抗体阳性,可做早期诊断。

（三）治疗

1.一般治疗

因其为自限性疾病,一般不需特殊处理,大多数患儿门诊部治疗。丙种球蛋白及胎盘球蛋白预防均无效。注意卧床休息,进食易消化食物,避免酸性食物,保持口腔清洁,补充维生素,多喝水,促进毒素的排出和有利于降温。口服板蓝根冲剂。

2.抗病毒治疗

对重症患儿可选用以下药物。

（1）利巴韦林:10 mg/(kg·d),肌内注射或加葡萄糖液静脉滴注。

（2）阿昔洛韦:5～10 mg/(kg·d),分 2～3 次口服。

（3）α-干扰素:100 万～300 万 U,肌内注射,隔日 1 次。

3.对症治疗

(1)退热：可给予退热药，口服阿司匹林或肌内注射柴胡注射液。

(2)必要时可用镇静药，并加用肾上腺皮质激素。

(3)腮腺炎局部疼痛明显可以外敷消炎拔毒膏；应用去刺的仙人掌外敷；芦荟汁外敷等。

(4)并发症的治疗：脑膜炎脑膜脑炎时可短期使用肾上腺皮质激素，应用脱水药等。并发胰腺炎时应禁食，静脉补充液体及电解质。睾丸炎时用丁字带将阴囊托起，局部间歇冷敷可减少疼痛。

七、传染性单核细胞增多症

(一)概述

传染性单核细胞增多症是由感染 EB 病毒而引起的一种急性或亚急性自限性传染病。全身各系统均可累及，但临床主要以发热、咽痛、淋巴结肿大、肝脾大、周围血象中淋巴细胞总数增加并出现异型淋巴细胞为特征的急性自限性传染病，预后一般良好。

(二)诊断

1.流行病学

隐性感染者和患者是本病的传染源。多经口-口传播。病后可获得持久免疫力。多发于儿童及青少年，春秋季发病多见，呈散发或小流行。潜伏期一般为 3～7 周。

2.症状和体征

(1)发热：体温常在 38 ℃～39.5 ℃，热程 1～2 周，个别患者可延续至 4～5 周之久。

(2)咽峡炎：咽痛是主要症状。咽峡部充血，扁桃体肿大、充血，多覆有白色膜状分泌物。

(3)淋巴结肿大：起病不久即可出现，颈部多发性淋巴结肿大最常见，腋下、腹股沟淋巴结次之。肿大的淋巴结很少超过 3 cm，中等硬度，肿大淋巴结无粘连及明显压痛，常在热退后数周消退。

(4)肝脾大：半数以上有脾大，部分伴肝大，偶有脾破裂。

(5)神经系统症状：主要表现为无菌性脑膜炎、脑炎或感染性多发性神经根炎。脑脊液单核细胞及蛋白质增多。

(6)皮疹：以风疹样红色斑丘疹最常见，也可出现荨麻疹、多发性红斑和结节性红斑等皮疹。

3.并发症

可并发心肌炎、溶血性贫血、再生障碍性贫血、粒细胞减少等。

4.实验室检查

(1)血常规：白细胞总数大多增高，也有正常或降低者，单核细胞增多，可达 60% 以上，其中异型淋巴细胞超过 10% 或其绝对数超过 10×10^9/L 时，具有诊断意义。血小板可减少。

(2)血清异嗜凝集实验：本病患者血清中出现 IgM 异嗜性抗体，测定此抗体效价达 1：56 以上即有诊断意义。

(3)特异性 EBV 抗体测定：EBV 有多种抗体，得病后所有抗体均增高，最常用的是膜壳抗体中的 IgG 和 IgM，在病程早期均可增高，尤其是 IgM 阳性率高，出现较早，2～3 个月后效价下降，可用来诊断急性感染。

(4)病毒分离：急性期患者的咽部分泌物中大多数能分离出 EBV，可存在很长时间。

(三)治疗

1.抗病毒治疗

阿昔洛韦(无环鸟苷)、阿糖腺苷或泛昔洛韦。

2.抗生素治疗

如合并细菌感染应用抗生素，忌用阿莫西林等青霉素类抗生素，以免引起皮疹，加重病情。

3.激素治疗

可口服泼尼松或地塞米松静脉滴注，适合于咽喉水肿、心肌炎、急性溶血性贫血、血小板减少性紫癜等严重病例，疗程 1～2 周。

4.丙种球蛋白

肌内注射或静脉滴注。

5.α-干扰素

对病情严重的可考虑应用。

6.对症治疗

如降温,注意休息,做好护理。脾破裂立即输血,并作手术治疗。

八、脊髓灰质炎

(一)概述

脊髓灰质炎又称小儿麻痹,是由脊髓灰质炎病毒引起的急性传染病。预后差,可遗留后遗症。但由于疫苗预防接种的普及,该病的发病率明显降低。

(二)诊断

1.流行病学

多发生在6个月至5岁的儿童。夏秋季多见,当地有本病流行,未服用疫苗的患儿,与确诊脊髓灰质炎患者有接触史,潜伏期为3~25 d(一般为7~14 d)。

2.症状

(1)前驱期:主要表现为发热,常为高热,伴有多汗、食欲下降、烦躁、咽痛、咳嗽等症状,易被误诊为上呼吸道感染。

(2)瘫痪前期:多于热退后经1~6 d体温再次上升(双峰热),患儿主要表现为感觉过敏,肢体疼痛,烦躁不安,颈强直,常被迫采取固定体位。

(3)瘫痪期:多见脊髓型,肢体呈不对称的弛缓性瘫痪。最常见于四肢,下肢多见。腱反射消失,感觉存在。延髓型,呼吸中枢受损时可出现呼吸浅弱不规则、节律不整及各种异常呼吸。血管运动中枢受损时脉搏细速或过缓,继而血压下降,脉微弱及心律失常。脑神经麻痹时表现为面神经麻痹、吞咽困难、声音嘶哑或鼻音。脊髓型与延髓型常同时存在。

(4)恢复期:瘫痪后1~2周肢体功能逐渐恢复,肌力逐渐增强,一般从肢体远端开始,腱反射亦渐恢复,最初1~2个月恢复较快,以后则恢复较慢。

(5)后遗症期:神经损伤过重的肌群不易恢复,出现永久性瘫痪和肌肉萎缩,并导致肢体或躯干畸形,患儿出现行走跛行,1年后仍不恢复者称后遗症。

3.体征

早期出现三脚架征(患儿坐起时因颈背强直不能前俯,不能屈曲,以上肢向后支撑)、吻膝试验及脑膜刺激征阳性;瘫痪期出现肢体不对称性、弛缓性瘫痪,膝反射消失。

4.脑脊液检查

脑脊液细胞数大多增加,也可正常,一般不超过0.5×10^9/L,以淋巴细胞占多数。于2~3周后细胞数减少时蛋白质反而增高,呈蛋白-细胞分离现象。

5.病毒分离

从粪便、脑脊液、咽拭子分离到病毒。

6.血清学检查

双份血清补体结合抗体或中和抗体,效价递升4倍以上者,可明确诊断。

(三)鉴别诊断

1.假性瘫痪

婴儿如有先天性髋关节脱位、骨折、骨髓炎和骨膜下血肿时可见假性瘫痪。

2.感染性多发性神经根炎

年龄常较大,多无发热,弛缓性瘫痪呈对称性及上行性,近躯干轻,远端重,常伴感觉障碍。脑脊液中蛋白明显升高而细胞数相对较少,蛋白、细胞分离现象明显,瘫痪恢复迅速而完全,少有后遗症。

3.家族性周期性麻痹

常有家族史及周期性发作史。肢体瘫痪常突然发生,并迅速达高峰,双侧对称,近端重于远端,无发热,发作时血钾降低,补钾后迅速恢复。

4.柯萨奇或埃可病毒感染

均可引起轻瘫,一般不呈流行性,瘫痪范围小,程度轻,多无后遗症。个别病例瘫痪重,确诊须靠病毒分离和血清学检查。

(四)治疗

1.一般治疗

卧床休息隔离,至少到发病后 40 d,避免劳累等,瘫痪前的体力活动会导致严重的瘫痪;缓解肢体疼痛,局部热敷。

2.药物治疗

(1)补充维生素:50%葡萄糖液加用维生素 C 1～2 g 静脉推注对减轻神经细胞水肿有疗效。同时肌内注射维生素 B_1、维生素 B_{12} 等。

(2)丙种球蛋白:病情严重者静脉注射丙种球蛋白,每日 400 mg/kg,连用 2～3 d。

(3)激素治疗:症状严重者可口服泼尼松 5～10 mg,每日 3 次,或用氢化可的松每日 5 mg/kg 静脉滴注,疗程 3～5 d。

(4)继发感染给予抗生素治疗。

(5)新斯的明:每日 0.02～0.04 mg/kg,肌内注射或皮下注射,每日 1 次,连用 10 d。

3.对症治疗

(1)瘫痪肢体置于功能位置,以防止手足下垂畸形。

(2)有便秘或尿潴留应及时给予灌肠或导尿。

(3)及时给氧,吸痰。

4.促进瘫痪的恢复

主要是针刺疗法,结合理疗、按摩、推拿等治疗,功能运动以促进瘫痪肌肉的恢复。

九、流行性乙型脑炎

(一)概述

流行性乙型脑炎是由乙脑病毒引起的经蚊虫传播的传染性疾病。

(二)诊断

1.流行病学传播途径

蚊虫是本病主要传播媒介,其中以库蚊、按蚊为多。7～9 月为高发期。10 岁以下儿童多见。

2.症状和体征

(1)高热:持续高热并伴有头痛、恶心、呕吐、嗜睡、颈抵抗、抽搐等中枢神经系统症状。

(2)脑膜刺激征及颅内压增高:婴幼儿表现为前囟隆起;也可出现巴宾斯基征阳性;严重者延髓麻痹,言语不清,吞咽困难,甚至中枢性呼吸衰竭导致死亡。

(3)呼吸衰竭:多见于频繁抽搐或深昏迷者,以中枢性呼吸衰竭为主。

(4)在恢复期体温降至正常或接近正常,神志逐渐转清,言语、意识及神经反射逐渐恢复。重症病例经积极治疗一般可在 6 个月内恢复。

(5)后遗症期:少数患者在半年后可有失语,痉挛性瘫痪,去大脑综合征及精神障碍等。

3.实验室检查

(1)血常规:白细胞总数及中性粒细胞增高,后期可正常。

(2)血沉检查:大部分增快。

(3)脑脊液检查:外观清或微混,白细胞计数(50～500)×10^6/L,个别可高达 1 000×10^6/L,早期以中性粒细胞为主,以后淋巴细胞逐渐增高,蛋白轻度增高,糖和氯化物基本正常。

（4）血清学检查：特异性 IgM 抗体测定升高。

4.排除其他类型脑膜炎

如细菌性脑膜炎。

（三）治疗

1.对症治疗

（1）降温：采用物理降温，头部冰帽、亚冬眠疗法、冷盐水灌肠、静脉补液治疗等。

（2）抗惊厥：地西泮静脉注射或静脉滴注。

（3）呼吸衰竭：及时吸氧，纠正呼吸衰竭。

（4）昏迷者：要保持呼吸道通畅，防止窒息。

（5）防止脑水肿：静脉补液适量，不宜太多。有颅内压增高征象的及早使用脱水剂。

（6）做好护理：勤翻身拍背，防止压疮。应给予高营养高热量饮食。

2.激素治疗

对降温及减轻脑部炎症有一定效果，因其有抑制免疫，促进胃肠道出血等作用，应当慎用或不用。

3.抗病毒治疗

利巴韦林每日 10～15 mg/kg，分 2 次静脉注射或肌内注射；也可用干扰素等。

4.促代谢药物应用

可用 ATP 20 mg、辅酶 A 50 U、细胞色素 C 10～15 mg（要做皮试）、胞磷胆碱 0.25～0.5 g 加入葡萄糖液静脉滴注。

5.抗生素治疗

对重症患者和已合并细菌感染者应用抗生素。

6.其他

除给予促代谢药物外，可采用针灸、理疗、高压氧等综合措施。

十、流行性出血热

（一）概述

流行性出血热是一种汉坦病毒（流行性出血热病毒）引起的急性自然疫源性传染性疾病。以发热、出血、肾脏损害、低血压为常见临床症状。病毒经口腔黏膜、消化道、不明显皮损处、眼结膜及胎盘垂直感染。

（二）诊断

1.流行病学

老鼠是主要传染源；家猫也是不可忽视的传染源。潜伏期 7～14 d。10 岁以内年龄组发病率较低。发病前 1 周至 1 个月内有与鼠类直接或间接接触史，或进入疫区及其他被感染史。

2.症状和体征

（1）三大主征。①发热：发热期多数急骤起病，突然发冷发热，热程 3～5 d 不等，呈弛张热或稽留热，头痛，腰痛，眼眶痛。胃肠道症状可有食欲不振、恶心、呕吐、腹痛或腹泻。常伴有"三红"：颜面、颈部、胸部充血潮红；也有咽部、球结膜的充血，眼睑红肿似酒醉貌。②出血：病后 2～3 d，皮肤黏膜（咽部、软腭、球结膜、腋窝等处）可出现淤点，簇状淤斑。重者可有鼻出血、咯血、呕血、便血、血尿等。③肾脏损害：尿中蛋白于病后 2～3 d 始呈阳性，可达（＋＋＋＋）。

（2）低血压：在病程第 4～6 天出现，发热将退或渐退时，胃肠道症状，出血现象等反而加重，出现血压下降、心慌、多汗、苍白、脉细等休克状态，一般持续 1～2 d。

（3）少尿到多尿的过程：在病程 5～7 d 出现少尿，甚至无尿。病程第 9～14 天出现尿量增多，少数由发热、低血压直接转入多尿期。常有水、电解质紊乱特别是低血钾症表现，本期持续数日至数周。

（4）小儿发病的特点：①发热及中毒症状比成人轻。②厌食、恶心、呕吐及腹泻等消化道症状明显，多有不同程度的腹痛。③皮肤"三红"不典型，淤点稀疏，淤点和腔道出血少见。④常见颜面和眼睑水肿，但发生休克者少。⑤蛋白尿明显，尿素氮升高，但发生少尿型肾衰者少或病程短，常越过休克、少尿期而进入多尿期,恢复快,病死率低。

3.实验室检查

(1)血常规:白细胞总数正常或偏低,后期可增高;有异常淋巴细胞出现;血小板减少。

(2)尿常规:尿蛋白阳性,有红、白细胞及管型,少数尿中有膜状物和血尿。多尿期尿比重降低。

(3)病毒分离:早期血液,单核细胞和恢复期尿液接种细胞培养,分离病毒,帮助确诊。

(4)血清学检查:早期 IgM 阳性,病程 3 d 后 IgG 阳性,效价>1:20 或双份血清效价 4 倍增长。

(5)凝血酶原时间延长,抗凝血酶,纤溶酶原活性下降。

(6)血尿素氮和肌酐可升高,二氧化碳结合力降低,血钾升高,低钠、低氯与低钙。

(7)注意与病毒性上呼吸道感染、败血症、急性肾炎、血小板减少性紫癜相鉴别。

(三)治疗

1.抗病毒治疗

利巴韦林 10～15 mg/(kg·d)加 10%葡萄糖液静脉滴注,疗程为 5～7 d,亦可应用阿糖腺苷等。

2.维持正常血压

早期血压低,常为容积性低血压,积极补充血容量为主。

3.干扰素治疗

50 U/d,肌内注射,3～5 d。

4.激素治疗

氢化可的松 10～15 mg/d,或地塞米松 0.2～0.4 mg/d,加葡萄糖液稀释后静脉滴注。

5.输液

(1)少尿期:注意区别是低血容量或肾性少尿,低血容量引起的应补足血容量,若是肾性少尿一般按肾功能不全处理。

(2)多尿期:应该补充水分及电解质,补充维生素及矿物质,酌情输血、清蛋白及氨基酸。当尿量超过 5 000 mL/d 时,应用利尿药氢氯噻嗪及中药金匮肾气丸、六神丸等。

6.对症治疗

(1)降温:早期卧床休息,物理降温;尽量口服补充热量、维生素与水,不能口服者可静脉补液,应给予平衡盐或林格液,同时给予高渗糖,注意调节酸碱平衡。

(2)镇静抗惊厥:可应用地西泮。

(3)止血:卡巴克洛(安络血)或维生素 K 肌内注射;氨甲苯酸静脉滴注;有 DIC 者可用肝素治疗。

(4)抗凝治疗:如应用双嘧达莫(潘生丁)、鱼精蛋白或肝素,应慎重。

十一、病毒性肝炎

(一)概述

病毒性肝炎是指由肝炎病毒引起的传染病,目前肝炎病毒可分为甲型、乙型、丙型、丁型、戊型。甲型、戊型肝炎主要通过肠道传播,其余各型主要通过血液、注射等传播或母婴传播。本病多呈散发,有时可流行。

(二)临床表现

1.急性病毒性肝炎

分为黄疸型和无黄疸型。

(1)黄疸型:起病急,病初多有发热、乏力、厌油、恶心、食欲下降,尿色深如浓茶,皮肤、巩膜黄染,发热渐退,肝脏肿大且有压痛及叩击痛,持续 2 周左右,黄疸渐消退,各种症状减轻,肝脏肿大恢复,4 周左右痊愈。

(2)无黄疸型:症状与体征与黄疸型相似,但起病慢,症状轻,整个病程不出现黄疸。甲型肝炎和戊型肝炎多呈急性过程,为自限性疾病,一般不发展为慢性。急性乙型、丙型、丁型肝炎易迁延成为慢性肝炎。

2.慢性病毒性肝炎

病程超过6个月,根据病理变化可分为慢性迁延性和慢性活动性。

(1)慢性迁延性:病情较轻,乏力、腹胀等症状轻或无,但肝功能检查转氨酶时有增高。

(2)慢性活动性:患者有较明显的症状,如乏力、食欲不振、腹痛、腹胀等,肝脏肿大,质地中等硬度以上,可伴有脾大、血清谷丙转氨酶(ALT)持续增高,活动性肝炎可进展为肝硬化。

3.重型病毒性肝炎

(1)急性重型病毒性肝炎:发病10 d内出现精神神经症状(烦躁、谵妄、嗜睡、昏迷等),黄疸迅速加深,肝脏进行性缩小,肝功能恶化,凝血酶原时间延长,血氨增高,酶胆分离,预后极差。

(2)亚急性重型病毒性肝炎:起病10 d以上至8周内出现上述情况,进展较缓慢,病情逐渐加重。

(3)慢性重型病毒性肝炎:临床表现同上,但有慢性病毒性肝炎或肝炎后肝硬化病史、体征及肝功能衰竭。重型病毒性肝炎病死率很高,年龄越小,预后越差。

(三)实验室检查

1.肝功能检查

(1)血清谷丙转氨酶(ALT)、谷草转氨酶(SGOT)、γ-谷酰转肽酶(γ-GT)、碱性磷酸酶(AKP)等均可增加,其中以ALT最为灵敏,升高达正常的2倍以上有诊断价值。

(2)有黄疸者血清总胆红素定量可升高,尿胆红素、尿胆原及尿胆素均增加。

(3)血清蛋白:慢性肝炎出现白球蛋白倒置。

(4)麝香草酚浊度试验(TTT)可呈阳性。

2.特异性抗原抗体检查

(1)甲型肝炎:甲型肝炎抗体(抗HAV-IgM)早期单份血清抗HAV-IgM抗体(放免或酶标法)效价显著增高或双份血清抗HAV-IgC抗体效价4倍以上增高者有诊断价值。HAV-IgG和总抗体(抗HAV)可持续终生。

(2)乙型肝炎:乙型肝炎病毒五项检查,简称"两对半"。①乙型肝炎表面抗原(HBsAg):为HBV感染的标志。②乙型肝炎表面抗体(抗-HBs):为已产生保护性免疫力的标志,能抵抗同型病毒侵袭。③乙型肝炎e抗原(HBeAg):为HBV感染及复制的标志,具有较强的传染性。④乙型肝炎e抗体(抗-HBe):为肝炎病毒消散的标志,仍有传染性,但较HBeAg阳性者为低。⑤乙型肝炎核心抗体(抗-HBc):高滴定度时,表示HBV在体内复制,恢复期与抗-HBs同时或先后出现,且为低滴定度时表示HBV消失,仅表示既往感染过HBV。⑥HBV-DNA:是乙型肝炎病毒的直接标志,DNA多聚酶是乙肝病毒在体内复制的标志,亦是传染性指标;HBxAg、抗-HBx,为判断感染的指标,是诊断慢性肝炎的标志。

(3)丙型肝炎:血清HCV-IgM或HCV-RNA阳性。

(4)丁型肝炎:血清HDAg、抗HDV-IgM、HDV-RNA等任何一项阳性。

(5)戊型肝炎:血清HEV-IgM或HEV-RNA阳性。

(四)治疗

1.一般治疗

(1)休息:肝炎休息很重要,可减轻肝脏负担,进入恢复期可适当活动。

(2)营养:急性肝炎应以清淡饮食为主,保证足够热量,恶心呕吐明显者可静脉滴注葡萄糖液,慢性肝炎低蛋白者,应给予高蛋白饮食,保证维生素供应,肝昏迷前期及肝昏迷者应严格限制蛋白质的摄入。

2.药物治疗

目前无特效药物。所有药物只在某一方面有辅助和对症治疗的作用,可采用中西医结合治疗。

(1)强力宁:0.8~1.6 mL/kg,静脉滴注。多用于急性肝炎。

(2)干扰素:属抗病毒药,目前有α-干扰素(白细胞干扰素),一般剂量为10万U/(kg·d),皮下或肌内注射,连用3个月。

(3)阿糖腺苷:属抗病毒药,每日10~15 mg/kg加入10%葡萄糖液内缓慢静脉滴注,7~10 d为1个疗程。

(4)阿昔洛韦:属抗病毒药,15 mg/(kg·d),分 2 次静脉滴注,20 d 为一疗程,可与干扰素联用。

(5)利巴韦林:属抗病毒药,100~200 mg,每日口服 3 次,或肌内注射 10 mg/(kg·d)。

(6)联苯双酯:该药有促进肝功能恢复的作用,对于单项 ALT 长期不降者,联苯双酯滴丸每次 7.5~15 mg,每日 3 次口服,疗程 3~6 个月,甚至 1 年,逐渐减量至维持量服用。

(7)护肝治疗:肌苷 0.2 g,每日 3 次口服或静脉滴注。葡醛内酯(肝泰乐)0.1~0.2 g,每日 3 次口服或肌内注射或静脉滴注。同时可应用维生素 C、维生素 B 等。

(8)中药治疗:如茵陈、丹参、板蓝根等。

(9)对症治疗:对于消化道症状明显的可用甲氧氯普胺(胃复安)、多酶片、多潘立酮(吗丁啉)等对症处理。

十二、登革热

(一)概述

登革热是由登革病毒经埃及伊蚊或白纹伊蚊传播的急性传染病。

(二)诊断

1.流行病学

以儿童多见,尤以 5 岁以下占绝大多数。患者、隐性感染者为主要传染源。雨季是发病高峰季节。人群对登革病毒普遍易感,病后可获得免疫力。潜伏期 5~18 d。

2.症状和体征

(1)高热:体温在 39 ℃~40 ℃,一般持续 5~7 d,然后骤降至正常,1~2 d 再次升高,呈双峰热。发热时伴剧烈头痛、眼球后痛、全身肌痛和关节骨骼痛,伴极度疲乏。

(2)皮疹:于病程第 3~6 天体温下降时出现,以斑丘疹或麻疹样皮疹最多见,亦可见猩红热样、风疹样或荨麻疹样皮疹及出血点。皮疹开始于手足,再播散至全身,呈向心分布,持续 3~4 d 消退,稍痒,很少脱屑。

(3)出血:表现为牙龈出血、鼻出血、呕血或黑便、皮肤出血点、血丝痰或血尿等多部位出血者,称登革出血热。

(4)肝脾肿大:少数患者可有肝脾肿大。

(5)其他:若侵犯脑部可有剧烈头痛、呕吐、意识改变、脑膜刺激征及轻度脑脊液改变,最终多因中枢性呼吸衰竭而死亡。

3.实验室检查

(1)血常规:白细胞显著降低,第 4~5 天降至最低,退热后 1 周逐渐恢复,部分患者血小板亦减少。

(2)病毒分离:急性期采血做病毒分离可获得阳性结果。

(3)血清学检查:补体结合试验,血细胞凝集抑制试验检测抗体,于疾病第 3 天,第 3 周分别采血 3 mL,如抗体效价递升 4 倍,有诊断价值。

(三)治疗

登革热为一种自限性疾病,预后良好,病死率低,对其治疗以支持和对症治疗为主。

1.一般治疗

注意休息;高热时物理降温,或药物降温治疗;必要时应用肾上腺皮质激素如地塞米松静脉滴注,但应忌用退热止痛药(如水杨酸类,易诱发溶血);静脉输液等治疗。

2.止血治疗

有出血倾向者可选用止血药,肌内注射卡巴克络(安络血)、维生素 K 或静脉滴注止血药,大出血时应输新鲜血或血小板。

十三、病毒性脑炎

除乙型脑炎外,其他病毒如腺病毒、EB 病毒、埃可病毒、柯萨奇病毒、单纯疱疹病毒,甚至在患流行性腮腺炎、麻疹、风疹、水痘等疾病过程中,甚或接种牛痘以后,也可发生脑炎。脊髓灰质炎时也可出现脑炎的症状。症状表现程度轻重不一,预后也各异。

(一)诊断

1.流行病学史

流行季节,接触史,有关病毒感染所伴随的症状,预防接种史等。

2.临床表现

(1)前驱期:患儿有发热、头痛、肌痛、呕吐、腹泻等表现。

(2)脑炎症状:轻重不一,主要表现为神经精神方面的异常。神经异常的表现多有发热、头痛、呕吐、嗜睡、昏迷、惊厥等,重者则大脑、丘脑下部、底节、脑干、小脑和脊髓的症状都可能有异常表现。精神异常表现为兴奋多语、烦躁、哭笑无常、失眠、行为异常、幻觉、幻想,或表情淡漠、缄默不语、活动减少、不吃,定向力、记忆力减退,大小便失禁等。

(3)伴随症状:在脑炎发病之前或同时伴有相应病毒感染的症状。

3.实验室检查

(1)脑脊液:压力正常或稍高。外观清亮或微混。细胞数正常或增加,$10\sim500\times10^{6}$/L,早期以中性粒细胞为主,以后大部分为淋巴细胞。蛋白质增加,糖和氯化物正常。

(2)脑电图:可有弥漫性高幅慢波或局灶性慢波,病情好转后,脑电图亦渐正常,如仍持续不正常,则可能有后遗症。

(3)血清学检查:要用补体结合试验、中和试验和血凝抑制试验于急性期和恢复期作双份血清试验,如抗体效价增高达4倍以上即可诊断。

(4)脑脊液病毒分离:对确定诊断和明确病原有帮助。此外,用全血、尿、粪便和鼻咽分泌物也可分离病毒,结合血清学检查对确诊可有决定性作用。

(二)治疗

一般和对症处理同"乙型脑炎"。

抗病毒药物疗效不肯定。疱疹脑炎可试用疱疹净,剂量为$50\sim100$ mg/(kg·d),静脉滴注,5天为一疗程;阿糖胞苷,剂量为$1\sim4$ mg/(kg·d),静脉滴注,3日为一疗程。对DNA或RNA病毒感染也可试用干扰素。

十四、狂犬病

(一)概述

狂犬病为狂犬病病毒(RNA病毒)感染引起的急性传染病。

(二)诊断

1.流行病学

传染源主要为病犬和带毒犬,传播途径主要通过动物咬伤。也可通过损伤的皮肤或正常黏膜使人受染。可发生于任何季节,但冬季病例较少。潜伏期一般为$30\sim60$ d。有犬,猫或其他宿主动物舔、咬史。

2.症状和体征

(1)前期症状:发热、头痛、咽痛、恶心、精神差、伤口疼痛、流涎、多汗、心率快、血压增高等。

(2)特殊症状:恐惧不安,对声、光、风刺激敏感,肌张力高,持续$2\sim4$ d。继而出现烦躁、恐水、怕风,肌痉挛、呼吸困难。后期见到或听到水声、风、光、声触动等也可引起咽肌痉挛,严重时可有全身疼痛性抽搐,因肌痉挛、瘫痪而致呼吸困难、失语,部分出现精神失常等,持续$1\sim3$ d,发作中可死于呼吸循环衰竭。

(3)后期症状:痉挛减少或停止,出现弛缓性瘫痪,以肢体软瘫多见,眼肌、颜面肌、咀嚼肌亦可受累,呼吸不整,眼球运动失调,神志不清,最终因呼吸肌麻痹、循环衰竭而死亡。

3.实验室检查

(1)血常规:白细胞总数轻至中度增高,中性粒细胞达80%以上。

(2)脑脊液:脑脊液压力正常或稍高,细胞数及蛋白量均稍增多。

(3)血清学检查:发病第 1 周内取患儿唾液,鼻咽洗液,角膜印片,皮肤切片,用荧光免疫抗体染色,狂犬病病毒抗原阳性。存活 1 周以上者做血清中和试验或补体结合试验效价上升者;若曾接种过疫苗,中和抗体效价需超过 1∶5 000。

(4)病毒分离:患儿唾液,脑脊液或死后脑组织等可分离到病毒,但阳性率不高。

4.鉴别诊断

注意与破伤风,脊髓灰质炎,类狂犬病性癔症,狂犬病疫苗接种后脑炎相鉴别。

(三)治疗

1.伤口处理

被咬伤后立即用 20％肥皂水或清水彻底清洗,至少 20 min,再用 0.1％苯扎溴铵(新洁尔灭)或 75％乙醇或 2％碘酒涂擦,咬伤后 1h 肥皂水清洗有效,12 h 内苯扎溴铵冲洗有效,伤口不缝合也不宜包扎。

2.注射高效免疫血清

皮试阴性后可在咬伤处浸润注射(40 U/kg)。

3.立即注射狂犬病疫苗

接种狂犬病疫苗的方法:人二倍体细胞培养疫苗(HDCV)一般在暴露后 0、3、7、14、28 天各接种一次(五针法),每次接种剂量为 1.0 mL,较大儿童和成人在三角肌部位作肌内注射。年幼儿童在大腿外侧注射。对头、面、颈部或上肢被咬伤者,应当用七针法,即在被咬伤 0、1、2、3、7、14、30 天各注射一次疫苗。地鼠肾细胞疫苗,轻度咬伤者采用 0、7、10 天各肌内注射 2mL,重度咬伤者则采用 0、3、7、14、30 天各肌内注射 2 mL 方案,肌内注射部位同 HDCV 疫苗。

4.对症治疗

(1)补充水、电解质及热量,纠正酸碱平衡失调。

(2)镇静治疗:对烦躁、痉挛的患者给予地西泮肌内注射或静脉滴注。

(3)治疗脑水肿:给予脱水药如地塞米松或利尿药等治疗。

(4)做好气管切开的准备。

(5)间歇正压给氧。

(6)心动过速、血压升高、心律失常者可应用 β-受体阻滞药或强心药治疗。

5.一般护理

单间隔离患者,避免不必要的刺激,医护人员最好经过免疫接种,戴口罩和手套,穿隔离衣以防受染。加强监护。

十五、手足口病

手足口病是由肠道病毒 EV71 型或柯萨基病毒 A6 型引起的传染病,可引起发热和手、足、口腔等部位的皮疹、溃疡。个别患者可引起心肌炎、无菌性脑膜脑炎及神经源性肺水肿等并发症。

(一)临床表现

(1)潜伏期一般 3～7 天。

(2)没有明显的前驱症状,多数患者急性起病。发病前 1～2 天或发病的同时有发热,多在 38 ℃左右。

(3)主要侵犯手、足、口、臀等部位;疱疹呈圆形或椭圆形扁平凸起,内有混浊液体,有不痛、不痒、不结瘢痕的特征。由于口腔溃疡疼痛,患儿流涎拒食。

(4)并发症:病毒侵犯心、脑、肺等重要器官。如出现高热、白细胞不明原因增高而查不出其他感染灶时,应警惕重症病例如暴发性心肌炎、无菌性脑膜脑炎合并神经源性肺水肿的发生。

(二)诊断

(1)好发于夏秋季节。

(2)常在婴幼儿聚集的场所发生,呈流行趋势。

(3)临床主要表现为发热,口腔、手、足等部位黏膜、皮肤出现斑丘疹及疱疹样损害。

(4)实验室检查:外周血白细胞总数正常,淋巴细胞和单核细胞相对增加。急性期患者血清中柯萨奇病毒中和抗体滴度增高。

（三）治疗

（1）对症处理：加强护理，做好口腔卫生，口腔溃疡可选用金达液、蒙脱石散外涂。食物以流质及半流质等为宜。给予充分营养和维生素 C、维生素 B。

（2）可用抗病毒药物如利巴韦林、病毒灵、干扰素等。

（3）合并症处理：合并脑炎、脑膜炎、心肌炎、肺水肿、循环衰竭等，应及时给予相应处理。

（**刘文考**）

第三节　真菌感染性疾病

一、隐球菌病

新型隐球菌所致的亚急性或慢性感染，主要侵犯中枢神经系统，也可侵及肺、皮肤、皮下和骨骼等。

（一）诊断

（1）易感人群，如肿瘤、糖尿病、免疫缺陷病、长期用抗生素或激素患者。

（2）病程长，前 3 月常有间歇性自然缓解。

（3）中枢神经系统隐球菌病：起病缓慢，阵发性头痛，恶心、呕吐，发热，数周至数月后出现颅内高压症状，眼底视乳头水肿。

（4）肺隐球菌病：常并发于隐球菌脑膜炎或慢性肺部疾病，症状不典型，有低热、咳嗽、乏力、体重减轻。胸片见肺下野单个或多个结节。

（5）骨隐球菌病：常侵犯颅骨和脊柱，呈破坏性病变，无骨膜增生，X 线无特殊表现。

（6）取痰液、脑脊液、病灶组织涂片墨汁染色或真菌培养。

（二）治疗

（1）两性霉素 B 静脉点滴，从小剂量开始，每日 0.1 mg/kg，如无不良反应，渐增至每日 1～1.5 mg/kg，疗程 1～3 个月。

（2）两性霉素 B 椎管内注射：开始每天 0.01 mg，每日 1 次，剂量渐增。约 1 周内增至 0.1 mg/次，以后每隔 1～3 天增加 0.1 mg 直到 0.5～0.7 mg 为止。疗程一般约 30 次。连续注射 1 周后改为每周 2～3 次。

（3）氟康唑：＞3 岁每日 3～6 mg/kg，一次顿服或静脉滴注，每日最大量 400～800 mg。

（4）咪康唑鞘内注射：每次 10～20 mg，连用 3～7 天。

（5）5-氟尿嘧啶：50～150 mg/(kg·d)，分 4 次口服，疗程 4～6 周。

二、念珠菌病

念珠菌病是由念珠菌属白色念珠菌引起的感染。它常导致皮肤、黏膜、指（趾）甲等浅部真菌感染，当人体免疫力降低时，也可感染胃肠道、肺、肾、脑膜等内脏器官，造成深部真菌感染。

（一）诊断

1.病原菌

主要有念珠菌属的白色念珠菌、克柔氏念珠菌、副克柔氏念珠菌、类星状念珠菌、热带念珠菌等。白色念珠菌是本病主要的病原菌。原发病灶多在口腔，如鹅口疮，由口腔蔓延至胃肠道或呼吸道。

2.皮肤念珠菌病

包括念珠菌性擦烂、甲沟炎、甲床炎、念珠菌疹、念珠菌性扁平苔藓样皮肤病及念珠菌肉芽肿。

3.黏膜念珠菌病

口腔感染最常见，一层白色乳酪状物，呈点状、块状、絮状附着于黏膜上，不易拭去。

4.内脏念珠菌病

由于抗生素、激素等药物的广泛应用,内脏念珠菌感染有上升趋势。包括念珠菌肺炎、食道炎、肠炎、心内膜炎、脑膜炎、败血症等。

5.实验室检查

(1)咽拭子、痰液、粪便、病灶组织或假膜、渗液等标本中检到真菌。

(2)真菌培养:以上标本接种在沙氏培养基中,3~4天出现乳白色光滑菌落。

(二)治疗

1.鹅口疮、口角炎

制霉菌素混悬液涂于患处,每天2~3次。

2.严重泛发性皮肤念珠菌病

局部涂制霉菌素或两性霉素 B,口服克霉唑 30~60 mg/(kg·d)。氟康唑 6 mg/(kg·d)静脉滴注或口服。

3.念珠菌食道炎和肠炎

制霉菌素,两岁以下每天 40 万~80 万 U,两岁以上每天 100 万~200 万 U,分 3~4 次口服。酮康唑 4~8 mg/(kg·d)口服。

4.内脏念珠菌病

(1)两性霉素 B:从小剂量开始 0.1 mg/(kg·d),逐渐增至 1.0 mg/(kg·d)。缓慢静脉滴注不少于 6h,疗程 4~12 周。

(2)氟康唑:6 mg/(kg·d),每天 1 次静脉滴注。

(3)克霉唑:30~60 mg/(kg·d),分3次口服。

(4)氟胞嘧啶:50~150 mg/(kg·d)分 3 次口服。

三、组织胞浆菌病

组织胞浆菌病由荚膜组织胞浆菌感染引起的一种以侵犯网状内皮系统或肺为主的深部真菌病。传染性强,呼吸道传播。

(一)诊断

(1)播散型:多见婴幼儿,常并发于网状内皮系统疾病,病情危重,发热、寒战、咳嗽、呼吸困难、头痛、腹泻、血便等。肝脾淋巴结肿大,白细胞减少,淋巴细胞增多,血小板减少,低色素性贫血。

(2)肺型。①急性:起病急,发热、寒战、咳嗽、呼吸困难、胸痛,肺部闻及啰音,肝脾肿大,胸部 X 线呈弥漫性结节状致密影或局限性肺浸润,可伴有纵隔淋巴结肿大。②慢性:可由肺部原发病灶蔓延所致,也可为二重感染,临床表现酷似肺结核,胸片呈边缘清楚的肺实变,常呈进行性,导致肺纤维化和肺功能减退。

(3)皮肤试验:方法与结核菌素试验相似,皮试后 48~72h 红肿硬结≥5 mm 为阳性。

(4)痰液、尿、血、骨髓及分泌物涂片或培养分离出组织胞浆菌,或病理切片发现酵母型真菌即可确诊。

(二)治疗

(1)口服酮康唑、或氟胞嘧啶或制霉菌素。

(2)重症或全身播散型需要静脉点滴两性霉素 B。

(刘文考)

第四节　细菌感染性疾病

一、百日咳

（一）概述

百日咳是由百日咳杆菌引起的急性呼吸道传染病。

（二）诊断

1.流行病学

本病患者和隐性感染者为唯一传染源。通过咳嗽、喷嚏等飞沫传播。本病潜伏期7~14 d。多见于婴幼儿。

2.症状和体征

（1）发热、咳嗽：可有低度或中度发热，咳嗽、咽痛伴全身不适等症状，3~4 d后退热，但咳嗽日益加重。

（2）阵发性痉挛性咳嗽：发病2~4周后，咳嗽演变成突发性、连续一二十声急促痉挛性咳嗽（处于连续呼气状态），咳至终末，可伴一口深长吸气，发出高音调的鸡鸣样吼声，不久又复发作。每日痉咳发作3~5次至10~20次不等，呈昼轻夜重。在阵咳间歇时，患儿可以活动，玩耍如常。新生儿和幼小婴儿患者常无典型阵发性痉咳，往往开始或咳嗽数声后即出现屏气，面色发绀，窒息或惊厥。上述发作常发生于夜间，抢救不及时可窒息死亡。

（3）重症病例：可反复抽搐、意识障碍，甚至昏迷，可伴有脑膜刺激征或病理反射等神经系统异常表现。

（4）继发感染：则肺部听诊清晰或仅有散在的湿性啰音。

（5）注意并发症的发生：常见肺炎、肺不张、肺气肿及百日咳脑病。

3.实验室检查

（1）血常规：白细胞总数及中性粒细胞明显增高。

（2）细菌培养：用鼻咽拭子自鼻咽后壁取分泌物，或将培养皿面对患者咳嗽取样培养，均可获得阳性结果。

（3）血清学检查：双份血清进行凝集试验及补体结合实验，抗体效价递升4倍为阳性。

（三）治疗

1.抗生素治疗

（1）首选红霉素，每日50 mg/kg，分3~4次口服，连用7~14 d。

（2）氯霉素每日30~50 mg/kg，分次口服或静脉滴注，连用7~14 d。用药期间注意监测血象。

2.激素治疗

病情严重可应用泼尼松1~2 mg/(kg·d)，分3次口服，疗程5d。

3.对症治疗

（1）镇静：出现惊厥可应用苯巴比妥，每次3~5 mg/kg，或地西泮每次0.1~0.3 mg/kg，口服或肌内注射，可并用氯苯那敏（扑尔敏）、赛庚啶等抗过敏药物。

（2）止咳：维生素K₁肌内注射，1岁以下每日20 mg，1岁以上每日40 mg，分2次肌内注射，疗程5~10 d，有减轻阵咳作用。普鲁卡因每次5~8 mg/kg，溶于5%~10%葡萄糖液100~200 mL静脉滴注，8~12 h滴完，每日1~2次，用前需做皮试，疗程5~7 d。

（3）高效价免疫球蛋白的应用：百日咳免疫球蛋白2.5 mL(400 μg/mL)肌内注射，每日1次，连用3~5 d，适用于重症患儿，幼婴剂量减半。

（4）雾化吸入：可选择激素地塞米松、抗生素庆大霉素、山莨菪碱等进行雾化治疗。

二、猩红热

(一)概述

猩红热是由 A 组 B 型(乙)溶血性链球菌引起的急性呼吸道传染病。

(二)诊断

1.传染源

猩红热患者,链球菌性咽峡炎患者和健康带菌者。本病主要通过呼吸道飞沫传播,儿童为主要易感人群。夏秋为高发季节。潜伏期 1~7 d。

2.症状和体征

(1)发热:体温多在 39 ℃左右,可伴畏寒、头痛、头晕、恶心、呕吐和咽痛,全身不适等症状。

(2)草莓舌:咽部和扁桃体充血水肿明显,其上多覆有脓性斑片状渗出物。软腭处有细小密集的红疹或出血点。舌见白苔,舌尖和边缘红肿,突出的舌乳头也呈白色,称为白草莓舌。4~5 d 后,白苔脱落,舌面光滑鲜红,舌乳头红肿突起,称红草莓舌(杨梅舌)。

(3)皮疹:发病 1~2 d 内出疹,皮肤弥漫性充血潮红,其间散布针尖大小猩红色皮疹,压之褪色,10 余秒后又恢复原状,2~5 d 后消退。面部潮红,无皮疹,口唇周围苍白,形成环口苍白圈。皮肤折叠处如腋窝、肘窝、腹股沟等处,皮疹更密,夹有出血点,形成明显的横纹线,称为帕氏线。皮疹少而轻者脱皮呈糠屑状,皮疹重者可呈大片状脱皮。

(4)重型患儿:全身中毒症状重,可出现嗜睡、烦躁、谵妄、惊厥和昏迷等神经系统症状,可很快出现血压下降及中毒性休克。

(5)外科型及产科型猩红热:细菌经损伤的皮肤或产道侵入,故无咽峡炎表现。皮疹首先出现于伤口附近,然后向其他处扩散,病情大多较轻。

3.并发症

如中耳炎、颈淋巴结炎和肺炎等化脓性并发症。变态反应性并发症多见于较大儿童,在猩红热痊愈后期的数周内常发生急性肾小球肾炎或风湿热。

4.鉴别诊断

本病应与金黄色葡萄球菌红斑毒素所致的猩红热样皮疹,猩红热样药物疹和其他出疹性疾病相鉴别。

5.实验室检查

(1)血常规:白细胞总数在(10~20)×10⁹/L 或更高,中性粒细胞可达 75%~90%,可见中毒颗粒。

(2)病原学检查:从咽拭子可培养出 A 组 B 型溶血性链球菌。

(三)治疗

1.抗生素治疗

(1)青霉素:每日 10 万~20 万 U/kg,静脉滴注,连用 7~10 d。

(2)对青霉素过敏者可选用红霉素、林可霉素及头孢菌素类。

2.对症治疗

(1)对于休克重症患儿要及时补充血容量,纠正酸中毒,给氧,输新鲜血等。

(2)血压下降可在补充血容量同时小剂量应用升压药。

(3)惊厥的患儿可应用镇静药对症治疗。

(4)注意休息,给予易消化和富有营养的食物,多喝水。

三、细菌性痢疾

(一)概述

细菌性痢疾简称菌痢,是由痢疾杆菌引起的急性肠道传染病。痢疾杆菌属于志贺菌属,按其菌体抗原结构分为 4 群:志贺菌、弗氏菌、鲍氏菌、宋内菌。目前以弗氏及宋内菌为常见。病菌由大便排出,通过污染的手、水、食物、蝇和用具传播,经口而感染。

(二)诊断

1.流行病学

患者和带菌者是传染源,人群对志贺菌属普遍易感,尤以学龄前儿童为多。本病全年均可发作,但夏秋季呈季节性高峰。潜伏期自数小时至 7 d,多数 1～2 d。

2.症状和体征

(1)典型症状:急性发作的腹泻,伴发热,腹痛,里急后重,脓血便或黏液便,左下腹有压痛。有些患儿出现食欲下降、恶心、呕吐,若不及时治疗,可出现脱水的症状,口渴、尿量少、烦躁等。

(2)非典型症状:腹痛、腹泻、解水样便,里急后重感不明显,不作化验易误诊为肠炎。

(3)中毒型菌痢:多见于 2～7 岁体质较好的儿童。以全身严重毒血症状为主,起病急骤,突发高热,体温可达 40 ℃以上,患儿精神极差,嗜睡或烦躁,说胡话,甚至抽风,神志不清。凡突然发热、惊厥而无其他症状的患儿,必须考虑到中毒性菌痢的可能。此型患儿的肠道症状较轻而出现较晚,甚至根本无腹痛与腹泻,用直肠拭子或生理盐水灌肠后才能发现黏液,显微镜下可见大量红、白细胞。

(4)慢性期菌痢:病程超过 2 个月为慢性,常由急性期治疗不彻底,细菌耐药,合并营养不良及肠道寄生虫引起。患儿常体温不太高,腹部隐痛,腹泻与便秘交替,大便间歇出现黏液,脓血便。部分可有食欲不振、贫血、乏力、日见黄瘦、营养不良、精神萎靡等。

3.实验室检查

(1)血常规:急性期白细胞总数与中性粒细胞增高,中毒性菌痢时明显增高。

(2)大便常规:镜检可见大量红、白细胞,脓细胞及巨噬细胞。临床怀疑中毒型菌痢而无腹泻者,可做肛门拭子或冷盐水灌肠,取排泄物做镜检。

(3)病原学检查:应在使用抗生素前,送新鲜的脓血便做细菌培养,可得阳性结果。病初 1～2d 阳性率高。

(三)治疗

1.抗生素治疗

(1)复方磺胺甲噁唑:以 SMZ 计算每日 50 mg/kg,分 2 次服用。

(2)呋喃唑酮(痢特灵):每日 100 mg/kg,分 3 次口服。

(3)阿米卡星(丁胺卡那霉素):每日 4～8 mg/kg。分 2 次肌内注射或静脉滴注,个别可有耳毒性或肾毒性,6 岁以下小儿禁用。

(4)第 3 代头孢菌素:如头孢噻肟钠、头孢曲松钠等,每日 100～150 mg/kg,分 2 次滴注。

(5)吡哌酸:每日 25～50 mg/kg,分 3 次口服。因疗效逊于第 3 代喹诺酮,不良反应相对较多,已趋于淘汰。

诺氟沙星(氟哌酸)每日 10～15 mg/kg,分 3 次口服。疗程 5～7 天,18 岁以下小儿禁用,因可影响骨骼发育,肝、肾功能欠佳者慎用。静脉给药可用环丙沙星。

2.中毒型菌痢治疗

(1)抗生素药物:选择同上,但应该静脉输入抗生素,病情好转再改用口服抗生素。

(2)控制体温:物理或药物降温,无效者用亚冬眠疗法,氯丙嗪及异丙嗪每日各 1 mg/kg,肌内注射或加入 5％葡萄糖液静脉滴注,每 2～4 h 1 次,可连用 2～4 次,冬眠时间不超过 12～24 h。

(3)抗惊厥:10％水合氯醛每次 30～40 mg/kg 灌肠,苯巴比妥钠每次 5～8 mg/kg 或地西泮 0.1～0.3 mg/kg肌内注射,必要时静脉给药,速度要慢,用时注意观察呼吸。惊厥不止或反复发作者用 20％甘露醇 1～2 g/kg 静脉注射,必要时 4～8 h 可重复,以防止脑水肿。

(4)防治循环衰竭:扩充血容量,纠正酸中毒,维持水与电解质平衡。

(5)缓解血管痉挛:阿托品每次 0.03～0.05 mg/kg,静脉注射,每 5～15min 1 次或山莨菪碱每次 0.5 mg/kg,静脉注射,每隔 0.5～1 h 重复 1 次,直至面色红润,四肢转暖,病情稳定,逐渐延长给药时间。

(6)升压药的应用:经以上治疗血压仍不稳定者可用多巴胺每分钟 10～20 μg/kg,静脉滴注。

(7)中药治疗：用清热解毒凉血药，如黄连解毒汤；惊厥用紫雪丹。

3.慢性菌痢的治疗

注意饮食，不吃生冷食物及进食剩下的食物，可应用中药、药物保留灌肠等综合治疗。

四、伤寒与副伤寒

(一)概述

伤寒和副伤寒分别是由伤寒杆菌和副伤寒杆菌引起的急性肠道传染病。

(二)诊断

1.流行病学

患儿和带菌者是本病的传染源。伤寒和副伤寒是经消化道感染的肠道传染病，人群对本病普遍易感，以儿童发病为多。夏秋季为高发季节。本病潜伏期为 3～40 d。

2.症状和体征

(1)高热：起病缓慢，体温渐上升，于 5～7d 达 39 ℃～40 ℃（热型为稽留热或弛张热），伴全身不适，纳差等。持续高热不退，一般为 10～14 d。

(2)伤寒面容：即面色苍白、表情淡漠、对周围反应迟钝。

(3)皮疹：在胸、腹、背部可见到散在淡红色斑丘疹，直径 2～4 mm，压之褪色，称玫瑰疹。

(4)肝脾肿大。

(5)相对缓脉：正常情况下体温升高脉搏随之增快，但该病体温高而脉搏相对慢。

(6)重症：可出现惊厥、昏迷或出现脑膜刺激征。

3.注意并发症的发生

(1)肠出血：常见于发病第 2 周，有腹泻者较易发生。出血量少仅大便隐血试验阳性，出血多者出现黑便或紫红色血便，伴血压下降。

(2)肠穿孔：肠壁溃疡侵蚀浆膜则致穿孔，穿孔部位多在回肠末端。患者感右下腹痛，伴恶心，呕吐及休克症状，1～2 h 后症状短暂缓解，不久又出现高热、腹胀、腹壁紧张及压痛，肝浊音界消失。

(3)支气管肺炎：病程中常有咳嗽、咳痰、肺部啰音等，多见于婴幼儿。

(4)其他：如肝炎、中毒性心肌炎、肾炎等。

4.实验室检查

(1)血常规：白细胞总数及中性粒细胞常减少，嗜酸粒细胞减少或消失。

(2)血、骨髓、尿、粪便培养：分离到伤寒杆菌或副伤寒杆菌。骨髓培养阳性率较血培养高，且出现早，持续久，不论病程早晚均宜进行骨髓培养。

(3)伤寒血清凝集试验：即肥达反应，起病第 1 周末出现阳性，4～5 周达最高峰，以后逐渐下降。当 O 抗体＞1：80 及 H 抗体＞1：160 有诊断意义。若 2 次阴性，5～7 d 复检 1 次，效价升高，则有诊断意义。

(三)治疗

1.抗生素治疗

(1)氨苄西林：每日 100～200 mg/kg，静脉滴注，退热后改为口服，疗程 2 周以上。

(2)阿米卡星(丁胺卡那霉素)：每日 8～10 mg/kg，肌内注射或静脉滴注，疗程 2 周。

(3)第 3 代头孢菌素类：如头孢噻肟钠：每日 50～100 mg/kg，静脉滴注，疗程一般为 2 周。

(4)氯霉素：每日 30～50 mg/kg，分 4 次，每 6h 口服一次，热退 2～3 d 后减半量，继服 2 周。不能口服时可改静脉用药，但剂量适当减少，用药期间应定期检查血象。因不良反应大，一般不用。

2.对症治疗

(1)降温治疗：高热给予物理降温或中药降温。

(2)止痉治疗：地西泮静脉注射或水合氯醛灌肠。

(3)中毒症状明显者：可应用激素治疗。

五、败血症

(一)概述

败血症是由致病菌或条件致病菌侵入血液并繁殖引起的全身症状,严重者发生感染性休克及迁徙性病灶。常见致病菌有金黄色葡萄球菌、大肠杆菌及肺炎链球菌或肺炎杆菌、链球菌等。在小婴儿及免疫功能低下者,表皮葡萄球菌可为致病菌。

(二)临床表现

1.普通型

高热,全身不适伴寒战,可伴有呕吐及腹泻等胃肠道症状,部分患儿出现皮肤淤点或淤斑。金黄色葡萄球菌败血症患者皮肤出现多形态皮疹,有荨麻疹、麻疹样皮疹、部分患儿短期内进展至多脏器功能衰竭。

2.暴发型

全身中毒症状明显,面色灰或发绀,皮肤发花,精神萎靡,惊厥或昏迷,迅速进入休克状态,部分患儿短期内进展至多脏器功能衰竭。

3.亚急性败血症

表现拒食、反应差、面色青灰、常有黄疸、肝脾肿大、低热、易并发细菌性脑膜炎。

(三)诊断要点

(1)全身中毒症状明显,高热伴寒战,皮肤淤点、淤斑,多形态皮疹,常有迁徙性病变如肺炎、关节炎、皮肤化脓、心内膜炎等。

(2)辅助检查。①血象:白细胞升高,以中性粒细胞为主,有中毒性颗粒。②细菌培养:用药前取血2~3 mL做培养,分离致病菌进行药物敏感试验。

(四)治疗

1.病原治疗

1)革兰氏阳性菌。

(1)葡萄球菌:金黄色葡萄球菌和表皮葡萄球菌对抗菌药物的敏感性相似,因此药物治疗相同,选择下列之一静脉滴注。①苯唑西林 100 mg/(kg·d)。②红霉素 30~50 mg/(kg·d)。③头孢唑啉或头孢拉定100 mg/(kg·d)。④耐酶复合青霉素及头孢菌素如阿莫西林克拉维酸钾60~90 mg/(kg·d),氨苄西林舒巴坦 100~150 mg/(kg·d)等。上述药物每天分 3~4 次静脉滴注。可联合应用阿米卡星4~8 mg/(kg·d),后者分两次静脉滴注。⑤ 对耐药葡萄球菌败血症常应用去甲万古霉素20~30 mg/(kg·d),分 3~4 次静脉滴注。第 3 代头孢菌素主要对革兰氏阴性菌作用强,但对耐药球菌也有良好的作用。

(2)肺炎球菌:青霉素 10 万~20 万 U/(kg·d),分 3~4 次静脉滴注。也可选第 3 代头孢菌素。

(3)溶血性链球菌:青霉素为首选。对青霉素过敏可用红霉素或头孢唑啉。

2)革兰氏阴性杆菌。

(1)大肠杆菌。①首选哌拉西林 200~300 mg/(kg·d)或氨苄西林 100~200 mg/(kg·d),分3~4次静脉滴注,联合应用氨基糖苷类抗生素(庆大霉素或阿米卡星)。②头孢呋辛 100 mg/(kg·d)或磷霉素钠100~300 mg/(kg·d)。③第 3 代头孢菌素(头孢哌酮或头孢噻肟,或头孢曲松)。

(2)克雷白杆菌及产气杆菌:首选用第 2 代或第 3 代头孢菌素(头孢呋辛、头孢哌酮、头孢噻肟或头孢曲松等)。

(3)铜绿假单胞菌:敏感菌首先用阿米卡星或哌拉西林。耐药菌应选用下列之一。①头孢哌酮舒巴坦:40~80 mg/(kg·d),分 2~4 次静脉注射或静脉滴注。②头孢他啶 100 mg/(kg·d),分 2~3 次静脉注射或静脉滴注。③氨曲南 80~120 mg/(kg·d),分 3~4 次静脉滴注。

3)厌氧菌:甲硝唑 15 mg/(kg·d),分 2~3 次静脉滴注。也可用克林霉素 30~40 mg/(kg·d),分2~3 次静脉滴注。

2.对症治疗

(1)一般治疗:保持水和电解质平衡,严重者酌情给予全血或血浆支持。

(2)糖皮质激素应用:一般不用,暴发型败血症全身中毒症状严重者,在首选有效抗菌药物同时,可应用地塞米松 0.5～1 mg/(kg·d),分两次静脉滴注,1～3 天即停用。

3.并发症治疗

化脓性病灶不论其为原发性或迁徙性,均应及时切开排脓或加以引流。

六、布氏杆菌病

(一)概述

布氏杆菌病是由布鲁杆菌引起的人畜共患的传染病。传染源是病畜,以羊为主,牛、猪次之。进食病畜的奶、肉或与病畜接触而受染,也可通过呼吸道和眼结膜而致病。最易受累的组织是肝、脾、淋巴结、肺和肠。

(二)诊断

1.流行病学史

曾居住于牧区,有与病畜(羊、牛、猪)接触或进食病畜的奶、肉的病史。

2.临床表现

病情轻重和病程长短差别较大。一般表现为起病缓慢。发热可持续数周至数月,热型不一,可为波浪型、弛张型、稽留型或脓毒败血型,发热逐渐上升后持续一到数月,然后逐渐退下,经数日到 2 周又回升,周期反复地发热,不治可持续达数月之久。与发热同时可伴有寒战、乏力、大汗、食欲不振、体重减轻、咳嗽、关节痛和神经痛,腹泻或便秘。肝、脾肿大,淋巴结肿大,关节红肿,也可有皮疹(淡红色斑丘疹或出血点)。小儿常哭闹不安、头痛、不活泼,年长儿童可有睾丸炎。也可有中枢神经系统损害,但少见。

3.实验室检查

(1)病原学检查:应在抗生素治疗前进行血液或骨髓培养,阳性率较高(约 80%),其他脑脊液、肝或淋巴结穿刺液、尿液也可做细菌培养。

(2)血清学检查。①布氏杆菌凝集试验:效价 1:160 以上为阳性,病程中效价上升者更有意义。②补体结合试验:出现较晚,在病程 3 周时才出现阳性反应(效价>1:8 为阳性),但特异性高。③抗人球蛋白试验:效价>1:80 为阳性。④加热凝集反应:将患者血清加热,用二巯基乙醇或半胱氨酸作用后,如凝集效价较原来降低 20%～30% 以上者为自然感染。可用以鉴别接种菌苗后和自然感染后的血清凝集反应。⑤皮内试验:用于流行病学调查。皮内注射 48h 后,局部红肿硬结直径>2 cm 者为阳性,说明感染过此病。

(三)治疗

1.一般治疗

卧床休息,饮食富营养易消化。多饮水,注意水分、电解质平衡,有高热、关节痛或神经痛者可予对症处理。

2.病原治疗

(1)复方新诺明:按 SMZ 50 mg/(kg·d),每日分 2 次服用,疗程 3～4 周。

(2)链霉素:25 mg/(kg·d),分 2 次肌内注射,连用 3 周,休息 1 周,再连用 3 周。

(3)氨苄青霉素:100 mg/(kg·d)肌内注射,连用 3 周,休息 1 周,再连用 3 周。

(四)预防

(1)不喝生牛奶或羊奶。

(2)发现病畜,及时隔离,彻底治疗。

(3)与牲畜接触多者,应进行预防接种。

七、白喉

(一)概述

白喉是由白喉杆菌所引起的急性呼吸道传染病。传染源为患者及带菌者,主要通过飞沫传播,也可通过被污染的用品、玩具和食品传播。

(二)诊断

1.流行病学

多见于秋冬季节发病,1～5岁的儿童发病率高。

2.症状和体征

(1)咽白喉:最常见。表现低热、咽痛,扁桃体可见点状灰白色假膜,周边充血,可扩展到腭垂(悬雍垂)、软腭、咽后壁、鼻咽部及喉部。

(2)咽白喉:多见于幼儿。常由咽白喉发展而成,临床症状出现吠声咳嗽、声音嘶哑、呼吸困难,吸气时呈现三凹现象(锁骨上窝、胸骨上窝、肋骨间隙吸气时明显下陷),严重时出现窒息。

(3)鼻白喉:症状轻,低热、流浆液血性鼻涕,鼻前庭一侧或双侧可见假膜形成。

(4)可出现并发症:如心肌炎、气管白喉等。

3.实验室检查

(1)血常规:白细胞总数及中性粒细胞增高。

(2)咽拭子涂片:取假膜和组织交界处分泌物作涂片和培养,可查到白喉杆菌。

(三)治疗

1.白喉抗毒素早期、足量的应用

注射前要做皮肤过敏试验,20min后观察结果,如试验呈阴性反应,即可肌内注射所需抗毒素的半量,观察1h无反应,再将余量用葡萄糖液稀释后静脉缓滴;如试验呈阳性反应,采取脱敏治疗。

2.抗生素应用

青霉素20万～40万U,2次/日,肌内注射。对青霉素过敏选用红霉素每日25～35 mg,分4次口服。疗程5～7 d。

3.对症治疗

出现心肌炎静脉滴注维生素C、能量合剂等。气管白喉可应用雾化吸入抗生素等治疗。

(罗 琼)

第十二章　营养障碍性疾病

第一节　蛋白质－能量营养不良

营养不良是一种慢性营养缺乏病,是由于蛋白质和热能的摄入不足或消化吸收不良而引起的。主要表现为体重明显减轻、皮下脂肪减少和皮下水肿,严重者可使儿童生长停滞,各组织器官功能紊乱,易合并感染等疾病。

一、诊断

（一）病史

1.喂养不当史

喂养不当史如母乳不足而未添加其他食物、人工喂养奶液配置过稀、未及时添加过渡期食物、停奶时对替代食物不适应或长期以淀粉类食品喂养。

2.疾病史

疾病史如迁延性腹泻,慢性传染性疾病,肠寄生虫病直接影响各种营养素的消化吸收;先天性畸形,如唇裂、腭裂、先天幽门狭窄、贲门松弛可造成喂养困难和反复呕吐;脑瘫、智力低下伴严重口运动障碍和进食困难。

3.不良饮食习惯

不良饮食习惯如饮食时间不规律,过多吃零食、偏食、挑食、不吃早餐等。

（二）体格检查

最早出现体重不增,随后体重开始下降。患儿主要表现为消瘦,皮下脂肪消耗的顺序依次为腹部、躯干、臀区、四肢,最后为面颊。当皮下脂肪逐渐减少以至消失后,皮肤松弛、干燥、失去弹性,毛发干枯、肌肉松弛、萎缩。轻度营养不良不影响身高,也没有精神状态及各器官的影响,严重营养不良患儿可出现身高增长迟缓,精神萎靡、反应迟钝,智力发育落后,甚至出现重要器官的损伤,如心功能下降等。

（三）辅助检查

血清清蛋白浓度降低,血清淀粉酶、脂肪酶、胆碱酯酶、转氨酶、碱性磷酸酶、胰酶等活力下降,胆固醇、各种电解质及微量元素可下降。

（四）诊断要点

根据小儿营养缺乏的病史及体重减轻、皮下脂肪减少、全身各系统功能紊乱及其他营养素缺乏等临床表现,诊断多不困难。早期营养不良需通过生长发育监测、随访才能发现。还需详细了解病因,以综合分析判断。5岁以下营养不良的体格测量指标和分型分度如下所述。

1.体重低下

儿童的年龄别体重低于同年龄、同性别参照人群值的正常变异范围,为体重低下。低于正常值的均数减2个标准差,但高于或等于均数减3个标准差为中度;低于均数3个标准差为重度。此指标反映儿童是否有营养不良,但不能区分急、慢性。

2.生长迟缓

儿童的年龄别身高低于同年龄、同性别参照人群值的正常变异范围,为生长迟缓。低于正常值的均数减 2 个标准差,但高于或等于均数减 3 个标准差为中度;低于均数 3 个标准差为重度。此指标反映儿童长期或慢性营养不良。

3.消瘦

儿童的身高别体重低于同年龄、同性别参照人群值的正常变异范围,为消瘦。低于正常值的均数减 2 个标准差,但高于或等于均数减 3 个标准差为中度;低于均数 3 个标准差为重度。此指标反映儿童近期或急性营养不良。

二、治疗

(一)调整饮食,补充营养物质

根据儿童的年龄和饮食特点进行有针对性的调整饮食,营养素的供给与增加,应切忌贪多求快。轻度营养不良可从 250～330kJ/(kg·d)[60～80kcal/(kg·d)]开始,中、重度可参照原来的饮食情况,从 165～230kJ/(kg·d) [40～55kcal/(kg·d)] 开始,逐步少量增加至 500～727kJ/(kg·d) [120～170kcal/(kg·d)],并按实际体重计算热能需要。母乳喂养儿可根据患儿的食欲哺乳,人工喂养儿从给予稀释奶开始,逐渐增加奶量和浓度,除乳制品外可给予蛋类、肝泥、肉末等,在患儿排便正常,对食物耐受良好,无不良反应的前提下,由少到多,由简到繁,逐渐增加糖类、蛋白质、脂肪和绿叶蔬菜等,以满足儿童生长发育所需。伴有其他营养素缺乏时应适当补充。经数周治疗后,多数患儿恢复正常。

(二)积极治疗原发疾病

及时治疗消化道疾病和各种慢性疾病,矫治先天性畸形。

(三)中医中药治疗

如捏脊疗法或服用开胃健脾、补气、利水的中药。

需根据患儿的实际年龄和具体情况酌情添加食物、循序渐进、切勿操之过急。

三、预防

大力推广科学育儿法,宣传正确的喂养知识,进行营养指导和积极防治疾病。培养良好的生活习惯。加强户外活动,以增加食欲。按时定量进餐,并注意纠正偏食、挑食的不良饮食习惯。进行定期的体格检查,以便早期发现体重不增等产生营养不良的潜在危险因素。

(刘 宁)

第二节 小儿单纯性肥胖症

肥胖症是由于体内脂肪过度积聚、体重超过正常范围的一种营养障碍性疾病。体重超过同性别、同身高参照人群均值的 20％即可称为肥胖。肥胖症分为原发性和继发性两种,原发性肥胖又称为单纯性肥胖。儿童肥胖绝大多数为单纯性肥胖,约占肥胖的 95％～97％,是由于长期能量摄入超过机体代谢需要,使体内脂肪过度积聚而造成的。儿童单纯性肥胖在我国呈逐步上升的趋势,目前约占儿童人群的 5％～8％。肥胖不仅影响儿童的健康,且儿童期肥胖可延续至成人,容易引起高血压、糖尿病、冠心病等疾病,故应引起足够的重视,以及早防治。

一、诊断

(一)病史

可发生于任何年龄,但最常见于婴儿期、5～6 岁和青春期。食欲旺盛且喜吃甜食和高脂肪食物,进食速度快,活动少。明显肥胖儿童常有疲劳感,用力时气短或腿痛,严重者由于脂肪的过度堆积限制了胸廓和膈肌运动,使肺通气量不足、呼吸浅、快,可造成低氧血症、气急、发绀、红细胞增多、心脏扩大或出现充血性心力衰竭甚至死亡。多有家族遗传倾向,目前认为肥胖的家族性与多基因遗传有关。某些情感、精神因素(如亲人病故或学习成绩低下)、心理异常等可致儿童以过度进食作为精神安慰,导致肥胖。

（二）体格检查

皮下脂肪丰满，分布均匀，腹部膨隆下垂，严重肥胖者可因皮下脂肪过多，使胸腹、臀区及股皮肤出现皮纹；因体重过重，走路时两下肢负荷过重可致膝外翻和扁平足。女孩胸部脂肪堆积，无乳腺组织硬结。男性肥胖儿因股内侧和会阴部脂肪堆积，阴茎可隐匿在阴阜脂肪垫中。部分患儿性发育常较早，故最终身高常略低于正常小儿。

（三）辅助检查

血甘油三酯、胆固醇大多增高，严重者血清清蛋白增高；常有高胰岛素血症，血生长激素水平可减低。

（四）诊断要点

小儿体重超过同性别、同身高参照人群均值 10%～19% 者为超重；超过 20% 以上者便可诊断为肥胖症；20%～29% 者为轻度肥胖；30%～49% 者为中度肥胖；超过 50% 者为重度肥胖。体质指数（BMI）是评价肥胖的另一种指标。BMI 是指体重（kg）/身长的平方（m^2），小儿 BMI 随年龄性别而有差异，评价时可查阅图表，如 BMI 值在 P_{85}～P_{95} 为超重，超过 P_{95} 为肥胖。

（五）鉴别诊断

需与伴有肥胖的遗传性疾病及内分泌性疾病，如 Prader-Willi 综合征、甲状腺功能减低症、肾上腺皮质功能亢进症等相鉴别。

二、治疗

（一）运动疗法

适当的运动能促使脂肪分解，减少胰岛素分泌，使脂肪合成减少，蛋白质合成增加，促进肌肉发育。肥胖小儿常因动作笨拙和活动后易累而不愿锻炼，可鼓励和患儿选择喜欢、有效、易于坚持的运动，每天坚持至少运动 1 小时，以长跑为主，配合跳绳、球类、游泳等。要循序渐进，不要操之过急。如果运动后疲惫不堪，心慌气促以及食欲大增均提示活动过度。

（二）饮食疗法

在保证小儿基本热量与营养素需要、保持正常生长发育的原则下，减少热量摄入。6 个月内的婴儿，热能摄入量每日不超过 460.2 kJ/kg（110 kcal/kg），6～12 个月每日不超过 376.6 kJ/kg（90 kcal/kg），5 岁以下小儿每日限制在 600～900 kcal，5 岁以上小儿每日限制在 5 021～6 276 kJ/kg（1 200～1 500 kcal）。推荐低脂肪、低糖类和高蛋白食谱。低脂饮食可迫使机体消耗自身的脂肪储备，但也会使蛋白质分解，故需同时供应优质蛋白质。糖类分解成葡萄糖后会强烈刺激胰岛素分泌，从而促进脂肪合成，故必须适量限制。食物的体积在一定程度上会使患儿产生饱腹感，故应鼓励其多吃体积大而热能低的蔬菜类食品，其纤维还可减少糖类的吸收和胰岛素的分泌，并能阻止胆盐的肠肝循环，促进胆固醇排泄，且有一定的通便作用。萝卜、胡萝卜、青菜、黄瓜、番茄、莴苣、苹果、柑橘、竹笋等均可选择。

改变不良饮食习惯，合理分配摄入热量。全部食物分为 3 餐及 2～3 次点心，早餐占总量的 1/3，晚餐不宜过量。不吃夜宵，不吃零食，尤其应禁食巧克力糖、奶油制品、油甜点心，进食时应细嚼慢咽。

根据病史及临床表现诊断并不困难，但要注意除外伴有肥胖的遗传性疾病、内分泌性疾病及颅内肿瘤。治疗成功与否与患儿及家长的信心及是否能长期坚持运动、控制饮食有关。

三、预防

做好宣教，宣传肥胖儿不是健康儿的观点，使家长摒弃"越胖越健康"的陈旧观念。孕妇在妊娠后期要适当减少摄入脂肪类食物，防止胎儿体重增加过重。父母肥胖者更应定期监测小儿体重，以免小儿发生肥胖症。小儿自出生起，就要注意科学喂养，防止过度喂养，牛奶加糖勿过多，少饮糖水及含糖多的饮料，少食油脂食品，每日进食一定的粗粮、蔬菜、水果，注意膳食平衡。每天进行适当的户外活动和运动。

（刘　宁）

第三节　微量元素缺乏症

一、锌缺乏症

锌为人体重要的必需微量元素之一,在体内的含量仅次于铁。锌缺乏可导致机体多系统功能紊乱,直接影响小儿生长发育。

（一）诊断

1.病史

锌缺乏症多发生于生长发育速度较快的儿童,或恢复期的营养不良儿,以及外科手术、外伤后恢复期的患儿;长期素食或不喜食动物性食物,多有腹泻史,长期纯牛乳喂养,反复出血,溶血,长期多汗,大面积烧伤,蛋白尿等患儿也易发生缺锌,表现为食欲差,厌食、异食癖、生长发育减慢、经常发生呼吸道感染。青春期缺锌可有性成熟障碍,智能迟缓,注意力不集中等表现。

2.体格检查

舌黏膜增生、角化不全;生长发育停滞,体格矮小,性发育延迟、第二性征发育不全、女子无月经等。部分患儿毛发脱落、游走性舌炎、反复口腔溃疡、创伤愈合迟缓。

3.辅助检查

（1）血清锌:低于 $11.47\mu mol/L(75\mu g/dL)$ 常提示锌缺乏。

（2）餐后血清锌浓度反应试验（PZCR）:测空腹血清锌浓度（A_0）作为基础水平,然后给予标准饮食（按全天总热量的 20％计算,其中蛋白质为 10％～15％,脂肪为 30％～35％,糖类为 50％～60％）,2h 后复查血清锌（A_2）,按公式 $PZCR＝(A_0－A_2)/A_0×100\%$ 计算,若 $PZCR＞15\%$ 提示亚临床锌缺乏。

4.诊断要点

有缺锌的病史和临床表现,结合实验室检查结果进行诊断。

（二）治疗

1.病因治疗

及时治疗原发病。

2.饮食治疗

多进食富含锌的动物性食物如动物性食品、海产品及干果等。初乳含锌丰富。

3.锌剂治疗

常用葡萄糖酸锌或硫酸锌制剂口服,按元素锌计算每日剂量为 $0.5～1mg/kg$,相当于 $3.5～7mg/kg$ 的葡萄糖酸锌或 $2.5～4.5mg/kg$ 的硫酸锌。疗程一般为 1～3 个月。锌剂治疗 1 个月若无症状改善则说明与缺锌无关,可以停药。

锌剂的毒性较小,但剂量过大也可引起恶心、呕吐、胃部不适等消化道刺激症状,甚至脱水和电解质紊乱。长期服用高浓度锌盐可抑制铜的吸收而造成贫血、生长延迟、肝细胞中细胞色素氧化酶活力降低等中毒表现。

（三）预防

提倡母乳喂养。平时应提倡平衡膳食,杜绝挑食、偏食、吃零食的习惯。对可能发生缺锌的情况如早产儿、人工喂养者、营养不良儿、长期腹泻、大面积烧伤等,均应适当补锌。锌的每日供给量为:0～6 个月 3mg;7～12 月 5mg;1～10 岁 10mg;＞10 岁 15mg。

二、碘缺乏症

碘是人体必需的微量元素之一,是甲状腺激素不可缺少的组成部分。碘缺乏或过多所致的营养性疾病有地方性甲状腺肿（简称地甲肿）、地方性克汀病（简称地克病）及高碘性甲状腺肿,均严重危害儿童的生长发育。自 1983 年起,将与缺碘有关的疾病总称为缺碘性疾病（iodine deficiency disorder, IDD）。

（一）流行病学

人体每日所需的碘主要从食物（80%～90%）和水（10%～20%）中获得，而食物中碘的含量因土壤、水源和空气中的碘含量而定。碘在地球上分布相当不均，一般内陆山区大多严重缺碘，而个别沿海低洼地带却积碘过多。外环境缺碘，使土壤、水中缺碘，导致食物缺碘而引起人类的缺碘性疾病。

目前全世界已有118个国家深受碘缺乏的危害，约有16亿缺碘人口，我国约占4亿多，几乎遍及全国各省、市、区。我国现有甲状腺肿患者700多万，克汀病约19万，亚临床克汀病推测约800万。现有的智力残疾人中，约有80%以上是因缺碘造成的。7～14岁儿童甲状腺肿大的发病率高达14%，重缺碘区儿童智力低下发生率约为4%～15%，每年都出现新的智残儿童，危害很大。在缺碘环境下，不分年龄、性别，都可能患碘缺乏病，但以孕妇、新生儿、婴幼儿和学龄儿童对缺碘的敏感性最高，缺碘的危害性也最大，因为缺碘对人智力发育的影响是不可逆性的。

（二）病因及病理生理

1.病因

地方性甲状腺肿和地方性克汀病的主要病因是缺碘。由于环境中缺碘，人体摄入的碘量不能满足合成甲状腺激素（T_3、T_4）的需要，血中T_3、T_4降低，激发反馈性调节机制（下丘脑-垂体-甲状腺轴）而使垂体分泌促甲状腺激素（TSH）增加，长期过多的TSH使甲状腺组织增生肿大而临床出现地方性甲状腺肿病。若碘摄入过多，会抑制碘化过程而使T_3、T_4合成减少，同样通过反馈调节使TSH分泌增加而致甲状腺肿，称为高碘地方性甲状腺肿。

近有报道，地方性克汀病有明显的家庭聚集性，患者的一级亲属患病率显著高于一般群体的患病率，故认为地方性克汀病可能为一种多基因遗传病。此外，先天性克汀病也是甲状腺激素合成不足所致，但其病因不同，主要由于宫内胎儿甲状腺不发育或发育不全，或因甲状腺素合成途径中酶的缺陷而使T_3、T_4降低。少数因原发下丘脑或垂体发育不足而使单一的TSH缺乏所致。

2.病理生理

病理基础是碘缺乏，甲状腺体无法（缺乏原料）合成甲状腺素。甲状腺素的功能是：①加速细胞内氧化过程，促进新陈代谢。②促进蛋白质合成，增加酶的活力。③促进糖的吸收、糖原分解和组织对糖的利用。④促进脂肪分解和利用。⑤促进钙磷在骨质中的合成代谢和骨的生长等。由此可见，如缺乏甲状腺素，细胞代谢、组织生长、各系统的生理功能等必将受影响，使小儿基础代谢缓慢、生长发育停滞、生理功能受阻。尤其对中枢神经系统，在其生长发育阶段，甲状腺素缺乏会造成脑组织的严重损害，甚至是不可逆的病变。

（三）临床表现

缺碘性疾病的临床表现取决于患者的年龄和生长发育阶段、碘缺乏的程度和持续时间。

1.胎儿期

胎儿出生前6个月是脑发育的快速增长阶段，若此时孕妇缺碘，可引起早产、死产或先天性听力障碍和智力低下，难以恢复。

2.新生儿期

无论是缺碘或甲状腺发育不全，均可导致甲状腺功能低下；表现为反应迟钝、哭声低、体温不升、喂养困难、腹胀和生理性黄疸延长等。常易忽视而贻误诊断。

3.儿童和青春期

最突出的表现是甲状腺肿大，肿大的腺体可压迫周围气管和食管，引起呼吸及吞咽困难，婴幼儿可表现为发育迟缓，运动不协调，反应迟钝，智力低下，呆小伴有典型克汀病面容。

4.亚临床型克汀病

在低碘地区，常有隐蔽性表现：反应不敏捷、动作缓慢、学习困难、伴黏液水肿或轻度甲状腺肿大，智商偏低，尿碘减少，T_4降低等，通过尿碘测定即可诊断。

（四）诊断及实验室检查

碘缺乏病诊断的必备条件是居住于低碘或缺碘地区，除生长迟缓外，常伴有不同程度智力低下。若具有典型面貌（头大眼距宽、塌鼻梁、唇厚、黏液水肿等）更提示甲状腺功能低下。有助于确诊的实验室检查有。①血 T_4、TSH 检测：T_4 降低，TSH 升高。②甲状腺 ^{131}I 吸收率升高。③尿碘检查是缺碘的一个重要而又简便的判定指标，当尿碘低于 100 μg 儿即可诊断。④X 线骨龄摄片可示骨龄延迟。⑤智能测试、脑电图等检查可辅助诊断。

（五）防治原则

1.预防方法

任何低碘病区的居民，只要 3 个月不补碘或补碘不足，就可能产生缺碘病患者。目前推荐每日碘需要量是：0～6 个月儿童 40 μg，1～6 岁 70 μg，7～12 岁为 120 μg，少年及成人为 150 μg，孕妇乳母是 175～200 μg，一般每人每日应补碘 100～200 μg。最有效而安全的方法是采用碘盐，每日食用 5～10 g 碘盐，就能获碘 100～200 μg。但应注意碘元素易受热、光、潮而使碘挥发，故应合理贮存、应用碘盐。平时鼓励多吃含碘丰富的食物，如海带、紫菜、海虾等。对婴幼儿也可采用适量碘化油作为预防。为了及早发现先天性甲状腺功能低下的新生儿，可普遍开展新生儿筛查工作，若能在 3～6 个月内及早诊断、治疗，可以完全正常生长发育。

2.治疗原则

地甲肿患者，首先给服甲状腺片，抑制 TSH 分泌，减轻甲状腺的增生。补碘要注意剂量，以免过多而出现甲亢现象。甲低患儿应补给甲状腺片，必要时为终生替代治疗，以避免复发。若能坚持正确治疗，预后良好。如果胎儿时期即严重缺碘，则智力落后、聋哑等难以逆转，故重在预防碘缺乏。

（六）碘中毒

除对碘过敏以外，一般人均能耐受较大剂量的碘，例如，呼吸道感染患者，服用含碘的化痰制剂，效果良好，并无毒性反应。但对缺碘并患有结节性甲状腺肿的患者，进行长期大剂量补碘后，有可能发生甲状腺功能亢进。临床表现有食欲亢进、体重减轻、肌无力、怕热、烦躁等，但突眼并不明显，易被忽视。一旦出现碘中毒症状，应立即停用碘剂，也不用碘盐，并进行相应的对症治疗，预后良好。

三、铁缺乏症

铁是人体最重要的微量元素之一。铁缺乏是全世界最主要的营养缺乏性疾病。铁缺乏（iron deficiency disease，IDD）根据其演进过程分为铁减少期（iron depletion，ID）、红细胞生成缺铁期（iron deficiency erythropoiesis，IDE）和缺铁性贫血期（iron deficiency anemia，IDA）。IDA 是人类最常见的贫血病，前两期未发生贫血又叫隐性缺铁。IDA 是体内贮存铁减少，影响红细胞内血红素合成致贫血，为缺铁的晚期表现。IDD 不仅引起贫血，而且由于机体内含铁酶和铁依赖酶活性降低，引起非血液系统表现，对人体智力、体格发育、免疫功能、消化吸收功能、劳动能力均有较大影响，目前认为 IDA 对婴幼儿脑发育造成不可逆损害是 IDD 的最大危害。我国卫生部将 IDA 列为儿童"四防"疾病之一，已被世界卫生组织（WHO）和 UNICEF 列为全球三大微量营养素（维生素 A、铁、碘）缺乏性疾病之一。

（一）流行病学

1.全球 IDD 患病率

IDD 全球患患者数高达 21.5 亿，IDA 为 12.2 亿。发展中国家 4 岁以下儿童 IDD 患病率为 50%，其中 2 岁以下为主。发达国家 7 岁以下儿童 IDD 患病率为 20%～40%。

2.我国 IDD 患病率

我国第三次营养调查发现以 IDD 为主的贫血 20%，其中儿童、孕妇和老人患病率最高。孕妇患病率较高仍停留在 40% 左右，一般城市儿童 IDD 为 20%～40%，边远山区婴幼儿高达 70%～80%，重庆地区 0～14 岁儿童患病率为 20%～40%。

从 IDD 患病规律看，存在着一条链环式的铁缺乏社会群体。这就是孕妇缺铁－婴幼儿铁缺乏－青少年铁缺乏－青春期少女铁缺乏－孕妇铁缺乏，如此周而复始，由于这个链环中存在大量 IDD 的危险因素，从宏观上、流行病学等方面未切断上述铁缺乏的链环,以致连年防治成效不明显。

(二)铁代谢

1.铁的分布及功能

见表12-1。

2.铁的来源

(1)母体来源:以孕后期为主。如果母亲营养好,胎儿贮存铁可供其用到生后4个月,但是母亲中度贫血时,不再供给胎儿铁。足月儿出生后高浓度的Hb含量下降,释放的铁供其需要。4个月后体内贮存铁因被消耗而亟待饮食补铁。

(2)内源:衰老红细胞及无效生成红细胞被网状内皮系统吞噬而释放铁。

(3)外源:是铁的主要来源:动物类、植物类及铁强化的配方食品。含铁高的食物有猪肝、血、肉类、蛋类、豆类。

表12-1 铁的分布及功能

	存在组织或细胞	铁/全身铁(%)	功能
血红蛋白(Hb)	RBC	66	运氧
肌红蛋白(Mb)	肌肉	3	横纹肌、心肌储氧
含铁血红素酶	所有细胞		酶
非血红素铁	所有细胞		酶
运输铁(血浆铁)	血液		运输
铁蛋白和含铁红素	肝、脾、骨髓	30	贮存
总量		100	

3.铁的吸收

铁的吸收主要经十二指肠和空肠上段吸收。膳食铁主要有两种形式:铁盐(非血红素铁)和血红素铁。铁吸收率的高低与食物种类有关:动物类食物含血红素铁,直接吸收,吸收率约为10%~25%。母乳铁吸收率最高,但其生物利用率高的原因还不清楚。蛋黄铁吸收率低,且1个蛋黄仅17 g,占全鸡蛋重的30%,含铁只有1.1 g。因此蛋黄不是供铁的理想食物。植物类食物含铁盐,吸收率低,大豆例外7%(11 mg/100 g),见表12-2。

表12-2 常见食物铁含量及吸收率

食物	含量(mg/100 g)	吸收率(%)
植物性蛋白		
大米	0.9	1.0
菠菜	2.9	1.3
大豆	11	7.0
动物性食物		
鸡蛋(蛋黄)	2.3(6.5)	3.0(2)
草鱼	0.8	11.0
猪血	8.7	11.0
猪肉	1.6	22.0
猪肝	22.6	22.0
牛乳	0.3	10
母乳	0.1	50

促进吸收的因素有维生素C、果糖、氨基酸、肉类、血红素铁。

不利于吸收的因素是磷酸、草酸、植酸、鞣酸、植物纤维、茶、咖啡、蛋、牛奶。

4.铁的转运与排泄

(1)转运:铁 →(运铁蛋白)小肠黏膜细胞→铁蛋白(暂时贮存),(生存5~6d)。

运铁蛋白+铁→骨髓、肝脾等(以铁蛋白和含铁血红素形式贮存)。

(2)排泄:2/3是由于肠黏膜细胞脱落而排出。1/3是由于皮肤细胞和泌尿道黏膜细胞脱落[20 μg/(kg·d)]而排出。

(三)病因

1.先天贮铁不足

新生儿体内铁的含量主要取决于血容量和血红蛋白的浓度。血容量与体重成正比,故早产儿、低体重儿、双胎儿易发生贫血。

2.铁摄入不足

婴儿以乳类为主。牛奶由于含酪蛋白多,铁吸收率低;人乳吸收很好,但是含量少,故4个月龄后未按时添加含铁的配方食品和动物类食品时,仍会患贫血。

3.生长过快

小儿生长速度越快,血容量增加越快。正常小儿长到3个月时体重增加1倍,1岁时体重增加2倍;早产儿体重增加更快,1岁时可增至6倍,均易发生贫血。

4.铁吸收障碍

长期慢性腹泻患儿铁的吸收减少。

5.铁丢失过多

鲜牛奶渗透压高,引起婴儿肠道出血,因此一般不主张婴儿吃鲜奶。年长儿可因患钩虫病引起肠道出血致贫血。

6.贮存铁利用障碍

维生素A缺乏时,运铁蛋白的合成障碍,使肝脏贮存的铁不能释放到外周血,引起以高贮存铁为特征、外周血类似于缺铁性贫血。

(四)临床表现

1.造血系统

(1)贫血:多为轻度贫血,临床可无明显贫血症状。

(2)溶血:轻度,红细胞变形性降低。

(3)中性粒细胞功能改变:吞噬、趋化功能下降。

(4)骨髓外造血:肝脾轻度肿大。

2.非造血系统

(1)消化吸收功能下降,胃酸降低,异嗜癖。系由于影响细胞色素C,细胞色素氧化酶活性降低所致。

(2)中枢神经系统:孕28周至生后2岁是脑发育的脆弱期。在此期间患缺铁性贫血可导致脑的不可逆性损害。其作用机制目前认为铁影响发育中脑组织结构及髓鞘磷脂合成。表现为精神、运动发育指数下降。年长儿由于单胺氧化酶活性降低,引起注意力不集中,学习成绩下降,智力受影响。

(3)铁缺乏(IDD)致α-甘油磷酸氧化酶活性降低,使骨骼肌的肌力下降。

(4)IDD致腺苷脱氧酶活性降低及影响TH:细胞功能,使免疫功能下降,感染机会增加。

(五)实验室检查及诊断

1.实验室检查与机体缺铁时期的关系

铁的损耗可分为三个阶段。第一阶段为铁减少期(ID),表现为贮存铁的下降,血清铁蛋白(ferritin,SF)浓度降低。第二阶段为红细胞生成缺铁期(IDE),也称功能缺铁期,表现为血清铁蛋白进一步下降,血清铁(SI)减少,运铁蛋白饱和度(TS%)下降,铁结合力(TIBC)上升,红细胞游离原卟啉(FEP)上升。第三阶段则为缺铁性贫血(IDA)期,表现为血红蛋白和红细胞比容(HTC)下降。

临床常用诊断的缺铁参数包括:血红蛋白浓度(Hb),红细胞平均体积(MCV),血清铁(SI),总铁结合力(TIBC),转铁蛋白饱和度(TS),FEP等。由于单一指标的局限性,临床上常采用几个指标相结合,综合性的描述铁缺乏状况。泛美卫生组织(Pan American Health Organization,PAHO)在阿根廷的铁营养状况调查中采用了Hb,SF,锌原卟啉(ZPP)作为诊断标准;我国1988年洛阳会议制订的铁缺乏诊断标准则应用了 Hb,SF,TS 等指标。

血清可溶性转铁蛋白受体（serium soluble transferring receptor,sTfR）是近年来研究较多的诊断功能性铁缺乏的敏感指标之一。sTfR 的量由幼红细胞的数目以及单个幼红细胞膜表面的 TfR 数目所决定的，因此检测血清 sTfR 可以直接反映红细胞生成速率及体内贮存铁情况。

近年来，国外也有采用依据红细胞分布（red cell distribution width,RDW）配合 MCV 诊断缺铁性贫血：RDW$\geqslant$0.14,MCV$\leqslant$80fl。

Cook JD 等学者认为就单一指标对缺铁的诊断价值而言,SF 可作为贮存铁减少期的指标;sTfR 可作为功能性缺铁的指标;而 Hb 则作为临床缺铁性贫血期的诊断指标。

WHO/UNICEF/UNU 关于海平面人群贫血的临界值,见表 12-3。

表 12-3　各年龄组贫血时海平面 Hb、MCV 临界值

年龄或性别组	Hb(g/L)	血细胞比容(%)
6 个月～5 岁	110	33
5～11 岁	115	34
12～13 岁	120	36
非妊娠妇女	120	36
妊娠妇女	110	33
男性	130	39

2.诊断缺铁的参数比较诊断

IDD 的常用指标有 Hb、SI、TIBC、TS、SF、FEP 及 EF,由于影响因素多,仍采用多指标综合诊断法。通过诊断试验研究表明各铁参数的诊断功效依次为 EF、SF、TS、FEP 及 FEP/Hb。由于 SI、TIBC 受生理病理影响因素大,SF 虽受各种感染、肝病、肿瘤等因素影响,但对单纯缺铁灵敏度高,放免法已较普及易开展,而 EF 虽极少受各种非缺铁因素影响,但检测相对烦琐,不易广泛应用。FEP 测定微量血、简易方便,有较高准确性。因此,目前临床最常用 SF、FEP 和 FEP/Hb 比值。

3.小儿缺铁性贫血诊断标准

（1）贫血为小细胞低色素性,MCHC<0.31,MCV<80 fl,MCH<26 pg。

（2）有明显缺铁病因,如铁供给不足、吸收障碍、需要增多或慢性失血等。

（3）血清（浆）铁<10.07 μmol/L(60 μg/dL)。

（4）总铁结合力（TIBC）>62.7 μmol/L(350 μg/dL);运铁蛋白饱和度（TS）<0.15 有参考意义,低于 0.1 有确定意义。

（5）细胞外铁明显减少(0－＋),铁粒幼细胞低于 15％。

（6）红细胞原卟啉（FEP）低于 0.9 μmol/L(50 μg/dL)。

（7）血清铁蛋白（SF）<16 μg/L。

（8）铁剂治疗有效用铁剂治疗 1 周末网织红细胞明显增高,2 周血红蛋白（Hb）开始上升,6 周后血红蛋白上升 20 g/L 以上。

诊断标准:（1）是必须条件,（1）＋（2）～（8）任何一条均可诊断。

（六）治疗

1.病因治疗

其是根治的关键,如寄生虫感染的治疗,失血原因的治疗等。

2.膳食治疗

增加含铁丰富的食物,合理膳食搭配。

3.铁剂治疗

（1）每日补铁法:采用小剂量[1～2 mg/(kg·d)],在 Hb 上升至正常后 2～3 个月后停止。

(2)间断补铁法:每周补铁1~2次(3 d补铁)或每周补铁1次,1~2 mg/kg(元素铁)。疗程同上。补铁治疗1周和4周进行随访,掌握治疗效果,缺铁原因是否去除等。

（七）预防

IDD应采取社区干预防治,采用综合措施,诸如口服补铁、铁强化食品、社区健康教育、宣传膳食的合理搭配、大力提倡母乳喂养、改善卫生条件等,甚至通过发展经济,政策措施配套,采取多层次、多部门、政府参与的各种干预措施,达到社区防治的目的。

1.预防性补铁方法

预防性补铁方法见表12-4。

表12-4　预防性补铁方法

年龄或性别组	剂量(元素铁)	补铁时间和方式
早产儿	2 mg/(kg·d)	2~24个月龄,每天持续补充
足月儿	1 mg/(kg·d)	4~24个月龄,每天持续补充
2~5岁	30~60 mg/d	2~3周,每年几次间断补充
<6岁	60 mg/d	2~4周为1个疗程,每年几次间断补充
妊娠妇女	60 mg/d	妊娠6个月,分娩后继续3个月

2.铁强化食品

铁强化的谷物,铁和碘强化的食盐,维生素A和铁EDTA强化的糖,在世界上一些国家已经使用。目前国家已同意在面粉中强化铁。

3.合理膳食搭配

正确膳食搭配有利于非血红素铁中无机铁的吸收,膳食搭配不同,每餐对铁的吸收率也不同。应该宣传母乳喂养,按时添加铁强化谷物及各种辅食。幼儿安排均衡膳食,补充富含铁的动物类新鲜蔬菜或水果以供维生素C,促进铁的吸收。

（刘　宁）

第四节　维生素缺乏症

一、维生素A缺乏症

维生素A又称为视黄醇,主要存在于各种动物的肝脏中,乳类及蛋类中含量也较多。胡萝卜素在人体内可转化为维生素A,故含胡萝卜素丰富的食物如胡萝卜、番茄、红薯、南瓜、豆类及深绿色蔬菜也是重要的维生素A的来源。如果小儿摄入上述食物较少或者由于消化吸收等障碍而引起维生素A缺乏则称为维生素A缺乏症。

（一）诊断

1.病史

婴幼儿多见,男孩多于女孩。长期食用脱脂牛奶、豆浆、大米粥等喂养而未能及时增加辅食,膳食中脂肪含量过低;小儿长期患消化不良、肠结核等慢性疾病引起低蛋白血症。较大儿童可述眼干不适,结膜、角膜干燥。

2.体格检查

当维生素A缺乏数周或数月后,可出现以下症状及体征:

(1)眼部表现:夜间视物不清(夜盲症),眼泪减少,自觉眼干不适,眼部检查可见角膜边缘处干燥起皱褶,角化上皮堆积形成泡沫状白斑,称之为结膜干燥斑。继而角膜发生干燥、混浊、软化、溃疡、坏死,眼部疼痛,畏光,经常眨眼或用手揉搓导致感染。严重者出现角膜穿孔、虹膜脱出乃至失明。

(2)皮肤表现:全身皮肤干燥,鳞状脱屑,角化增生,常发生丘疹样角质损害,触之有粗沙砾样感觉,以四肢伸面、两肩及臀区为著。毛囊角化引起毛发干燥,失去光泽,易脱落。指甲多纹,失去光泽,易折裂。

(3)生长发育障碍:严重者身高落后,牙质发育不良,易发生龋齿。

3.辅助检查

(1)小儿血清维生素 A 浓度降至 $200\mu g/L$ 即可诊断。

(2)血清视黄醇结合蛋白水平低于正常范围则有维生素 A 缺乏的可能。

(3)取 10mL 新鲜中段尿,加 1%甲紫溶液数滴,摇匀后在显微镜下做上皮细胞计数。除泌尿系统感染外,若每立方毫米中上皮细胞超过 3 个以上,提示维生素 A 缺乏;高倍镜检查尿沉淀,如有角化上皮细胞更有助于诊断。

(4)用暗适应对视网膜电流变化进行检查,如发现暗光视觉异常则有助于诊断。

4.诊断要点

有维生素 A 摄入不足史或慢性消化吸收障碍史,加上眼部和皮肤症状体征可以做出诊断。

(二)治疗

1.改善饮食

增加富含维生素 A 及类胡萝卜素的食物,积极治疗原发病如消化道疾病。

2.维生素 A 治疗

早期可口服维生素 A 制剂,每日总量 10 000～25 000U,分 2～3 次服。一般数日后眼部症状改善,逐渐减量至完全治愈。对重症或消化吸收障碍者,可肌内注射维生素 A,每次 25 000U/d,一般 2～3 次见效,眼部症状消失后改预防剂量,不宜长期大量服用以防中毒。

3.眼病局部疗法

早期局部用硼酸溶液洗眼,涂抗生素眼膏或眼水防治感染。对重症患儿用 1%阿托品扩瞳,以防虹膜粘连。检查和治疗时切勿压迫眼球,防止角膜溃疡穿孔。

治疗后,夜盲改善最快,数小时即可见效。注意防止维生素 A 中毒。

(三)预防

注意平衡膳食,经常食用富含维生素 A 的食物。孕妇、乳母应食富含维生素 A 及类胡萝卜素的食物,婴儿时期最好以母乳喂养。人工喂养儿应给维生素 A 较多的食物,推荐每日维生素 A 摄入量 1500～2000U。如有消化道功能紊乱或慢性疾患者,应及早补充维生素 A,必要时肌内注射。

二、维生素 B 缺乏症

维生素 B 族包括维生素 B_1、B_2、B_6、B_{12}、烟酸(维生素 PP)及叶酸。它们不是组成机体结构的物质,也不是供能物质,但参与体内辅酶的组成,调节物质代谢。有溶于水的特性,不能在体内合成,必须由食物提供,过剩则由尿排泄,不存储体内,故须每日供给,过量无毒性,若缺乏迅速出现临床症状。

(一)维生素 B_1 缺乏病

维生素 B_1 是嘧啶噻唑化合物,其中含硫及氨基,故又称硫胺素。体内以焦磷酸硫胺素的形式存在,作为辅酶参与糖代谢及 α-酮酸的氧化脱羧反应,维持神经、心肌的活动功能,调节胃肠蠕动,促进生长发育。若饮食中缺乏维生素 B_1 3 个月以上,即会出现临床症状。

1.病因与病理生理

(1)病因:乳母缺乏维生素 B_1,婴儿未加辅食,可发生缺乏维生素 B_1。在以精白米为主食地区,习惯淘洗米过多或弃去米汤或加碱煮粥等,使维生素 B_1 损失多而致摄入不足。儿童生长发育迅速时期,维生素 B_1 要量增加而不补充,也易引起缺乏。长期腹泻或肝病是导致维生素 B_1 吸收利用的障碍,临床可出现缺乏症状。

(2)维生素 B_1 缺乏的病理生理:维生素 B_1 在小肠内吸收后,在肝、肾等组织中磷酸化,转为焦磷酸硫胺素,是丙酮酸脱氢酶的辅酶,参与 α-酮酸的氧化脱羧作用;又是转酮酶的辅酶,参与磷酸戊糖旁路代谢,在三羧酸循环中使糖代谢得以正常进行,也可促进脂肪和氨基酸代谢。缺乏时引起糖代谢障碍,使血和组织中丙酮酸和乳酸堆积,损害神经组织、心肌和骨骼肌。维生素 B_1 又能抑制胆碱酯酶对乙酰胆碱的水解作用,缺乏时使乙酰胆碱的量降低,从而影响神经传导,引起脑功能障碍。

2.临床表现

维生素 B_1 缺乏症又称脚气病,早期只出现踝部水肿。婴儿脚气病常发病突然,以神经症状为主者称脑型,以突发心力衰竭为主者称心型。年长儿常以周围神经炎和水肿为主要表现。一般症状常有乏力无神、食欲不振、腹泻、呕吐、生长滞缓等。脑型脚气病常表现有烦躁、反应迟钝、嗜睡,甚至昏迷、惊厥、肌张力低下、深浅反射消失,但脑脊液检查正常。年长儿的周围神经炎,先从下肢开始,有蚁走样感觉或感觉麻木至消失,呈上行性对称性发展,肌无力,行为困难,伴腓肠肌压痛,跟腱及膝反射消失等。心型脚气病多见于婴儿,突发呛咳、气急、缺氧青紫,心率快、心音弱,可出现奔马律,心脏扩大,肝脾进行性肿大,重症很快以急性心衰死亡,心电图呈低电压、ST 段压低、QT 延长、T 波平或倒置,须紧急抢救。

3.诊断及辅助检查

当有维生素 B_1 摄入缺乏的饮食史及典型临床表现时,诊断不难,但早期和不典型患儿常易漏诊或误诊,尤其暴发脑型或心型,因病情发展迅速,危及生命,必须警惕此症,对可疑患儿可用大剂量维生素 B_1(50～100 mg/次)行试验性治疗诊断,效果显著,常于 1～2d 内迅速好转。

常用实验室检查有:①血液维生素 B_1 量的测定,正常小儿血中维生素 B_1 浓度为 7～8μg/dL。②尿液维生素 B_1 量测定,成人尿中维生素 B_1<100 μg/24h 尿,儿童<30 μg/d,即可确定为维生素 B_1 缺乏病。③维生素 B_1 负荷试验,口服维生素 $B_1$5 mg 后,4h 尿中排出>200 μg 为正常。④血中丙酮酸、乳酸浓度增高。⑤红细胞转酮酶活性降低。

4.防治原则

(1)预防:加强孕母、乳母营养,应摄食含维生素 B_1 丰富的食物,如糙米粗粮、豆制品、肉、肝类等。婴儿应及时添加辅食,儿童必须食物多样化,不偏食,乳母每日需维生素 $B_1$3～4 mg,婴儿 0.5 mg,儿童每日 1～2 mg。

(2)治疗:一般患儿口服维生素 B_1 即可,每日 15～30 mg。哺乳婴儿患脚气病时,乳母应同时治疗,每日 50～60 mg。重者或消化吸收障碍者可肌注维生素 $B_1$10 mg/次,每日 1～2 次,或静脉注射 50～100 mg/d,但避免用葡萄糖溶液冲配。当出现脑型或心型症状时,应同时对症治疗,但不宜用高渗葡萄糖液、肾上腺皮质激素、洋地黄制剂等。

(二)维生素 B_2 缺乏病

维生素 B_2 是核醇与黄素的结合物,故又称核黄素,它具有可逆的氧化还原特性,在组织中参与构成各种黄酶的辅酶,发挥其生物氧化过程中的递氢作用,维持皮肤、口腔和眼的健康。维生素 B_2 不易在体内储存,故易发生缺乏,常与烟酸或其他维生素 B 缺乏同时存在。

1.病因

维生素 B_2 溶于水,呈黄绿色荧光,虽对热和酸稳定,但易被光及碱破坏。当饮食中缺乏维生素 B_2,或烹调不当,即易发病。胆管闭锁、肝炎等可影响维生素 B_2 的吸收,光疗时可被破坏而出现缺乏症状。

2.临床表现及诊断

(1)临床表现:主要为口腔病变,表现有唇炎、口角炎和舌炎。眼部症状有畏光、流泪、角膜炎、结膜炎、眼睑炎等。皮肤可有脂溢性皮炎,好发于鼻唇沟、眉间、耳后等处。

(2)诊断:一般根据临床表现,结合饮食史,诊断不难,有条件时可以进行实验室检查。①尿中维生素 B_2 的排出量,正常 24h 尿维生素 B_2 的排出量为 150～200 μg,若<30 μg/d 即可确诊。②红细胞中谷胱甘肽还原酶活力测定,当维生素 B_2 缺乏时,该酶活力下降。

3.防治原则

(1)预防:多进食富含维生素 B_2 的食物,如乳类、肉、蛋和蔬菜等。婴儿需要维生素 B_2 每日 0.6 mg,儿童及成人为 1～2 mg/d。

(2)治疗:口服维生素 $B_2$5～10 mg/d 即可,若疗效不显,可肌注 2 mg/次,每日 2～3 次。同时应给复合维生素 B 口服,并改善饮食。

(三)维生素 B_6 缺乏病

维生素 B_6 有三种形式:吡多醇、吡多醛及吡多胺,易互相转换,食物中以吡多醇为主。维生素 B_6 是氨基酸转氨酶、脱羧酶及脱硫酶的组成成分,参与蛋白质和脂肪代谢。动物性食物及谷类、蔬菜、种子外皮等均含维生素 B_6,也能由肠道细菌合成,故很少发生维生素 B_6 缺乏症。维生素 B_6 易溶于水和乙醇,稍溶于脂溶剂,对光和碱敏感,高温下易被破坏。

1.病因及病理生理

(1)病因:易发生于消化吸收不良的婴儿,或食物烹调加热时间过多致维生素 B_6 被破坏,或长期服抗生素引起肠道菌群失调使维生素 B_6 合成障碍等而引起维生素 B_6 缺乏。当应用异烟肼、青霉胺等维生素 B_6 拮抗剂时,维生素 B_6 被破坏而引起缺乏。

(2)病理生理:维生素 B_6 在体内经磷酸化后转变为 5-磷酸吡多醛或 5-磷酸吡多胺,作为氨基酸代谢中各种酶的辅酶而起生理作用,也在糖原及脂肪酸代谢中起调节作用,例如,可使 5-羟色氨酸脱羧为 5-羟色胺;可促进谷氨酸脱羧,有利于 γ-氨基丁酸形成等。γ-氨基丁酸为脑细胞代谢所需,与中枢神经系统的抑制过程有关,若维生素 B_6 缺乏,即易出现惊厥及周围神经病变。也有少数是由于某些氨基酸酶结构异常,维生素 B_6 与其结合力低,临床可出现症状,例如,维生素 B_6 依赖性惊厥,因谷氨酸脱羧酶异常,维生素 B_6 难以有活性,引起婴儿期维生素 B_6 依赖性贫血,因 δ-氨基乙酸、丙酸合成酶的异常,不能与维生素 B_6 结合发挥作用,引起临床小细胞低色素性贫血,必须给予大剂量维生素 B_6,才能缓解。

2.临床表现及诊断

(1)临床表现:维生素 B_6 缺乏症较少见,主要为脑神经系统症状。婴儿缺乏时出现躁动不安或惊厥,周围神经炎等。其他症状有唇炎、舌炎、脂溢性皮炎等,常与其他 B 族维生素缺乏合并存在。当有顽固性贫血时,免疫抗体下降,易反复合并感染。少数维生素 B_6 缺乏性惊厥的小儿,脑电图有改变。

(2)诊断:临床常可用维生素 B_6 试验性治疗来辅助诊断,尤其婴儿惊厥在排除常见原因后,可立刻肌注维生素 B_6 100 mg,以观疗效而确诊。实验室检查有。①色氨酸负荷试验,给维生素 B_6 缺乏者口服色氨酸 100 mg/kg,尿中排出大量黄尿酸,可助诊断(正常小儿为阴性)。②红细胞内谷胱甘肽还原酶减少,反映体内维生素 B_6 缺乏。

3.防治原则

(1)预防:一般饮食中含有足够的维生素 B_6,提倡平衡饮食、合理喂养。维生素 B_6 的需要量为:婴儿 0.3～0.5 mg/d,儿童 0.5～1.5 mg/d,成人 1.5～2.0 mg/d。当小儿在用拮抗剂(如异烟肼)治疗时,应每日给予维生素 B_6 2 mg,以预防缺乏。

(2)治疗:一般患儿每日口服 10 mg 维生素 B_6 即可,重者可肌注维生素 B_6 10 mg/次,每日2～3次。维生素 B_6 缺乏的惊厥患儿,可即肌注 100 mg/次。维生素 B_6 依赖患儿可每日口服维生素 B_6 10～100 mg 或肌注 2～10 mg/d。

(四)其他 B 族维生素的缺乏

1.烟酸

烟酸(或称维生素 PP)系体内脱氢酶的辅酶 Ⅰ、Ⅱ 的重要组成部分,是氧化过程所必需的;其生理功能为维持皮肤、黏膜和神经的健康,促进消化功能。缺乏时可发生糙皮病,故又称其为抗糙皮病因子。因奶中富含烟酸,故婴幼儿少见缺乏者,但以粮食(尤为粗粮)为单一饮食者易发生缺乏,因谷类可影响烟酸的吸收。临床症状多见为皮炎、腹泻,也可有神经炎的表现。烟酸在乳类、肉类、肝脏、花生和酵母中较多,只要进食多样化的平衡膳食,很少缺乏。需要量为每日 15～30 mg。

2.维生素 B_{12}

维生素 B_{12} 是一种含钴的衍生物,故又称钴胺素。作为辅酶参与核酸蛋白质等的合成过程,促进叶酸的利用和四氢叶酸的形成,促进红细胞发育成熟,对生血和神经组织的代谢有重要作用。维生素 B_{12} 水溶液较稳定,但易受日光、氧化剂、还原剂、强碱等作用而破坏。维生素 B_{12} 须在胃内与内因子结合后才能被吸收,若胃内因子缺乏,可使其吸收障碍。维生素 B_{12} 缺乏时会发生巨幼红细胞贫血,青年可发生恶性贫血。动物性食物中均富含维生素 B_{12}。

3.叶酸

叶酸以其存在于草及蔬菜叶子中而得名。体内以活动形式四氢叶酸作为碳基团转移的辅酶,参与核苷酸及氨基酸代谢,特别是胸腺嘧啶核苷酸的合成,促进骨髓造血功能。缺乏时,DNA 合成受抑制,临床发生巨幼红细胞贫血;孕早期缺乏叶酸可引起胎儿神经管畸形。绿色蔬菜中含量多,动物性食物中也含有,但各种乳类少有叶酸。每日叶酸需要量为 400 μg。

三、维生素 C 缺乏症

维生素 C 是水溶性维生素,由于人体缺乏合成维生素 C 所必需的古罗糖酸内酯氧化酶,故不能自身合成,必须由食物供给。维生素 C 遇热、碱或金属后,极易被破坏,在胃酸帮助下,维生素 C 迅速被胃肠道吸收,储存于各类组织细胞中。若长期摄入不足,即出现临床维生素 C 缺乏症,又名坏血病。

(一)病因及病理生理

1.病因

维生素 C 摄入不足是主要原因,若缺乏 3～6 个月即出现症状。当需要量增加,如小儿生长发育快速期或患感染性疾病时,维生素 C 需要量大而供给不足即可患病。当长期消化功能紊乱影响维生素 C 的吸收时也导致缺乏。

2.病理生理

维生素 C 是一种较强的氧化还原剂,参与和调节体内大量氧化还原过程及羟化反应:如在肠道内将三价铁(Fe^{3+})还原为二价铁(Fe^{2+}),促进铁的吸收;体内将叶酸转变为四氢叶酸,促进红细胞核成熟;调节脯氨酸、赖氨酸的羟化,有利于胶原蛋白的合成等。缺乏时导致毛细血管通透性增加,引起皮肤、黏膜、骨膜下、肌肉及关节腔内出血,并阻碍骨化过程,造成典型的维生素 C 缺乏的骨骼病变。维生素 C 在体内还参与肾上腺皮质激素、免疫抗体和神经递质(如去甲肾上腺素)的合成,缺乏时免疫力低下、应激反应差、易受感染,伤口愈合慢等。维生素 C 还有抗细胞恶变、解毒和降低胆固醇的作用,长期维生素 C 不足对身体健康不利。

(二)临床表现

维生素 C 缺乏症多见于 6 个月至 2 岁的婴幼儿,3 岁后随年龄增大而发病减少,近年已比较少见。

1.一般症状

起病缓慢,表现为食欲差,面色苍白,烦躁或疲乏,生长发育迟缓,常伴腹泻、呕吐、反复感染等,往往易忽略有维生素 C 缺乏的存在。

2.出血

出血表现开始常见皮肤小出血点或淤斑,牙龈肿胀或出血,严重者可有鼻出血、血尿、关节腔出血等。

3.骨骼病变

骨骼病变典型病变为骨膜下出血、骨干骺端分离,表现为下肢疼痛、大多在膝关节附近,局部肿胀有压痛,不愿被挪动,呈假性瘫痪。肋骨、软骨交界处有尖锐状突起,移动胸廓时疼痛,使呼吸浅速。骨骼 X 线摄片有典型坏血病的特点。①骨干骺端临时钙化带增厚致密,骨干骺分离脱位。②骨质疏松,密度减低呈毛玻璃状,骨小梁不清。③骨膜下血肿等。

(三)诊断及辅助检查

根据维生素 C 摄入不足史和临床表现及骨骼 X 线摄片特征,诊断不难。对可疑患者,可作临床治疗试验,给予大剂量维生素 C 治疗后,症状 1 周内消失而确诊。必要时也可做以下辅助检查。①毛细血管脆性试验阳性。②测血清维生素 C 含量降低(正常为 5～14 mg/L 或 28.4～79.5 mol/L),当＜2 mg/L 时即可出现症状。③测维生素 C 24h 尿排出量,正常 24h 尿中维生素 C 排出量为 20～40 mg,若排出量＜20 mg/d 即提示有维生素 C 缺乏。④维生素 C 负荷试验,若尿维生素 C 排出量小于正常的 50%,即表示缺乏,也有人用 4h 尿维生素 C 排出的负荷试验来诊断其缺乏。

（四）防治原则

1.预防

维生素 C 每日需要量为 50～60 mg。只要膳食中有富含维生素 C 的食物,乳母的乳汁所含维生素 C 已足够,故鼓励母乳喂养,以后添加绿叶蔬菜和水果,当患病时增补维生素 C 100 mg,即可预防维生素 C 缺乏症。

2.治疗

口服维生素 C 300～500 mg/d 即可,重症可采用静滴 500～1 000 mg/d。并对症治疗出血和骨骼病变,一般治疗 1 周后症状逐渐消失,预后良好。

四、维生素 D 缺乏症

（一）维生素 D 缺乏症佝偻症

维生素 D 缺乏性佝偻病是由于维生素 D 缺乏,致使体内钙、磷代谢失常,从而引起以骨骼生长障碍为主的全身性疾病,是我国重点防治的四病之一。该病多见于婴幼儿,可致生长发育障碍,免疫功能降低,易并发肺炎及腹泻等。近年来的调查表明,佝偻病的患病率逐渐下降,重症佝偻病已明显减少。但在某些偏远地区,佝偻病的患病率仍较高。我国北方地区佝偻病患病率高于南方,可能与日照时间短,寒冷季节户外活动少有关。

1.维生素 D 的来源和代谢

维生素 D 是一种脂溶性维生素。人体维生素 D 主要来源于皮肤中的 7-脱氢胆固醇,经日光中的紫外线照射转化为胆骨化醇,也就是内源性维生素 D_3。外源性维生素 D 由食物中获得,动物肝脏、蛋黄、乳类都含有维生素 D_3,植物（绿叶蔬菜等）含有麦角固醇,经紫外线照射后能转化为可被人体利用的维生素 D_2。内源性和外源性维生素 D 均无生物活性,需经人体进一步羧化后方有抗佝偻病活性。

维生素 D_3 经肝脏羟化为 25-羟基胆骨化醇[$25-(OH)D_3$],然后在肾脏近曲小管上皮细胞内经 1-羟化酶系统作用进一步羟化为 1,25 二羟胆骨化醇[$1,25-(OH)_2D_3$],其生物活性大大增强,可通过血液循环作用于靶器官而发挥生理作用。

2.钙磷代谢的调节

(1)维生素 D 的作用。①促进肠道钙磷的吸收:促进小肠黏膜对钙、磷的吸收,使血钙血磷升高,有利于骨的钙化。②对骨骼的作用:促进旧骨脱钙以维持血钙浓度,在新骨形成处促进钙向骨内转移,促进新骨形成。③促进肾小管对钙磷的重吸收:促进肾近曲小管对钙磷的重吸收,尤其是促进磷的重吸收,减少尿钙磷的排出,提高血钙磷的浓度。

(2)甲状旁腺素(PTH)的作用:甲状旁腺素促进小肠对钙磷的吸收,促进破骨细胞形成,使骨盐溶解,血钙、磷浓度增加,促进肾近曲小管对钙的重吸收,使尿钙降低,血钙上升,同时抑制对磷的重吸收,使尿磷增加。

(3)降钙素(CT)的作用:降钙素可抑制肠道及肾小管对钙、磷的重吸收,抑制破骨细胞形成,阻止骨盐溶解。促进破骨细胞转化为成骨细胞,使血钙降低。

3.病因

(1)日光照射不足:维生素 D_3 由皮肤 7-脱氢胆固醇经紫外线照射而产生,小儿户外活动减少,则易患佝偻病,另外城市高层建筑增多,空气中烟雾、粉尘增多,均可阻挡紫外线的通过,使小儿易患佝偻病,冬季日照时间短,紫外线弱,户外活动少,故本病冬春季节多见。

(2)维生素 D 摄入不足:人乳及其他乳类中维生素 D 的含量很少,不能满足小儿生长发育的需要,因此如果不补充维生素 D 或晒太阳不足,则易患佝偻病。另外牛乳中钙磷比例不当,不利于钙磷的吸收,所以牛乳喂养儿更易患佝偻病。

(3)维生素 D 的需要量增加:骨骼生长愈快,需维生素 D 愈多。婴儿生长速度快,维生素 D 的需要量大,佝偻病的发病率也高。2 岁后生长速度减慢,户外活动逐渐增多,佝偻病的发病率减低。早产儿因体内钙和维生素 D 含量不足,生长速度较足月儿快,易患佝偻病。

（4）疾病的影响：肠道及胆管慢性疾病可影响维生素 D 及钙磷的吸收和利用。肝肾疾病时会影响维生素 D_3 的羟化过程，$1,25-(OH)_2D_3$ 不足而引起佝偻病。长期服用抗癫痫药物可干扰维生素 D 的代谢而导致佝偻病。

4.发病机制与病理变化

维生素 D 缺乏时，肠道钙磷吸收减少，血钙浓度降低，低血钙可刺激甲状旁腺激素分泌增多，促进骨盐溶解，增加肠道及肾小管对钙的吸收，维持血钙在正常或接近正常水平。同时甲状旁腺激素抑制肾小管对磷的重吸收，尿磷排出增加，血磷降低，钙磷乘积下降（正常值大于 40），造成骨样组织钙化障碍，成骨细胞代偿性增生，骨样组织堆积在骨骺端，碱性磷酸酶分泌增多，产生一系列症状体征及生化改变。

佝偻病时血钙磷乘积下降，成熟软骨细胞和成骨细胞不能钙化而继续增殖，形成骨样组织堆积于干骺端，使临时钙化带增宽而不规则，骨骺膨大，形成手镯、脚镯、肋串珠等临床体征，骨的生长停滞不前。骨干、骨膜下的成骨活动同样发生障碍，骨皮质逐渐为不坚硬的骨样组织代替，使颅骨软化，骨质稀疏，使骨干在负重及肌肉韧带牵拉下发生畸形，甚至导致病理性骨折。

5.临床表现

佝偻病主要表现是生长中的骨骼改变、肌肉松弛和非特异性神经、精神症状。多见于 3 个月～2 岁小儿。临床上可分为初期、激期、恢复期和后遗症期四期，初期和激期统称为活动期。

1）初期：多数于 3 个月左右发病，主要表现为神经精神症状。患儿易激惹、烦躁、睡眠不安、夜间啼哭、多汗常与季节无关，由于多汗刺激头部皮肤发痒，摇头刺激枕部，致使枕部有秃发区，称为枕秃。此期骨骼常无明显改变，骨骼 X 射线检查可无异常或仅见长骨钙化带稍模糊、血生化改变轻微，血钙正常或稍低，血磷正常或稍低，钙磷乘积稍低（30～40），血碱性磷酸酶多稍增高。

2）激期：除原有初期症状外，主要表现为骨骼改变和运动功能发育迟缓。

（1）骨骼系统的改变：骨骼的改变在生长快的部位最明显。因小儿身体各部位骨骼的生长速度在各个年龄阶段不相同，故不同年龄有不同的骨骼改变。

头颅：①颅骨软化最常见于 3～6 月婴儿，是活动期佝偻病的表现。最常见部位是顶骨或枕骨的中央部位，用手指轻压该部位颅骨时可感觉到颅骨内陷，放松后弹回，犹如按压乒乓球的感觉。②方颅：多见于 8～9 个月以上的患儿，因两侧额顶骨骨膜下骨样组织堆积过多而形成，表现为前额角突出，形成方颅。严重者呈马鞍状或十字状头。③前囟过大或闭合延迟，严重者 2～3 岁前囟尚未闭合。④出牙延迟：可迟至 10 个月或 1 岁方萌牙，萌出牙齿顺序颠倒，缺乏釉质，易患龋齿。

胸廓：胸廓畸形多见于 1 岁左右小儿。①肋骨串珠：因肋骨和肋软骨交界处有骨样组织堆积而膨出，可触到或看到明显的半球状隆起，以两侧 7～10 肋最明显。由于肋串珠向内压迫肺组织，患儿易患肺炎。②肋膈沟（赫氏沟）：膈肌附着处的肋骨因被牵拉而内陷，同时下部肋骨则常因腹大而外翻，形成一条横沟样的肋膈沟。③鸡胸或漏斗胸：肋骨骨骺部内陷，胸骨向外突出，形成鸡胸。胸骨剑突部向内凹陷，则形成漏斗胸。鸡胸或漏斗胸均影响小儿呼吸功能。该类畸形多见于 1 岁左右小儿。

四肢：①腕踝畸形多见于 6 个月以上佝偻病患儿。腕和踝部骨骺处骨样组织增生使局部形成钝圆形环状隆起，称为佝偻病手镯或脚镯。②下肢畸形：由于长骨钙化不足，下肢常因负重而弯曲，形成"O"形或"X"形腿，见于 1 岁以后开始行走的患儿。"O"形腿检查时，患儿立位，两足跟靠拢，两膝关节相距＜3cm 为轻度，3～6cm 为中度，＞6cm 为重度。"X"形腿检查时，两膝关节靠拢，两踝关节相距＜3cm 为轻度，3～6cm 为中度，＞6cm 为重度。

脊柱及骨盆：佝偻病小儿会坐后可致脊柱后突或侧弯，重症者骨盆前后径变短形成扁平骨盆，女婴成年后可致难产。

（2）肌肉松弛：血磷降低妨碍肌肉中糖的代谢，患儿肌发育不良，全身肌张力低下，关节韧带松弛，腹部膨隆如蛙腹状，坐、立、行等运动发育落后。肝脾韧带松弛常致肝脾下垂。

（3）其他：因免疫功能低下，易发生反复呼吸道感染；条件反射及发育缓慢，语言发育迟缓。

（4）血液生化改变：血钙稍降低，血磷明显降低，钙磷乘积常小于 30，血碱性磷酸酶明显升高。

(5)骨骼 X 射线改变:干骺端临时钙化带模糊或消失,呈毛刷状,并有杯口状改变,骨干骨质疏松,密度降低,可发生弯曲和骨折。

3)恢复期:经合理治疗后上述症状和体征逐渐好转或消失,血清钙、磷恢复正常,钙磷乘积逐渐恢复正常,血碱性磷酸酶 4~8 周可恢复至正常。骨骼 X 射线改变 2~3 周后有所改善,临时钙化带重新出现,骨密度增浓,逐步恢复正常。

4)后遗症期:多见于 3 岁以后小儿临床症状消失,血液生化及 X 射线检查均恢复正常。仅遗留不同程度和部位的骨骼畸形;如"O"形或"X"形腿、鸡胸或漏斗胸等。

5)先天性佝偻病:除上述典型佝偻病外,尚应注意先天性佝偻病。因母亲患严重的软骨病或孕妇食物中维生素 D 严重缺乏,新生儿期即可有典型症状和体征,前囟大,前囟与后囟相通,颅缝增宽,常伴低钙惊厥。血钙、血磷降低,碱性磷酸酶升高。骨骼 X 射线检查可见典型佝偻病改变。

6.诊断与鉴别诊断

(1)诊断:根据病史、体征、临床表现,结合血液生化改变及骨骼 X 射线变化,佝偻病的诊断并不困难。碱性磷酸酶多在骨骼体征和 X 射线改变之前已增高,有助于早期诊断。血清 25-$(OH)D_3$(正常值 10~80 $\mu g/L$)和 1,25-$(OH)_2D_3$,(正常值 0.03~0.06 $\mu g/L$)水平在佝偻病初期已明显降低,是本病诊断的早期指标。

根据 1986 年卫生部颁发的"婴幼儿佝偻病防治方案",佝偻病可分为 3 度。①轻度:可见颅骨软化、囟门增大、轻度方颅、肋骨串珠、肋软骨沟等改变。②中度:可见典型肋串珠、手镯、肋软骨沟,轻度或中度鸡胸、漏斗胸、"O"形或"X"形腿,也可有囟门晚闭、出牙迟缓等改变。③重度:严重骨骼畸形,可见明显的肋软骨沟、鸡胸、漏斗胸、"O"形或"X"形腿,脊柱畸形或病理性骨折。

(2)鉴别诊断。

先天性甲状腺功能减低症:因先天性甲状腺发育不全,多在生后 2~3 个月出现症状。表现为生长发育迟缓,前囟大且闭合晚、身材矮小而与佝偻病相似。本病患儿智力明显低下,有特殊面容。血清 TSH 测定有助于鉴别诊断。

软骨营养不良:临床表现为头大,前额突出、长骨骺端膨出、肋串珠和腹胀。上述症状与佝偻病相似。但患儿四肢及手指粗短,五指齐平,腰椎前凸,臀部后凸。血清钙磷正常。X 射线可见长骨粗短和弯曲,干骺端变宽,部分骨骺可埋入扩大的干骺端中。

抗维生素 D 佝偻病:①低血磷性抗维生素 D 佝偻病:该病为遗传性疾病,常有家族史。由于肾小管及肠道吸收磷有缺陷而致病。本病多在 1 岁以后发病,2~3 岁后仍有活动性佝偻病的表现。骨骼变形较严重,血生化检查血钙正常而血磷低,尿磷排出增加。对一般剂量的维生素 D 治疗无效,需服用大剂量维生素 D 制剂并同时服用磷才起作用。②远端肾小管性酸中毒:远端肾小管排泌氢离子功能缺陷,从尿中丢失大量钠、钾、钙,继发甲状旁腺功能亢进,骨质脱钙,出现佝偻病症状。临床表现为多尿、碱性尿、代谢性酸中毒、低血钙、低血磷、低血钾和高氯血症。维生素 D 治疗无效。③维生素 D 依赖性佝偻病:该病为常染色体隐性遗传性疾病,由于肾脏缺乏 1-羟化酶使 25-$(OH)D_3$ 不能转化为 1,25-$(OH)_2D_3$,或靶器官对 1,25-$(OH)_2D_3$ 无反应而发病。发病多较早,有严重的佝偻病症状,可出现低钙血症引起惊厥或手足搐搦。一般维生素 D 治疗量无效,1,25-$(OH)_2D_3$ 治疗有效。④肾性佝偻病:各种原因所致的慢性肾功能障碍,影响维生素 D 和钙磷的代谢,血钙低,血磷高,导致继发性甲状旁腺功能亢进,骨质脱钙而发生佝偻病改变,治疗重点在于改善肾功能,并用大剂量维生素 D_3 或 1,25-$(OH)_2D_3$ 治疗。⑤肝性佝偻病:肝功能障碍使 25-$(OH)D_3$ 的生成障碍。伴有胆管阻塞时还可影响维生素 D 的吸收,出现佝偻病症状。治疗用 25-$(OH)D_3$ 较为理想。

7.治疗

(1)一般治疗:加强护理,尽量母乳喂养,及时添加富含维生素 D 的辅食,增加户外活动,但不要久坐、久站以防骨骼畸形。

(2)维生素 D 疗法。①口服法:活动早期给予维生素 D 每日 0.5 万~1 万 U,连服 1 个月后改为预防量。激期给予维生素 D 每日 1 万～2 万 U 口服,持续 1 个月后改为预防量。恢复期可用预防量维生素 D 口服维持。如需长期大量应用,宜用纯维生素 D 制剂,不宜用鱼肝油,以免发生维生素 A 中毒。②突击疗法:重症佝偻病伴有急慢性疾病,不宜口服患儿可采用突击疗法。初期或轻度佝偻病患儿可肌内注射维生素 D_3 30 万 U,或维生素 D_2 40 万 U,一般肌注一次即可。激期给予维生素 D_3 60 万 U 或维生素 D_2 80 万 U 分两次注射,间隔 2～4 周。第 2 次肌注 1 个月后改用预防量。重度佝偻病给予维生素 D_3 90 万 U 或维生素 D_2 120 万 U,分 3 次肌注,间隔 2～4 周,末次肌注后 1 个月改用预防量口服,直至 2 岁。

(3)钙剂:应用维生素 D 治疗的同时给予适量钙剂,可用 10％氯化钙或葡萄糖酸钙口服,每日 1～3g 或元素钙 200～300mg,有手足搐搦症病史的患儿,可在肌注维生素 D 制剂前口服钙剂 2～3d。

(4)手术矫形:轻度骨骼畸形多能自行矫正,严重畸形需外科手术矫正。

8.预防

佝偻病的预防重点在于多晒太阳及补充维生素 D 制剂。小儿应增加户外活动,不宜久居室内,应多晒太阳。母乳中维生素 D 含量低,生后 1 个月左右应给予维生素 D 预防。预防剂量为每日 400U,早产儿应在出生后 2 周左右补充维生素 D,前 3 个月每日给予 800U,以后改用 400U,2 岁以后户外活动增多,生长速度减慢,一般不易发生佝偻病,可不用维生素 D 预防。长期服用苯妥英钠及苯巴比妥治疗的患儿,每日应给 500～1000U 的维生素 D。

(二)维生素 D 缺乏症手足搐搦症

维生素 D 缺乏性手足搐搦症又称为佝偻病性低钙惊厥,或婴儿手足搐搦症,多见于 2 岁以下小儿。因维生素 D 缺乏,同时甲状旁腺代偿不足,导致血清钙离子浓度降低,神经肌肉兴奋性增高。临床表现为手足搐搦、喉痉挛甚至全身惊厥。

1.病因和发病机制

本病的发生与血清钙离子浓度降低有直接关系。正常小儿血清总钙浓度稳定在 2.25～2.75mmol/L(9～11mg/dL),血清游离钙为 1.25mmol/L(5mg/dL)。当血清总钙降至 1.75～1.88mmol/L(7～7.5mg/dL)或游离钙低于 1.0mmol/L(4mg/dL)时即可引起惊厥。

引起血钙降低的主要原因有。①春、夏季阳光照射增多,或在维生素 D 治疗的初期,血清钙大量沉积于骨骼,旧骨脱钙减少,经肠道吸收钙相对不足而致血钙下降。②患儿在感染,发热或饥饿时,组织分解使血磷升高而引起血钙降低。③长期腹泻或慢性肝胆疾病使维生素 D 和钙的吸收减少。

2.临床表现

(1)典型发作:①惊厥:一般为无热惊厥,常突然发作,轻者双眼上翻,面肌痉挛,意识清楚。重者表现为肢体抽动,口吐白沫,意识丧失。每日发作数次到数十次,持续时间数秒到数分钟。发作停止后多入睡,醒后活泼如常,多见于婴儿期。②手足搐搦:见于较大婴幼儿。发作时两手腕屈曲,手指伸直,拇指内收贴紧掌心。双下肢伸直内收,足趾向下弯曲,足底呈弓状。③喉痉挛:多见于婴儿。喉部肌肉及声门突发痉挛,引起吸气性呼吸困难和喉鸣,严重者可突然发生窒息、缺氧而死亡。

(2)隐性体征:没有典型的发作,但局部给予刺激可引出的体征称隐性体征。

面神经征(Chvostek 征):用指尖或叩诊锤轻叩颧弓与口角间的面颊部,出现口角或眼睑抽动为阳性。正常新生儿可呈假阳性。

腓反射:用叩诊锤上部击膝下外侧腓神经处可引起足向外侧收缩为阳性。

陶瑟征(Trousseau 征):血压计袖带绑在上臂,充气使其压力维持在收缩压与舒张压之间,5min 内出现手痉挛者为阳性。

3.诊断与鉴别诊断

婴幼儿突发无热惊厥,反复发作,发作后神志清楚,无神经系统阳性体征者应首先考虑本病。血清钙低于 1.75～1.88mmol/L(7～7.5mg/dL)或离子钙低于 1.0mmol/L(4mg/dL)则可确诊。应与下列疾病鉴别。

(1)低血糖症:常发生于清晨空腹时,常有进食不足或感冒、腹泻病史,可出现惊厥、昏迷,血糖常低于

2.2mmol/L(40mg/dL),口服糖水或静脉注射葡萄糖后立即好转或恢复。

(2)婴儿痉挛:1岁以内发病,突然发作,头及躯干、上肢均屈曲,手握拳。下肢屈曲至腹部,常伴意识障碍,每次发作数秒至数十秒,反复发作,常伴智力异常。血钙正常,脑电图有高幅异常节律。

(3)低镁血症:多见于新生儿及幼小婴儿,多为人工喂养,血清镁低于 0.58mmol/L(1.4mg/dL),表现为知觉过敏,触觉和听觉的刺激可引起肌肉颤动,甚至惊厥及手足搐搦。用硫酸镁深部肌注有效。

(4)原发性甲状旁腺功能减退症:多见于较大儿童。表现为间歇性惊厥及手足搐搦,间歇数日或数周发作 1 次;血钙降低,血磷升高,碱性磷酸酶正常或降低。

(5)急性喉炎:多有上呼吸道感染症状,声音嘶哑,呈犬吠样咳嗽,常夜间发作,无低钙症状和体征,钙剂治疗无效。

4.治疗

(1)急救处理:惊厥发生时应用镇静止痉剂治疗,安定 0.1~0.3mg/kg 肌注或静脉注射。也可选用苯巴比妥,同时保持呼吸道通畅,给予氧气吸入;喉痉挛者应立即将舌头拉出口外,行人工呼吸或加压给氧,必要时行气管插管术。

(2)钙剂治疗:可用 10% 葡萄糖酸钙溶液 5~10mL 加入 10% 葡萄糖液 10~20mL 中缓慢静脉注射(10min 以上)。注射过快可引起血钙骤升,发生呕吐甚至心搏骤停。惊厥反复发作者,可每日应用钙剂 2 次治疗,直至惊厥停止后改为口服。轻症手足搐搦患儿可口服 10% 氯化钙,每日 3 次,每次5~10mL稀释后口服。

(3)维生素 D 治疗:应用钙剂治疗后同时给予维生素 D 治疗,用法同维生素 D 缺乏性佝偻病。

五、维生素 D 过多症

维生素 D 作为机体很重要的维生素,在维持体内钙、磷水平,促进骨骼正常发育方面,有着重要的作用。但机体对维生素 D 的需要是有限的,如果一次性摄入超大剂量的维生素 D 或者持续性的摄入过量的维生素 D,将导致维生素 D 中毒症状。对于具体的剂量,由于个体对中毒剂量不同,差异很大。但一般每日 2 万~5 万、持续数周或数月,将导致中毒。

(一)病因

其主要是一次摄入超大剂量的维生素 D 或者持续服用过量的维生素 D 所致。有时候用维生素 D 用来治疗某些疾病时,易导致中毒症状。

(二)病理

其主要是由于维生素 D 增多后导致机体对钙、磷的吸收增多,出现高血钙和高尿钙,从而使机体内血钙、磷的乘积增大,达到饱和状态后出现异常钙化,由于肾脏排泄钙较多,肾脏钙化最为明显,其次有心脏、血管、甲状腺、胰腺等。对骨骼系统影响主要是长骨干骺端临时钙化带致密、增厚、增宽,部分骨皮质增厚、骨硬化。

(三)临床表现

根据中毒症状出现的快慢,可分为急性中毒和慢性中毒。急性中毒症状主要是高血钙引起,恶心、呕吐、烦躁不安、低热、继而出现腹泻、酸中毒等;严重者有惊厥、昏迷,甚至急性死亡。慢性中毒症状,有全身乏力、厌食、多尿、便秘等。局部由于异常钙化,可有不同的器官损伤表现。如肾脏钙化出现肾小管坏死和蛋白尿、血尿,长时间出现慢性肾功能不全,甚至肾衰。肺钙化出现局部上皮细胞坏死,容易导致反复感染等。在脑、心、血管钙化,也有相应的器官损伤表现。

(四)实验室检查

血钙明显升高。血磷可正常或升高,AKP 多降低,氮质血症,电解质紊乱酸中毒,Sulkowitch 尿钙实验阳性。

(五)影像学检查

其主要是骨骼系统的改变,同时可有器官的异常钙化点表现。骨骼系统可见长骨的干骺端临时钙化带致密、增深,骨皮质增厚,部分可有骨质疏松和骨硬化等改变。扁骨如颅骨出现边缘增厚的环状密度增深带,少数可有前囟和骨缝的早闭。

（六）诊断与鉴别诊断

如果有长期服用过量维生素 D 的病史或者一次性超大量的摄入,结合临床症状和血钙、尿钙及影像学检查,可确诊。临床上极少误诊。

（七）治疗及预后

一旦诊断明确,首先要停止一切维生素 D 的摄入。如果机体有高血钙症状,还要控制钙盐的摄入,同时采用利尿剂等方法促进钙的排泄,每日口服泼尼松 2 mg/kg,可抑制肠道对钙的吸收。

也有文献记载应用皮质酮可治疗维生素 D 中毒,具体机制不明确,在上述排钙、激素应用同时,注意机体水电解质平衡。早期发现、早期治疗,可使异常的钙化灶逐渐减少或吸收,一旦形成陈旧性的钙化点,可能导致不同脏器永久性损害。

（杜　香）

参考文献

[1] (加)理查德.儿科临床技能[M].北京:北京大学医学出版社,2014.

[2] (美)巴扎吉.伯曼儿科决策[M].北京:人民军医出版社,2015.

[3] (美)卡皮.儿科内分泌学 诊治与实践[M].北京:人民军医出版社,2012.

[4] (美)马克但待.尼尔森儿科学精要[M].北京:人民军医出版社,2013.

[5] (美)拖伊,(美)耶特曼.儿科学案例60例[M].原书第4版.北京:北京大学医学出版社,2014.

[6] 暴瑞丽,陈敏,薛贝.儿科疾病临床诊疗技术[M].北京:中国医药科技出版社,2016.

[7] 常杏芝.儿科临床起点[M].北京:人民卫生出版社,2013.

[8] 陈忠英.儿科疾病防治[M].西安:第四军医大学出版社,2015.

[9] 封志纯,陈贤楠.儿科重症医学理论与诊疗技术[M].北京:北京大学医学出版社,2011.

[10] 封志纯.实用儿童重症医学[M].北京:人民卫生出版社,2012.

[11] 甘卫华.儿科临床处方手册[M].南京:江苏科学技术出版社,2014.

[12] 高宝勤,史学,王雅洁,等.儿科疾病学[M].北京:高等教育出版社,2014.

[13] 顾国浩.儿科实验诊断与临床[M].合肥:安徽科学技术出版社,2012.

[14] 韩小梅,崔喜英,杨英伟.儿科疾病病例解析[M].上海:第二军医大学出版社,2010.

[15] 黄力毅,李卓.儿科疾病防治[M].北京:人民卫生出版社,2015.

[16] 李德爱,陈志红,傅平.儿科治疗药物的安全应用[M].北京:人民卫生出版社,2015.

[17] 李桂梅.实用儿科内分泌与遗传代谢病[M].济南:山东科学技术出版社,2015.

[18] 李秋.儿科临床手册[M].北京:人民卫生出版社,2014.

[19] 李仲智,申昆玲.儿科临床操作手册[M].北京:人民卫生出版社,2010.

[20] 刘磊,夏慧敏.新生儿外科学[M].北京:人民军医出版社,2011.

[21] 刘秀香,赵国英.儿科诊疗常见问题解答[M].北京:化学工业出版社,2015.

[22] 罗小平,刘铜林.儿科疾病诊疗指南[M].北京:科学出版社,2014.

[23] 马沛然.儿科治疗学[M].北京:人民卫生出版社,2010.

[24] 毛定安,易著文.儿科诊疗精粹[M].北京:人民卫生出版社,2015.

[25] 任成山.新编儿科常见病防治学[M].郑州:郑州大学出版社,2012.

[26] 申昆玲.临床病例会诊与点评 儿科分册[M].北京:人民卫生出版社,2011.

[27] 童笑梅,汤亚南.儿科疾病临床概览[M].北京:北京大学医学出版社,2012.

[28] 王果.小儿普通外科手术并发症的预防及处理[M].北京:人民卫生出版社,2011.

[29] 王振杰,石建华,方先业,等.实用急诊医学[M].北京:人民军医出版社,2012.

[30] 魏克伦,刘春峰,吴捷.儿科诊疗手册[M].北京:人民军医出版社,2013.

[31] 文飞球,王天有.儿科临床诊疗误区[M].长沙:湖南科学技术出版社,2015.

[32] 吴其强,陈瑞新.基层医师诊疗指南[M].北京:人民军医出版社,2011.

[33] 尹飞,彭镜.儿科临床心得[M].北京:科学技术出版社,2011.

[34] 喻文亮,江涛.小儿实用急救技术培训教程.南京:东南大学出版社,2010.

［35］赵春,孙正芸.临床儿科重症疾病诊断与治疗［M］.北京:北京大学医学出版社,2015.

［36］赵聪敏.实用儿科临床治疗学［M］.郑州:郑州大学出版社,2012.

［37］赵祥文,肖政辉.儿科急诊医学手册［M］.北京:人民卫生出版社,2015.

［38］中华医学会儿科学分会.儿科心血管系统疾病诊疗规范［M］.北京:人民卫生出版社,2015.

［39］向莉.高频超声在小儿肠系膜淋巴结炎中的诊断价值［J］.实用医技杂志,2012,19(11):1153－1154.

［40］梁丽霞.C－反应蛋白在小儿上呼吸道感染的临床分析［J］.医疗装备,2012,25(11):29.

［41］张雪琳.儿科下呼吸道感染患者病原菌构成及耐药性［J］.重庆医学,2012,41(32):3431－3433.

［42］张敏.孟鲁司特钠在儿科哮喘治疗中的临床应用研究［J］.实用临床医药杂志,2012,16(19):102－104.

［43］王桂梅.小儿病毒性心肌炎的诊断与治疗［J］.中国社区医师:医学专业,2012,14(25):7－8.

［44］曲春霞.克拉霉素、枸橼酸铋钾、甲硝唑联用治疗小儿 Hp 阳性消化性溃疡［J］.中国社区医师:医学专业,2012,14(29):92.